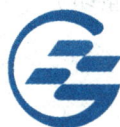

全国中医药行业高等职业教育"十二五"规划教材

西医外科学

（供中医学、针灸推拿、中医骨伤专业用）

主　编　孙永显（山东中医药高等专科学校）
副主编　赵淑明（河北中医学院）
　　　　李少民（安阳职业技术学院）
　　　　张王孝（渭南职业技术学院）
　　　　姜明霞（烟台市莱阳中心医院）
编　委　（按姓氏笔画排序）
　　　　毕　明（莱阳市第二人民医院）
　　　　朱德璋（青岛大学附属医院）
　　　　刘欣燕（上海市中西医结合医院）
　　　　杨　静（烟台山医院）
　　　　邹金标（青岛市第八人民医院）
　　　　张睿强（北大医疗鲁中医院）
　　　　韩　峰（涟水县人民医院）
　　　　曾现强（山东中医药高等专科学校）

中国中医药出版社
·北京·

图书在版编目（CIP）数据

西医外科学/孙永显主编. —北京：中国中医药出版社，2016.1（2018.12重印）

全国中医药行业高等职业教育"十二五"规划教材

ISBN 978 – 7 – 5132 – 2560 – 1

Ⅰ.①西… Ⅱ.①孙… Ⅲ.①外科学 – 高等职业教育 – 教材 Ⅳ.①R6

中国版本图书馆 CIP 数据核字（2015）第 119989 号

中 国 中 医 药 出 版 社 出 版

北京市朝阳区北三环东路 28 号易亨大厦 16 层

邮政编码 100013

传真 010 64405750

保定市中画美凯印刷有限公司印刷

各地新华书店经销

*

开本 787 × 1092 1/16 印张 19.5 字数 434 千字

2016 年 1 月第 1 版 2018 年 12 月第 4 次印刷

书 号 ISBN 978 – 7 – 5132 – 2560 – 1

*

定价 55.00 元

网址 www.cptcm.com

如有印装质量问题请与本社出版部调换（010 64405510）

社长热线 010 64405720

购书热线 010 64065415 010 64065413

微信服务号 zgzyycbs

书店网址 csln.net/qksd/

官方微博 http://e.weibo.com/cptcm

淘宝天猫网址 http://zgzyycbs.tmall.com

全国中医药职业教育教学指导委员会

前　言

　　中医药职业教育是我国现代职业教育体系的重要组成部分，肩负着培养中医药多样化人才、传承中医药技术技能、促进中医药就业创业的重要职责。教育要发展，教材是根本，在人才培养上具有举足轻重的作用。为贯彻落实习近平总书记关于加快发展现代职业教育的重要指示精神和《国家中长期教育改革和发展规划纲要（2010—2020 年）》，国家中医药管理局教材办公室、全国中医药职业教育教学指导委员会紧密结合中医药职业教育特点，充分发挥中医药高等职业教育的引领作用，满足中医药事业发展对于高素质技术技能中医药人才的需求，突出中医药高等职业教育的特色，组织完成了"全国中医药行业高等职业教育'十二五'规划教材"建设工作。

　　作为全国唯一的中医药行业高等职业教育规划教材，本版教材按照"政府指导、学会主办、院校联办、出版社协办"的运作机制，于 2013 年启动了教材建设工作。通过广泛调研、全国范围遴选主编，又先后经过主编会议、编委会议、定稿会议等研究论证，在千余位编者的共同努力下，历时一年半时间，完成了 84 种规划教材的编写工作。

　　"全国中医药行业高等职业教育'十二五'规划教材"，由 70 余所开展中医药高等职业教育的院校及相关医院、医药企业等单位联合编写，中国中医药出版社出版，供高等职业教育院校中医学、针灸推拿、中医骨伤、临床医学、护理、药学、中药学、药品质量与安全、药品生产技术、中草药栽培与加工、中药生产与加工、药品经营与管理、药品服务与管理、中医康复技术、中医养生保健、康复治疗技术、医学美容技术等 17 个专业使用。

　　本套教材具有以下特点：

　　1. 坚持以学生为中心，强调以就业为导向、以能力为本位、以岗位需求为标准的原则，按照高素质技术技能人才的培养目标进行编写，体现"工学结合""知行合一"的人才培养模式。

　　2. 注重体现中医药高等职业教育的特点，以教育部新的教学指导意见为纲领，注重针对性、适用性及实用性，贴近学生、贴近岗位、贴近社会，符合中医药高等职业教育教学实际。

　　3. 注重强化质量意识、精品意识，从教材内容结构、知识点、规范化、标准化、编写技巧、语言文字等方面加以改革，具备"精品教材"特质。

　　4. 注重教材内容与教学大纲的统一，教材内容涵盖资格考试全部内容及所有考试要求的知识点，满足学生获得"双证书"及相关工作岗位需求，有利于促进学生就业。

　　5. 注重创新教材呈现形式，版式设计新颖、活泼，图文并茂，配有网络教学大纲指导教与学（相关内容可在中国中医药出版社网站 www.cptcm.com 下载），符合职业院校学生认知规律及特点，以利于增强学生的学习兴趣。

在"全国中医药行业高等职业教育'十二五'规划教材"的组织编写过程中，得到了国家中医药管理局的精心指导，全国高等中医药职业教育院校的大力支持，相关专家和各门教材主编、副主编及参编人员的辛勤努力，保证了教材质量，在此表示诚挚的谢意！

我们衷心希望本套规划教材能在相关课程的教学中发挥积极的作用，通过教学实践的检验不断改进和完善。敬请各教学单位、教学人员及广大学生多提宝贵意见，以便再版时予以修正，提升教材质量。

国家中医药管理局教材办公室

全国中医药职业教育教学指导委员会

中国中医药出版社

2015 年 5 月

编写说明

《西医外科学》是"全国中医药行业高等职业教育'十二五'规划教材"之一。本教材是依据习近平总书记关于加快发展现代职业教育的重要指示和《国家中长期教育改革和发展规划纲要（2010—2020年）》精神，为充分发挥中医药高等职业教育的引领作用，满足中医药事业发展对于高素质技术技能中医药人才的需求，由全国中医药职业教育教学指导委员会、国家中医药管理局教材办公室统一规划、宏观指导，中国中医药出版社具体组织，全国中医药高等职业教育院校及相关医院联合编写，供中医药高等职业教育中医学、针灸推拿、中医骨伤专业教学使用的教材。

西医外科学是临床医学生的一门必修课程。本教材的编写在坚持以学生为中心，突出"三基"（基本理论、基本知识、基本技能）、"五性"（思想性、科学性、实用性、启发性、适用性）、"三对接"（专业设置与产业需求、课程内容与职业标准、教学过程与生产过程）的基础上，参照目前外科执业医师临床技能考核的模式，专门增加了"案例集锦"章节，收集临床典型案例并进行规范分析，提出初步诊断、诊断依据、鉴别诊断、治疗原则等内容，以培养医学生分析问题和解决问题的能力。在教材编写过程中，强调新颖、实用、能用、够用的指导思想，力求成为培养高等职业教育临床医学专业人才的必备教材。

本教材以临床外科常见疾病的诊断、治疗为主线，包括外科基本操作、基础理论、基本疾病等内容。编写过程中旨在强调学生的实践能力及知识运用能力，培养学生勇于实践、乐于思考、敢于创新的精神，以便更好地适应临床需求。

本教材的编写采取分工编写、集体审定、主编把关的原则。编写人员具有丰富的教学和临床经验及严谨的治学态度，他们为教材的编写付出了辛勤的汗水。编写分工如下：第一章、第八章第一至八节由孙永显编写；第二章由张王孝编写；第三章第一至三节由杨静编写；第三章第四至五节由朱德璋编写；第三章第六至九节由姜明霞编写；第四章、第七章由李少民编写；第五章由曾现强编写；第六章由赵淑明编写；第八章第九至十节、第九章由韩峰编写；第十章由毕明编写；第十一章第一至三节由刘欣燕编写；第十一章第四至六节由邹金标编写；第十二章、第十三章由张睿强编写；第十四章由各位编委根据自己所写内容共同编写。

本教材在编写过程中得到了各编委所在单位山东中医药高等专科学校、河北中医学院、安阳职业技术学院、渭南职业技术学院、烟台市莱阳中心医院、莱阳市第二人民医院、青岛大学附属医院、青岛市第八人民医院、烟台山医院、北大医疗鲁中医院、涟水县人民医院及上海市中西医结合医院的大力支持和帮助，在此一并表示真诚的谢意！

尽管本教材编写团队在编写过程中费心构思、精心推敲，但由于水平有限，难免有不足之处，欢迎各院校师生在使用过程中提出宝贵意见和建议，以便再版时修订提高。

《西医外科学》编委会

2015 年 8 月

目　录

第一章　绪论 …………………… 1

一、外科学的研究内容 ………… 1

二、外科学的发展 ……………… 1

三、外科学的学习方法 ………… 2

第二章　外科基本操作 ………… 3

第一节　无菌术 …………………… 3

一、灭菌分类及应用 …………… 3

二、手术室的基本要求和制度 … 6

第二节　手臂消毒法 ……………… 7

一、常规洗手法 ………………… 7

二、特殊洗手法 ………………… 8

第三节　穿无菌手术衣及戴无菌手套法 … 8

一、穿无菌手术衣 ……………… 8

二、戴无菌手套 ………………… 9

第四节　手术区皮肤消毒及铺无菌单 … 11

一、手术区皮肤消毒 …………… 11

二、手术区铺无菌单 …………… 12

第五节　常用手术器械及缝合线 … 14

一、常用手术器械 ……………… 14

二、缝合线 ……………………… 23

第六节　手术基本操作 …………… 25

一、切开与止血 ………………… 25

二、打结 ………………………… 27

三、缝合 ………………………… 31

四、拆线 ………………………… 35

第三章　外科基础理论 ………… 37

第一节　外科病人的体液失调 …… 37

一、体液平衡 …………………… 37

二、水和钠平衡失调 …………… 38

三、其他电解质平衡失调 ……… 41

四、酸碱平衡失调 ……………… 44

五、外科补液 …………………… 46

第二节　外科输血 ………………… 47

一、输血的适应证 ……………… 47

二、输血方法及注意事项 ……… 48

三、血液成分制品及血浆增量剂 …………………………… 48

四、自体输血 …………………… 49

五、输血并发症 ………………… 50

第三节　外科休克 ………………… 52

一、概述 ………………………… 52

二、低血容量性休克 …………… 57

三、感染性休克 ………………… 58

第四节　麻醉 ……………………… 59

一、概述 ………………………… 59

二、局部麻醉 …………………… 61

三、椎管内麻醉 ………………… 64

四、全身麻醉 …………………… 67

第五节　疼痛治疗 ………………… 70

一、概述 ………………………… 70

二、慢性疼痛 …………………… 71

三、术后疼痛 …………………… 73

第六节　围手术期处理 …………… 73

一、术前准备 …………………… 74

二、术后处理 …………………… 77

第七节　心肺脑复苏 ……………… 80

一、基本生命支持 ……………… 80

二、高级生命支持 ……………… 83

三、复苏后治疗 ………………… 85

第八节　外科病人的营养治疗 …… 86

一、肠外营养 …………………… 87

二、肠内营养 ……………… 88
第九节 外科微创技术 ……… 90
　一、内镜外科技术 ………… 90
　二、腔镜外科技术 ………… 92
　三、介入治疗技术 ………… 93

第四章 外科感染 …………… 95
第一节 概述 ………………… 95
第二节 浅部组织的化脓性感染 … 97
　一、疖 ……………………… 97
　二、痈 ……………………… 98
　三、急性蜂窝织炎 ………… 99
　四、丹毒 …………………… 100
　五、急性淋巴管炎和淋巴结炎 … 101
　六、脓肿 …………………… 102
第三节 手部急性化脓性感染 … 102
　一、甲沟炎和脓性指头炎 … 102
　二、急性化脓性腱鞘炎和化脓性
　　　滑囊炎 ………………… 104
　三、掌深间隙急性细菌性感染 … 105
第四节 全身性外科感染 …… 106
第五节 特异性感染 ………… 107
　一、破伤风 ………………… 107
　二、气性坏疽 ……………… 109
第六节 抗菌药物在外科的应用
　……………………………… 110

第五章 创伤 ………………… 113
第一节 概述 ………………… 113
第二节 颅脑损伤 …………… 118
　一、头皮损伤 ……………… 118
　二、颅骨骨折 ……………… 119
　三、脑损伤 ………………… 120
第三节 胸部损伤 …………… 126
　一、肋骨骨折 ……………… 126
　二、损伤性气胸 …………… 128
　三、损伤性血胸 …………… 131
第四节 腹部损伤 …………… 132

一、概述 …………………… 132
二、脾破裂 ………………… 136
三、肝破裂 ………………… 137
第五节 泌尿系损伤 ………… 139
　一、肾损伤 ………………… 139
　二、膀胱损伤 ……………… 141
　三、尿道损伤 ……………… 143
第六节 热力烧伤 …………… 145

第六章 肿瘤 ………………… 151
第一节 概述 ………………… 151
第二节 常见体表肿物 ……… 158
　一、脂肪瘤 ………………… 158
　二、纤维瘤 ………………… 158
　三、皮脂囊肿 ……………… 159
　四、神经纤维瘤 …………… 159
　五、血管瘤 ………………… 160
　六、黑痣与黑色素瘤 ……… 161
第三节 常见的恶性肿瘤 …… 162
　一、食管癌 ………………… 162
　二、胃癌 …………………… 165
　三、胰腺癌 ………………… 169
　四、结肠癌 ………………… 171
　五、直肠癌 ………………… 174
　六、肾癌 …………………… 178
　七、膀胱癌 ………………… 179

第七章 甲状腺及乳腺疾病 …… 182
第一节 甲状腺疾病 ………… 182
　一、单纯性甲状腺肿 ……… 182
　二、甲状腺腺瘤 …………… 183
　三、甲状腺癌 ……………… 184
　四、甲状腺功能亢进的外科治疗
　　……………………………… 186
第二节 乳腺疾病 …………… 188
　一、急性乳腺炎 …………… 188
　二、乳腺囊性增生症 ……… 189
　三、乳腺纤维腺瘤 ………… 190

四、乳腺癌 …………… 191

第八章 外科急腹症 ………… 196

第一节 概论 ………… 196

第二节 急性化脓性腹膜炎 ……… 199

第三节 胃十二指肠溃疡急性穿孔
………………… 204

第四节 急性阑尾炎 ………… 207

第五节 肠梗阻 ………… 211

一、概述 ………… 212

二、粘连性肠梗阻 ………… 215

三、肠扭转 ………… 217

四、肠套叠 ………… 218

第六节 肠系膜血管缺血性疾病
………………… 220

第七节 胆石病 ………… 222

一、胆囊结石 ………… 223

二、肝外胆管结石 ………… 224

三、肝内胆管结石 ………… 226

第八节 胆道感染 ………… 228

一、急性胆囊炎 ………… 228

二、急性梗阻性化脓性胆管炎 … 230

第九节 胆道蛔虫病 ………… 231

第十节 上尿路结石 ………… 233

第九章 门静脉高压症 ………… 239

第十章 腹外疝 ………… 243

第一节 概论 ………… 243

第二节 腹股沟斜疝 ………… 244

第三节 股疝 ………… 248

第四节 腹壁切口疝 ………… 249

第五节 脐疝 ………… 250

第十一章 周围血管疾病 ……… 252

第一节 血栓闭塞性脉管炎 ……… 252

第二节 动脉硬化性闭塞症 ……… 254

第三节 动脉栓塞 ………… 256

第四节 雷诺综合征 ………… 258

第五节 单纯性下肢浅静脉曲张 … 259

第六节 深静脉血栓形成 ……… 261

第十二章 骨关节疾病 ………… 264

第一节 颈肩痛 ………… 264

一、颈椎病 ………… 264

二、颈项部肌膜纤维织炎 ……… 267

三、肩关节周围炎 ………… 268

第二节 腰腿痛 ………… 269

一、腰肌膜纤维织炎 ………… 269

二、腰椎间盘突出症 ………… 270

三、腰椎管狭窄症 ………… 273

四、骨关节炎 ………… 275

五、强直性脊柱炎 ………… 277

六、类风湿性关节炎 ………… 278

第十三章 慢性软组织损伤 ……… 282

第一节 概论 ………… 282

第二节 常见慢性软组织损伤 ……… 283

一、腰肌劳损 ………… 283

二、棘上、棘间韧带损伤 ……… 284

三、手与腕部狭窄性腱鞘炎 ……… 285

四、腱鞘囊肿 ………… 286

五、肱骨外上髁炎 ………… 287

第十四章 案例分析 ………… 289

主要参考书目 ………… 298

第一章 绪 论

　　西医外科学是西医临床医学的一个重要组成部分，是研究外科疾病发生、发展规律、临床诊断、治疗知识和技能的一门科学。手术是治疗外科疾病的主要方法，实践操作则是医学生必须渡过的技能关。因此，作为外科医学生要通过自己的刻苦学习，将所学医学知识应用于临床实践，做到手、脑工作高度结合，用精湛的技巧完成外科疾病诊治中的医学操作。

一、外科学的研究内容

　　1. 外科基本操作　主要指与手术有关的外科操作，如无菌术、手臂消毒法、穿无菌手术衣及戴无菌手套法、手术区皮肤消毒及铺无菌单、认识常用手术器械、皮肤切开、止血、打结、缝合等操作要领。通过学习及强化训练，让医学生能熟练完成有关操作，以便毕业后能尽快地融入临床。

　　2. 外科基础理论　内容包括外科病人的体液失调、外科输血、外科休克、麻醉、疼痛的治疗、围手术期处理、心肺脑复苏、外科病人的营养治疗、外科微创技术。医学生在学习后，能够充分熟悉手术病人治疗过程中可能遇到的病症及处理原则、方法。

　　3. 外科疾病　内容包括外科感染、创伤、肿瘤、甲状腺疾病、乳腺疾病、外科急腹症、门静脉高压症、腹外疝、周围血管疾病及骨关节疾病等。医学生在学习后，应掌握有关外科疾病的诊断要点、处理原则及方法。

　　4. 案例分析　参照目前外科执业医师临床技能考核的模式，根据教材内容，选取了22个典型病案，进行理论、技能方面内容的试训，强化临床实践能力的提高，进一步激发医学生的学习兴趣，使其更快地适应临床岗位需求。

二、外科学的发展

　　医学依据实际需要而发展。外科学作为整个医学的一个分科，也是经历长期同疾病做斗争的实践后获得的经验总结。

　　1. 国际外科学的发展　外科学（surgery）名词起源于希腊文，含义是手艺或技巧之意，是经过长期发展而形成的一门理论知识与技能操作密切结合的医学。如1846年Morton首先使用乙醚全身麻醉，解决了手术疼痛问题；1872年Wells发现止血钳，开创了手术止血方法；1877年Beergmann采用蒸汽灭菌法，为减少术后感染创建了无菌技术；1901年Land‑Steiner发现了血型，开创了输血方法；19世纪60年代起相继出现的显微外科、内镜诊治、介入治疗、器官移植、基因治疗及微创外科等技术，进一步丰富了外科学的内涵。

2. 中国现代外科学的发展　西医外科学系统传入我国虽只有100多年的历史，但已取得了长足的进步。由原来建立在手术技艺基础上的外科学，演变为当代以先进的影像学技术（如超声、CT、MRI、DSA、三维重建技术等）和血液生物化学检测技术作为工具，以微创化和根治性的有机统一作为新的治疗原则，以安全有效的脏器替代作为技术发展方向，从而能更好地延长人的生命周期，提高人的生命质量。目前我国外科学的发展速度前所未有，手术效果达到世界先进国家的水平，这是数代中国外科医生不懈努力的结果。

三、外科学的学习方法

丰富的理论知识、敏锐的职业直觉和娴熟的操作技能是外科医师必须具备的良好素质。

1. 强化外科实践技能　外科学的实践性很强，医学生必须重视临床实践。认为临床实践简单而予以忽视，这是一种医学无知的表现。娴熟的实践技能对于外科医生至关重要，且只有在解决临床实际问题时才能获得。因此，作为医学生，除了学会诊断外科疾病的原则、方法外，必须重视实践能力的培养，如打结、缝合、切开、分离、止血等。

2. 重视医学理论知识　知识就是力量，尤其医学知识更新很快。因此，作为医学生，必须努力学习，善于融合各科知识，乐于分析临床实践中遇到的各种问题，总结经验，吸取教训，提高分析问题和解决问题的能力。

3. 理论和实践有机结合　医学理论和医学实践能互相促进，临床实践可以强化医学理论的掌握，理论学习则可以丰富临床实践的内涵。读书不能代替实践，而实践则需要理论指导。现代医学奠基人之一，加拿大出生的 Osler 说："学习疾病的种种现象，如果没有书，犹如在没有海图指引的海上航行；有书而无病人，则是根本未去海上。"这深刻地阐释了医学理论和医学实践的特殊关系。

第二章 外科基本操作

学习要点

1. 无菌术、灭菌法、消毒概念。
2. 外科手术器械的认识和使用。
3. 手臂消毒法、穿无菌手术衣、戴无菌手套的基本操作。
4. 打结、缝合等外科操作。

第一节 无 菌 术

医院既是病原微生物集中的地方，又是抵抗力低的人群聚集的场所，相互接触和污染的机会多，故医院内感染的发生率较高。在外科领域，微生物可通过直接接触、飞沫和空气进入伤口或组织，引起感染。无菌术即是针对这些感染来源所采取的一系列预防措施，由灭菌法、消毒和一定的操作规则及管理制度组成。目前无菌术已作为临床医学的一项基本操作规范而渗透到医院管理工作中，目的是尽量避免和减少外科感染的发生。

用物理或化学的方法清除或杀灭一切活的微生物，包括致病性和非致病性微生物，称为灭菌法。灭菌法包括物理灭菌法及化学灭菌法两种：其中物理灭菌法有高压蒸汽灭菌法、煮沸法、干热灭菌法、电离辐射法等；化学灭菌法包括化学气体灭菌法、药液浸泡法等。凡能杀灭繁殖体型微生物及其芽胞的物理因子或药物，均称灭菌剂。所有的灭菌剂应当是优良的消毒剂。

消毒是指应用化学方法清除病原微生物和其他有害微生物，并不要求清除或杀灭所有微生物（如芽胞等）。用于消毒的化学药物，称为消毒剂。

随着社会经济的发展及医学科技的不断更新，如层流手术室的建立、环氧乙烷和等离子气体灭菌的广泛应用及一次性医疗用品的临床普及，灭菌、消毒的效果得到很大程度的提高，外科感染率已经明显下降。

一、灭菌分类及应用

（一）物理灭菌法

1. 高压蒸汽灭菌法 高压蒸汽灭菌法适用于大多数医用物品，包括手术器械、消毒衣巾及布类、敷料类等的灭菌，目前临床应用最普遍，效果很可靠。

（1）**灭菌方法** ①下排式蒸汽灭菌器灭菌法：此类灭菌器式样很多，有卧式（图2－1）、手提式（图2－2）及立式等多种。当灭菌室内蒸汽压力达102.9kPa，温度达121℃，维持20~30分钟时，即能杀死包括具有顽强抵抗力的细菌芽胞在内的一切微生物，达到灭菌目的。②预真空式蒸汽灭菌器灭菌法：此类灭菌器较下排式灭菌器更为先进，具有灭菌时间缩短，对灭菌物品的损害更轻微的优点。灭菌条件为温度132℃~134℃，蒸汽压力为205.8kPa，维持4分钟时间。

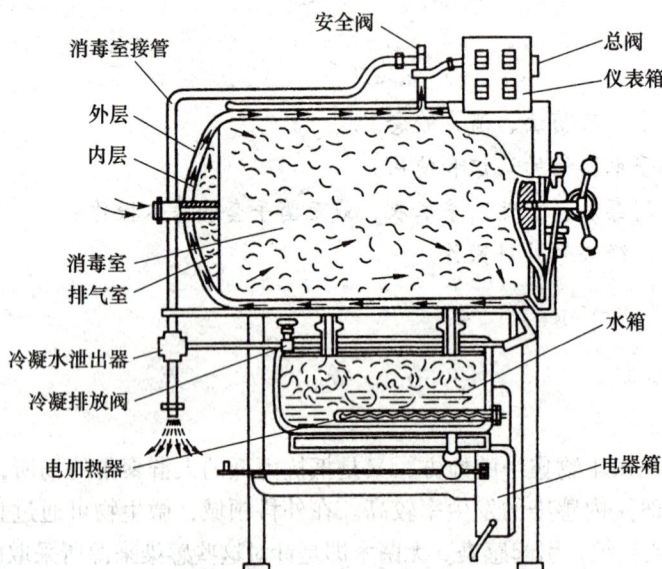

图2－1 卧式高压蒸汽灭菌器

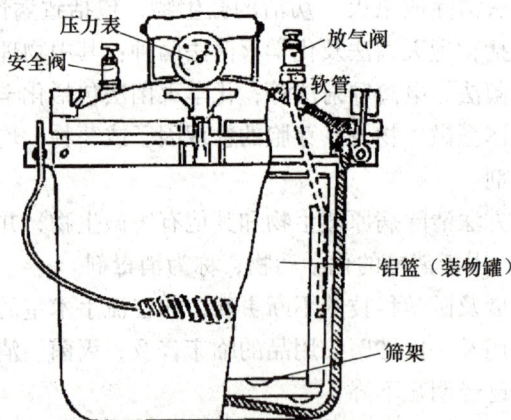

图2－2 手提式高压蒸汽灭菌器

（2）**注意事项** ①需要灭菌的各种包裹不应过大、过紧，体积上限一般为长40cm、宽30cm、高30cm。②放入灭菌器内的包裹，不要排得太密，下排式蒸汽灭菌器的装载容量为柜室容积的10%~80%，预真空式蒸汽灭菌器的装载容量为柜室容积的5%~

90%，以免妨碍蒸汽透入，影响灭菌效果。③包内和包外各贴一条灭菌指示纸带（长6~8cm），如压力及温度达到灭菌标准条件时，指示纸带上即出现黑色条纹。④易燃和易爆炸物品，如碘仿、苯类等，禁用高压蒸汽灭菌法；锐利器械，如刀、剪等，不宜用此法灭菌，以免变钝。⑤瓶装液体灭菌时，要用玻璃纸和纱布包扎瓶口，如用橡皮塞的，应插入针头排气。⑥高压蒸汽灭菌器要有专人负责。⑦已灭菌的物品应注明有效日期，通常为2周。

2. 煮沸灭菌法 适用于金属器械、玻璃及橡胶类等物品的灭菌。

（1）**灭菌方法** ①煮沸灭菌器灭菌法：煮沸温度至100℃后，持续15~20分钟，即可杀灭一般细菌，但带芽胞的细菌至少需要煮沸1小时，如在水中加碳酸氢钠，使成2%碱性溶液，沸点可提高到105℃，灭菌时间缩短至10分钟。高原地区煮沸灭菌时，海拔高度每增高300米，应延长灭菌时间2分钟。②压力锅煮沸灭菌法：蒸汽压力一般为127.5kPa，锅内最高温度能达124℃左右，10分钟即可灭菌。

（2）**注意事项** ①物品必须完全浸没在水中，才能达到灭菌目的。②橡胶和丝线类应于水煮沸后放入，持续煮沸15分钟即可取出，以免煮沸过久影响质量。③玻璃类物品要用纱布包好，放入冷水中煮，以免骤热而破裂；如为注射器，应拔出其内芯，用纱布包好针筒、内芯。④灭菌时间应从水煮沸后算起，如果中途加入其他物品，应重新计算时间。⑤煮沸器的锅盖应严密关闭，以保持沸水温度。

3. 干热灭菌法 适用于耐热、不耐湿，蒸汽或气体不能穿透的物品的灭菌，如玻璃、粉剂及油品等的灭菌，不适合橡胶、塑料及大部分药品的灭菌。干热灭菌时，由于热穿透力较差，微生物的耐热性较强，灭菌时间需要延长。一般规定：160℃灭菌时间2小时，170℃灭菌时间1小时，180℃灭菌时间30分钟。

4. 电离辐射法 适用于无菌医疗耗材（如一次性注射器、丝线）和某些药品的灭菌。^{60}Co释放的γ射线或者加速器产生的电子射线能起到灭菌效果。

（二）化学灭菌法

目前临床用于无菌术的化学药液既可用于消毒，又可用于灭菌。若浓度低或作用时间短时，只能消毒；若浓度高或作用时间长时则可用于灭菌。

1. 化学气体灭菌法 适用于不耐高温、湿热的医疗材料的灭菌，如电子仪器、光学仪器、内镜及其专用器械、心导管、导尿管及其他橡胶制品等。

（1）**环氧乙烷气体法** 有效气体浓度为450~1200mg/L，灭菌室内温度为37℃~63℃，时间为1~6小时。物品以专用纸袋密封后放入灭菌室，灭菌有效期半年。

（2）**过氧化氢等离子体低温法** 过氧化氢作用浓度为>6mg/L，温度为45℃~65℃，时间为28~75分钟。灭菌前物品需充分干燥。

（3）**低温甲醛蒸气法** 有效气体浓度为3~11mg/L，灭菌温度为50℃~80℃，时间为30~60分钟。

2. 化学药液浸泡法 适用于皮肤消毒和不耐高温灭菌的锐利器械、内镜、缝线、有机玻璃等的灭菌。

（1）**常用药液** ①2%戊二醛水溶液：浸泡30分钟，达到消毒效果，灭菌时间为10小时，常用于刀片、剪刀、缝针及显微器械的消毒，药液每周更换一次。②其他药液：如70%酒精、10%甲醛、0.1%苯扎溴铵（新洁尔灭）及0.1%氯己定（洗必泰）等，均可用于浸泡灭菌。

（2）**注意事项** ①浸泡前，器械应去除油污，有轴节的器械应把轴节张开。②消毒物品应全部浸在消毒液内，管、瓶类物品的内面亦应浸泡在消毒液内；中途如加入其他物品应重新计算浸泡时间。③使用前应将物品内外的消毒液用灭菌生理盐水冲洗干净。

二、手术室的基本要求和制度

手术室是为病人提供手术及抢救的场所，在一定程度上代表着医院的整体水平，是医院的重要科室，要求设计合理，设备齐全，规章制度和操作流程规范合理。

（一）基本要求

1. 位置和大小 建立手术室时，应将手术室设在靠近外科、妇产科、五官科等手术科室病房近的地方，以方便接送病人。若为高层楼房，可设在高楼的最高层，以便管理和做好清洁消毒工作。手术室房间大小宜适中、实用，一般为24～40m²。

2. 房间设置 手术室内房间的设置应根据医院的规模、性质，手术科室床位的数量，以及开展手术工作的需要而定，至少应将无菌手术室与有菌手术室区分开。酌情配置更衣室、麻醉医师办公室、护士办公室、无菌物品室、取血室、观察室、复苏室等。

3. 室内配置 室内设备宜简单、实用，只放置与手术相关的物品、用具和仪器。手术台位于室中心，其上方屋顶悬挂无影灯，有条件时可配备摄影监护仪器，并备立式可移动的照明灯。室内应有器械台、麻醉台或麻醉机、药品橱、敷料橱、吸引器、氧气筒或输氧管道，以及心肺等监护仪器。墙上应安置阅片灯、温湿度计及有关预警信号装置。现代化的手术室尚配有中央空调、超滤平层气流式滤过器等设备。

（二）手术室制度

1. 区域隔离 进手术室要换手术室准备的清洁鞋和衣裤，戴好口罩及帽子。口罩要盖住鼻孔，帽子要盖住全部头发。剪短指甲，并除去甲缘下积垢。手臂皮肤破损有化脓感染时，不能参加手术。

2. 保持安静 手术过程中避免不必要的走动和谈笑，以免影响手术。

3. 定期消毒 每次手术完毕和每日工作结束后，常规清洗地面，去除污液及杂物，手术室内定期进行空气消毒。基层医院仍可选择紫外线照射灭菌进行空气消毒。

4. 合理安排 手术间当日要安排多台手术时，要遵循先做无菌手术后做污染手术的原则，一般按无菌手术、污染手术、感染手术、特殊感染手术次序进行。

5. 用品放置 手术室内各种用品，如器械、缝线、敷料、胶布、抢救设备及急救药品等，要求放置场所固定，并且经常检查，随时补充。

知识链接

手术人员术中位置安排

主术者：选择最便利操作的位置，一般在病人的右边；

第一助手：术中站于主术者对侧；

第二助手：站在主术者身边。

第二节　手臂消毒法

在皮肤褶皱内和皮肤深层，如毛囊、皮脂腺等都藏有细菌。通过洗手法，可显著降低手术感染的发生率。虽然手臂消毒方法很多，但洗手消毒的步骤基本相同：首先，清洗自手指到上臂 1/2 处的皮肤，使表面（包括指甲缘）清洁无污；其次，擦干皮肤以免影响消毒剂的效能；然后，用消毒剂涂擦（或浸泡）。

一、常规洗手法

（一）肥皂水刷洗法

肥皂水刷洗法是碘尔康刷手、聚烯吡酮碘刷手、灭菌王刷手等刷手法的基础，不能单独应用于手术。刷洗时先用肥皂及清水将手臂按普通洗手方法清洗一遍，然后用灭菌毛刷蘸专用肥皂水进行刷洗，刷洗时需遵循一定原则。

1. 刷洗顺序　由指尖开始，逐渐刷向手指、指间、手掌、手背，交替刷洗 3～5 遍，然后刷洗左、右前臂的前、后、内、外侧及肘部，至上臂的 1/2 处。特别注意要刷净指尖、甲沟、指蹼、腕部。

2. 水流冲洗　每次刷完后，手指朝上肘朝下，用清水冲洗手臂上的肥皂水，切不可将水由肘部再流向手指。

3. 刷洗时间及次数　反复刷洗 2～3 遍，共约 10 分钟，每次刷洗的高度不能超过第一次为度，一般至上臂的下 1/3 处。

4. 无菌巾擦干　用无菌巾从手到肘部擦干手臂，擦过手臂、肘部的毛巾不可回擦手部。

5. 维持姿势　洗手完毕后始终保持拱手姿势，手臂不应下垂，也不可再接触未经消毒的物品；否则，即应重新洗手。

（二）现行常用刷手法

沿用多年的肥皂水刷手法已逐渐被应用新型灭菌剂的刷手法所代替，后者刷手时间短，灭菌效果好，能保持较长时间的灭菌作用。洗手用的灭菌剂有含碘与不含碘两大类。

1. 碘尔康刷手法 肥皂水刷洗后用浸透0.5%碘尔康的纱布涂擦手和前臂一遍，稍干后穿手术衣、戴无菌手套。

2. 聚烯吡酮碘（PVP－I）刷手法 聚烯吡酮碘是一种碘和表面活性剂的复合体，能较长时间保持有效杀菌作用。先用含碘肥皂液擦洗手及前臂15～30秒钟，清水冲洗后拭干，再用10% PVP－I（有效碘1%）溶液擦双手及手臂1～2分钟，皮肤干后穿手术衣、戴无菌手套。

3. 灭菌王刷手法 灭菌王是不含碘的高效复合型消毒液。肥皂水刷洗后，用无菌刷蘸灭菌王3～5mL刷手和前臂3分钟。流水冲净，用无菌纱布擦干，再取吸足灭菌王的纱布球涂擦手和前臂，皮肤干后穿手术衣、戴无菌手套。

二、特殊洗手法

（一）连续手术洗手法

1. 无菌手术 无菌手术完毕，需连续施行另一台手术时，若手套未破，可不用重新刷手，仅需消毒液浸泡或涂擦，即可穿无菌手术衣、戴无菌手套。

2. 污染手术 双手已被污染，或前一次手术为污染手术，则按洗手法重新洗手、消毒手臂。

（二）急诊手术洗手法

1. 戴双层手套法 用肥皂清洗手臂，擦干，不需刷手。先戴一双干手套，然后穿手术衣（衣袖留在手套腕部外面），再戴另一双干手套。

2. 消毒液涂擦法 不需机械刷手，只需0.5%碘伏涂抹双手及前臂共5分钟，然后穿无菌手术衣、戴无菌手套。此方法非危急情况下以不用为宜，注意手套必须完整。

第三节 穿无菌手术衣及戴无菌手套法

手臂消毒法仅能清除皮肤表面的细菌，并不能完全消灭藏在皮肤深处的细菌。手术过程中，这些细菌会逐渐移到皮肤表面并迅速生长繁殖。因此，在手臂消毒后，必须穿无菌手术衣和戴无菌手套，方可进行手术，以减少伤口污染和术后感染。

一、穿无菌手术衣

（一）传统后开襟手术衣穿法（图2－3）

1. 手臂消毒后，取手术衣（手不得触及下层的手术衣），双手提起衣领两端，远离胸前及手术台和其他人员，认清手术衣无菌面，抖开手术衣，反面朝向自己。

2. 将手术衣向空中轻掷，两手臂顺势插入袖内，并略向前伸。

3. 由巡回护士在身后协助拉开衣领两角并系好背部衣带，穿衣者将手向前伸出衣袖（可两手臂交叉将衣袖推至腕部，或用手插入另一侧手术衣袖口内面，将手术衣袖由手掌部推至腕部，避免手部接触手术衣外面）。

4. 穿上手术衣后，稍弯腰，使腰带悬空（避免手指触及手术衣），两手交叉提起腰带中段（腰带不交叉），将手术衣带递与巡回护士。

5. 巡回护士从背后系好腰带，避免接触穿衣者的手指。

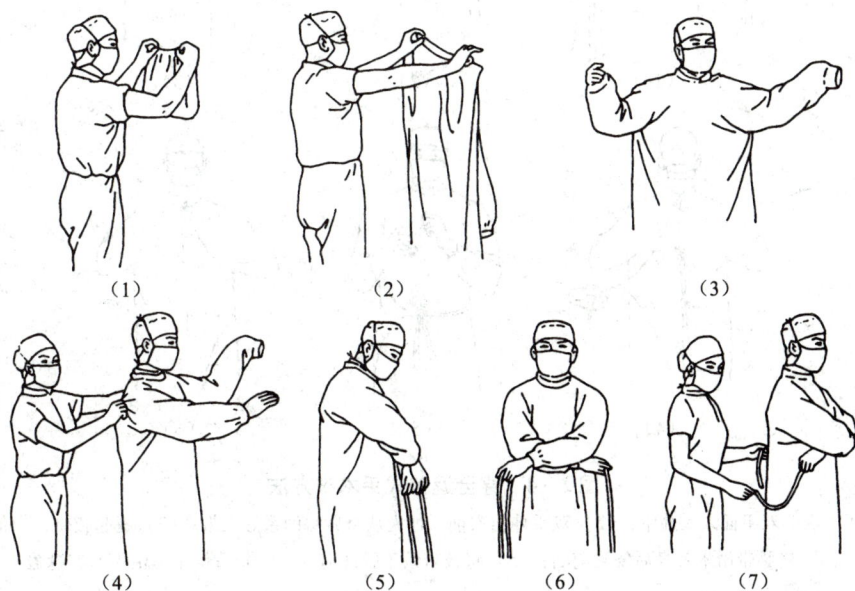

（1）　　　　　　　　　（2）　　　　　　　　　（3）

（4）　　　　　　　（5）　　　　　（6）　　　　　　（7）

图 2 - 3　穿传统手术衣方法

（1）手提衣领两端；（2）抖开全衣；（3）两手深入衣袖；（4）他人协助拉好；

（5）两手交叉提起衣带；（6）将衣带向外后送出；（7）由他人后方系带

（二）全遮盖式手术衣穿法（图 2 - 4）

1. 取手术衣，双手提起衣领两端向前上方抖开，双手插入衣袖中。

2. 双手前伸，伸出衣袖，巡回护士从身后协助提拉并系好衣带。

3. 戴好无菌手套。

4. 提起腰带，由器械护士接取或由巡回护士用无菌持物钳接取。

5. 将腰带由术者身后绕到前面。

6. 术者将腰带系于腰部前方，带子要保持无菌，使术者背侧全部由无菌手术衣遮盖。

二、戴无菌手套

目前，多数医院使用一次性无菌干手套，消毒液浸泡的湿手套或高压蒸汽灭菌的干手套已基本不使用。

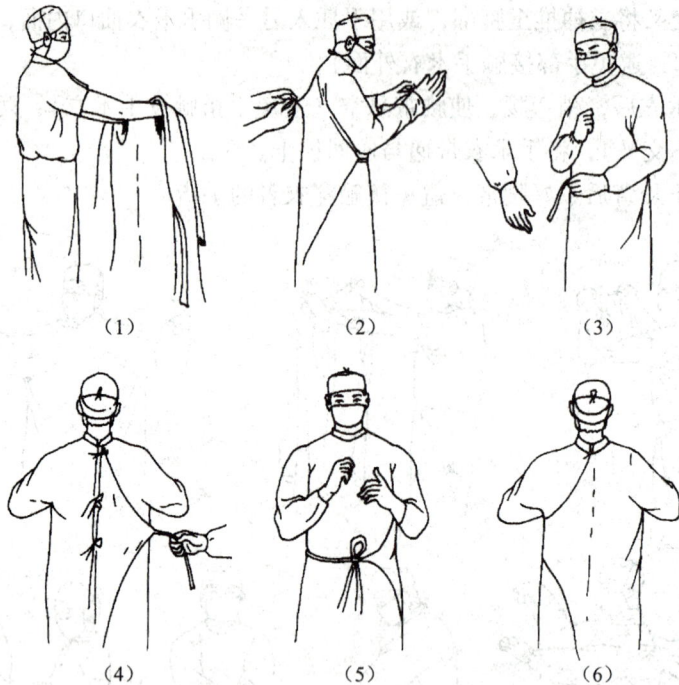

图2－4　穿全遮盖式手术衣方法

（1）抖开手术衣，双手插入衣袖中；（2）双手伸出衣袖，他人从身后协助系好衣带；（3）提起腰带，由他人接取；
（4）将腰带由术者身后绕到前面；（5）将腰带系于腰部前方；（6）背侧全部由手术衣遮盖

（一）基本步骤（图2－5）

1. 提起手套腕部翻折处，将手套取出，使手套两拇指掌心相对。先将一手插入手套内，对准手套内五指轻轻戴上，注意手勿触及手套外面。

2. 用已戴好手套的手指插入另一手套的翻折部里面，协助未戴手套的手插入手套内，将手套轻轻戴上。注意已戴手套的手勿触及手套内面。

3. 将手套翻折部翻回，盖住手术衣螺纹袖口。

4. 若为有粉无菌手套，则需用无菌盐水将手套上的滑石粉冲洗干净后再进行手术。

（二）注意事项

1. 穿无菌手术衣时，需在手术间找一空间稍大的地方，以免被污染。

2. 穿上无菌手术衣、戴上无菌手套后，肩部以下、腰部以上、腋前线前、双上肢为无菌区。

3. 未戴手套的手，不可接触手套外面；已戴无菌手套的手，不可接触未戴手套的手臂和非无菌物品。

4. 手术衣和手套都是灭菌物品，而手术人员手臂则是消毒水平，手术过程中要切实保护好手术衣和手套的"灭菌水平"。

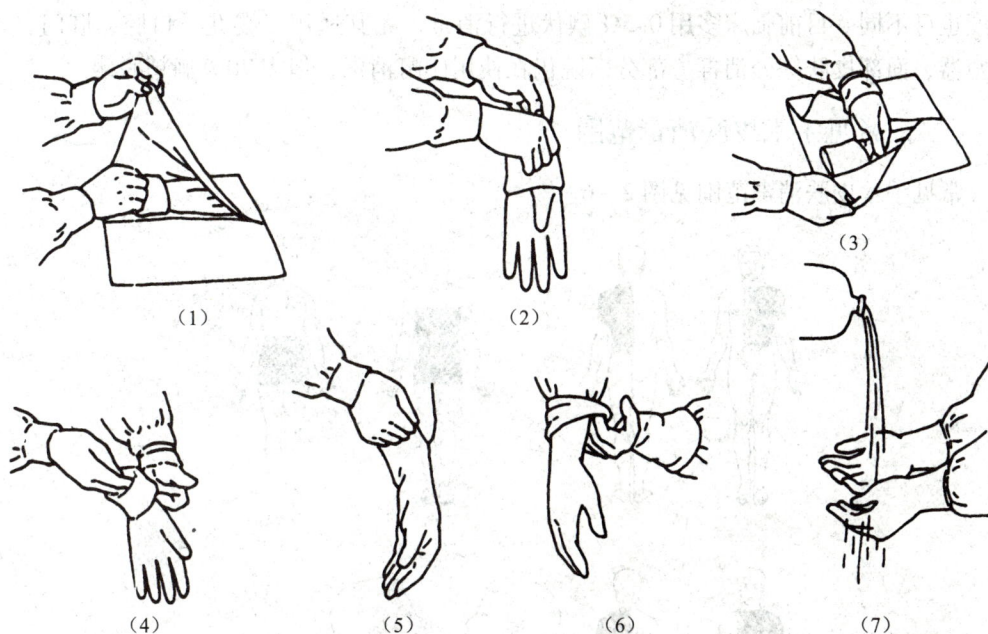

图 2 - 5　戴无菌手套方法

（1）拿住手套翻折处，提取手套；（2）先将左手插入手套内；（3）将已戴好手套的左手插入右手手套翻折部；

（4）将右手插入手套内；（5）将左手手套翻折部翻回盖住袖口；（6）将右手手套翻折部翻回盖住袖口；

（7）冲洗手套外滑石粉

第四节　手术区皮肤消毒及铺无菌单

手术区皮肤消毒及铺无菌单是手术必不可少的操作内容，目的是消灭拟作切口处及其周围皮肤上附着的细菌，避免或减少术后感染。

一、手术区皮肤消毒

（一）消毒方法

皮肤消毒一般由第一助手洗手后执行。临床常用涂擦法，仅在某些植入性手术用浸泡法。

1. 消毒顺序　清洁伤口皮肤消毒应从手术野中心部开始向周围涂擦，即先用无菌海绵钳夹持蘸消毒剂棉球或小纱布团，以切口为中心向周围皮肤顺序涂擦 2 遍；感染伤口或肛门、会阴部的消毒，应从手术区外周清洁部向感染伤口或肛门、会阴部涂擦。涂擦时应稍用力，方向应一致，不可遗漏空白或自外周返回中心部位。

2. 消毒范围　包括距手术切口周围 15cm 的区域，不同手术部位的皮肤消毒范围不完全相同。如为腹部手术，可先滴少许碘伏于脐孔，以延长消毒时间。

3. 消毒剂选择　根据手术病人年龄和手术部位的不同，消毒所用的消毒剂种类、浓度也可不同。目前临床多用 0.5% 碘伏进行消毒，尤其适用于婴儿、口腔、肛门、外生殖器、面部皮肤等处消毒。部分医院仍在使用碘酊消毒，但需 70% 酒精脱碘。

（二）常见手术皮肤消毒范围

常见手术皮肤消毒范围见图 2 - 6。

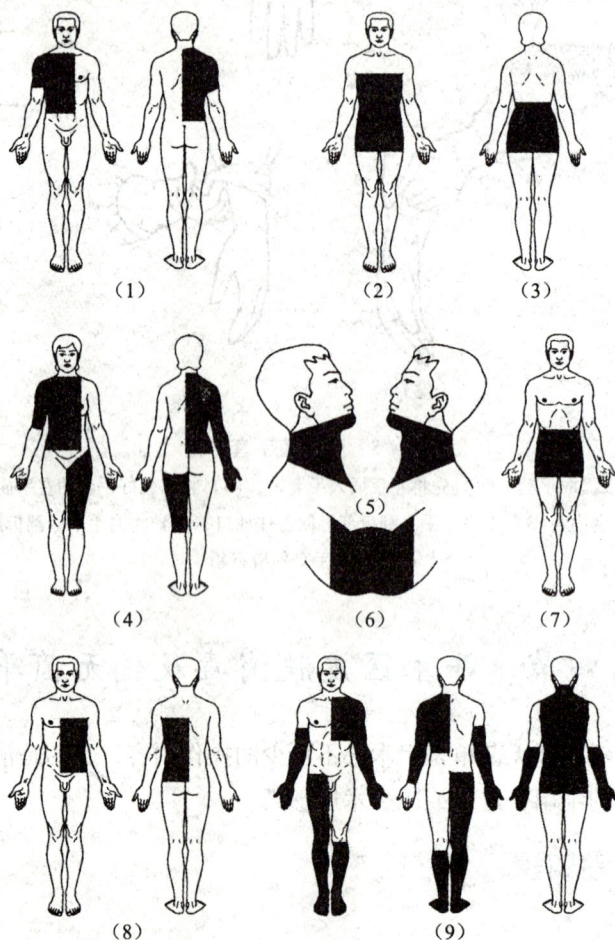

图 2 - 6　手术区皮肤消毒范围

（1）胸部手术；（2）上腹部手术；（3）臀部手术；（4）乳腺癌根治及大腿取皮术；

（5）颈部手术；（6）会阴部手术；（7）下腹部手术；（8）肾手术；（9）四肢及脊椎手术

二、手术区铺无菌单

手术区皮肤消毒后，为隔离其他部位，减少切口污染机会，应铺置无菌单。也可在切口皮肤上粘贴一次性无菌手术薄膜，防止皮肤常驻菌群术中进入伤口。

（一）基本要点

1. 铺单原则　铺单时，既要避免手术切口暴露太小，又要尽量减少切口周围皮肤显露在外过多。原则上除手术野外，至少要有2层无菌布单遮盖手术区周围，一般应有6层无菌巾遮盖，小手术仅铺无菌孔巾一块即可。

2. 铺单顺序　通常先铺操作者的对面，或铺相对不洁区（如会阴部、下腹部和头部），最后铺靠近操作者的近侧，再在上方、下方各铺一中单，最后铺盖大无菌单。

3. 铺单范围　头端要铺盖过病人头部和麻醉架，两侧及足端部应下垂超过手术台边缘30cm。

4. 重新刷手　第一助手消毒、铺单后，重新刷手，然后穿无菌手术衣和戴无菌手套参加手术。

（二）常见手术部位铺单法

1. 腹部手术　先铺4块无菌巾，每块在长方形巾的长边双折1/4~1/3宽，铺时靠切口侧。铺盖顺序：通常应先铺操作者对侧，或先铺相对不洁区，如靠近会阴部的下侧，这两块铺巾顺序有时允许颠倒，然后铺切口上侧，最后铺靠近操作者的一侧，再用巾钳夹住无菌巾的各交角处，以防止移动。手术巾铺好后不得任意移动无菌巾，如位置不准确，只允许由手术区向外移，而不应向内移。然后铺中单、大孔单等，大孔单的头端应盖过麻醉架，两侧和足端部位下垂过手术床边缘30cm以上（图2-7）。

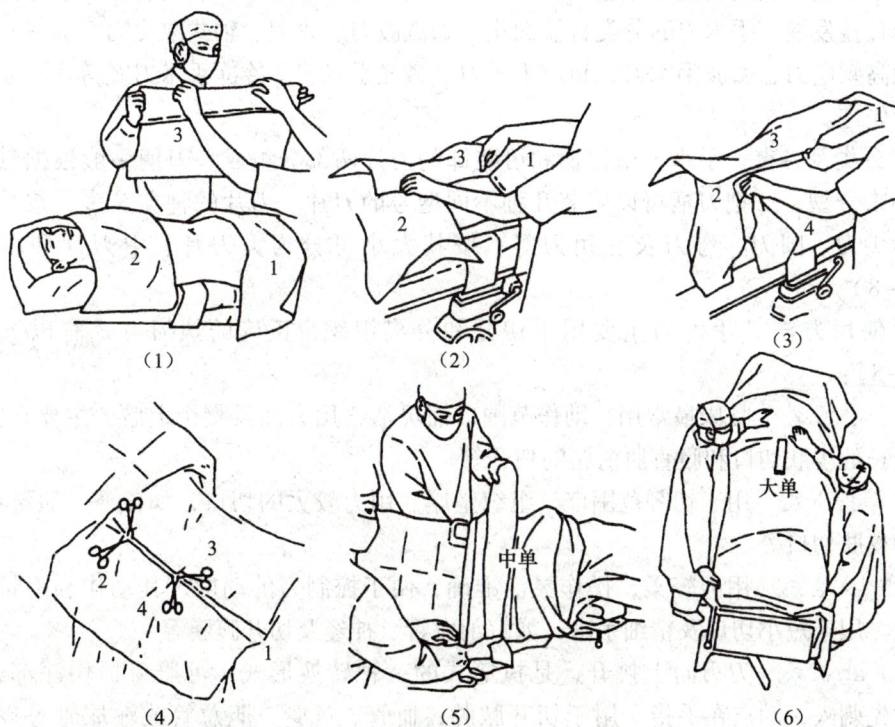

图 2-7　无菌巾铺盖法

（1）~（4）铺手术巾；（5）铺中单；（6）铺大单

2. 下肢手术　①患肢下横铺两块中单，自臀部往下并覆盖健侧下肢。②双折治疗巾一块围绕手术部位上方，裹住气囊止血带，以一把巾钳固定。③双折中单包裹手术野部位以下区域，绷带包扎固定。④手术部位上缘铺中单覆盖上身，与患肢下所铺中单连接处用两把组织钳固定，若是大腿或膝关节手术，则应铺腹单或丁字腹单，患肢从洞中伸出。⑤手术部位下面垫一中单。

第五节　常用手术器械及缝合线

一、常用手术器械

手术器械是外科手术操作的必备物品。正确掌握各种手术器械的结构特点和基本性能并能熟练运用，是施行外科手术的基本要求和保证。根据杠杆作用原理，一般手术器械可分为两类：一类是带轴节的器械，在尾部用力，轴节作支点，尖端至轴节形成重臂，柄环至轴节形成力臂，活动时形成夹力，如血管钳、持针钳和剪刀等；另一类是用力点在器械中间，工作点在前端，如手术刀、手术镊等。

（一）手术刀

手术是治疗疾病的重要方法，而手术的完成则离不开手术刀。随着科学技术及临床需要的日益发展，手术刀的分类日益细化，如截肢刀、骨刀、轴式取皮刀，尤其近年来出现的高频电刀、微波手术刀、超声手术刀、激光手术刀、冷冻手术刀及等离子手术刀等更为先进。

1. 分类及特点　手术刀由刀柄和可装卸的刀片两部分组成。刀柄一般根据其长短及大小来分型，一把刀柄可以安装几种不同型号的刀片。刀片的种类较多，按其形态可分为尖刀、圆刀、弯刀及三角刀等；按其大小可分为大刀片、中刀片和小刀片（图2-8）。

2. 使用方法　手术刀主要用于切开和分离组织，正确的执刀方式有以下4种（图2-8）：

（1）执弓式　临床最常用，动作范围广而灵活，用力涉及整个上肢，主要在腕部。用于较长的皮肤切口和腹直肌前鞘的切开等。

（2）指压式　用于切割范围广、组织坚厚、用力较大的切口，如截肢、肌腱切开、较长的皮肤切口等。

（3）执笔式　用力轻柔，操作灵活准确，便于控制刀的动度，其动作和力量主要在手指。用于短小切口及精细手术，如解剖血管、神经及切开腹膜等。

（4）上挑式　刀刃向上挑开，是执笔式的一种转换形式，可避免损伤深部组织。操作时先刺入，动点在手指。用于切开脓肿、血管、气管、胆总管或输尿管等空腔脏器，切断钳夹的组织或扩大皮肤切口等。

（二）手术剪

手术剪是手术过程中极为常用的手术器械，用以分离组织、剪除及拆除缝线等。

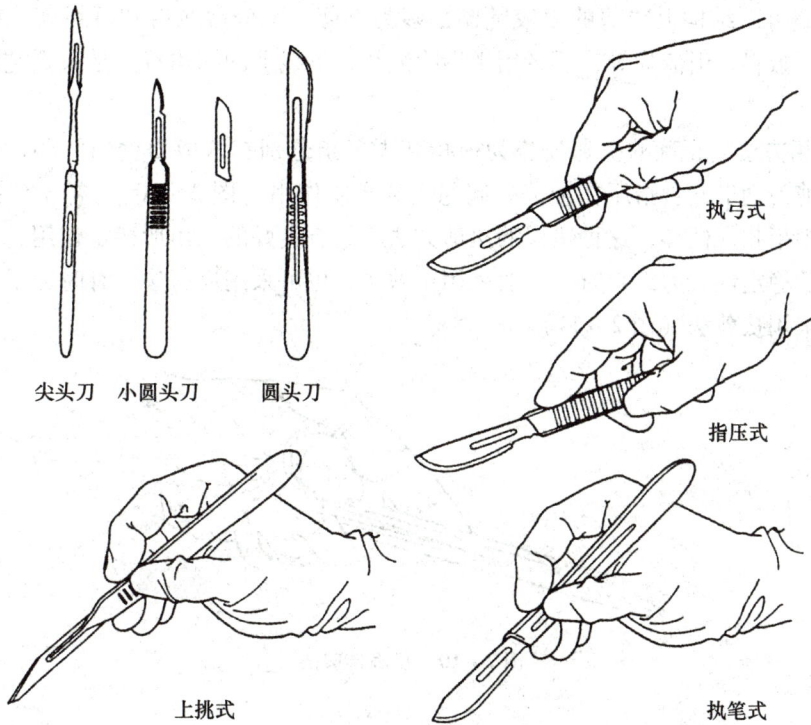

尖头刀　小圆头刀　　圆头刀

执弓式

指压式

上挑式

执笔式

图 2 - 8　手术刀和正确持刀法

1. 分类及特点　剪刀根据形态分直、弯两类，每类有长、短、尖头、钝头之分；根据使用部位又分组织剪和线剪两种类型（图 2 - 9）。

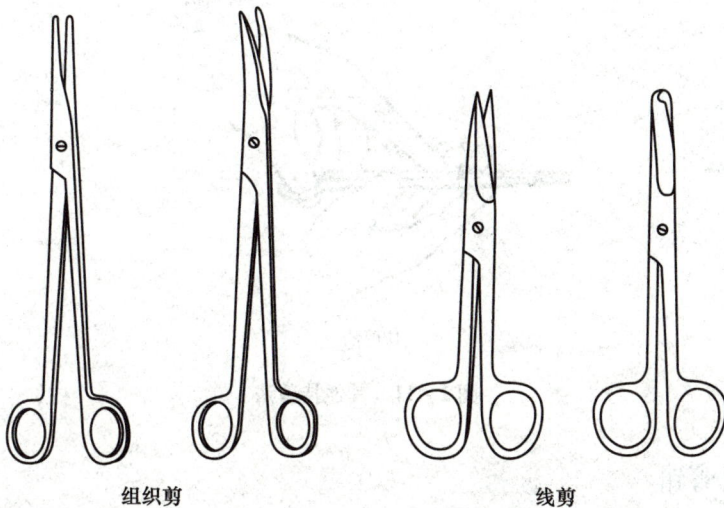

组织剪　　　　　　　　　　线剪

图 2 - 9　手术剪

（1）**组织剪**　结构上组织剪的刃较薄，锐利而精细。用以分离、解剖、剪开组织。通常浅部手术操作用直组织剪，深部手术操作用弯组织剪。

（2）线剪　结构上线剪的刃较钝厚，多为直剪，又分剪线剪和拆线剪，前者用于剪断缝线、敷料、引流物等，后者用于拆除缝线。拆线剪的结构特点是一页钝凹，一页尖而直。

2. 使用方法　正确的执剪姿势为拇指和无名指分别扣入剪刀柄的两环，中指放在无名指的剪刀柄上，食指压在轴节处起稳定和导向作用（图 2 - 10）。初学者执剪常犯错误是将中指扣入柄环，这种错误的执剪方法不具有良好的三角形稳定作用，从而直接影响动作的稳定性。剪组织时，一般采用正剪法，也可采用反剪法，有时为了增加稳定性，还可采用扶剪法（图 2 - 11）。

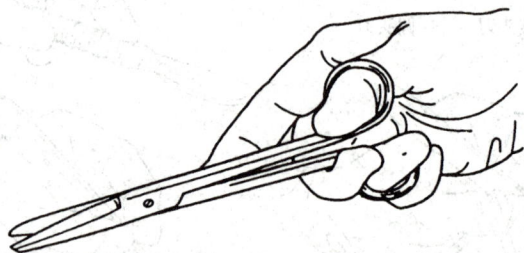

图 2 - 10　正确持剪法

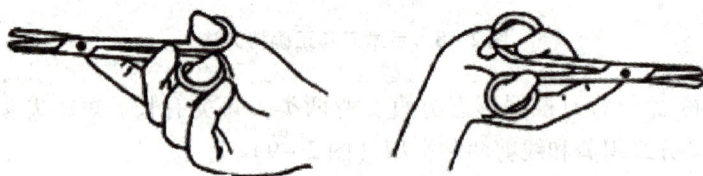

正剪法　　　　　　　　　反剪法

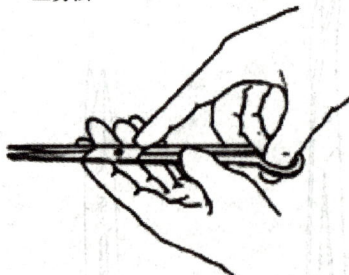

扶剪法

图 2 - 11　其他持剪法

（三）血管钳

血管钳是主要用于止血的器械，故也称止血钳。此外，还可用于分离、解剖、夹持组织；也可用于牵引缝线，拔出缝针或代镊使用。

1. 分类及特点　血管钳分为直、弯两类，又有长、短之分（图 2 - 12）。

（1）蚊式血管钳　有弯、直两种，为细小精巧的血管钳，可做微细解剖或钳夹小血管；用于脏器、面部及整形等手术的止血，不宜用于大块组织的钳夹。

（2）**直血管钳**　用以夹持皮下及浅层组织出血、协助拔针等。

（3）**弯血管钳**　用以夹持深部组织或内脏血管出血，有长、中、短 3 种型号。

（4）**有齿血管钳**　用以夹持较厚组织及易滑脱组织内的血管出血，如肠系膜、大网膜等，也可用于切除组织的夹持牵引。注意前端钩齿可防止滑脱，对组织的损伤较大，不能用作一般的止血。

2. 使用方法　血管钳的正确执法基本同手术剪，有时还可采用掌握法，应避免执钳方法错误。关闭血管钳时，两手动作相同，但在开放血管钳时，两手操作则不一致。开放时用拇指和食指持住血管钳一个环口，中指和无名指持住另一环口，将拇指和无名指轻轻用力对顶一下，即可开启（图 2 - 12）。

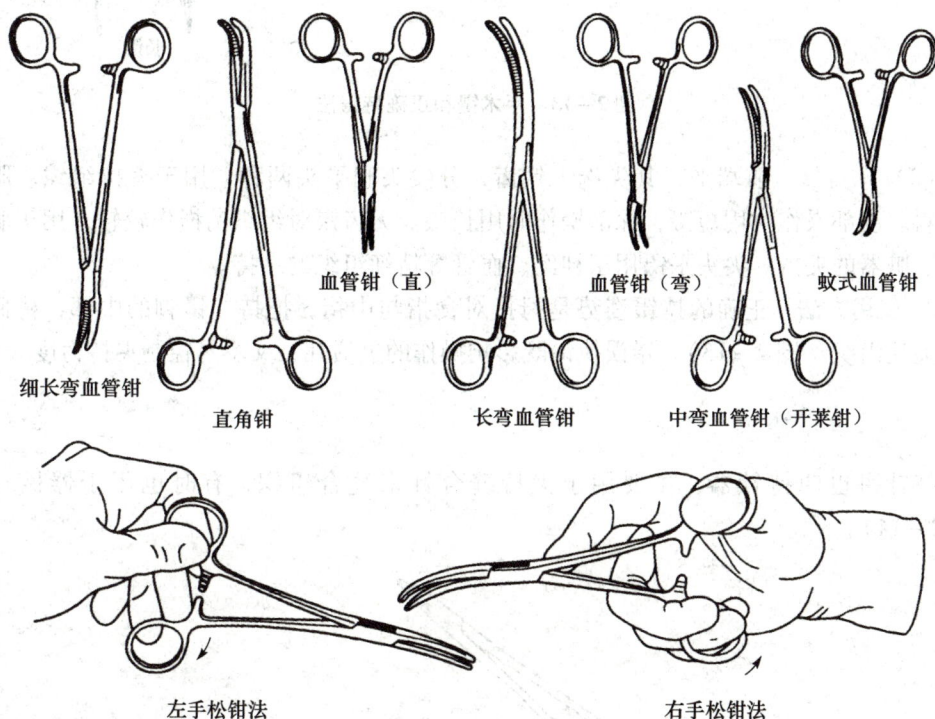

细长弯血管钳　　直角钳　　血管钳（直）　　长弯血管钳　　血管钳（弯）　　中弯血管钳（开莱钳）　　蚊式血管钳

左手松钳法　　　　　　　　　　右手松钳法

图 2 - 12　血管钳和正确持钳法

（四）手术镊

手术镊用以夹持或提取组织，便于分离、剪开和缝合，也可用来夹持缝针或敷料等。

1. 分类及特点　其种类较多，有不同的长度，镊的尖端分为有齿和无齿（平镊），还有为专科设计的特殊手术镊（图 2 - 13）。

（1）**有齿镊**　前端有齿，齿分为粗齿与细齿。粗齿镊用于提起皮肤、皮下组织、筋膜等坚韧组织；细齿镊用于肌腱缝合、整形等精细手术，夹持牢固，但对组织有一定的损伤作用。

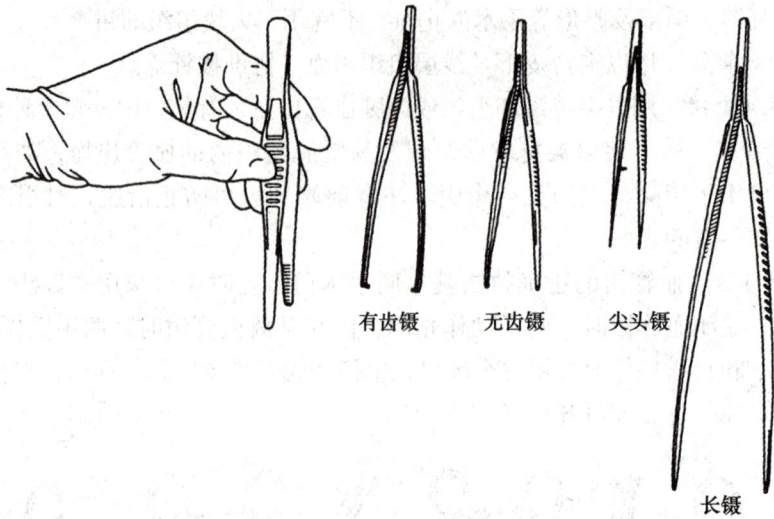

图2-13　手术镊和正确持镊法

（2）**无齿镊**　前端平，其尖端无钩齿，分尖头和平头两种，用于夹持组织、脏器及敷料。浅部操作时用短镊，深部操作时用长镊。无齿镊对组织的损伤较轻，用于脆弱组织、脏器的夹持。尖头平镊用于神经、血管等精细组织的夹持。

2. 使用方法　正确的持镊姿势是拇指对食指与中指，把持二镊脚的中部，稳而适度地夹住组织（图2-13）。错误执镊既影响操作的灵活性，又不易控制夹持力度大小。

（五）持针钳

持针钳也叫持针器，主要用于夹持缝合针来缝合组织，有时也用于器械打结（图2-14）。

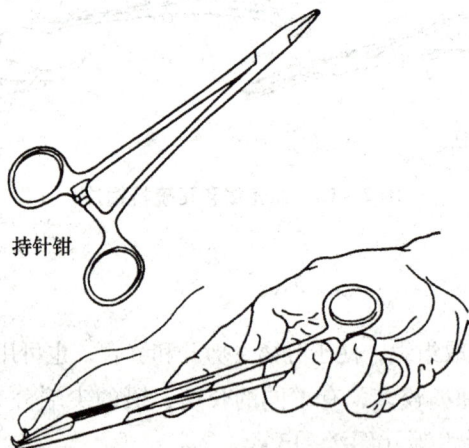

图2-14　持针钳和持针钳夹针法

1. 分类及特点　持针钳也有长短之分，主要根据手术部位进行选择。前端齿槽床部短，柄长，钳叶内有交叉齿纹，使夹持缝针稳定，不易滑脱。使用时将尖端夹住缝针的中、后 1/3 交界处，并将缝线重叠部分也放于内侧针嘴内（图 2 - 14）。

2. 使用方法 正确的持钳方法有把握式、指扣式及单扣式 3 种（图 2 - 15）。

（1）**把握式** 也叫掌握法，即用手掌握持针钳，钳环紧贴大鱼际肌上，拇指、中指、无名指及小指分别压在钳柄上，食指压在持针钳中部近轴节处。利用拇指及大鱼际肌和掌指关节活动推展、张开持针钳柄环上的齿扣。

（2）**指扣式** 为传统执法，用拇指、无名指套入钳环内，以手指活动力量来控制持针钳关闭，并控制其张开与合拢时的动作范围。

（3）**单扣式** 也叫掌指法，拇指套入钳环内，食指压在钳的前半部作支撑引导，其余三指压钳环固定手掌中，拇指可上下开闭活动，控制持针钳的张开与合拢。

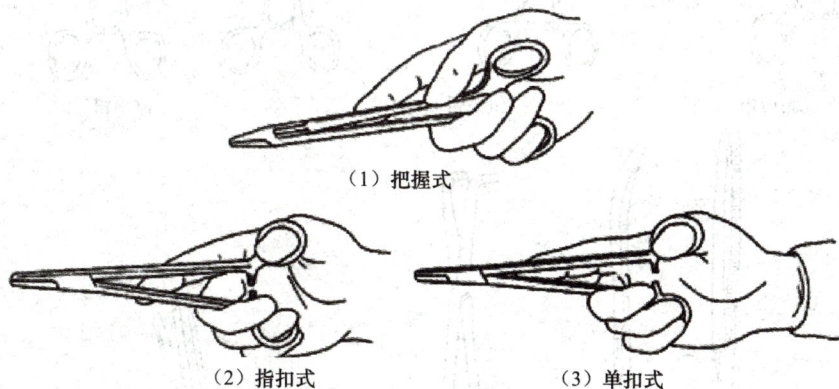

（1）把握式

（2）指扣式　　　　　　（3）单扣式

图 2 - 15　持针钳的握持方法

（六）其他钳类器械

手术中除了使用上述的手术器械外，还有如下几种钳类器械（图 2 - 16）。

1. 布巾钳 简称巾钳，前端弯而尖，似蟹的大爪，能交叉咬合，主要用以夹持固定手术巾，并夹住皮肤，以防手术中移动或松开。注意使用时勿夹伤正常皮肤组织。

2. 组织钳 又叫鼠齿钳和 Allis 钳，其前端稍宽，有一排细齿似小耙，闭合时互相嵌合，弹性好，对组织的压榨较血管钳轻，创伤小，一般用以夹持组织，不易滑脱，如皮瓣、筋膜或即将被切除的组织，也用于钳夹纱布垫与皮下组织的固定。

3. 海绵钳 也叫持物钳，钳的前部呈环状，分有齿和无齿两种。前者主要用以夹持、传递已消毒的器械、缝线、缝合针及引流管等，也用于夹持敷料作手术区域皮肤的消毒，或用于手术深处拭血和协助显露止血；后者主要用于夹提肠管、阑尾、网膜等脏器组织，夹持组织时，一般不必将钳扣关闭。

4. 肠钳 有直、弯两种，钳叶扁平有弹性，咬合面有细纹，无齿，其臂较薄，轻夹时两钳叶间有一定的空隙，钳夹的损伤作用很小，可用以暂时阻止胃肠壁的血管出血和肠内容物流动，常用于夹持肠管。

5. 直角钳 用于游离和绕过重要血管及管道等组织的后壁，如胃左动脉、胆道、输尿管等。

6. 胃钳 有一多关节轴，压榨力强，齿槽为直纹，且较深，夹持组织不易滑脱，常用于钳夹胃或结肠。

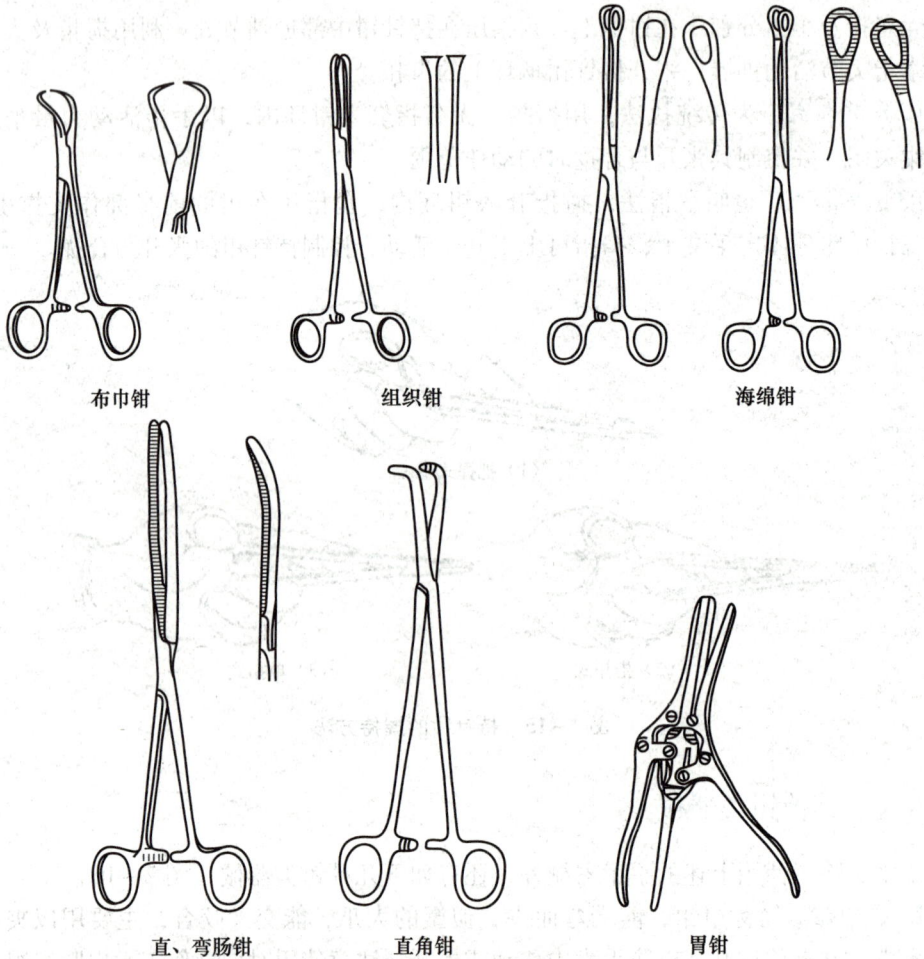

布巾钳　　　　组织钳　　　　海绵钳

直、弯肠钳　　　直角钳　　　　胃钳

图 2 - 16　其他钳类器械

（七）缝合针

缝合针简称缝针，是用于各种组织缝合的器械，它由针尖、针体和针尾 3 部分组成。针尖形状有圆头、三角头及铲头 3 种（图 2 - 17）；针体的形状有近圆形、三角形及铲形 3 种，一般针体前半部分为三角形或圆形，后半部分为扁形，以便于持针钳牢固夹紧；针尾的针眼是供引线所用的孔，分普通孔和弹机孔。目前有许多医院采用针线一体的无损伤缝针，其针尾嵌有与针体粗细相似的线，这种针线对组织所造成的损伤较小，并可防止在缝合时缝线脱针。临床上根据针尖与针尾两点间有无弧度，将缝针分为直针、半弯针和弯针；按针尖横断面的形状分为三角针和圆针。

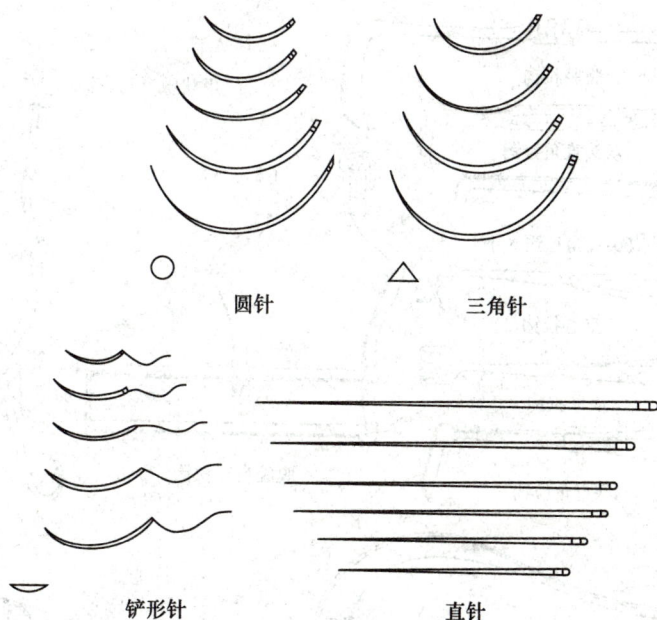

图 2 - 17　缝合针

1. 直针　适合于宽敞或浅部操作时的缝合，如皮肤及胃肠道黏膜的缝合，有时也用于肝脏的缝合。

2. 弯针　临床应用最广，适于狭小或深部组织的缝合。根据弧弯度不同分为 1/2、3/8 弧度等。几乎所有组织和器官均可选用不同大小、弧度的弯针做缝合。

3. 无损伤缝针　主要用于小血管、神经外膜等纤细组织的吻合。

4. 三角针　针尖前面呈三角形（三菱形），能穿透较坚硬的组织，用于缝合皮肤、韧带、软骨和瘢痕等组织，但不宜用于颜面部皮肤缝合。

5. 圆针　针尖及针体的截面均为圆形，用于缝合一般软组织，如胃肠壁、血管、筋膜、腹膜和神经等。

（八）牵开器

牵开器，又称拉钩，用以牵开组织，显露手术野，便于探查和操作，可分为手持拉钩和自动拉钩两类。有各种不同形状和大小的规格，可根据手术需要选择合适的拉钩及使用方法（图 2 - 18）。

1. 甲状腺拉钩　也叫直角拉钩，为平钩状，常用于甲状腺部位牵拉暴露，也常用于其他手术。

2. 腹腔拉钩　也叫方钩，为较宽大的平滑钩状，用于腹腔较大的手术。

3. 皮肤拉钩　也叫爪形拉钩，外形如耙状，用于浅部手术的皮肤牵开。

4. S 形拉钩　也叫弯钩，是一种"S"形腹腔深部拉钩，有大、中、小，宽、窄之分，用于胸、腹腔深部手术。

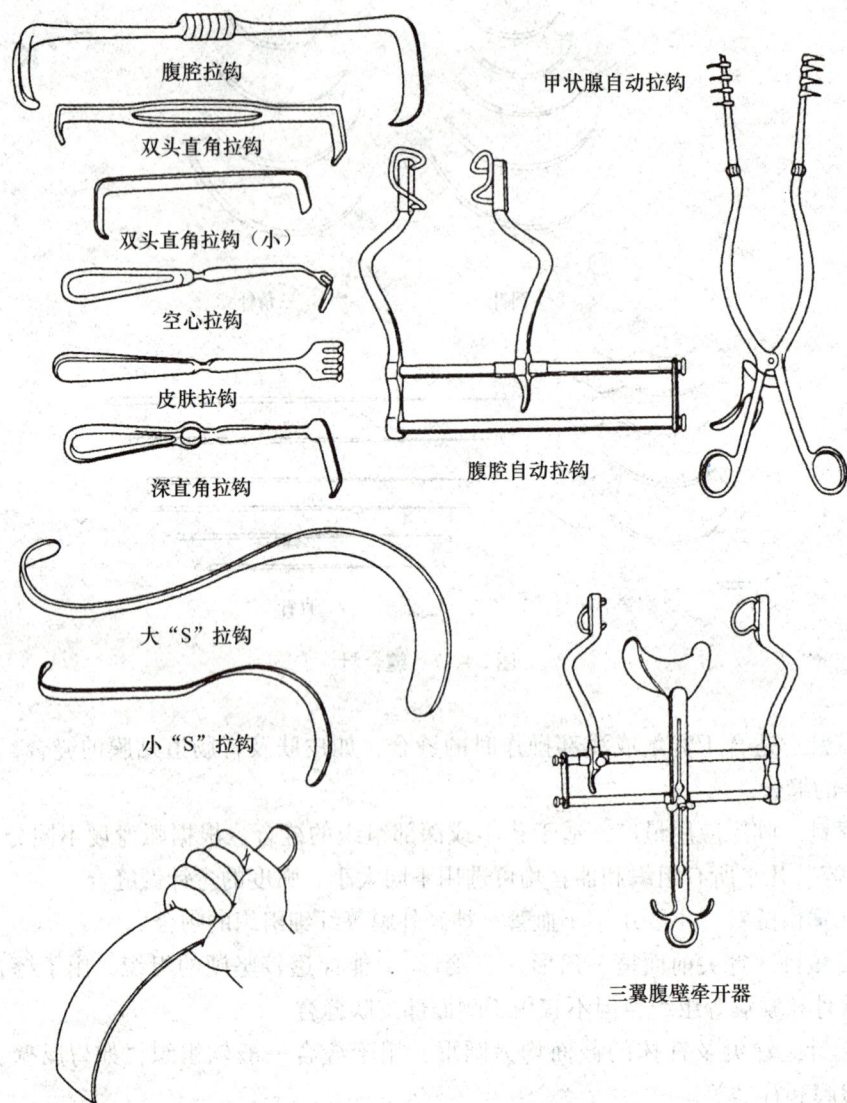

腹腔拉钩

甲状腺自动拉钩

双头直角拉钩

双头直角拉钩（小）

空心拉钩

皮肤拉钩

深直角拉钩

腹腔自动拉钩

大"S"拉钩

小"S"拉钩

三翼腹壁牵开器

拉钩的正确使用

图2-18 常用牵开器和牵开器的正确使用

5. 自动拉钩 自行固定牵开器，也称自持性拉钩，如二叶式、三叶式自动牵开器，常用于腹腔、胸腔、盆腔、腰部、颅脑等部位的手术。

6. 全方位牵开器 是一种新型自动拉钩，能充分显露手术野，可节省1~2名助手，并明显减轻手术助手的劳动强度。适用于上腹部、盆腔及腹膜后所有手术，如肾移植术、全胃切除术、胰十二指肠切除术、脾切除术、肝肿瘤切除术、贲门周围血管离断术及膀胱和前列腺手术等（图2-19）。

（九）吸引器

吸引器用于吸引手术野中的出血、渗出物、脓液、空腔脏器中的内容物、冲洗液，

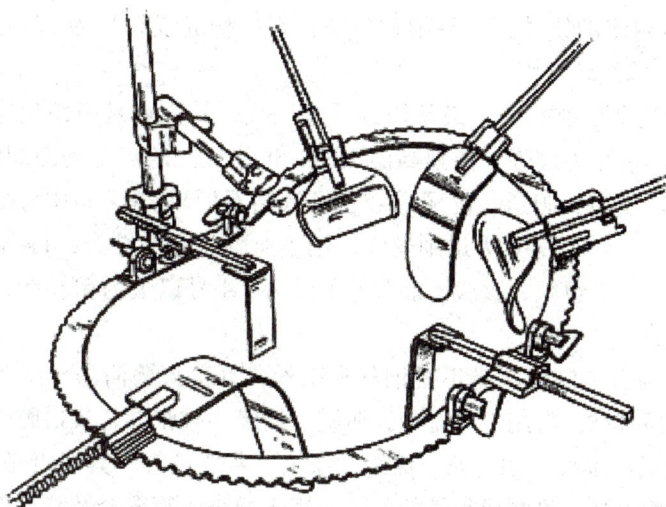

图 2-19 全方位牵开器

使手术野清楚，减少污染机会。吸引器由吸引头、橡皮管、玻璃接头、吸引瓶及动力部分组成。动力又分马达电力和脚踏吸筒 2 种。吸引器头的结构和外形有多种，金属或一次性硬塑料双套管、单管（图 2-20）。双套管的外管有多个孔眼，内管在外套管内，尾部以橡皮管接于吸引器上，多孔的外套管可防止内管吸引时被周围的组织堵塞，保持吸引通畅。

二、缝合线

缝合线用于缝合组织和结扎血管，手术用线分为可吸收线和不吸收线两大类。

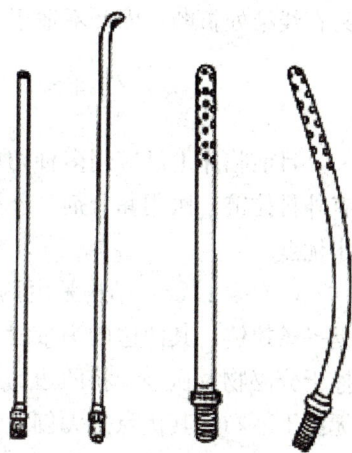

图 2-20 吸引器头

（一）可吸收缝线

主要有肠线及合成纤维线。

1. 肠线　肠线有普通和铬制两种。临床上主要用于内脏，如胃、肠、膀胱、输尿管、胆道等黏膜层缝合，一般用 1/0 ~ 4/0 的铬制肠线。肠线的粗细通过编号来表示，正号数越大的线越粗，"0" 数越多的线越细。

2. 合成纤维线　合成纤维线是由化学物质合成的可吸收缝线。适用范围同肠线。常用商品线有 MAXON（聚甘醇碳酸）线及 DEXON（聚甘醇酸）线。MAXON 线吸收时间较长，完全吸收需要 180 天；DEXON 线吸收时间相对较短，完全吸收需要 60 ~ 90 天。薇乔线也是临床常用的可吸收缝线。此外，还有 PDS（polydioxanone，聚二氧杂环己酮）和 PVA（聚乙酸维尼纶）等缝线也各有其优点。

（二）不吸收缝线

根据缝线张力强度及粗细的不同分为不同型号，正号数越大表示缝线越粗，张力强度越大。"0"数越多的线越细,最细显微外科无损伤缝线编号为12个"0"。临床以3/0、0、4和7号缝线较常用。

1. 丝线 丝线是目前临床上最常用的手术用线,其优点是组织反应小,质软,易打结而不易滑脱,抗张力较强,能耐高温灭菌,价格低。缺点是为组织内永久性异物,伤口感染后易形成窦道;胆道、泌尿道缝合可致结石形成。0~3/0为细丝线,适用于一般的结扎与缝合;5/0~7/0为最细丝线,用于血管神经的缝合;1~4号常称中号丝线,多用于皮肤、皮下组织、腹膜、筋膜等的缝合;4号以上为粗丝线,常用于结扎大血管,减张缝合等。

2. 金属线 为合金制成,有不锈钢丝和钽丝,具备灭菌简易、刺激较小、抗张力大等优点,但不易打结。常用于缝合骨、肌腱、筋膜,减张缝合或口腔内牙齿固定等。

3. 不吸收合成纤维线 如尼龙、锦纶、涤纶、普罗伦等。其优点是光滑、不吸收、组织反应小、抗拉力强,可制成很细的丝,多用于微小血管缝合及整形手术。用于微小血管缝合时,常制成无损伤缝合针线。其缺点是质地稍硬,线结易于松脱,结扎过紧时易在线结处折断,因此不适于有张力的深部组织的缝合。

(三)特殊缝合材料

目前临床上已应用多种切口钉合和黏合材料来代替缝针和缝线完成部分缝合。主要有外科拉链、医用黏合剂、外科缝合器等。其具有使用方便、快捷,伤口愈合后瘢痕很小优点。

1. 外科拉链 结构是由两条涂有低变应原粘胶的多层微孔泡沫支撑带组成,中间是一条拉链,其两边的串带缝合在支撑条内。在使用时必须仔细缝合伤口皮下组织层,擦干分泌物及血迹,将两边的串带分别粘贴于伤口两侧的皮肤上,最后收紧拉链并盖以无菌干纱布。其优点是无创、无痛操作,伤口自然愈合,减少伤口异物和新鲜创伤造成感染的危险,无缝线和闭合钉的痕迹,无须拆线,伤口愈合更加美观。通常适用于较整齐的撕裂伤口或手术切口的闭合,但不适用于身体毛发多、自然分泌物多及皮肤或肌肤组织损失过多的伤口。

2. 医用黏合剂 氰基丙烯酸酯同系物经变性而制成的医用黏合剂,近年广泛应用于临床,为无色或微黄色透明液体,有特殊气味。其具有快速高强度黏合作用,可将软组织紧密黏合,促进愈合。黏合时间6~14秒,黏合后可形成保护膜,维持5~7天后自行脱落。主要用于各种创伤、手术切口的黏合,具有不留针眼瘢痕、促进组织愈合、止血、止痛和抗感染等作用。使用时,必须彻底止血,对合皮肤,擦去渗出液。

3. 外科缝合器 又称吻合器或钉合器,以消化道手术使用最为普遍。根据功能和使用部位的不同,可分为管型吻合器(图2-21)、线型吻合器、侧侧吻合器、荷包缝合器及皮肤筋膜缝合器。吻合器钉合具有节省时间、对合整齐和金属钉的组织反应轻微等优点。

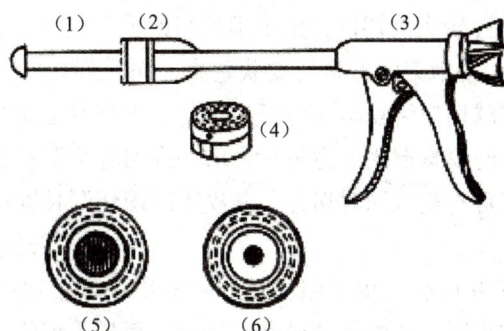

图 2 – 21　管形消化道吻合器

（1）中心杆；（2）钉架；（3）器身；（4）未组装的钉架；（5）抵钉座及刀座；（6）钉架及环形刀平面

第六节　手术基本操作

尽管手术种类繁多，操作复杂程度及手术性质复杂多变，但基本技术、操作规则基本一致，故应熟练掌握相关基本操作内容。

一、切开与止血

（一）切开

1. 选择切口的基本原则　手术时充分显露，是手术能否顺利进行的关键，手术野的充分显露，以做好适宜切口为前提。适宜切口，应符合下列要求：

（1）切口应选择在病变附近，能充分显露手术野，直达手术区域，并便于必要时延长切口。

（2）皮肤切开时应尽量与该部位的血管和神经路径相平行，组织损伤少，避免损伤重要的血管和神经。

（3）适应局部解剖特点，愈合后不影响生理功能。

（4）切开操作简单，经过的组织层次少，缝合切口所需时间短。

2. 切开注意事项

（1）切口大小应以方便手术操作为原则。切口过大造成不必要的组织损伤；切口过小会影响手术操作，延长手术时间。故在术前应做好手术切口的设计。

（2）切开时用力要适当，手术刀刃须与皮肤垂直，以防斜切，以免缝合时不易完全对合。

（3）切开力求一次完成，避免中途起刀再切，特别是在同一平面上多次切开，可造成切缘不整齐和过多损伤组织。电刀切割时，不可在一点上烧灼过久，以免灼伤皮缘。

（4）应按解剖学层次逐层切开，并保持切口从外到内大小一致。

3. 切开基本方法

（1）切开手法　皮肤切开时，手术者右手执刀，左手拇指和食指分开，固定并绷紧切口上端两侧的皮肤（较大的切口，由手术者与助手分别用左手压在切口两旁或切口上、下极将皮肤固定）；手术刀的刀腹与皮肤垂直，防止斜切。刀切入皮肤后以刀腹继续切开，达到预计之皮肤切口终点时又将刀尖竖起呈垂直状态而终止，这样可避免切口两端呈斜坡形状。切开时要掌握用刀力量，力求一次切开全层皮肤，使切口呈线状，切口边缘平滑。皮下组织可与皮肤同时切开。若皮下组织切开长度较皮肤切口为短，则可用剪刀剪开。

（2）**保护皮肤**　切开皮肤和皮下组织后，随即用手术巾保护切口周围皮肤，以减少在手术操作时器械和手同皮肤的接触机会，从而避免带入细菌（图2-22）。

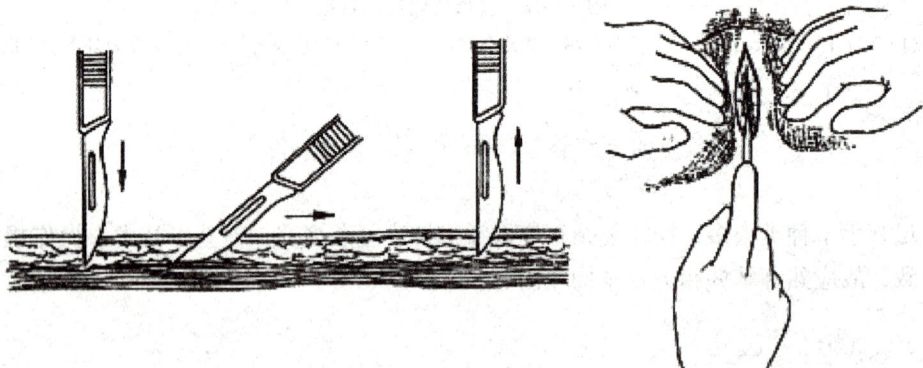

图2-22　皮肤切开的正确方法

（3）**保护深部组织**　皮肤及皮下组织切开后，按解剖学层次依次切开，注意防止损伤主要神经、血管及深部组织器官，如切开腹膜时要防止损伤腹腔内脏器。

如果用高频电刀做皮肤及软组织切开，要先用手术刀切开皮肤3mm深，擦去血液，再改用电刀切割，这样不会损伤皮缘。对直径<2mm的小血管可直接切割，不需要用电凝止血；>2mm的小血管，可先在预定要切割的两边组织电凝后再切断。用电刀切割时，输出强度均不能过大，以尽量减轻组织损伤。

4. 管腔切开　胃、肠、胆管和输尿管等管腔切开时，因管腔内可能存在污染物或感染性液体，须用纱布保护准备切开脏器或组织部位的四周，在拟作切口的两侧各缝一牵引线并保持张力，逐层用手术刀或电刀切开，出血点用细丝线结扎或电凝止血。可边切开，边由助手用吸引器吸出腔内液体以免手术野污染（图2-23）。

（二）止血法

手术过程中的组织切开、分离等都会引起出血。及时完善的止血，既能减少失血量，保持手术野清晰，还可避免术后出血与继发感染。因此，止血是一项非常重要的基本操作。外科医生控制出血的能力是衡量其技术熟练与否的标准之一。

1. 压迫止血法　手术中有较广泛的毛细血管出血或渗血时，可用纱布或40℃~50℃的湿盐水纱布压迫止血。加压需有足够的时间，一般需2~5分钟，垂直移去纱布，必要时重复2~3次。较大血管出血，一时又无法显露出血血管时，也可用纱布暂时压

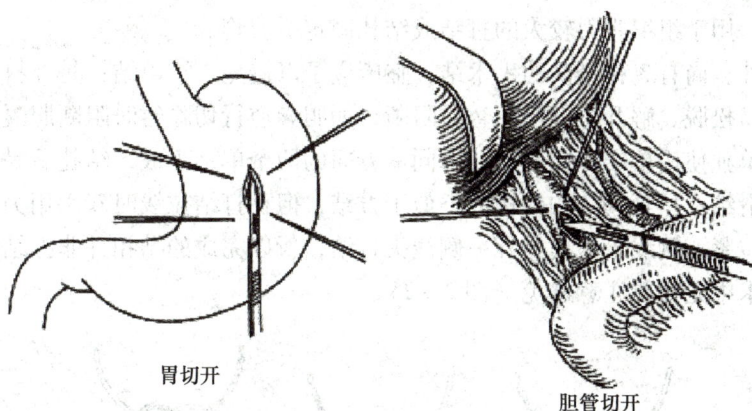

胃切开

胆管切开

图 2-23　管腔切开的正确方法

迫止血，然后在辨明出血的血管后，再采用其他
方法止血，以免造成失血过多。

2. 结扎止血法　结扎止血法是指用血管钳
钳夹出血部位的血管，然后予以结扎或缝扎
（图 2-24）。此法在手术中最为常用，也是最有
效的止血方法。缝扎主要是为了避免结扎线脱

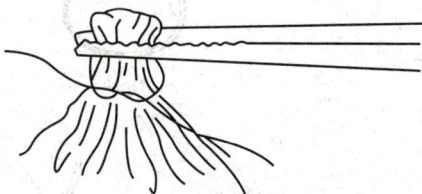

图 2-24　结扎止血法

落，或因为单纯结扎有困难，常用"8"字缝合或贯穿缝合的方法。

3. 止血剂局部止血法　止血剂局部止血法是指用局部止血剂覆盖一般方法难以止
血的创面，如肝脏、骨质等的渗血，起到局部止血的作用。常用促凝物质如明胶海绵、
纤维蛋白泡沫体、氧化纤维素、胶原丝等均为局部止血剂的基本成分。使用时这些促凝
剂容易吸附渗血或被渗血推离伤口，要用干纱布压迫数分钟或缝合固定，使之贴附于伤
口组织而起止血作用。骨髓腔出血，可用骨蜡封闭出血处止血。

4. 电凝止血法　电凝止血法是指高频电流可以凝结小血管而止血。常用于浅表部
位较广泛的小出血点，有时亦可用于深部止血。其优点是缩短手术时间和减少伤口内线
结，但病人有凝血功能障碍时止血效果差。有伤口污染者用电凝易发生感染，故不宜采
用此法。在大面积瘢痕切除时，如能熟练地掌握这一方法，往往可取得较好的效果。

二、打结

打结是应用较多的基本操作，熟练的打结可以缩短手术时间，正确而牢固的打结可
以使止血、缝合安全可靠。

（一）结的种类

1. 方结　方结是由方向相反的两个单结组成。适用于各种结扎或缝合后的打结。

2. 三重结　三重结是在方结的基础上再加一个单结，第三个结应与第二个结方向
相反。用于有张力的组织、大血管、肠线和尼龙线的打结。

3. 外科结　在打第一个单结时多绕一扣，使摩擦面增大，打第二个单结时第一个

结不易松开。用于组织张力较大的打结或结扎固定引流管。

除此之外，尚有3种错误的手术结，临床应予以避免。①单结：是外科结扣的基本组成部分，易松脱、解开，仅用于暂时阻断，如胆囊逆行切除暂时阻断胆囊管，而永久结扎时不能单独使用单结。②假结：由同一方向的两个单结组成，结扎后易于滑脱而不应采用。③滑结：尽管其结扣的构成类似于方结，但在打结拉线时双手用力不均，一紧一松甚或只拉紧一侧线头而用另外一侧线头打结，所以完成的结扣并非方结而是极易松脱的滑结，术中尤其要注意避免（图2-25）。

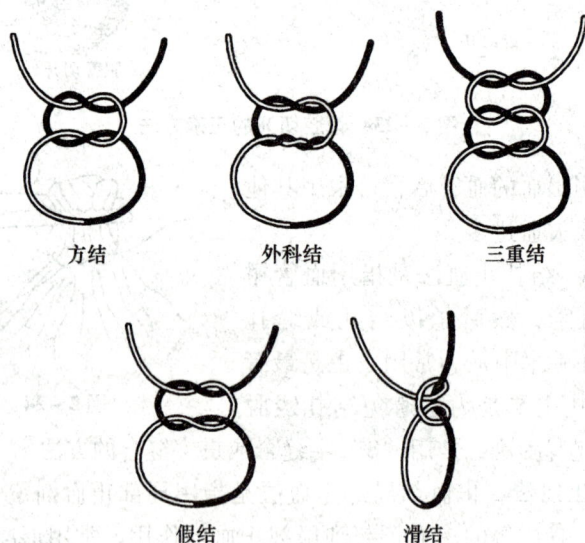

方结　　　　　　外科结　　　　　　三重结

假结　　　　　　滑结

图2-25　结的种类

（二）打结的原则

1. 两手持线点和线结点应三点一线。

2. 线结必须打成方结，第二单结和第一单结做结方法不能相同，拉线方向必须相反，张力必须一致才能打成方结。

3. 打第二单结时，左右两手均应保持一定张力，否则第一结会松脱或最终打成滑结。

（三）打结方法

1. 打结递线　术中打结递线有手递线法和器械递线法两种（图2-26）。

（1）**手递线法**　适用于表浅部位的组织结扎，是指打结者一只手握持线卷，将结扎线头绕钳夹组织的血管钳递给另一只手；也有人将线卷绕钳夹组织的血管钳递给另一只手。一般来说，右利手者以左手握持线卷；左利手以右手握持线卷。

（2）**器械递线法**　适用于深部组织的结扎，是指在打结前用一把血管钳夹住丝线的一端，将该钳夹线头绕钳夹组织的血管钳递给另一只手从而打结的方法；也可将带线的血管钳绕钳夹组织的血管钳递给另一只手，从而使双手握住线的两端打结。

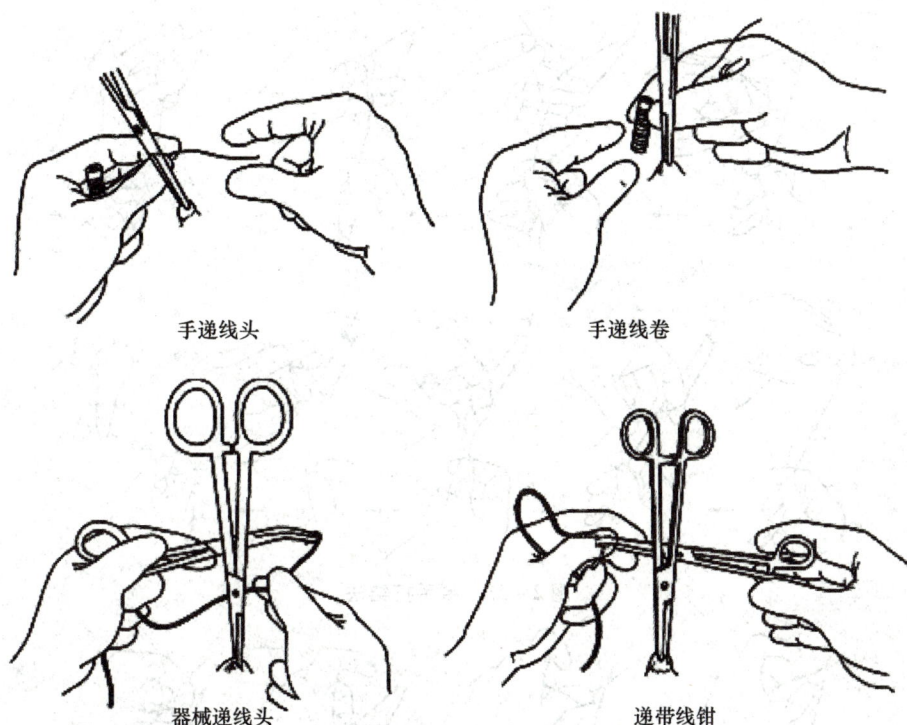

手递线头　　　　　　　　　　　　手递线卷

器械递线头　　　　　　　　　　　　递带线钳

图2-26　打结递线

2. 打结方法　打结方法主要有3种。

（1）**单手打结**　临床最常用，简便迅速，左右手均可打结。虽然各人打结习惯不同，但基本动作是一致的。以右手为例：右手握住结扎线的一端，使另一端置于其下方；用右手拇指和食指捏住线头，中指和无名指指压住另一线头，右手中指弯曲绕过前方将线置于中指和环指之间，拉紧打结，完成第一单结；右手拇中指捏住线头拉紧，在另一线的下方将其钩出拉紧，完成第二个单结。打结过程中应注意拉力均匀，以免打成滑结（图2-27）。

（2）**双手打结法**　又称张力结，对深部或组织张力较大的缝合结扎较为方便可靠。打好双手结的要领是保持线的张力，勿使松弛，否则易于松脱，难以完成高质量的双手结（图2-28）。

第一单结是屈曲左手中指、环指和小指握住线头，左手拇指和食指伸直；将线另一端放在拇指和食指之间，使拇指弯曲将线压于另一端之下，并向上升出；右手将线向上返折置于拇指指腹部；左手食指捏住，伸入线襻内，拇指退出，将线端送入线襻内，右手接住线头拉紧，完成第一个线结。

第二单结是屈曲左手中指、无名指和小指握住线头；拇指先将该线头由内向外缠绕一圈后，将另一线头置于左手拇指和食指之间，用左手食指指腹捏住拇指指腹后，食指深入线襻内，拇指退出，右手将另一线头向上返折于食指指腹上；拇指捏住将线头重新送入线襻内，右手接住拉紧，完成第二个线结。

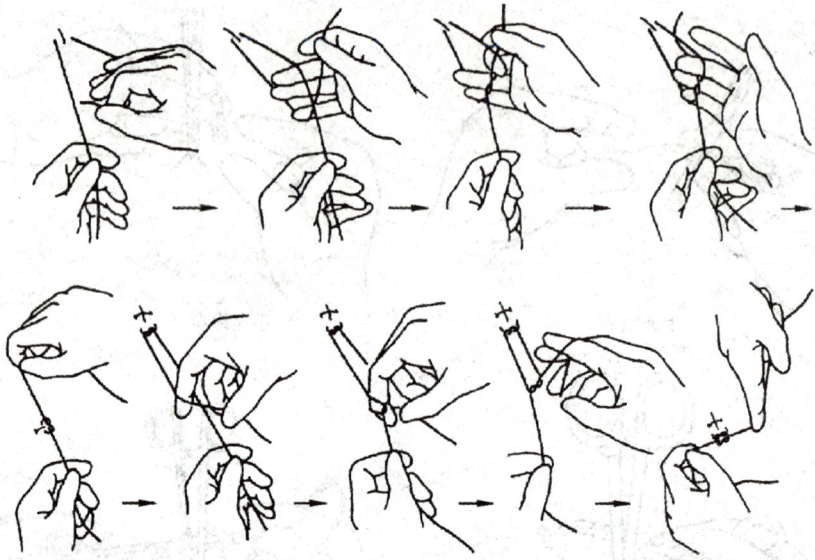

图 2 - 27　单手打结法

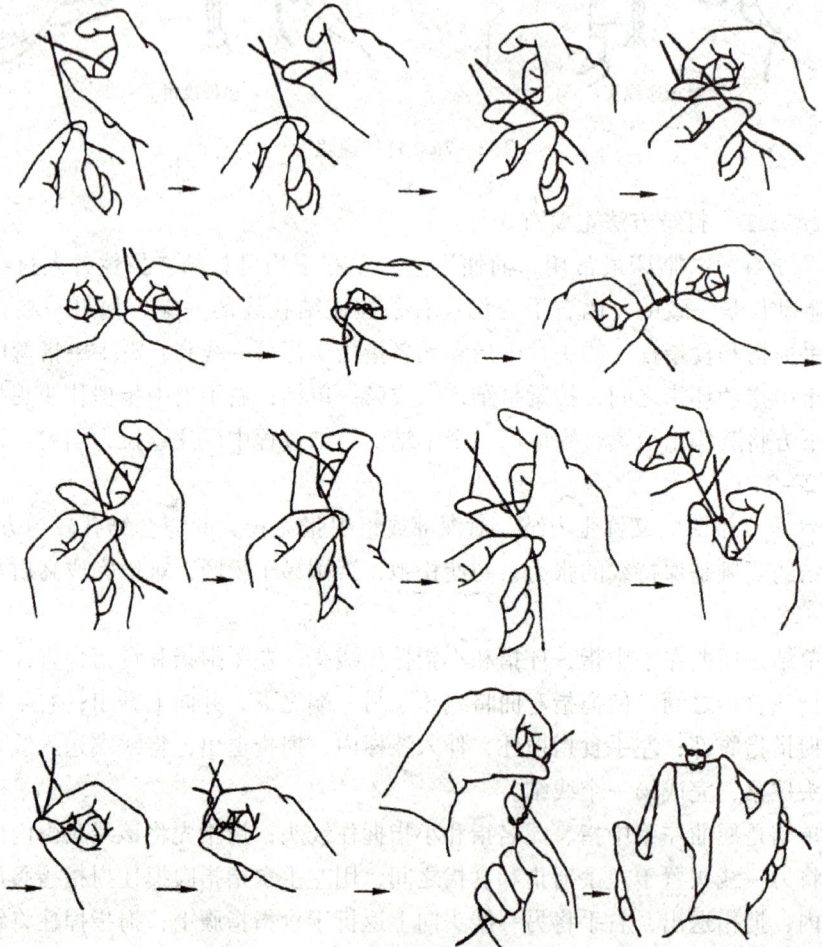

图 2 - 28　双手打结法

（3）**器械打结法** 用持针钳或血管钳打结，方便易行。用于深部结扎或线头较短用手打结有困难，或为节省用线。缝合后将缝线拉至对面剩 3cm 左右，顺时针绕于针持上，针持夹住对面线头，拉紧，完成第一单结。再逆时针将线绕于针持上，夹住对面短线头，向反面拉出打紧，构成第二个单结（图 2 - 29）。此法缺点是缝合有张力时不易扎紧。

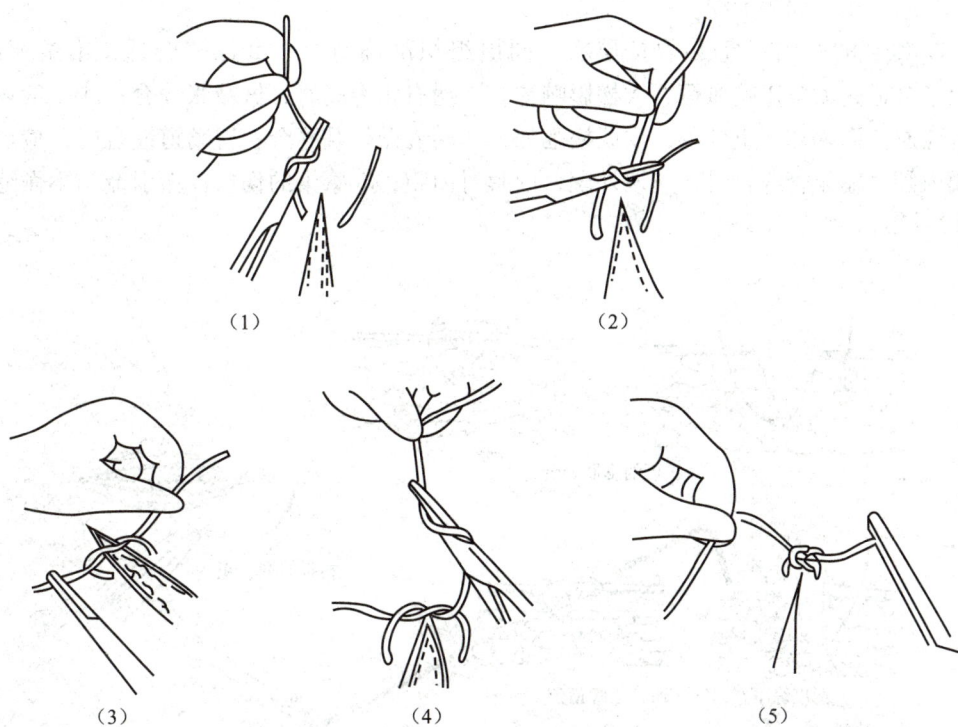

（1）　　　　　　　　　　（2）

（3）　　　　　　　（4）　　　　　　　（5）

图 2 - 29 器械打结法

三、缝合

缝合也是外科手术最基本的技术。缝合的目的是使切开或断离的组织对合起来，消灭死腔，促进伤口早期愈合。此外，缝合还起到促进止血、重建器官结构或整形等作用。外科手术中通常采用手工缝合，但吻合和钉合也属于缝合的范畴。前者是指将空腔脏器或管道结构作对合性缝合，维持其连续性；后者则指不用缝线而是借助于特殊器械即钉合器来完成缝合或吻合的操作方法，同样可恢复器官组织结构的连续性。尽管钉合器的使用简化了手术操作，钉合后的伤口对合整齐，组织反应轻微，但人体复杂的解剖关系不允许每个手术都使用钉合器，且钉合不全时可能导致严重并发症，从而限制了其在临床上的广泛应用。因此，手工缝合仍是临床手术过程中最常用的缝合方式，而手工缝合亦成为外科必要的基本功之一。

（一）缝合的步骤及原则

1. 缝合的步骤 不管是进行哪种缝合，术者都需要完成穿线（现已有部分缝针带线，无须穿线）、持针、进针、出针、打结等基本步骤。术者接过夹持的持针器后，左手持镊固定或提取需缝合组织，右手握持针器将线尾顺势递给打结的助手以便其捏住线尾，针尖对准进针点，借助术者自身腕部和前臂的外旋力量于原位旋转持针器，顺着缝针的弧度将缝针随之刺进组织内，经组织的深面达对侧相应点穿出缝针的头端部分，用镊子固定于原位，然后用持针器钳夹针体，顺针的弧度完全拔出缝针和带出缝线，第一助手打结，第二助手剪线。

2. 缝合的原则　①必须按层次，同层组织准确对合；②深浅合适，不留死腔；③松紧合适，太紧影响血运，太松影响愈合，遇有张力高时，做减张缝合；④一般皮肤缝合应避免内翻和严重外翻，皮肤松弛处，如阴囊做外翻缝合，胃肠道缝合时，应当使浆膜内翻，输尿管缝合时，应该外翻，内膜对内膜；⑤感染的伤口仅做引流，不做缝合（图2–30）。

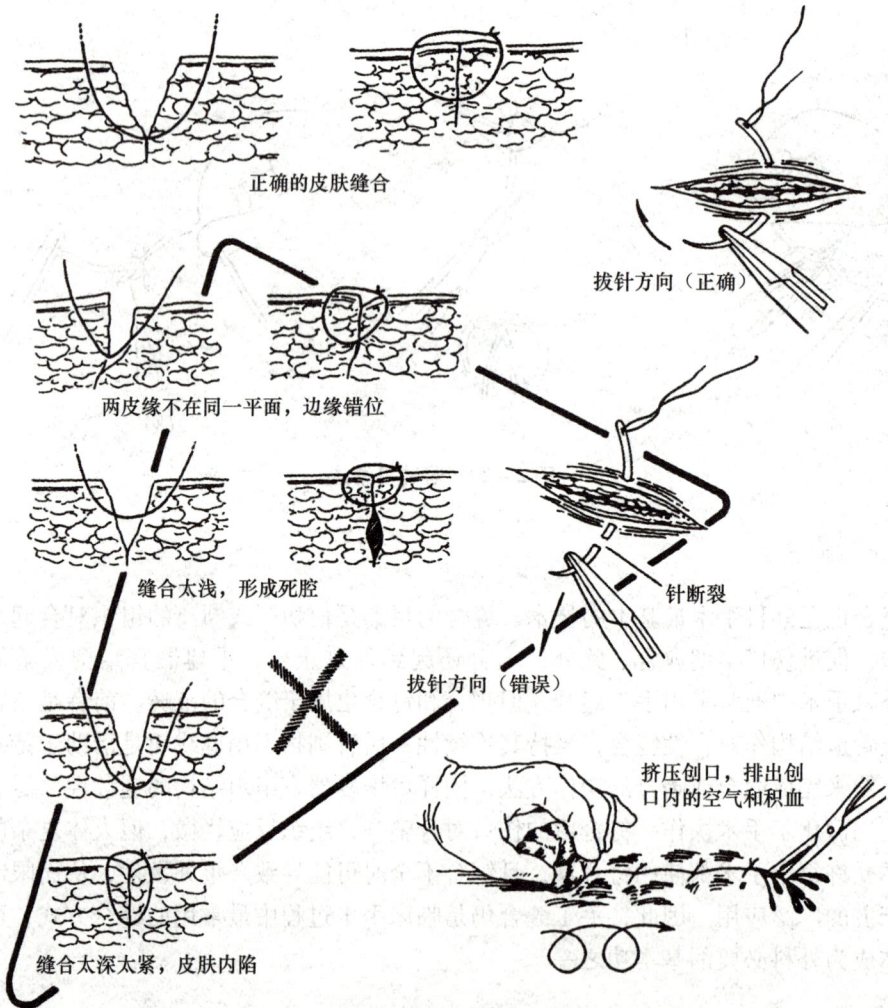

正确的皮肤缝合

拔针方向（正确）

两皮缘不在同一平面，边缘错位

针断裂

缝合太浅，形成死腔

拔针方向（错误）

缝合太深太紧，皮肤内陷

挤压创口，排出创口内的空气和积血

图2–30　缝合的原则

（二）缝合的方法

缝合可分为单纯缝合、内翻缝合和外翻缝合 3 类，各类又分为连续缝合和间断缝合两种。连续缝合法具有伤口组织对合严密、止血好、缝合时间短等优点，多用于胃肠道的吻合，吻合口径较大的血管时也采用此法。间断缝合法具有对吻合口血运影响小、无狭窄、残留异物少等优点，多应用于胆道重建、消化道浆肌层缝合、小动脉吻合及皮肤、腹壁的缝合。

1. 单纯缝合

（1）单纯间断缝合　手术最常用、最基本的缝合方法，是利用许多缝线闭合伤口，缝入后每条缝线被分别结扎、剪断。该缝合较为牢固，即使有一根缝线断裂，其余缝线仍能使伤口边缘对合。常用于皮肤、皮下组织、肌肉、腱膜和内脏等多种组织的缝合（图 2-31）。

（2）单纯连续缝合　用一根缝线所做的一系列缝合。连续缝合较为省时，但应避免张力过强和器械损伤，防止缝线断裂而使连续缝合线全部松开。该缝合方法可用于腹膜或腹壁筋膜层的封闭（图 2-32）。

（3）连续锁边缝合　亦称毯边缝合，常用于胃肠道后壁全层缝合或整张游离植皮的边缘固定，现已很少使用。

（4）"8"字缝合　由两个相连的间断缝合组成，缝扎牢靠，不易滑脱。常用于肌腱、韧带的缝合或较大血管的止血缝扎（图 2-33）。

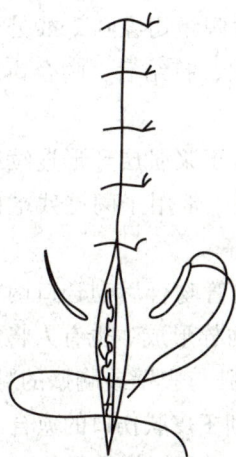

图 2-31　单纯间断缝合　　　图 2-32　单纯连续缝合　　　图 2-33　"8"字缝合

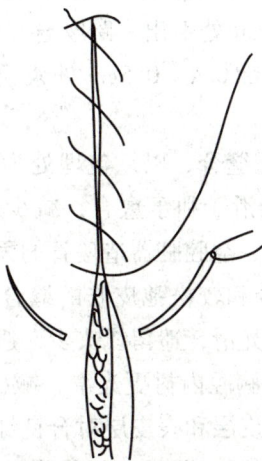

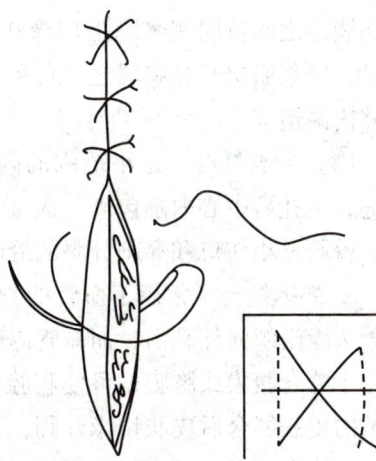

（5）减张缝合　可减少切口的张力，常用于较大张力切口的加固缝合。如张力较大的腹部切口依常规方法缝合术后可能发生切口裂开，此时可在常规缝闭腹壁各层组织的同时，每隔 2～3 针加缝 1 针减张缝合，针距 3cm 左右。其方法是采用粗丝线或不锈钢丝线，于切口一侧距切缘 2cm 处皮肤进针，达腹直肌后鞘与腹膜之间出针，再从切口对侧的腹直肌后鞘与腹膜之间进针，穿过除腹膜外的腹壁各层达切口对侧皮肤的对应点出针。为避免缝线割裂皮肤，在结扎前缝线需套上一段橡皮管或硅胶管以作枕垫，减少缝线对皮肤的压强。

2. 内翻缝合 常用于胃肠道和膀胱的缝合或吻合。其优点是缝合后切缘两侧呈内翻状态，浆膜层紧密对合，有利于伤口粘连愈合；愈合后伤口表面光滑，又减少了伤口与其邻近组织器官的粘连；防止因黏膜外翻所致的伤口不愈或胃肠液、尿液外漏。但是，内翻过度有可能引起内腔狭窄。

（1）**单纯间断全层内翻缝合** 一侧黏膜进针和浆膜出针，对侧浆膜进针和黏膜出针，线结打在腔内同时形成内翻。常用于胃肠道的吻合（图2-34）。

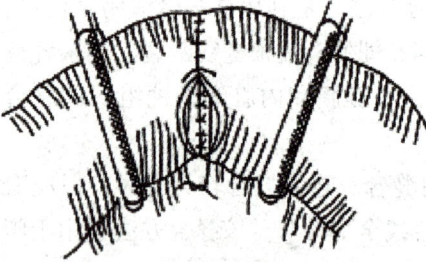

图2-34 单纯间断全层内翻缝合

（2）**连续全层平行褥式内翻缝合（Connell缝合）** 适用于胃肠道前壁全层的吻合。其方法是开始第一针做肠壁全层单纯对合缝合，即从一侧浆膜进针通过全层，对侧黏膜进针浆膜出针，打结之后，距线结0.3～0.4cm的一侧浆膜进针穿过肠壁全层，再从同侧肠壁黏膜进针，浆膜出针引出缝线；缝针达对侧肠壁，同法进针和出针，收紧缝线使切缘内翻。如此连续缝合整个前壁后打结。同侧进、出针点距切缘0.2cm，进、出针点连线应与切缘平行。

（3）**间断垂直褥式内翻缝合** 为胃肠道手术最常用的浆肌层内翻缝合法，可在胃肠道全层吻合后加固吻合口、减少张力。其特点是缝线穿行方向与切缘垂直，缝线不穿透肠壁黏膜层。具体缝合方法是于距一侧切缘0.4～0.5cm处浆膜进针，缝针经浆肌层与黏膜层之间自同侧浆膜距切缘0.2cm处引出，跨吻合口于对侧距切缘0.2cm处浆膜进针，经浆肌层与黏膜层之间自距切缘0.4～0.5cm处浆膜引出，打结后，吻合口肠壁自然内翻包埋。

（4）**荷包缝合** 是小范围的内翻缝合，以欲包埋处为圆心于浆肌层环形连续缝合一周，结扎后中心内翻包埋，表面光滑，利于愈合，减少粘连。常用于阑尾残端的包埋、胃肠道小伤口和穿刺针眼的缝闭、空腔脏器造瘘管的固定等。

3. 外翻缝合 常用于血管的吻合和较松弛皮肤的缝合。血管吻合后吻合口两侧的血管边缘组织向外翻出，而血管内壁光滑，遗留线头少，避免血栓形成。也有人将此法应用于缝合腹膜或胸膜，可使腹腔、胸腔内衬更光滑，减少内脏与腹壁或胸壁的粘连。松弛的皮肤缝合后皮肤切缘外翻，真皮层和表皮层对合良好，利于皮肤伤口的愈合。

（1）**间断垂直褥式外翻缝合** 可用于阴囊、腹股沟、腋窝、颈部等处较松弛皮肤的缝合。方法是距切缘5mm处进针，穿过表皮和真皮，经皮下组织跨切口至对侧于距切缘5mm的对称点穿出，接着再从出针侧距切缘1～2mm处进针，对侧距切缘1～2mm处穿出皮肤，由4个进出针点连接的平面应与切口垂直，结扎使两侧皮缘外翻（图2-35）。

（2）**间断水平褥式外翻缝合** 适用于血管破裂孔的修补、血管吻合口有渗漏处的补针加固。与连续水平褥式外翻缝合所不同的是，此法每缝合一针便打一个结（图2-36）。

（3）**连续水平褥式外翻缝合**　适用于血管吻合或腹膜、胸膜的缝闭。血管吻合的具体方法是采用无损伤血管针线在吻合口的一端作对合缝合一针打结，接着距线结2～3mm于线结同侧血管外膜进针，内膜出针，对侧内膜进针，外膜出针；收紧缝线使切缘外翻。如此连续缝合整个吻合口后打结。同侧进、出针点连线应与切缘平行（图2－37）。

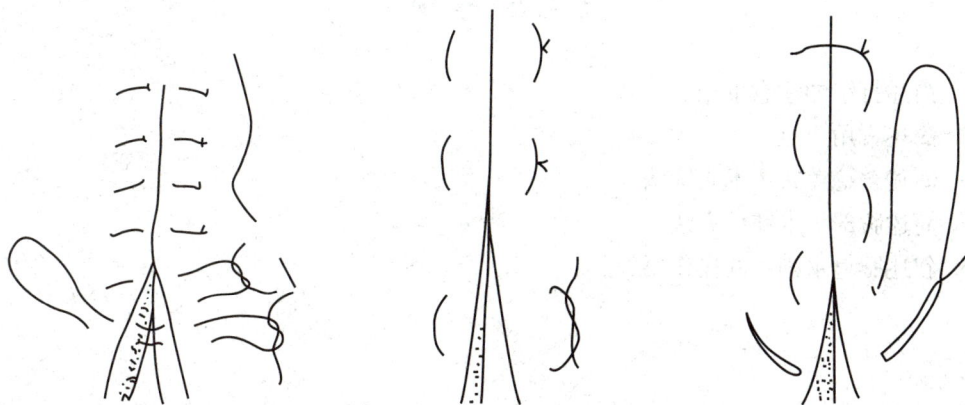

图2－35　间断垂直褥式外翻缝合　图2－36　间断水平褥式外翻缝合　图2－37　连续水平褥式外翻缝合

四、拆线

只有皮肤缝线需要拆除，所以外科拆线尤指在缝合的皮肤切口愈合以后或手术切口发生某些并发症时（如切口化脓性感染、皮下血肿压迫重要器官等）拆除缝线的操作过程。

（一）注意事项

1. 拆线的部位不应在缝合线的中间或线结的对侧，否则拉出线头时容易污染皮下而导致感染率增加。

2. 剪线时最好用剪尖剪断缝线，可避免过分牵引缝线而导致疼痛和移动缝线致局部感染。

3. 拆线后1～2天应注意观察伤口情况，有无伤口裂开，如有愈合不良或裂开时应进行适当处理。

（二）拆线时间及方法

1. 时间　缝线的拆除时间应结合切口部位、局部血液供应情况、病人的年龄及营养状况、切口的大小与张力等因素综合考虑来决定。一般来说，头、面、颈部切口在术后4～5日拆线，下腹部、会阴部6～7日，胸、上腹、背、臀部7～9日，四肢10～12日（近关节处还可适当延长一些），减张缝合14日。有时可先采用间隔拆线，已化脓伤口应立即拆线，青少年病人可适当缩短拆线时间，年老、营养不良、糖尿病病人可延迟拆线时间。

2. 拆线方法　首先按换药的方法常规消毒切口区域，左手持镊子将线结轻轻提起，右手将微微张开的线剪尖端插入线结与皮肤之间的间隙，平贴针眼处的皮肤将线剪断；然后快速轻巧地将缝线朝剪断侧拉出，这样就可以避免拉开切口、病人不适或皮下污染；最后用酒精棉球消毒切口，再盖以无菌纱布、胶布固定。

复习思考题

1. 简述打结的注意事项。
2. 简述常用止血方法。
3. 简述全遮盖式手术衣穿法。
4. 简述腹部手术铺单方法。
5. 叙述肥皂水刷手的操作要领。

第三章　外科基础理论

第一节　外科病人的体液失调

体液与外科疾病关系密切，含量随性别、年龄和营养状况而异。成年男性约占体重的60%；女性约占体重的55%；小儿所占体重的比例较高，新生儿可达体重的80%，14岁以后所占体重的比例即和成人相近；超过60岁的男性、女性的体液量分别减少至54%及46%。

体液分细胞内液与细胞外液两部分。其中细胞内液绝大部分存在于骨骼肌中，在男性约占体重的40%，女性约占35%；细胞外液男性、女性均占体重的20%。细胞外液分血浆和组织间液两部分，血浆约占体重的5%，组织间液约占15%。大部分组织间液在维持机体的水和电解质平衡上发挥着很重要的作用，称为功能性细胞外液；另有一小部分组织间液维持体液平衡的作用甚小，仅有缓慢地交换和取得平衡的能力，称无功能性细胞外液，一般仅占体重的1%～2%，如脑脊液、关节液、消化液等均属无功能性细胞外液。当有些无功能性细胞外液在产生或丢失显著增多时，也可引起不同类型的体液平衡失调。

一、体液平衡

体液平衡能使机体保持内环境稳定，要求机体在正常情况下维持一定的容量、分布和电解质离子浓度。具体包括3个平衡，即水平衡、电解质平衡及酸碱平衡。

（一）水平衡

水是机体含量最多的组成成分，是维持人体正常生理活动的重要物质，主要通过肾脏来维持平衡，每日摄入和排出的水量是平衡的，成人为 2000～2500mL，儿童则与体重有关。若病人出现发热、呕吐、腹泻或带有体内引流管时则失水量会相应增加，如体温每升高 1℃，则失水量每公斤体重增加 3～5mL。

（二）电解质平衡

体液中的电解质具有很重要的生理功能，如维持体液的渗透压平衡和电解质平衡，维持神经、肌肉、心肌细胞的静息电位，参与新陈代谢和生理活动等，均具有重要的意义。细胞外液中最主要的阳离子是 Na^+，阴离子是 Cl^-、HCO_3^- 和蛋白质；细胞内液中主要阳离子是 K^+ 和 Mg^{2+}，阴离子是 HPO_4^{2-} 及蛋白质。细胞外液和细胞内液的渗透压相等，一般为 290～310mmol/L。

（三）酸碱平衡

人体有维持血液 pH 值在 7.35～7.45 之间的能力，称之为酸碱平衡。主要通过体液的缓冲系统、肺的呼吸和肾的调节作用，使血液内 H^+ 浓度仅在小范围内变动。

1. 体液缓冲系统　血液中的 HCO_3^- 和 H_2CO_3 是最重要的一对缓冲物质。其中 HCO_3^- 的正常值平均为 24mmol/L，H_2CO_3 平均为 1.2mmol/L，两者比值是 20：1。只要 HCO_3^-/H_2CO_3 的比值保持为 20：1，则血浆的 pH 值就能维持正常。

2. 肺调节　肺是通过排出 CO_2 和调节血液中的呼吸性成分来调节血中的 H_2CO_3。因此，机体的呼吸功能失常，既可直接引起酸碱平衡紊乱，又可影响对酸碱平衡紊乱的调节。

3. 肾　肾是最重要的酸碱平衡调节系统，能排出固定酸和过多的碱性物质，以维持血浆 HCO_3^- 浓度的稳定。

二、水和钠平衡失调

水和钠的关系非常密切，故缺水和失钠常同时存在。水和钠既可按比例丧失，也可缺水多于缺钠，或缺水少于缺钠。

（一）等渗性缺水

等渗性缺水又称急性缺水或混合性缺水，外科病人最易发生。

1. 病因　①消化液的急性丧失，如大量呕吐、肠瘘等；②体液丧失在感染区或软组织内，如腹腔内或腹膜后感染、肠梗阻、烧伤等，这些丧失的液体与细胞外液基本相同。

2. 特点　水和钠成比例丧失，血清钠仍在正常范围，细胞外液的渗透压保持正常。

3. 临床表现

（1）**轻度缺水**　短期内失水量占体重的 2%～3%，病人有尿少、厌食、恶心、乏力等，但不口渴。舌干燥，眼窝凹陷，皮肤干燥、松弛。

（2）**中度缺水**　短期内失水量占体重的 4%～6%，病人可出现脉搏细速、肢端湿冷、血压不稳定或下降等血容量不足的症状。

（3）**重度缺水** 短期内体液丧失达体重的 6% 以上时，病人出现更严重的休克表现，常伴发代谢性酸中毒。如果病人丧失的体液主要是胃液，则可伴发代谢性碱中毒。

4. 诊断

（1）**询问病史** 应详细询问有无消化液或其他体液的大量丧失，失液或不能进食已持续的时间，每日的失液量估计有多少，以及失液的性质等。

（2）**临床表现** 结合临床表现判断缺水的程度。

（3）**辅助检查** 检测血清 Na^+ 浓度加以确诊，必要时做血气分析，以确定有无酸（或碱）中毒。除此以外，尚可发现血液浓缩现象，如红细胞计数、血红蛋白量和红细胞比容明显增高等。

5. 治疗

（1）**积极处理病因** 积极处理发病原因，以减少水和钠的继续丧失。

（2）**根据缺水程度补液** 多用平衡盐溶液或等渗盐水尽快补充血容量。若出现脉搏细速和血压下降等症状，常提示细胞外液的丧失量已达体重的 5%，可先从静脉给病人快速滴注上述溶液约 3000mL（按体重 60kg 计算），以恢复血容量。如无血容量不足的表现时，可给病人上述用量的 1/2 ~ 2/3，即 1500 ~ 2000mL，以补充缺水量。此外，还应补给日需要量水 2000mL 和氯化钠 4.5g。

等渗盐水含 Na^+ 和 Cl^- 各 154mmol/L，而血清内 Na^+ 和 Cl^- 的含量分别为 142mmol/L 和 103mmol/L。两者相比，等渗盐水的 Cl^- 含量比血清的 Cl^- 含量高 50mmol/L。若从静脉内输给大量等渗盐水，有导致血 Cl^- 过高，引起高氯性酸中毒的危险。平衡盐溶液的电解质含量和血浆内含量相仿，用来治疗缺水比较理想，可以避免输入过多的 Cl^-，并对酸中毒的纠正有一定帮助。目前常用的平衡盐溶液有乳酸钠和复方氯化钠溶液（1.86% 乳酸钠溶液和复方氯化钠溶液之比为 1:2）与碳酸氢钠和等渗水溶液（1.25% 碳酸氢钠溶液和等渗盐水之比为 1:2）两种。

（二）低渗性缺水

又称慢性缺水或继发性缺水。

1. 病因 ①胃肠道消化液持续性丧失，如反复呕吐、长期胃肠减压或慢性肠梗阻，以致钠随着大量消化液而丧失；②大创面慢性渗液；③肾排出水和钠过多，例如应用排钠利尿剂（氯噻酮、利尿酸等）时，未注意补给适量的钠盐，以致体内缺钠相对地多于缺水。

2. 特点 水和钠同时缺失，但缺水少于失钠，故血清钠低于正常范围，细胞外液呈低渗状态。

3. 临床表现 根据缺钠程度，低渗性缺水可分为三度：

（1）**轻度缺钠** 病人感疲乏、头晕、手足麻木，口渴不明显。尿中 Na^+ 少，血清钠在 135mmol/L 以下，每公斤体重缺氯化钠 0.5g。

（2）**中度缺钠** 除上述症状外，尚有恶心、呕吐，脉搏细速，血压不稳定或下降，脉压变小，浅静脉萎陷，视力模糊，站立性晕倒。尿量少，尿中几乎不含钠和氯。血清 Na^+ 在 130mmol/L 以下，每公斤体重缺氯化钠 0.5~0.75g。

（3）**重度缺钠** 病人神志不清，肌痉挛性抽痛，肌腱反射减弱或消失；出现木僵，甚至昏迷，常发生休克。血清 Na^+ 在 120mmol/L 以下，每公斤体重缺氯化钠 0.75~1.25g。

4. 诊断

（1）**询问病史** 病人有上述特点的体液丧失病史。

（2）**临床表现** 结合临床表现可初步做出低渗性缺水的诊断。

（3）**辅助检查** ①血清钠测定，血清钠低于 135mmol/L，根据测定结果，判定缺钠的程度；②红细胞计数、血红蛋白量、红细胞比容、血尿素氮均有增高；③尿 Na^+、Cl^- 测定常有明显减少，而尿比重常在 1.010 以下。轻度缺钠时，血清钠虽可能尚无明显变化，但尿内氯化钠的含量常已减少。

5. 治疗

（1）**积极处理原发病** 针对细胞外液缺钠多于缺水和血容量不足的情况，采用含盐溶液或高渗盐水静脉输注，以纠正体液的低渗状态和补充血容量。

（2）**轻度和中度缺钠的处理** 根据临床缺钠程度估计需要补给的液体量。例如：体重 60kg 的病人，测定血清钠为 135mmol/L，则估计每公斤体重丧失氯化钠 0.5g，共缺钠盐 30g。一般可先补给一半，即 15g，再加上钠的日需要量 4.5g，共 19.5g，可通过静脉滴注 5% 葡萄糖盐水约 2000mL 来完成。此外，还应给日需要液体量 2000mL，并根据缺水程度，再适当增加一些补液量。其余一半的钠，可在次日补给。

（3）**重度缺钠的处理** 对出现休克者，应先补足血容量，以改善微循环和组织器官的灌流。晶体液如乳酸钠和复方氯化钠溶液、等渗盐水和胶体溶液如羟乙基淀粉、右旋糖酐和血浆蛋白溶液等都可应用。但晶体液的用量一般要比胶体液用量大 2~3 倍。若根据下列公式计算则较为准确：

$$需补充的钠盐量(mmol) = (血钠的正常值 - 血钠测得值)mmol/L \times 体重(kg) \times 0.60(女性为 0.50)$$

按 17mmol Na^+ =1g 钠盐计算补给氯化钠的量。当天补给一半和日需量 4.5g，其中 2/3 的量以 5% 氯化钠溶液输给，其余量以等渗盐水补给。之后可测定血清 Na^+、K^+、Cl^- 和做血气分析，作为进一步治疗时的参考。注意：输注高渗盐水时应严格控制滴速，每小时不超过 100~150mL。

（三）高渗性缺水

又称原发性缺水。

1. 病因 ①摄入水分不够，如食管癌的吞咽困难，重危病人的给水不足，鼻饲高浓度的要素饮食或静脉注射大量高渗盐水溶液；②水分丧失过多，如高热大量出汗（汗中含氯化钠 0.25%）、烧伤暴露疗法、糖尿病未控制致大量尿液排出等。

2. 特点 水和钠虽同时缺失，但缺水多于缺钠，故血清钠高于正常范围，细胞外液呈高渗状态。

3. 临床表现　随缺水程度而有不同。根据症状轻重，也可将高渗性缺水分为三度：

（1）轻度缺水　缺水量为体重的 2%～4%，除口渴外，无其他症状。

（2）中度缺水　缺水量为体重的 4%～6%，极度口渴，唇舌干燥，皮肤弹性差，眼窝凹陷，乏力，常出现烦躁，尿少和尿比重增高。

（3）重度缺水　缺水量超过体重的 6%，除上述症状外，出现躁狂、幻觉、谵妄，甚至昏迷等脑功能障碍的症状。

4. 诊断

（1）询问病史　病人有上述病史。

（2）临床表现　病人有口渴等临床表现。

（3）辅助检查　①血清钠升高，在 150mmol/L 以上；②红细胞计数、血红蛋白量、红细胞比容轻度增高；③尿比重高。

5. 治疗

（1）积极处理病因　积极治疗原发病，尽早解除缺水的原因。

（2）静脉补液　不能口服的病人，给静脉滴注 5% 葡萄糖溶液或 0.45% 氯化钠溶液，补液量可根据临床表现进行估计。每丧失体重的 1%，补液 400～500mL。计算所得的补水量不宜在当日一次补给，以免发生水中毒。一般可分二日补给，当日先给补水量的一半，余下的一半在次日补给。此外，还应补给日需要量 2000mL。

三、其他电解质平衡失调

（一）低钾血症

正常血钾浓度为 3.5～5.5mmol/L，低于 3.5mmol/L 为低钾血症。若血清钾 3.0～3.5mmol/L，为轻度低钾；血清钾 2.5～3.0mmol/L，为中度低钾；血清钾低于 2.5mmol/L，为重度低钾。

1. 病因　①长期进食不足，如禁食或补液病人长期接受不含钾盐的液体；②钾丢失过多，如呕吐、持续胃肠减压、腹泻、肠瘘、应用排钾利尿剂等；③钾分布异常，如代谢性碱中毒、静脉输注葡萄糖和胰岛素后钾向细胞内转移。

2. 临床表现

（1）神经肌肉表现　肌无力为最早表现，一般先出现四肢软弱无力，以后延及躯干和呼吸肌，严重时可有软瘫、腱反射减退或消失。

（2）消化系统表现　如厌食、恶心呕吐、吞咽困难、腹胀和肠麻痹等。

（3）心血管系统　心脏受累主要表现为传导和节律异常。

3. 辅助检查

（1）实验室检查　血清钾低于 3.5mmol/L。此外，血清钾过低时，K^+ 由细胞内移出，与 Na^+、H^+ 交换增加（每移出 3 个 K^+，即有 2 个 Na^+ 和 1 个 H^+ 移入细胞内），细胞外液的 H^+ 浓度降低；而远曲肾小管排 K^+ 减少，排 H^+ 增多。结果发生碱中毒，病人出现碱中毒的一些症状，但尿呈酸性（反常性酸性尿）。

（2）心电图检查　典型的心电图改变为早期出现 T 波降低、变宽、双相或倒置，随后出现 ST 段降低、QT 间期延长和 U 波。

4. 诊断　一般根据病史和临床表现可做出低钾血症的初步诊断，当血清钾低于 3.5mmol/L 时即可确诊。心电图检查虽有助于诊断，但一般不宜等待心电图显示出典型改变后，才确定诊断。

5. 治疗

（1）积极治疗原发病　积极治疗原发疾病，以终止和减轻钾的继续丢失。

（2）补充钾盐　能口服者尽量口服。若需静脉补钾应遵循"四不原则"：①尿少不可补钾，即每小时尿量超过 40mL 后，方可从静脉补钾；②浓度不宜过高，不宜超过 0.3%，即每 500mL 液体中钾的含量不宜超过 1.5g；③速度不宜过快，即滴速每分钟不超过 60 滴；④量不可过多，即根据血钾水平，一日补氯化钾 4～5g，甚至 6～8g，完全纠正体内缺钾，需 3～5 天的治疗。补钾过程中，注意观察血钾变化。

（二）高钾血症

血清钾浓度超过 5.5mmol/L 时，即称高钾血症。

1. 病因　①钾摄入过多，如口服或静脉输入过多氯化钾、服用含钾药物、组织损伤及大量输入保存期较久的库存血等；②钾排出减少，如急性肾功能衰竭，应用保钾利尿剂（如螺内酯、氨苯喋啶）及盐皮质激素不足等；③钾分布异常，如酸中毒、缺氧、大面积烧伤、脓毒症等促使细胞内钾外移。

2. 临床表现

（1）一般症状　无特异性症状，有时有轻度神志模糊或淡漠、感觉异常和四肢软弱等。

（2）微循环障碍的表现　严重高钾血症有皮肤苍白、发冷、青紫、低血压等。

（3）心血管系统　常出现心动过缓或心律不齐，甚至发生心搏骤停。

3. 辅助检查

（1）实验室检查　血清钾高于 5.5mmol/L。

（2）心电图检查　高钾血症，特别是血钾超过 7mmol/L 时，几乎都有心电图的改变。典型的心电图改变为早期 T 波高而尖，QT 间期延长，随后出现 QRS 增宽，PR 间期延长。

4. 诊断　结合病史且病人出现一些不能用原发病解释的临床表现时，即应考虑有高钾血症的可能。若血清钾高于 5.5mmol/L 即可确诊，必要时并可做心电图检查。

5. 治疗　除积极处理原发疾病和改善肾功能外，尚应遵循"禁、转、抗、排"四原则。

（1）禁　即停止钾盐摄入，停用一切含钾的药物或溶液，避免进食含钾量较高的食物，以免血钾更加增高。

（2）转　促使 K^+ 暂时转入细胞内。①静脉注射 5% 碳酸氢钠溶液 60～100mL 后，再继续静脉滴注 100～200mL。②用 25% 葡萄糖溶液 100～200mL，每 5g 糖加 1U 胰岛素，作静脉滴注，可使 K^+ 转移入细胞内，暂时降低血清钾浓度，必要时，每 3～4 小时重复给药。③肾功能不全，不能输液过多者，可用 10% 葡萄糖酸钙溶液 100mL、11.2% 乳酸钠溶液 50mL、25% 葡萄糖溶液 400mL，加入胰岛素 20U，作静脉持续滴注 24 小时，每分钟 6 滴。

（3）抗　即对抗心律失常，静脉注射 10% 葡萄糖酸钙溶液 20mL。钙与钾有对抗作用，能缓解 K^+ 对心肌的毒性作用。葡萄糖酸钙可重复使用。也可用 10% 葡萄糖酸钙 30～40mL 加入静脉补液内滴注。

（4）排　①应用阳离子交换树脂口服，每日 4 次，每次 15g。②口服山梨醇或甘露醇导泻。③10% 葡萄糖溶液 200mL 后作保留灌肠。④透析疗法：包括腹膜透析和血液透析，一般用于上述疗法仍不能降低血清钾浓度时。

（三）低钙血症

血清钙浓度低于 2mmol/L 时，称之低钙血症。

1. 病因　多见于急性胰腺炎、坏死性筋膜炎、肾功能衰竭、胰及小肠瘘和甲状旁腺功能受损的病人。

2. 临床表现　主要由神经肌肉的兴奋性增强所引起，如容易激动、口周和指（趾）尖麻木及针刺感、手足抽搐、肌肉和腹部绞痛、腱反射亢进，以及 Chvostek 征阳性。

3. 辅助检查　血清钙离子检查低于 2mmol/L。

4. 诊断　结合病史、临床表现，血清钙浓度低于 2mmol/L 即可确诊。

5. 治疗　积极纠治原发疾病，同时用 10% 葡萄糖酸钙 10～20mL 或 5% 氯化钙 10mL 作静脉注射，以缓解症状。如有碱中毒，需同时纠正，以提高血清离子化钙的浓度。必要时 8～12 小时后再重复给药。对需要长期治疗的病人可服乳酸钙，或同时补充维生素 D。

（四）镁缺乏

1. 病因　见于长期胃肠道消化液丧失，如肠瘘或大部小肠切除术后，加上进食少，是造成缺镁的主要原因。其他原因有长期应用无镁溶液治疗，静脉高营养未加适量镁作补充和急性胰腺炎等。

2. 临床表现　低镁血症的常见症状有记忆力减退、精神紧张、易激动、神志不清、烦躁不安、手足徐动症样运动等。病人面容苍白、委顿。严重缺镁者可有癫痫样发作。

3. 辅助检查　正常血清镁的浓度为 0.7～1.1mmol/L。血清镁浓度的测定对诊断镁缺乏价值不大，镁负荷试验有助于镁缺乏的诊断。正常人在静脉输注氯化镁或硫酸镁 0.25mmol/kg 后，注入量的 90% 即很快地从尿内排出，而在镁缺乏病人，注入相同量的溶液后，输入镁的 40%～80% 可保留在体内甚至每日从尿中仅排出镁 1mmol。

4. 诊断　对有诱发因素而又出现一些低镁血症症状的病人，应怀疑有镁缺乏。由于镁缺乏常和缺钾与缺钙同时存在，在某些低钾血症病人中，补钾后情况仍无改善时，应考虑有镁缺乏。

5. 治疗　镁缺乏时可用氯化镁溶液或硫酸镁溶液静脉滴注。病人有搐搦时，以每公斤体重 10% 硫酸镁 0.5mL 静脉滴注，可以较快地控制抽搐。注意静脉给镁时应避免给镁过多、过速，以免引起急性镁中毒和心搏骤停。完全纠正缺镁需较长时间，在解除症状后仍应每天补 25% 硫酸镁 5～10mL，持续 1～3 周。如遇镁中毒，应立即静脉注射葡萄糖酸钙或氯化钙溶液作对抗剂。

四、酸碱平衡失调

正常人的体液保持一定的酸碱度是机体维持正常生命活动的基础。若酸碱物质超量负荷，或是调节功能发生障碍，则形成酸碱失调。原发性酸碱平衡失调有代谢性酸中毒、代谢性碱中毒、呼吸性酸中毒和呼吸性碱中毒 4 种。有两种或两种以上的原发性酸碱失调同时存在的情况，称为混合型酸碱平衡失调。

（一）代谢性酸中毒

代谢性酸中毒临床最为常见，由于体内 HCO_3^- 减少所引起。

1. 病因　①HCO_3^- 丧失过多：见于腹泻、肠瘘、胆瘘和胰瘘等；②体内有机酸形成过多：如组织缺血、缺氧、碳水化合物氧化不全等；③肾功能不全：肾小管功能不全，不能将内生性 H^+ 排出而积聚在体内。

2. 临床表现

（1）*中枢神经系统*　轻症常被原发病的症状所掩盖，重症病人有疲乏、眩晕、嗜睡，感觉迟钝或烦躁，神志不清或昏迷，对称性肌张力减退，腱反射减弱或消失等。

（2）*呼吸系统*　最突出的表现是呼吸深而快，呼吸辅助肌有力地收缩，呼吸频率有时可达每分钟 50 次，呼出气中有时带有酮味。

（3）*心血管系统*　病人面部潮红，心率加快，血压常偏低等。

3. 辅助检查　如血气分析 HCO_3^-、BE（碱剩余）及 $PaCO_2$ 可以降低。尿液检查一般呈酸性反应。

4. 诊断　结合病人有严重腹泻、肠瘘或输尿管乙状结肠吻合术等的病史，有深快呼吸等上述临床表现和血气分析结果即可确诊。

5. 治疗

（1）*积极消除病因*　只要病因被消除和辅以补液纠正缺水，较轻的酸中毒（血浆 HCO_3^- 在 16～18mmol/L）常可自行纠正，一般不需应用碱剂治疗。

（2）*应用碱剂进行治疗*　对血浆 HCO_3^- 低于 10mmol/L 的病人，应立刻用碱性液体进行治疗，临床常用液体为 5% 碳酸氢钠溶液。

所需 5% 碳酸氢钠溶液(mL) = (HCO_3^- 正常值 – HCO_3^- 测得值)mmol/L × 体重(kg) × 0.4 ÷ 0.6

一般可将应输给量的一半在 2～4 小时内输完，之后再决定是否继续输给剩下的量的全部或一部分。不宜过速地使血浆 HCO_3^- 超过 14～16mmol/L，以免发生手足抽搐、神志改变和惊厥。过速纠正酸中毒还能引起大量 K^+ 转移至细胞内，引起低钾血症。在酸中毒时，离子化 Ca^{2+} 增多，即使病人有低钙血症，也可无手足抽搐出现。但在纠正酸中毒后，离子化 Ca^{2+} 减少，便有发生手足抽搐的可能，应及时静脉注射葡萄糖酸钙予以控制。

（二）代谢性碱中毒

代谢性碱中毒由体内 HCO_3^- 增多所引起。

1. 病因 ①酸性胃液丧失过多：如严重呕吐，长期胃肠减压等；②碱性物质摄入过多：几乎都是长期服用碱性药物引起；③低钾血症：缺钾时，每 3 个 K^+ 从细胞内释出，即有 2 个 Na^+ 和 1 个 H^+ 进入细胞内，引起细胞内酸中毒和细胞外碱中毒；④某些利尿药的作用：例如速尿和利尿酸能抑制近曲肾小管对 Na^+ 和 Cl^- 的再吸收，而并不影响远曲肾小管内 Na^+ 和 H^+ 交换，可发生低氯性碱中毒。

2. 临床表现 一般无明显症状，有时可有呼吸变浅变慢，或神经精神方面的异常，如谵妄、精神错乱或嗜睡等。严重时，可因脑和其他器官的代谢障碍而发生昏迷。

3. 辅助检查 如血气分析 HCO_3^-、BE 明显升高，$PaCO_2$ 正常。

4. 诊断 根据病史和症状可以初步做出诊断。血气分析可明确诊断并判断其严重程度。

5. 治疗 着重于原发疾病的积极治疗。对丧失胃液所致的代谢性碱中毒，可输注等渗盐水或葡萄糖盐水，恢复细胞外液量和补充 Cl^-，纠正低氯性碱中毒，使 pH 值恢复正常。碱中毒时几乎都伴发低钾血症，故须考虑补给钾盐，但补钾盐应在病人每小时尿量超过 40mL 后。纠正碱中毒不宜太过迅速，一般也不要求完全纠正。

（三）呼吸性酸中毒

呼吸性酸中毒系指肺泡通气功能减弱，不能充分排出体内生成的 CO_2，以致血液的 $PaCO_2$ 增高，引起高碳酸血症。

1. 病因 ①通气功能障碍：如全身麻醉过深、镇静剂过量、心搏骤停、气胸、急性肺水肿、支气管痉挛、喉痉挛和呼吸机使用不当等所致高碳酸血症；②换气功能障碍或肺泡通气－灌流比例失调：如肺组织广泛纤维化、重度肺气肿等慢性阻塞性肺部疾患。

2. 临床表现 病人可有呼吸困难、换气不足和全身乏力，有时有气促、发绀、头痛、胸闷。随着酸中毒的加重，病人可有血压下降、谵妄、昏迷等。

3. 辅助检查 血气分析有 PH 下降、$PaCO_2$ 增高等。

4. 诊断 病人有呼吸功能受影响的病史及一些呼吸性酸中毒的症状，即应怀疑有呼吸性酸中毒。血气分析可明确诊断并判断其严重程度。

5. 治疗 应尽快治疗原发病因和改善病人的通气功能。必要时，做气管插管或气管切开术，使用呼吸机，以改善换气。如因呼吸机使用不当而发生酸中毒，则应调整呼吸机的频率、压力或容量。一般将吸入氧气浓度调节在 0.6 ~ 0.7 之间，可供给足够的氧，且较长时间吸入也不会发生氧中毒。单纯给高浓度氧，对改善呼吸性酸中毒的帮助不大，反可使呼吸中枢对缺氧刺激不敏感，呼吸更受抑制。

（四）呼吸性碱中毒

呼吸性碱中毒系指肺泡通气过度，体内生成的 CO_2 排出过多，以致血的 $PaCO_2$ 降低，引起低碳酸血症。

1. 病因　呼吸性碱中毒在外科病人中比较少见。常见病因有癔症、精神过度紧张、发热、创伤、感染、中枢神经系统疾病、轻度肺水肿、肺栓塞、低氧血症、肝功能衰竭和使用呼吸机不当等。

2. 临床表现　病人一般无症状，有时可有眩晕，手、足和口周麻木和针刺感，肌震颤，手足抽搐，Trousseau 征阳性。病人常有心率加快。

3. 辅助检查　血气分析有 pH 增高、$PaCO_2$ 下降等。

4. 诊断　结合病史、临床表现及血气分析结果即可做出诊断。

5. 治疗　应积极处理原发疾病。用纸袋罩住口鼻，增加呼吸道死腔，减少 CO_2 的呼出和丧失，以提高血液 $PaCO_2$。也可给病人吸入含 5% CO_2 的氧气。如系呼吸机使用不当所造成的通气过度，应调整呼吸机。静脉注射葡萄糖酸钙可消除手足抽搐。

五、外科补液

补液的目的是纠正体内已经存在的体液失衡，恢复和维持血容量、渗透压、酸碱度及电解质成分的稳定。补液时需要结合病人的具体情况，如病史、临床表现、体格检查、辅助检查等进行综合分析后，制定出合理补液方案。

（一）补液计划制定

临床补液一般可从 3 个方面进行考虑，即补充当日生理需要量、补充累积丢失量、补充继续丢失量。对于禁饮食病人，第一个 24 小时补液量的计算公式是：

第一个 24 小时补液量 = 当日生理需要量 +1/2 累积丢失量 + 继续丢失量

1. 当日生理需要量　即维持当日正常生理活动所必需的液体量。成人日需液体 2000～2500mL，氯化钠 4～5g，氯化钾 2～3g。其中可补充生理盐水或平衡液 500mL，5%～10% 葡萄糖液 1500～2000mL，10% 氯化钾 20～30mL。

2. 累积丢失量　即病人从发病开始到就诊时所总共丢失的体液量。临床无法精确计算，只能根据临床表现、缺水程度加以推算。因为机体自身具有一定的调节能力，所以第一天一般先补半量，其余半量可于次日再酌情补给。关于补液的性质和量，具体参照前述的"水和钠平衡失调"。

3. 继续丢失量　指机体除日常生理活动过程排出的液体量之外，额外造成的液体丢失量。常包括：①消化液的丢失，如呕吐、腹泻、胃肠减压、肠瘘等；②发热、汗液的丢失等；③创面渗液的丢失，如烧伤创面渗液的丢失、胸腔和腹腔手术后创面渗液的丢失等。

（二）补液原则

补液一般先扩容，继而调整血浆渗透压，再纠正酸碱平衡失调，后调整电解质的紊乱，遵循先盐后糖、先快后慢、先晶后胶、尿畅补钾、液种交替的原则，但在临床实践中需要结合实际情况灵活掌握。

1. 扩容 对于重度缺水有循环障碍者可进行扩容，快速补充血容量，恢复或改善肾功能。扩容量不大时，可用生理盐水或5%葡萄糖氯化钠液；若扩容量大时，多采用平衡盐溶液，如林格液等。

2. 调整血浆渗透压 根据缺水的性质进行纠正。如高渗性缺水，应先输入5%葡萄糖液或低渗的盐水；低渗性缺水，应输入等渗盐水或高渗盐水；等渗性缺水，则输入等渗盐水即可。通常每输入晶体液3000mL，需同时输入500mL胶体液以维持体液渗透压平衡。

3. 纠正酸碱平衡失调及电解质紊乱 根据临床表现及实验室检查结果，确定酸碱平衡失调及电解质紊乱的性质，制定出纠正方案。

（三）补液种类选择

1. 非电解质液 5%葡萄糖液或10%葡萄糖液。主要用于纠正高渗性缺水及补充热量。

2. 电解质液 ①等渗含钠液：有0.9%氯化钠液、林格液、乳酸钠林格液、碳酸氢钠等渗盐水，可用于补充血容量及纠正等渗性缺水。②高渗含钠液：如5%氯化钠液，可用于纠正严重的低渗性缺水；5%碳酸氢钠液，可纠正代谢性酸中毒。在纠正等渗性缺水时，临床多采用平衡盐溶液代替。

（四）补液监护指标

体液失衡的纠正需要一定的时间。如有效循环血量的恢复，应在3~6小时内完成；酸碱平衡失调可在12~36内小时纠正；低钾血症可在3~4天或更长时间纠正。输液过程中应密切观察病人的临床表现，注意心、肺、肾的功能状况，进行一些必要的监测及实验室检查，作为输液适度的监测指标，如中心静脉压、血压、尿量、血气等指标。

第二节 外科输血

输血是促进外科发展的三大要素（无菌术、麻醉、输血）之一，与外科关系非常密切，对保证外科治疗的成功及病人安全有重要意义。

一、输血的适应证

1. 大出血 是输血的主要适应证，特别是严重创伤和手术中出血。一次失血量在

500mL 以内，临床不需输血；失血 500 ~ 1000mL，应根据临床表现及血红蛋白和血细胞比容选择治疗方案，如输入晶体液、胶体液或血浆增量剂；失血量超过 1000mL，除输入晶体液、胶体液外，还应适当输入浓缩红细胞。

2. 贫血或低蛋白血症　手术前如有贫血或血浆蛋白过低，应予纠正。若条件许可，血容量正常的贫血，原则上应输给浓缩红细胞；低蛋白血症可补充血浆或白蛋白液。

3. 严重感染　输血可提供抗体、补体等以增强抗感染能力。输用浓缩粒细胞，同时采用针对性抗生素，对严重感染（脓毒症、恶性肿瘤化疗后致严重骨髓抑制继发难治性感染）常可获得较好疗效。

4. 凝血异常　对凝血功能障碍的病人，手术前应输给有关的血液成分，如血友病应输抗血友病因子，纤维蛋白原缺少症应输冷沉淀或纤维蛋白原制剂，血小板减少症或血小板功能障碍者输血小板等。

根据 2000 年原卫生部输血指南建议，Hb > 100g/L，不需要输血；Hb < 70g/L，可输浓缩红细胞；Hb 为 70 ~ 100g/L 时，可根据病人的具体情况决定是否输血。对于可输可不输的病人尽量不输。

二、输血方法及注意事项

1. 输血方法　静脉输血是最简便易行和常规输血途径，通常用来输液的浅表静脉均可用作输血。病情紧急而静脉穿刺困难或施行大手术时，可通过静脉切开，将导管插入中心静脉，进行快速输血，输血速度需根据病人的具体情况来决定。

2. 注意事项　输血前必须仔细核对病人和供血者姓名、血型和交叉配血单，并检查血袋是否渗漏，血液颜色有无异常。除了生理盐水外，不可向全血或浓缩红细胞内加入任何药物，以免产生药物配伍禁忌或溶血。输血过程中要严密观察病人有无不良反应，检查体温、脉搏、血压及尿的颜色等。输血完毕后，血袋应保留 24 小时，以便必要时进行化验复查。

三、血液成分制品及血浆增量剂

（一）血液成分制品

1. 血细胞成分　有红细胞、白细胞和血小板 3 类。

（1）**红细胞制品**　①浓缩红细胞，细胞压积以 70% ~ 80% 为宜。主要用于血容量正常而须补充红细胞的贫血，如各种慢性贫血，特别是老年，或合并有心功能不全，或儿童的慢性贫血；②去白细胞的红细胞，适用于多次输血后产生白细胞凝集抗体而有发热反应的贫血；③洗涤红细胞，适用于对白细胞凝集素适应证有发热反应者及肾功能不全不能耐受库存血中之高钾者；④冰冻红细胞，适应证同洗涤红细胞。

（2）**白细胞制剂**　主要有浓缩白细胞，可用于治疗因粒细胞减少而抗生素治疗无效的严重感染。因输入后并发症多现已较少应用。

（3）**血小板制剂**　有多血小板血浆和浓缩血小板血浆等，适于治疗严重的再生障碍性贫血、输大量库血或体外循环心脏手术后血小板锐减，以及其他导致血小板减少所引起的出血。成人输注 2 袋血小板 1 小时后血小板数量可至少增加 5×10^9/L。

2. 血浆成分　有新鲜冰冻血浆、冰冻血浆和冷沉淀 3 种。新鲜冰冻血浆（FFP）指全血采集后 6 小时内分离并立即置于 20℃ ~ 30℃保存的血浆；冰冻血浆（FP）则是指 FFP 4℃下融解时除去冷沉淀冻存的上清血浆制品。

（1）**FFP 和 FP**　均适用于多种凝血因子缺乏症、肝胆疾病引起的凝血障碍及大量输库存血后的出血倾向。对血友病或因 FⅧ和 FⅤ缺乏引起的出血病人均可应用 FFP。

（2）**冷沉淀**　冷沉淀是血浆内在冷温下不溶解的物质，内含纤维蛋白原、凝血因子Ⅷ、ⅩⅢ（纤维蛋白稳定因子）。适用于特定凝血因子缺乏所引起的疾病，包括血友病，获得性凝血因子缺乏和纤维蛋白原缺乏等。

3. 血浆蛋白成分　目前外科应用的主要是白蛋白制剂，其他尚有免疫球蛋白和各种浓缩凝血因子。

（1）**白蛋白制剂**　常用浓度为 25%、20% 或 5%，常用为 20% 的浓缩白蛋白液，除能提高血浆蛋白以外，尚可补充血容量。

（2）**免疫球蛋白**　有正常人免疫球蛋白（肌内注射）、静脉注射丙种球蛋白和特异性免疫球蛋白等。专供肌肉注射的正常人免疫球蛋白，大都用于某种传染病的预防；静脉注射丙种球蛋白主要与抗生素合用，以治疗用抗生素不能控制的感染。

（3）**浓缩凝血因子**　有浓缩抗血友病因子（AHF），浓缩凝血酶原复合物（Ⅸ因子复合物），浓缩凝血因子Ⅷ、Ⅺ，抗凝血酶Ⅲ和纤维蛋白原制剂等。适用于血友病和各种有关凝血因子缺乏所引起的出血处理。

（二）血浆增量剂

血浆增量剂是天然或人工合成的高分子物质制成的胶体溶液，可以代替血浆扩充血容量。目前临床常用的是右旋糖酐、羟乙基淀粉和明胶制剂。

1. 右旋糖酐　中分子右旋糖酐（平均分子量 75000）渗透压高，作用维持时间 6 ~ 12 小时，常用于低血容量性休克、输血准备阶段以代替血浆。低分子右旋糖酐（平均分子量 40000）作用维持时间 1.5 小时，且具有渗透性利尿作用。右旋糖酐若输入过多有出血倾向，故 24 小时输入量不应超过 1500mL。

2. 羟乙基淀粉（HES）代血浆　是由玉米淀粉制成的血浆代用品，作用维持时间较长（24 小时尚有 60%），常用于低血容量性休克及手术中扩容。临床常用是 6% 羟乙基淀粉代血浆，24 小时用量不超过 2000mL。

3. 明胶类代血浆　是由多种明胶和电解质组合的血浆代用品。具有扩容、防止组织水肿、降低血液黏稠度及改善微循环等作用。

四、自体输血

自体输血或称自身输血是指收集病人自身血液后在需要时进行回输。自体输血既可节约库存血，又可减少输血反应和疾病传播，且不需检测血型和交叉配合试验。对于肝破裂、肾破裂及可能伴有污染血液的病人不适合回收式自体输血。

(一) 回收式自体输血

回收式自体输血是将收集到的创伤后体腔内积血或手术过程中的失血，经抗凝、过滤后再回输给病人。主要适用于外伤性脾破裂、异位妊娠破裂等造成的腹腔内出血，以及大血管、心内直视手术及门静脉高压症等手术时的失血回输和术后6小时内所引流血液的回输等。

(二) 预存式自体输血

择期手术病人估计术中出血量较大需要输血时，可选用预存式自体输血。提前1个月开始采血，每3~4天1次，每次300~400mL，直到术前3天为止。术前自体血预存者必须每日补充铁剂、维生素C、叶酸及给予营养支持。

(三) 稀释式自体输血

指麻醉前从病人一侧静脉采血，同时从另一侧静脉输入采血量3~4倍的电解质溶液，或适量的血浆代用品等以补充血容量。采血量根据病人状况和术中可能的失血量采集，每次800~1000mL，一般以血细胞比容不低于25%、白蛋白30g/L以上、血红蛋白100g/L左右为限，采血速度约为每5分钟200mL。手术中失血量超过300mL时可回输自体血，应先输最后采的血液。

五、输血并发症

(一) 发热反应

1. 发热原因 ①免疫反应：病人血内有白细胞凝集素、白细胞抗HLA、粒细胞特异性抗体或血小板抗体，输血时对输入的白细胞和血小板发生作用，引起发热；②致热原：如蛋白质、细菌的代谢产物或死菌等，污染保存液或输血用具，输血后即可引起发热反应。

2. 临床表现 发生率为2%~10%，为最常见的早期输血并发症之一。多发生在输血后15分钟~2小时内，往往先有发冷或寒战，继以高热，体温可高达39℃~40℃，伴有皮肤潮红、头痛，多数血压无变化。症状持续少则十几分钟，多则1~2小时后缓解。

3. 处理 立即减慢输血速度，严重者须停止输血。抑制发热反应的常用药物有阿司匹林，初剂量为1g，以后每小时给一次，共3个剂量。抗组胺药物不能预防发热反应。有寒战时肌肉注射异丙嗪25mg或杜冷丁50mg。

(二) 过敏反应

1. 病因 主要是因为抗原抗体反应，活化补体和血管活性物质释放所致。

2. 临床表现　多发生在输血数分钟后，亦可发生在输血过程中或输血后。主要表现为皮肤红斑、荨麻疹和瘙痒，严重者出现呼吸困难、支气管痉挛、会厌水肿、面色潮红、腹痛、腹泻、神志不清、过敏性休克等症状，可危及生命。

3. 处理　暂停输血，使用抗组胺药物，如 30 分钟内症状无改善，就须停止输血，并追查原因。亦可用抗过敏药物，如苯海拉明 25mg 口服，异丙嗪 25mg、地塞米松 5mg 静脉注射，皮下注射肾上腺素（1∶1000，0.5～1mL）必要时做气管切开，以防止窒息。

（三）溶血反应

1. 病因　绝大多数是免疫性的，即输入 ABO 血型不合的红细胞所致；少数是非免疫性的，如输入低渗液体、冰冻或过热破坏红细胞等。

2. 临床表现　这是最严重的并发症。典型症状是输入几十毫升血后，出现休克、寒战、高热、呼吸困难、腰背酸痛、心前区压迫感、头痛、血红蛋白尿、异常出血等，可致死亡。麻醉中的手术病人唯一最早的征象是伤口渗血和低血压。

3. 处理　怀疑有溶血反应时，应立即停止输血，核对受血者与供血者姓名和血型。

（1）**立即抗休克**　静脉注射地塞米松，输入血浆、右旋糖酐或 5% 白蛋白液等来纠正低血容量，维持血压，同时需纠正电解质失调和酸中毒。

（2）**保护肾功能**　可给予 5% 碳酸氢钠 250mL 静脉滴注，使尿液碱化，促使血红蛋白结晶溶解，防止肾小管阻塞。血压稳定时，可用速尿或 20% 甘露醇等利尿，防止肾功能衰竭，后期如无尿、氮质血症或高钾血症等症状出现，可用腹膜或血液透析等治疗。

（3）**防治弥散性血管内凝血（DIC）**　输入血型不合血量超过 200mL 时，要考虑使用肝素治疗。

（4）**换血治疗法**　能去除循环血内不合的红细胞及其破坏的有害物质和抗原 – 抗体复合物。

（四）细菌污染反应

1. 病因　由于细菌污染血液所致，临床少见，但后果严重。

2. 临床表现　如果污染血液的是非致病菌，可能只引起一些类似发热反应的症状。但因多数是毒性大的致病菌，即使输入 10～20mL，也可立刻发生休克。

3. 处理　与感染性休克的治疗相同。

（五）循环超负荷

1. 病因　心脏病病人、老年人、幼儿或慢性严重贫血病人（红细胞减少而血容量增多者），输血过量或速度太快，即可造成心力衰竭和急性肺水肿。

2. 临床表现　早期症状是头部剧烈胀痛、胸紧、呼吸困难、发绀、咳嗽、大量血性泡沫痰。体格检查有颈静脉怒张、肺部湿啰音、静脉压升高等，胸部摄片显示肺水肿影像。

3. 治疗 应立即停止输血，半坐位、吸氧、利尿等，必要时应用强心苷类药物。

（六）出血倾向

凝血因子被稀释，凝血因子Ⅴ、Ⅷ和Ⅸ的消耗及血小板因子减少等是病人出血的主要病因。临床表现为大量快速输血可发生创面渗血不止或术后持续出血等凝血异常问题。治疗可根据凝血因子缺乏的情况，补充有关血成分，如新鲜冰冻血浆、凝血酶原复合物、多血小板血浆等。

（七）疾病传播

输血及其血液制品都可能传播疾病，其中最常见而严重的是输血后肝炎，如乙型肝炎和丙型肝炎。近年来迅速蔓延的艾滋病（AIDS），也可经输血传播。此外，疟疾、梅毒、巨细胞病毒感染、黑热病、回归热和布氏杆菌病等，均可通过输血传播。治疗原则根据疾病性质进行选择。

第三节 外科休克

休克是各种致病因素造成机体有效循环血量锐减、组织灌注不足、细胞代谢紊乱和功能受损的病理综合征。氧供给不足和需求增加是休克的本质，产生炎性介质是休克的特征，因此恢复组织细胞的供氧、促进其有效利用，重建氧的供需平衡和保持正常的细胞功能是休克治疗的关键环节。现代观点视休克为一序贯事件，是一个亚临床阶段的组织灌注不足向多器官功能障碍综合征（MODS）或衰竭（MOF）连续发展过程。

一、概述

（一）病因与分类

引起休克的病因很多，目前采用较多的分类法是按病因分类，将休克分为低血容量休克、感染性休克、心源性休克、神经性休克和过敏性休克5类。外科最常见的休克为低血容量性休克，其次为感染性休克。

1. 低血容量性休克 因大量失血、失液或体液积聚于第三间隙，导致有效循环血量减少引起。主要见于：①急性大出血：如胃十二指肠溃疡大出血、门静脉高压症所发致的食道、胃底曲张静脉破裂大出血及外伤性肝、脾破裂等；②大量血浆丧失：如大面积烧伤；③失水：如急性肠梗阻、高位肠瘘等，由于剧烈呕吐，大量体液丢失所致。

2. 感染性休克 由于严重的细菌感染引起，多见于烧伤、脓毒症、重症胰腺炎、阻塞性胆管炎及腹膜炎等。病原体多为革兰阴性杆菌，也可见于革兰阳性菌及霉菌、病毒和立克次体等。

3. 心源性休克 由急性心肌梗死，严重心律失常、心包填塞、肺动脉栓塞等引起，使左心室收缩功能减退，或舒张期充盈不足，致心输出量锐减。

4. 神经性休克　由于剧烈的刺激（如疼痛、外伤等），引起强烈的神经反射性血管扩张，周围阻力锐减，有效循环血量相对不足所致。

5. 过敏性休克　某些物质和药物、异体蛋白等，可使人体发生过敏反应致全身血管骤然扩张，引起休克。

（二）病理生理

有效循环血量锐减、组织灌注不足及产生炎性介质是各类休克共同的病理生理变化基础。

1. 微循环变化　休克前期和休克期是一个连续性的病理过程，微循环相应地发生不同阶段的变化。

（1）微循环收缩期　微循环收缩期相当于休克的代偿期。由于致休克病因存在，刺激肾上腺髓质和交感神经节后纤维释放大量儿茶酚胺，引起周围小血管和微血管的平滑肌强烈收缩，动静脉短路和直接通道开放，结果是微动脉的阻力增高，毛细血管的血流减少，静脉回心血量尚可保持，血压仍维持不变，重要生命器官（心、脑）仍得到较充足的血液灌流。

（2）微循环扩张期　微循环缺血加重，组织代谢紊乱，酸性物质（如乳酸、丙酮酸等）生成过多，使微动脉及毛细血管前括约肌舒张，但毛细血管后小静脉仍处于收缩状态，以致循环血量进一步减少，回心血量大减，心排出量进一步降低，血压下降，重要生命器官（心、脑）血液灌流出现减少。

（3）微循环衰竭期　由于血液黏稠度增加和酸性血液的高凝特性，使红细胞和血小板容易发生凝集，在毛细血管内形成微血栓，出现弥散性血管内凝血，加剧重要脏器的缺血和组织细胞缺氧，引起各器官的功能性和器质性损害，最终发生广泛的缺氧和坏死，出现多器官功能障碍综合征（MODS）。

2. 重要脏器损害　主要包括肺、肾、脑等。①肺：缺氧使肺泡萎缩，造成肺不张，严重时导致急性呼吸窘迫综合征（ARDS）；②肾：循环血量不足可产生肾前性少尿，若持续时间长，可发生急性肾功能衰竭；③脑：因动脉压过低和脑血流量降低致脑缺氧，引起脑水肿和颅内压增高，严重者发生脑疝；④心：因冠状动脉灌流量减少，心肌缺氧受损，造成心功能不全；⑤肝脏及胃肠：因内脏血管发生痉挛，导致肝脏、胃肠道血流减少，引起肝脏、胃肠道缺血、缺氧、血液淤滞，从而造成功能衰竭、消化道出血等。

（三）临床表现

1. 休克代偿期　表现为精神紧张或烦躁不安、皮肤苍白、四肢厥冷、心率加快、呼吸加快、血压正常或稍高、脉压小、尿量减少等。

2. 休克抑制期　表现为表情淡漠、意识逐渐模糊，乃至昏迷；皮肤黏膜发绀、四肢厥冷；血压进行性下降、脉搏细弱无力、尿量进一步减少；如出现进行性呼吸困难的一系列症状，考虑并发急性呼吸窘迫综合征；如出现皮肤、黏膜淤斑，提示病情进展到弥散性血管内凝血阶段（DIC）。休克的临床表现和程度参见表3-1。

表 3-1　休克的临床表现和程度

分期	程度	神志	口渴	皮肤黏膜 色泽	皮肤黏膜 温度	脉搏	血压	体表血管	尿量	*估计 失血量
休克代偿期	轻度	神志清楚，伴有痛苦表情，精神紧张	口渴	开始苍白	正常，发凉	100次/分钟以下尚有力	收缩压正常或稍升高，舒张压增高，脉压缩小	正常	正常	20%以下（800mL以下）
休克抑制期	中度	神志尚清楚，表情淡漠	很口渴	苍白	发冷	100~120次/分钟	收缩压为12~9.33kPa（90~70mmHg）脉压小	表浅静脉塌陷，毛细血管充盈迟缓	尿少	20%~40%（800~1600mL）
休克抑制期	重度	意识模糊，甚至昏迷	非常口渴，可能无主诉	显著苍白，肢端青紫	厥冷（肢端更明显）	速而细弱，或摸不清	收缩压在9.33kPa以下或测不到	毛细血管充盈非常迟缓，表浅静脉塌陷	尿少或无尿	40%以上（1600mL以上）

*成人的低血容量性休克

（四）诊断

1. 询问病史　病人有严重创伤、重度感染、过敏和心脏病史。

2. 临床表现　主要做好相关临床指标的监测，不但有利于诊断，而且可以为治疗方案提供客观依据。

（1）**精神状态**　能反映全身循环和脑组织血液灌注情况。若病人安静、神志清楚，对外界刺激能正常反应，说明循环血量已基本充足；反之，若病人神志淡漠、反应迟钝或不同程度的意识障碍，则反映脑因循环不良而发生障碍。

（2）**皮肤黏膜色泽与温度**　反映体表循环灌注情况。如四肢温暖、皮肤干燥，轻压指甲或口唇时局部苍白，松压后迅速恢复正常，提示休克好转；反之，说明休克仍存在。

（3）**脉率**　脉率的变化常出现在血压变化之前，因此常作为判断休克的敏感指标之一。常用脉率/收缩压（mmHg）计算休克指数，协助判定休克的有无及轻重，指数为0.5，多提示无休克；>1.0~1.5，提示有休克；>2.0，为严重休克。

（4）**呼吸**　呼吸的频率与深度变化常提示一定的临床意义。休克早期可出现呼吸急促，提示发生呼吸性碱中毒；晚期出现深长呼吸，提示代谢性酸中毒。

（5）**血压**　血压是休克重要的监测项目。休克早期可有短暂的血压升高，尤其是舒张压升高明显，而后期则会出现血压下降。通常认为收缩压<90mmHg、脉压<20mmHg，提示休克存在；血压回升、脉压增大，提示休克好转。

（6）**尿量**　反映肾脏及重要脏器的血液灌流情况。尿量减少较血压降低更早出现。每小时尿量<25mL、尿比重增加，提示肾血管收缩和供血量不足；当尿量维持在每小时30mL以上时，血压虽然偏低，仍能提示休克已经改善；血压正常但尿量仍少且比重

偏低者，提示有可能发生急性肾衰竭。

3. 辅助检查　除常规的检查，如红细胞计数、血红蛋白和红细胞比容、血清电解质、X 线片等检查外，特殊监测也非常有参考价值。

（1）**中心静脉压（CVP）**　中心静脉压是指胸腔内上、下腔静脉的压力，对评估病人右心功能和血容量变化有很高的参考价值。CVP 正常值 5～10cm H_2O。＜5cm H_2O 时，提示右心房充盈欠佳或血容量不足，需要快速补液；＞15cm H_2O 时，提示右心功能不全或血容量超负荷，需采取强心、利尿等措施；若＞20cm H_2O 时，则提示存在充血性心力衰竭。表 3－2 有利于将休克与血压结合起来分析。

表 3－2　休克时中心静脉压与血压变化的关系分析及处理

CVP	血压	原因	处理原则
低	低	血容量不足	充分补液
低	正常	血容量轻度不足	适当补液
高	低	血容量相对过多或心功能不全	扩张血管、纠正酸中毒、强心
高	正常	肺循环阻力增加或容量血管收缩	扩张血管
正常	低	血容量不足或心功能不全	补液试验※

※补液试验：取等渗盐水 100～200mL，5～10 分钟经静脉输入。如血压升高而 CVP 不变，提示血容量不足；如血压不变而 CVP 升高，则提示心功能不全。

（2）**肺毛细血管楔压（PCWP）**　肺毛细血管楔压反映左心房、左心室和肺静脉的功能状态。正常值为 6～15mmHg，是估计血容量和监护输液速度，防止发生肺水肿的一个重要指标。PCWP 低于正常，反映血容量不足（较 CVP 敏感）；PCWP 增高，反映左心房压力增高，如急性肺水肿。因此，当发现 PCWP 增高时，即使 CVP 正常，也应限制输液量，以免发生或加重肺水肿。表 3－3 提示 PCWP、CVP 的监测对扩容的参考。

表 3－3　中心静脉压和肺毛细血管楔压的监测对扩容的参考

CVP（cmH_2O）	PCWP（mmHg）	原因	处理
＜5	＜5	血容量严重不足	迅速扩容
＜12	＜15	血容量仍然不足	继续扩容
12～18	15～18	血容量基本正常	适当限制补液
12～18	20～25	肺部充血	限制输液，应用扩血管药物
12～18	＞25	肺水肿	严格限制输液量及速度，应用利尿、强心及扩血管剂

（3）**心脏指数（CI）和心排出量（CO）**　CI 是指单位体表面积上的心排出量，正常值为 2.5～3.5L/（min. m^2）；CO 是指心率和每搏排出量的乘积，成人正常值为 4～6L/min。对心脏指数和心排出量进行监测，有利于诊断休克的类型、进展时期、治疗效果和预后。

（4）**动脉血气分析**　动脉血 PaO_2 正常值为 80～100mmHg，动脉血 $PaCO_2$ 正常值为 36～44mmHg。可以反映体内血液氧合、二氧化碳潴留和酸碱变化情况。如休克时因肺换气不足，体内出现二氧化碳聚积致 $PaCO_2$ 明显升高；若无肺部疾病，因过度换气可致 $PaCO_2$ 降低；若 $PaCO_2$ 超过 45～50mmHg 时，提示肺泡通气功能障碍；PaO_2 低于

60mmHg，吸入纯氧仍无改善者，则可能是 ARDS 的先兆。

（5）**动脉血乳酸盐测定** 有助于估计休克及复苏的变化趋势。正常值为 1 ~ 1.5mmol/L，危重病人允许达到 2mmol/L。

（6）**DIC 检测** 休克时易发生凝血和纤溶系统功能障碍，因而需要定期检测，便于随时了解病情进展，预防 DIC。

（五）治疗

休克一旦确诊，必须立即采取有效措施抢救。基本原则包括：尽早解除病因，恢复有效循环血量，纠正微循环障碍，改善心脏功能和恢复正常代谢。

1. 一般措施 休克病人一般采取平卧位，抬高下肢 15°~20°，或头和躯干抬高 20°~30°，保持呼吸道通畅，予间断吸氧，必要时可做气管插管或气管切开。立即控制活动性大出血。及早建立静脉通路，采用口径较大的留置针，必要时建立 2~3 条静脉通道。

2. 补充血容量 补充血容量，及时恢复血流灌注，是抗休克的根本措施。故应在连续监测动脉血压、尿量、CVP 的基础上，结合病人尿量、脉搏、收缩压、脉压、呼吸、神志状态、四肢温度、末梢循环充盈情况，判断病人补充血容量的效果。目前，晶体液仍是容量复苏的第一选择，大量液体复苏时可联合应用人工胶体液，必要时进行成分输血。对于休克病人，力争在诊断的最初 6 小时这一黄金时段内进行积极地输液复苏，以尽快恢复最佳心搏量、稳定循环功能和组织供氧为目标，这一治疗休克的策略成为早期目标导向治疗（EGDT）。

3. 病因治疗 外科疾病引起的休克，多存在需手术处理的原发病变，如坏死肠袢切除、消化道穿孔修补和脓液引流等。应在尽快恢复有效循环血量后，及时施行手术处理原发病变，才能有效地治疗休克；感染性休克需及时应用抗生素控制炎症；过敏性休克则应立即停用过敏药物，并给予相应处理。

4. 纠正酸碱平衡失调 治疗原发病是纠正酸碱平衡失调的关键。休克病人常有不同程度的酸中毒，而且对心肌、血管平滑肌和肾功能均有抑制作用。若肾和肺的功能尚可，机体在获得充足血容量和微循环改善后，轻度酸中毒常可随之缓解，而重度休克合并酸中毒经扩容等相应治疗不满意时，可使用 5% 碳酸氢钠液予以纠正。用药前需保证呼吸功能正常，以免引起二氧化碳潴留而加重酸中毒。

5. 血管活性药物的应用 严重休克时，单用扩容治疗不易迅速改善循环和升高血压。若血容量已基本补足，但循环状态仍未好转时，则应选用下列血管活性药物。

（1）**血管收缩剂** 有多巴胺、去甲肾上腺素和间羟胺等。其中多巴胺是最常用的血管收缩剂，具有兴奋 α、β₁ 和多巴胺受体的作用，其药理作用与剂量有关，抗休克时主要取其强心和扩张内脏血管的作用，宜采取小剂量，为提升血压，可将小剂量多巴胺与其他缩血管药物合用，而不增加多巴胺的剂量。

多巴酚丁胺对心肌的正性肌力作用较多巴胺强，能增加 CO，降低 PCWP，改善心泵功能。去甲肾上腺素与多巴酚丁胺联用是治疗感染性休克最理想的血管活性药物。

（2）**血管扩张剂** 分 α 受体阻滞剂和抗胆碱能药两类。前者包括酚妥拉明、酚苄明等，能解除去甲肾上腺素所引起的小血管收缩和微循环淤滞并增强左室收缩力。酚妥拉明作用快，持续时间短；酚苄明能轻度增加心脏收缩力、心排出量和心率，同时能增加冠状动脉血流量，降低周围循环阻力和血压。抗胆碱能药物包括阿托品、山莨菪碱和东莨菪碱，临床上较多用于休克治疗的是山莨菪碱（人工合成品为654-2）。

（3）**强心剂** 包括兴奋 α 和 β 肾上腺素能受体兼有强心功能的药物，如多巴胺和多巴酚丁胺等，其他还有强心苷如西地兰，可增强心肌收缩力，减慢心率。

休克时血管活性药物的选择应结合当时的主要病情，如休克早期主要病情与毛细血管的微血管痉挛有关，后期则与微静脉和小静脉痉挛有关。因此，应采用血管扩张剂配合扩容治疗。在扩容尚未完成时，如果有必要，也可适量使用血管收缩剂，但剂量不宜太大、时间不能太长，应抓紧时间扩容。

6. 治疗 DIC，改善微循环 对诊断明确的 DIC 可用肝素抗凝，一般 1.0mg/kg，6小时一次，成人首次可用 10000U（1mg 相当于 125U 左右）。有时还使用抗纤溶药如氨甲苯酸、氨基己酸，抗血小板黏附和聚集的阿司匹林、双嘧达莫和小分子右旋糖酐。

7. 皮质类固醇和其他药物的应用 皮质类固醇可用于感染性休克和其他较严重的休克。一般主张应用大剂量，静脉滴注，一次滴完。为了防止多用皮质类固醇后可能产生的副作用，一般只用 1～2 次。

二、低血容量性休克

低血容量性休克是指大量血液或体液丢失，或液体积聚于第三间隙，引起有效血容量锐减所致的休克。低血容量性休克包括失血性休克和创伤性休克两种，前者是指大血管破裂或脏器出血所致，后者是指各种损伤或大手术后同时具有失血及血浆丢失而发生的休克。因两者在临床表现及处理上具有相似性，所以仅就前者作简述。

（一）病因

大血管破裂，暴力所致肝、脾破裂，胃、十二指肠溃疡大出血，门静脉高压症所致的食管或胃底静脉破裂大出血等均可导致失血性休克。

（二）临床表现

失血后是否发生休克与失血的量及失血的速度有关。当急性失血超过全身总血量的20%（800～1200mL 以上）时，即可出现休克。

知识链接

失血量的估计

成人脉率 90～100 次/分，收缩压 80～90mmHg，提示失血约 500mL；脉率 100～120 次/分，收缩压 60～80mmHg，血细胞比容 30%～40%，提示失血 500～1000mL；脉率 >120 次/分，收缩压 <60mmHg，血细胞比容 <30%，提示失血超过 1000mL。

治疗原则包括补充血容量、止血及治疗原发病，在抢救休克时应当同时进行，综合治疗。

1. 补充血容量 补充血容量时，并不需要全部补充血液，可首先快速静滴平衡盐溶液和人工胶体液（如第三代的羟乙基淀粉）。若血红蛋白浓度大于100g/L，可不必输血；低于70g/L，可输浓缩红细胞；70～100g/L，可根据需要决定是否输红细胞；急性失血超过全身总血量的30%，可输全血。输入液体的量应根据临床综合评估后决定。

2. 止血 止血药物中可静脉注射维生素K_1、纤维蛋白原、特利加压素等。在补充血容量、应用止血药后仍难以维持血容量稳定时，可转入手术治疗，如肝破裂时的肝脏修补术或肝部分切除术，胃十二指肠溃疡大出血时可行胃大部切除术等。

三、感染性休克

感染性休克是指继发于以释放内毒素的革兰阴性杆菌为主的感染所致的休克，可导致病人多器官衰竭，是重症医学科病人的主要死亡原因之一，是外科多见和治疗较困难的一类休克。

（一）病因

急性腹膜炎、胆道感染、绞窄性肠梗阻及泌尿系感染等，均容易引起感染性休克。

（二）临床表现

感染性休克可表现为低排高阻型（或称低动力型）和高排低阻型（或称高动力型）两种（表3-4）。前者外周血管收缩，微循环淤滞，大量毛细血管渗出致血容量和CO减少，病人皮肤湿冷，又称冷休克；后者外周血管扩张，阻力降低，CO正常或增高，病人皮肤比较温暖干燥，又称暖休克。

表3-4 感染性休克临床表现

临床表现	冷休克（低动力型）	暖休克（高动力型）
神志	躁动、淡漠或嗜睡	清醒
皮肤色泽	发白、发绀或花斑样发绀	淡红或潮红
皮肤温度	湿冷或冷汗	比较温暖、干燥
毛细血管充盈时间	延长	1～2秒
脉搏	细速	慢、搏动清楚
脉压（mmHg）	<30	>30
尿量（每小时）	<25mL	>30mL

（三）治疗

治疗原则首先是病因治疗，在休克未纠正以前，主要抢救休克，同时治疗感染；休克纠正后，应着重治疗感染。治疗感染的主要措施是应用抗生素和处理原发病灶。对病原菌尚未确定的病人，可根据临床判断最可能的致病菌种应用抗生素，或选用广谱抗生素；已知致病菌时，则选用敏感而较窄谱的抗生素；如腹腔内感染，可考虑选用第三代头孢菌素，如头孢哌酮钠、头孢他啶，加用甲硝唑、替硝唑等，或加用青霉素或广谱青霉素等。关于感染性休克的其他治疗原则，如补充血容量、纠正酸碱平衡失调、应用心血管活性药物及糖皮激素等请参照前述内容。

第四节 麻 醉

麻醉是指应用药物或其他的方法消除病人的痛觉传导，确保手术病人的生命安全，为手术创造良好的条件所采取的方法。其中，消除疼痛是麻醉的最基本任务，确保生命安全是麻醉成功的前提。近年来，随着各相关学科的发展，麻醉技术和理论与医学其他领域的联系越来越密切，不仅要求能消除手术时的疼痛，还需要镇静镇痛、重症监测、急救复苏等工作。

一、概述

（一）麻醉前准备

手术是治疗外科疾病的有效方法，但手术引起的创伤和失血、各种麻醉方法和药物、外科疾病等因素均可影响病人的生理功能，增加手术潜在的危险，故麻醉前应当全面评估病人病情和对麻醉及手术的耐受能力。

1. 熟悉病情

（1）询问病史 麻醉前应仔细阅读病历，详细了解临床诊断、病史记录及与麻醉有关的检查。访视病人时，应询问手术麻醉史、吸烟史、药物过敏史及药物治疗情况，平时体力活动能力及目前的变化，知晓病人的心理状态。

（2）体格检查 重点检查生命体征，心、肺及呼吸道、脊柱及神经系统的功能状态。

（3）辅助检查 根据病情进行必要的辅助检查，以便能彻底地了解病情。

此外，还应参照国际通用的美国麻醉医师协会（ASA）分级，将病情初步分级，以便能正确评估病情。表3-5提示ASA病情分级与围手术期死亡率的关系。

表3-5 ASA病情分级和围手术期死亡率

分级	标准	死亡率（%）
I	体格健康，发育正常，营养良好，各器官功能正常	0.06～0.08
II	除外科疾病外，有轻度并存病，功能代偿健全	0.27～0.40
III	并存病较严重，体力活动受限，但尚能应付日常工作	1.82～4.30
IV	并存病严重，丧失日常工作能力，经常面临生命威胁	7.80～23.0
V	无论手术与否，生命难以维持24小时的濒死病人	9.40～50.7
VI	确诊为脑死亡，其器官拟用于器官移植手术供体	—

分析该表可发现：I～II级病人对麻醉和手术的耐受性良好，风险性较小；III级病

人的器官功能虽在代偿范围内，但对麻醉和手术的耐受能力减弱，风险性较大，如术前准备充分，尚能耐受麻醉；Ⅳ级病人因器官功能能代偿不全，麻醉和手术的风险性很大，即使术前准备充分，围手术期的死亡率仍很高；Ⅴ级者为濒死病人，麻醉和手术都异常危险，不宜行择期手术。

2. 纠正或改善病理生理状态　营养不良的病人耐受麻醉、手术创伤及失血的能力降低，故术前若存在营养不良时应予以纠正，一般要求血红蛋白≥80g/L，血浆清蛋白≥30g/L，并纠正缺水、电解质紊乱和酸碱平衡失调。合并心脏病者，应重视改善心脏功能。有心衰史、心房纤颤或心脏明显扩大者，应以洋地黄类药物治疗；术前以洋地黄类药物维持治疗者，建议手术当天停药。长期服用 β 受体阻滞药治疗心绞痛、心律失常和高血压者，围手术期继续用药，包括手术当天。合并高血压者，最好控制在正常范围，收缩压低于180mmHg、舒张压低于100mmHg 较为安全。合并糖尿病者，择期手术应控制空腹血糖不高于 8.3mmol/L，尿糖低于（＋＋），尿酮体阴性。合并呼吸系统疾病者，术前应检查肺功能、动脉血气分析和肺 X 线片；停止吸烟至少 2 周，并进行呼吸功能训练；行雾化吸入和胸部物理治疗以促进排痰；应用有效抗生素以控制急、慢性肺部感染。

3. 精神状态的准备　病人术前对手术、麻醉多颇感紧张，甚至恐惧，部分病人出现血压升高、心率增快，更为严重者可发生心肌梗死、脑梗死、应激性溃疡出血等。因此，在访视病人时应表现出关爱之心，以消除其思想顾虑。有心理障碍者，可请心理专家协助处理。对于过度紧张而难以自控者，应以药物配合治疗。

4. 胃肠道的准备　择期手术前应常规排空胃，以免发生胃内容的反流、呕吐或误吸，以及由此而导致的窒息和吸入性肺炎。因此，成人择期手术前应禁食 6～8 小时，禁饮 2 小时，以保证胃排空；小儿术前应禁食（奶）4～6 小时，禁水 2 小时。急症病人也应充分考虑胃排空问题，饱胃又需立即手术时，即使是区域阻滞或椎管内麻醉，也有发生呕吐和误吸的危险。选用全麻时，可考虑行清醒气管内插管，有利于避免或减少呕吐和误吸的发生。

5. 麻醉设备、用具及药品的准备　为了使麻醉和手术能安全顺利进行，防止任何意外事件的发生，麻醉前必须对麻醉和监测设备、麻醉用具及药品进行准备和检查。无论实施何种麻醉，都必须准备麻醉机、急救设备和药品。麻醉期间，除必须做好病人的监测，如血压、呼吸、ECG、脉搏、体温、氧饱和度（SpO_2）外，还应根据病情和条件，选择适当的监测项目，如直接动脉压、中心静脉压（CVP）等。

6. 知情同意　手术前应将麻醉方法、术中可能发生的不适反应、应该配合的情况、围手术期可能发生的各种意外情况和并发症及手术前后的注意事项等向病人和（或）家属做恰当的解释，耐心听取和解答提出的问题，以取得病人及家属的理解、信任和合作，并签署麻醉知情同意书。

（二）麻醉前用药

1. 用药原则　麻醉前用药应根据麻醉方法和病情来选择用药，一般遵循如下原则：

全麻病人以镇静药和抗胆碱药为主，有剧痛者加用麻醉性镇痛药；腰麻病人以镇静药为主；硬膜外麻醉必要时给予镇痛药；冠心病及高血压病人的镇静药剂量可适当增加；心脏瓣膜病、心功能差及病情严重者，镇静及镇痛药的剂量应酌减；一般状况差、年老体弱者、恶病质及甲状腺功能低下者，对镇静药及镇痛药较敏感，用药量应减少；年轻体壮或甲亢病人，用药量应酌增。

2. 用药目的 ①消除紧张、恐惧心理，使病人情绪稳定；②提高痛阈，增强麻醉效果；③抑制腺体分泌，保持呼吸道通畅；④消除因手术或麻醉造成的不良反应，使麻醉过程平稳。

3. 常用药物 麻醉前用药一般在麻醉前 30~60 分钟肌肉注射，常用药物包括：

（1）**安定镇静药** 具有镇静、催眠、抗焦虑及抗惊厥作用，对局麻药的毒性反应也有一定的防治作用。常用药：①地西泮（安定），成人口服剂量为 2.5~5mg，静脉或肌肉注射量为 5~10mg；②咪达唑仑，成人口服量为 7.5~15mg，肌肉注射量为 5~10mg；③异丙嗪，除有较强的镇静作用外，还有抗吐、抗心律失常和抗组胺作用，成人肌肉注射量为 12.5~25mg。

（2）**催眠药** 主要为巴比妥类药，具有镇静、催眠和抗惊厥作用，一般认为对预防局麻药毒性反应有一定效果。常用药为苯巴比妥（鲁米那），成人剂量为 0.1~0.2g，肌肉注射。

（3）**镇痛药** 具有镇痛及镇静作用，与全麻药有协同作用，减少麻醉药用量。椎管内麻醉时作为辅助用药，能减轻内脏牵拉反应。常用药：①吗啡，成人用量为 5~10mg，皮下注射；②哌替啶（杜冷丁）成人肌肉注射量为 25~100mg。

（4）**抗胆碱药** 能阻断 M 胆碱能受体、抑制腺体分泌而减少呼吸道黏液和口腔唾液的分泌，解除平滑肌痉挛和迷走神经兴奋对心脏的抑制等作用。常用药：①阿托品，成人用量为 0.5mg，皮下注射；②东莨菪碱，成人肌肉注射为 0.2~0.6mg。

二、局部麻醉

局部麻醉是应用局部麻醉药暂时阻断身体某一区域的神经传导而产生麻醉作用，简称局麻。局麻简便易行，安全性大，能保持病人清醒，对生理功能干扰小，并发症少，适用于较表浅局限的中、小型手术。但用于范围大和部位深的手术时，往往止痛不够完善，肌肉松弛欠佳，用于不易合作的病人尤其是小儿时必须加用基础麻醉或辅助麻醉，故其应用范围受到一定的限制。

（一）常用局麻药

常用局麻药分为两大类：酯类和酰胺类。国内常用的酯类局麻药有普鲁卡因、氯普鲁卡因、丁卡因；酰胺类有利多卡因、布比卡因、罗哌卡因。

1. 普鲁卡因 又名奴佛卡因，是一种弱效、作用时间短但较安全的常用局麻药。由于它毒性较小，适合用于局部浸润麻醉，常用浓度 0.5%。成人一次限量为 1g，目前应用逐渐被利多卡因取代。

2. 丁卡因 又名地卡因，是一种强效、作用时间长的局麻药，黏膜穿透力强，故适用于表面麻醉，常用浓度为 1% ~2% 。但用于滴眼的浓度为 0.5% ~1% ，用于神经阻滞的浓度为 0.15% ~0.3% 。由于此药起效较快和毒性较大，一般不用于局部浸润麻醉。其作用时间 2 ~3 小时。成人表面麻醉一次限量 40mg ，神经阻滞 80mg 。

3. 利多卡因 又名赛罗卡因，是中等效能和时效的局麻药。其组织弥散性能和黏膜穿透力都很好，可用于各种麻醉方法。最适用于神经阻滞和硬膜外阻滞，常用浓度为 1% ~2% 。用于表面麻醉的浓度为 2% ~4% ，局部浸润麻醉的浓度为 0.25% ~0.5% 。成人一次限量为表面麻醉 100mg ，局部浸润麻醉和神经阻滞 400mg ，反复用药可产生快速耐药性。

4. 布比卡因 又名丁吡卡因，是一种强效和长效局麻药，常用于神经阻滞，浓度为 0.25% ~0.5% ；很少用于局部浸润麻醉，使用浓度为 0.25% 。其透过胎盘的量少，较适用于产科麻醉。成人一次限量为 150mg 。

5. 罗哌卡因 是一种酰胺类局麻药，心脏毒性低，硬膜外阻滞的选用浓度为 0.25% ~0.75% 。而高浓度 0.75% ~1% 时，可较好地阻滞运动神经。成人一次限量为 150mg 。

（二）局麻方法

1. 表面麻醉 将穿透力强的局麻药使用于黏膜表面，使其穿透黏膜而阻滞其浅表的神经末梢以产生黏膜麻醉，称为表面麻醉。常用于眼、鼻、口腔、咽喉、气管、尿道等处的浅表手术或检查。方法有点滴、涂敷、喷雾、灌注等。

2. 局部浸润麻醉 将局部麻药注射于手术部位的各层组织内，使神经末梢发生传导阻滞，称为局部浸润麻醉。麻醉时应遵循如下原则：

（1）**一针技术** 即只有第一针刺入时才有痛感。操作时先在皮肤切口一端皮内注射一皮丘，继沿切口走行方向做成一连串皮丘，做新皮丘时注射针应在前一皮丘内刺入方无疼痛。

（2）**逐层浸润** 注射时根据手术需要由皮丘按解剖层次向四周及深部逐层浸润。注药时应在短时内加压注入，使麻药能与神经末梢广泛而均匀地接触，增强麻醉效果。

（3）**回抽无血** 每次注药前都要回抽注射器，无回血方可注入。

（4）**控制浓度** 为避免出现麻醉药物中毒，应控制药物的浓度。

（5）**加入药物** 为延缓局麻药的吸收，延长作用时间，药液中可加入肾上腺素，配成 1：（20 万 ~40 万）浓度。

3. 区域阻滞 在手术部位的四周和底部注射局麻药，以阻滞神经纤维的向心传导，称为区域阻滞。区域阻滞能避免刺入肿瘤组织、避免局麻药注入手术区而影响局部解剖，增加手术难度。常用于囊肿切除、肿块活组织检查等。

4. 神经阻滞 将局麻药注射于神经干、丛、节的周围，以阻滞其神经传导，使该神经支配区产生麻醉作用，称为神经阻滞。此法能以少量的局麻药产生较大的无痛区，效果好而安全，常有臂神经丛阻滞、颈神经丛阻滞、肋间神经阻滞、指（或趾）神经阻滞等方法。麻醉药物常用1%～1.5%利多卡因。

（1）**指（或趾）神经阻滞** 适用于手指（或脚趾）手术。在指（或趾）根部背侧进针，向前滑过指（或趾）骨至掌侧皮下，术者用手指抵于掌侧可感到针尖，此时后退0.2～0.3cm，注射1%利多卡因1mL。再将针退至恰在进针点皮下，又注药0.5mL（图3-1）。手指另一侧如法注射。

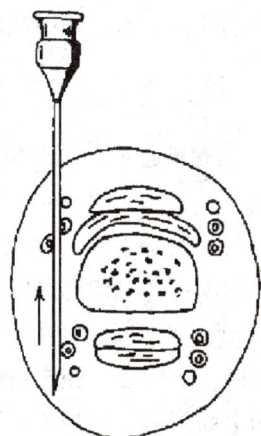

图3-1 指（趾）神经阻滞

（2）**臂神经丛阻滞** 臂神经丛阻滞临床上常经肌间沟、锁骨上及腋窝3种径路以阻滞臂神经丛（图3-2）。臂神经丛阻滞适用于上肢手术，肌间沟径路可用于肩部手术，腋径路更适用于前臂和手部手术。①肌间沟径路：病人仰卧，肩下垫一薄枕，头偏向对侧，手臂贴身旁使肩下垂，取环状软骨水平线与肌间沟的交点为穿刺点，以6～7号针头垂直进针，穿破椎前筋膜时有突破感，继而向后、下、内方向探触，如病人自述异样感，回抽无血或脑脊液，即可注射局麻药，一般用1.3%利多卡因25mL。②锁骨上径路：病人体位同肌间沟径路，在锁骨中点上方1cm处，作一皮丘，经皮丘向内、后及下方刺入，进针1～2cm后可刺中第1肋骨，紧贴肋骨面寻找臂神经丛，如上肢出现异感，抽吸无回血，即可注药。③腋径路：病人仰卧，患肢上臂外展90°，前臂屈曲外旋，手掌放于头下，在胸大肌肱骨端止点的下缘，接触腋动脉的搏动，并向腋窝顶方向追踪到搏动的最高位置（图3-3），即为穿刺点。用左食指固定腋动脉，右手持22G注射针沿腋动脉上方刺入，穿过腋筋膜时常有阻力消失感，并可见针头随腋动脉搏动而跳动，表明针已进入腋鞘管，深度1～1.5cm，回抽无血，即可注入麻药。此法麻醉范围较小，有时桡神经阻滞不全，仅适用于肘关节以下的手术。

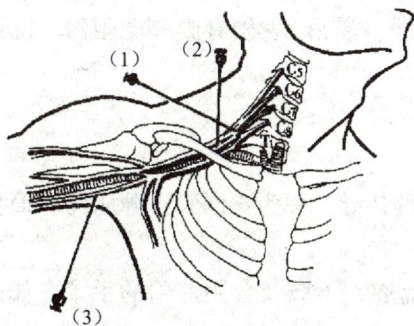

图3-2 臂神经丛阻滞
（1）肌间沟径路；（2）锁骨上径路；（3）腋径路

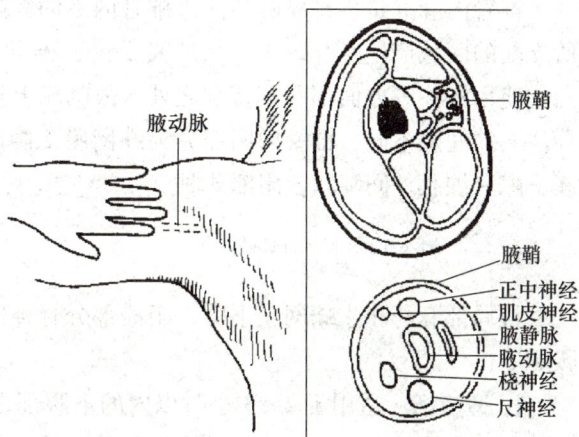

图3-3 腋窝径路臂神经丛阻滞

（3）**颈神经丛阻滞** 颈神经丛阻滞包括深丛阻滞和浅丛阻滞两种方法。主要适用于颈部外科手术，如甲状腺手术、气管切开术和颈动脉内膜剥脱术等。

（三）局麻药的不良反应

1. 毒性反应　指单位时间内血液中局麻药浓度超过了机体的耐受力而引起的中毒症状。

（1）**发生原因**　①局麻药逾量；②注药部位血管丰富，局麻药吸收过快；③误注入血管内；④机体对局麻药的耐受性降低。

（2）**临床表现**　主要表现为中枢神经系统及心血管系统的变化，而中枢神经系统对局麻药更敏感。在中枢神经系统先表现中枢兴奋和惊厥，如局麻药浓度再升高，则表现为全面抑制，如神志淡漠或昏迷、呼吸抑制或停止、循环衰竭等。局麻药中毒时除直接舒张外周血管外，亦抑制心肌的收缩和传导，使心排血量下降，导致低血压、循环衰竭，甚至心跳停止。

（3）**治疗原则**　①立即停用局麻药；②支持呼吸和循环功能，如人工呼吸、给氧和使用升压药，心跳停止时应立即复苏；③抗惊厥，静注安定 $0.1 \sim 0.2mg/kg$ 或 2.5% 硫喷妥钠 $3 \sim 5mL$，亦可用速效肌松药。

（4）**预防**　局麻前应给予适量镇静药。局麻药液中加肾上腺素，可减少局麻药物中毒反应。足趾、手指和阴茎等处作局麻时，不应加肾上腺素。老年、甲亢、心律失常、高血压和周围血管疾病亦不宜使用。

2. 过敏反应　有极少数病人在使用局麻药后出现皮肤黏膜水肿、荨麻疹、哮喘、低血压或休克等症状，称为过敏反应。凡病人属过敏体质或有过敏史者应更加注意。酰胺类较酯类局麻药过敏反应发生率低。对疑有对酯类过敏者，可改用酰胺类。

三、椎管内麻醉

椎管内麻醉是指将局麻药注入椎管内不同腔隙，阻滞脊神经根或脊神经的传导，使所支配的区域产生麻醉效果。从广义上讲，椎管内麻醉也属局部麻醉，但因操作特点、药物使用方法等方面都有其特别之处，故临床上均将其视为专门的麻醉方法。根据局麻药注入的间隙不同，椎管内阻滞分为蛛网膜下隙阻滞（腰麻）、硬脊膜外隙阻滞、蛛网膜下隙 - 硬膜外间隙联合阻滞 3 种。

（一）蛛网膜下隙阻滞

将局部麻药注入蛛网膜下隙，阻滞部分脊神经的传导，称为蛛网膜下隙阻滞，简称腰麻。

1. 适应证　适用于 $2 \sim 3$ 小时以内的下腹部、盆腔、下肢及会阴肛门的手术。如阑尾切除、疝修补、半月板摘除及痔切除等。

2. 禁忌证　①中枢神经系统疾病，如脑膜炎、脊髓前角灰白质炎、结核及肿瘤等；②穿刺部位感染或脓毒症；③心血管功能不全，如严重贫血、休克、心力衰竭、高血压、冠心病等；④腹水或腹腔内巨大肿瘤；⑤凝血功能障碍。

3. 常用药物　一般均用重比重的溶液。①5%普鲁卡因含糖溶液（普鲁卡因粉150mg+5%葡萄糖液或脑脊液3mL）；②1%丁卡因、10%葡萄糖、3%麻黄碱各1mL混合液；③0.5%～0.75%布比卡因2mL加10%葡萄糖液1mL。

4. 穿刺方法　常取侧卧位，背部与手术台的边缘平齐，两手抱膝，脊椎尽量弯曲，使腰椎棘突间隙加宽。穿刺点选择在腰椎3～4或4～5间隙。消毒皮肤，覆盖消毒巾，在穿刺点用0.5%～1%普鲁卡因做浸润麻醉，选用细腰椎穿刺针（22～26G），正中进行穿刺时，腰穿针应与棘突平行方向刺入，针尖经过皮肤、皮下、棘上韧带、棘间韧带、黄韧带而进入硬膜外隙，再向前推进，刺破硬脊膜和蛛网膜就进入蛛网膜下隙。穿过黄韧带和硬脊膜时常有明显的突破感。拔出针芯有脑脊液流出便可注入局麻药。

5. 并发症

（1）血压下降　多发生在麻醉平面过高和术前准备不足或一般情况较差的病人。轻度血压下降，可肌注麻黄碱30mg（成人），重者静脉快速滴注15mg并加快输液。对于因牵拉内脏而引起的大幅度血压下降和脉缓，则应暂停手术刺激。

（2）呼吸抑制　常出现于腰麻平面过高的手术病人，此时可鼓励病人做深呼吸、吸氧或辅助呼吸以维持足够的肺通气量。如膈肌麻痹，则呼吸停止，应立即做人工呼吸进行急救，同时应注意循环及相应处理。

（3）头痛　由于腰穿后脑脊液漏出过多，致颅内压下降。多发生于麻醉后2～7天，抬头或坐起时加重，平卧后减轻或消失。约半数病人的症状在4天内消失，一般不超过1周，但也有持续时间很长者。头痛发生后主要是卧床休息，静脉输液和对症治疗，必要时用生理盐水（或右旋糖酐）做硬膜外腔填充。

（4）尿潴留　主要由于骶神经麻醉后，膀胱功能恢复晚，多见于肛门或会阴部手术后，术中快速输液导致膀胱过早充盈或术后伤口疼痛均可影响排尿。发生尿潴留后应予热敷、理疗、针刺、导尿等对症处理。

（5）恶心呕吐　多由于麻醉平面过高、迷走神经亢进、腹腔内脏牵拉等原因所致。处理时主要是及时找到原因，必要时可应用氟哌利多、昂丹司琼（枢复宁）等药物予以防治。

（二）硬脊膜外隙阻滞

将局麻药注入硬脊膜外隙，阻滞部分脊神经的传导功能，使躯干的某一节段产生麻醉作用，称硬脊膜外隙阻滞，简称硬膜外阻滞或硬膜外麻醉。根据给药方式不同，可分为单次法和连续法两种。连续法临床最常用，因可根据病情和手术需要调整用药量，安全性大，麻醉时间又可随意延长；单次法因用药量颇大，易引起局麻药中毒，如不慎误注入蛛网膜下隙，则危险性更大，故目前很少应用。

1. 适应证　凡脊神经支配区域的手术均可行硬膜外麻醉，临床上最常用于腹部、腰部及下肢手术。

2. 禁忌证　禁忌证与腰麻相似，如中枢神经系统疾病、穿刺部位感染或脓毒症、心血管功能不全、脊柱严重畸形等。

3. 常用药物　包括 1.5% ~2% 利多卡因、0.25% ~0.33% 丁卡因、0.5% ~0.75% 布比卡因及 0.75% 罗哌卡因。如病人无高血压，可在局麻药中加入 1∶20 万的肾上腺素，延长药物作用时间。

4. 穿刺方法　穿刺点应根据手术部位选定，一般取支配手术范围中央的相应棘突间隙。穿刺术有直入法与侧入法两种，直入法是在椎间隙正中垂直进针，侧入法是棘突中线旁开 1 ~1.5cm 处进针，针干向中线倾斜，与皮肤呈约 75°。

（1）穿刺方法（直入法）　病人取侧卧位，屈髋屈膝，头颈向胸部屈曲，腰背部尽量向后弓屈，使棘突间隙扩大。选择好穿刺间隙后，常规消毒、铺手术巾、局部浸润麻醉后，腰椎穿刺针穿过皮肤、棘上韧带和棘间韧带而达黄韧带，当针尖突破黄韧带后有明显落空感时，表明针尖已达硬膜外隙，然后在针管内插入硬膜外导管，拔针后导管应留置 2 ~3cm 于硬膜外隙内。先经导管注射 2% 利多卡因 3 ~5mL 试验剂量，观察 5 ~10 分钟，无腰麻现象后再注入维持量。

（2）判断穿刺针进入硬膜外隙的方法　①穿过黄韧带时阻力突然消失，回抽无脑脊液；②负压试验：用一带水柱的细玻璃管，接上穿刺针，穿过黄韧带进入硬膜外隙，玻璃管内的液体被硬膜外隙负压吸入；③阻力试验：用一 5mL 注射器，内装少量生理盐水或局麻药，并保留一小气泡，接上穿刺针，轻轻推动注射器芯，如有阻力，则气泡压缩变小，说明针尖未在硬膜外腔，如无任何阻力，气泡不被压缩，说明在硬膜外隙。

5. 并发症

（1）术中并发症　①全脊髓麻醉：是硬膜外阻滞最严重的并发症，往往是注入硬膜外隙的大部分或全部局麻药误注入蛛网膜下隙所致，表现为注药后数分钟内即出现进行性呼吸困难，继而呼吸停止、血压下降、意识消失、危及生命。一旦发生，立即气管内插管行人工呼吸，同时加快输液并给予升压药维持循环。②局麻药毒性反应：由于局麻药用量过大或误注入血管内所致，引起轻重不等的毒性反应。③血压下降：因交感神经被阻滞，麻醉区域血管扩张，回心血量减少，心排血量下降，故血压下降。常在注药后 20 ~30 分钟内出现，必要时给予麻黄碱、阿托品处理。④呼吸抑制：见于颈部和上胸部阻滞，严重时可致呼吸停止。⑤恶心呕吐：与腰麻同。

（2）术后并发症　硬膜外阻滞的术后并发症一般较腰麻为少。①神经损伤：多是穿刺时操作粗暴所致，导管质地过硬不合规格也可引起。常见的是脊神经根损伤，病人当时即有电击样异感，向一侧肢体放射，术后出现该神经根分布区疼痛，感觉障碍，可采取对症治疗。②硬膜外血肿：虽然出血发生率较高，一般都能很快停止出血。若发现麻醉作用持久不消退，或消退后又复出现，同时腰背部剧痛，都是血肿形成的征兆，应及早做出诊断，及时处理。③硬膜外脓肿：多由于消毒或无菌操作不严格，或穿刺针经过感染组织所致。若病人出现神经根受刺激引起的放射性疼痛，继而肌无力，随之截瘫，并伴有感染征兆，可提示该症。治疗应予大剂量抗生素，并及早在出现截瘫前行椎板切开引流。④脊髓前动脉综合征：由于脊髓前动脉较长时间血供不足，引起脊髓缺血性改变，甚至坏死，称脊髓前动脉综合征。表现为躯体沉重，翻身困难，但一般无感觉障碍，部分病人可逐渐恢复，也有病人病情不断恶化，终至截瘫。可能与病人原有动脉硬化、血管腔狭窄、局麻药中肾上腺素浓度过高、麻醉期间长时间低血压有关。

（三）蛛网膜下隙－硬膜外间隙联合阻滞

蛛网膜下隙与硬脊膜外隙联合阻滞又称腰麻－硬膜外间隙联合阻滞，具有腰麻起效快、镇痛完全与肌肉松弛的优点，又有硬膜外间隙阻滞时调控麻醉平面、满足长时间手术的需要等长处。

1. 适应证和禁忌证　适用于下腹部及下肢手术。禁忌证同蛛网膜下隙阻滞、硬脊膜外隙联合阻滞。

2. 常用局麻药　同蛛网膜下隙阻滞、硬脊膜外隙阻滞。

3. 穿刺方法　①两点法：病人体位与腰麻相同，先取 $T_{12}-L_1$ 做硬膜外隙穿刺并置入导管，然后再于 $L_{3\sim4}$ 或 $L_{4\sim5}$ 间隙行蛛网膜下隙穿刺。②一点法：经 $L_{2\sim3}$ 棘突间隙用特制的联合穿刺针做硬膜外间隙穿刺，穿刺成功后再用配套的25G腰穿针经硬膜外穿刺针内行蛛网膜下隙穿刺，见脑脊液流出即可注入局麻药；然后退出腰穿针，再经硬膜外针向头端置入硬膜外导管，并固定导管备用。

4. 并发症　同蛛网膜下隙阻滞、硬脊膜外隙阻滞。

四、全身麻醉

麻醉药经呼吸道吸入、静脉或肌内注射进入人体内，产生中枢神经系统的抑制，呈现可逆的知觉和神志消失状态，也可有一定程度的肌肉松弛，这种方法称为全身麻醉。

（一）吸入麻醉

麻醉药经呼吸道吸入进入血循环，作用于中枢神经系统而产生麻醉作用者，称为吸入麻醉。

1. 常用药物

（1）**氧化亚氮**　俗名笑气。麻醉作用较弱，但有一定镇痛作用，诱导、苏醒很快而舒适，对生理功能影响最小，副作用极少，是复合麻醉中最常用的辅助药。吸入浓度为50%～70%。

（2）**恩氟烷（安氟醚）**　麻醉性能较强，对中枢神经系统有抑制作用，对呼吸道无刺激，对呼吸的抑制作用较强。临床一般用于麻醉维持，吸入浓度一般为0.5%～2%。

（3）**异氟烷（异氟醚）**　麻醉性能强，有扩张冠状动脉作用，对呼吸有轻度抑制作用，对呼吸道有刺激，对肝肾功能无明显影响。常用浓度为0.5%～2%，临床可用于麻醉诱导和维持。

（4）**七氟烷（七氟醚）**　麻醉性能较强，对呼吸的抑制作用比较强，临床用于麻醉诱导和维持。

（5）**地氟烷（地氟醚）**　麻醉性能较弱，几乎全部由肺排出，因而其肝、肾毒性很低，临床可用于麻醉维持。

2. 麻醉方法　麻醉应准备好麻醉机、气管插管用具及吸引器等，开放静脉和胃肠减压管，测定血压和心率的基础值，有条件者应监测心电图、SpO$_2$。

（1）**吸入诱导法**　全身麻醉的诱导是指病人接受全麻药后，由清醒状态到神志消失，并进入全麻状态后进行气管内插管，这一阶段称为全麻诱导期。①开放点滴法：以金属丝网面罩绷以纱布扣于病人的口鼻部，将挥发性麻醉药滴于纱布上，病人呼吸时将麻醉药蒸汽吸入并逐渐进入麻醉状态。②面罩吸入诱导法：将麻醉面罩扣于病人口鼻部，开启麻醉药蒸发器并逐渐增加吸入浓度，待病人意识消失并进入麻醉状态时，静注肌松药后行气管内插管。

（2）**吸入麻醉药维持**　目前吸入的气体麻醉药为氧化亚氮，但浓度不易控制；挥发性麻醉药如七氟烷、异氟烷等，肌松效果却不理想。故临床上常将 N$_2$O - O$_2$ - 挥发性麻醉药合用来维持麻醉，需要肌肉松弛时加用肌松药。有条件者可连续监测吸入麻醉药浓度，使麻醉深度更容易控制。

（二）静脉麻醉

将麻醉药注入静脉，作用中枢神经系统而产生全身麻醉作用者称静脉麻醉。

1. 常用药物

（1）**硫喷妥钠**　为超短效的巴比妥类静脉全麻药，对中枢神经系统有强烈而短暂的抑制作用，但镇痛效能差，对呼吸中枢有明显的抑制作用，特别是当静脉注射速度过快时更为显著。适用于全麻诱导、抗惊厥治疗及小儿基础麻醉。常用浓度 2.5%。

（2）**氯胺酮**　为速效、短效的静脉麻醉药，镇痛作用显著；静脉注射后 30～60 秒病人意识丧失，作用时间 15～20 分钟；肌内注射后约 5 分钟起效，15 分钟作用最强。可用于全麻诱导，剂量 1～2mg/kg 静注。以 15～45μg/(kg. min) 速度输注可用于麻醉维持。

（3）**依托咪酯（乙咪酯）**　为短效催眠药，无镇痛作用。起效快，静注后 30 秒钟病人意识即可丧失，1 分钟脑内浓度达到峰值。对呼吸的作用明显轻于硫喷妥钠。主要用于麻醉诱导，适用于年老体弱和危重病人。一般剂量 0.15～0.3mg/kg。

（4）**丙泊酚（异丙酚，普鲁泊福）**　具有镇静、催眠作用，有轻微镇痛作用。起效快，静脉注射 1～2mg/kg 后 30～40 秒病人即入睡，维持时间仅 3～10 分钟，停药后苏醒快而完全。临床用于全麻静脉诱导，剂量 1.0～2.5mg/kg。

知识链接

静脉麻醉药物临床首次应用时间

静脉麻醉药物临床首次应用的时间分别是：硫喷妥钠，1934 年；氯胺酮，1965 年；依托咪酯，1972 年；丙泊酚，1989 年。

2. 麻醉方法

（1）**静脉诱导法**　与吸入诱导法相比，静脉诱导较迅速，病人也较舒适，无环境污染；但麻醉深度的分期不明显，对循环的干扰较大。开始诱导时，先以口罩吸入纯氧 2～3 分钟，增加氧储备并排出肺及组织内的氮气。根据病情选择合适的静脉麻醉药及剂量，如硫喷妥钠、依托咪酯、普鲁泊福等，从静脉缓慢注入并严密监测病人的意识、循环和呼吸的变化。待病人神志消失后再注入肌松药，待全身骨骼肌及下颌逐渐松弛，呼吸由浅到完全停止时，应用麻醉面罩进行人工呼吸，然后进行气管内插管。插管成功后，立即与麻醉机相连接并行人工呼吸或机械通气。

（2）**静脉麻醉药维持**　为全麻诱导后经静脉给药维持适当麻醉深度的方法。静脉给药方法有单次、分次和连续注入法 3 种，应根据手术需要和不同静脉全麻药的药理特点来选择给药方法。目前所用的静脉麻醉药中，除氯胺酮外，多数都属于催眠药，缺乏良好的镇痛作用。因此，单一的静脉全麻药仅适用于全麻诱导和短小手术，而对复杂或时间较长的手术，多选择复合全身麻醉。

复合全身麻醉是指两种或两种以上的全麻药复合应用，以达到最佳临床麻醉效果，是当前临床研究和使用最广的一种方法。实施复合全身麻醉时，因应用了多种药物抑制或干涉一些生理功能，因此给全身麻醉深度的判断增加了难度，表 3 - 6 对于掌握麻醉深度有一定的参考意义。

表 3 - 6　通用临床麻醉深度判断标准

麻醉分期	呼吸	循环	眼征	其他
浅麻醉期	不规则，呛咳，气道阻力↑，喉痉挛	血压↑，心率↑	睫毛反射（-），眼睑反射（+），眼球运动（+），流泪	吞咽反射（+），出汗，分泌物↑，刺激时体动
手术麻醉期	规律，气道阻力↓	血压稍低但稳定，手术刺激无改变	眼睑反射（-），眼球固定中央	刺激时无运动，黏膜分泌物消失
深麻醉期	膈肌呼吸，呼吸↑	血压↓	对光反射（-）瞳孔散大	

（三）并发症

1. 反流与误吸　全麻时容易发生反流和误吸，尤其以产科和小儿外科病人的发生率较高。全麻诱导时因病人的意识消失，咽喉部反射消失，一旦有反流物即可发生误吸，引起急性呼吸道梗阻，出现窒息、缺氧，如不能及时解除梗阻，可危及病人的生命。故麻醉期间预防反流和误吸是非常重要的。主要措施包括：减少胃内物的滞留，促进胃排空，加强对呼吸道的保护等。

2. 呼吸道梗阻

（1）**上呼吸道梗阻**　常见原因为机械性梗阻，如舌后坠、口腔内分泌物及异物阻塞、喉头水肿等。典型表现是吸气性呼吸困难，伴有鼻翼扇动和三凹征等。处理时，可根据病因进行处理，如系舌后坠时可将头后仰、托起下颌、置入口咽或鼻咽通气道；喉头水肿时，轻者可静注糖皮质激素或雾化吸入肾上腺素，严重者应行紧急气管切开；轻度喉痉挛者经加压给氧即可解除，严重者可经环甲膜穿刺置管行加压给氧，处理无效或严重喉痉挛者可静注琥珀胆碱后行气管内插管。

（2）**下呼吸道梗阻**　常见原因为气管导管扭折、导管斜面过长而紧贴在气管壁上、分泌物或呕吐物误吸入后堵塞气管及支气管。典型表现是呼气性呼吸困难，如处理不及时可危及病人的生命。麻醉前应仔细挑选气管导管，术中应经常检查导管的位置，避免因体位改变而引起导管扭折。经常听诊肺部，及时清除呼吸道内的分泌物，必要时可静注氨茶碱 $0.125 \sim 0.25g$ 或氢化可的松 $100mg$。

3. 低血压　麻醉期间收缩压下降超过基础值的 30% 或绝对值低于 $80mmHg$ 者，应及时处理。包括调节麻醉深度、补充血容量、应用血管收缩药、解除手术刺激等。

4. 高血压　麻醉期间舒张压高于 $100mmHg$ 或收缩压高于基础值的 30%，都应根据原因进行适当治疗。

5. 心律失常　窦性心动过速与高血压同时出现时，常为浅麻醉的表现，应适当加深麻醉。低血容量、贫血及缺氧时，心率均可增快，应针对病因进行治疗。手术牵拉内脏（如胆囊）时，可因迷走神经反射致心动过缓，严重者可致心跳骤停，应请外科医师立即停止操作，必要时静注阿托品。发生期前收缩时，应先明确其性质并观察其对血流动力学的影响，如室性早搏为多源性、频发或伴有 R－on－T 现象，表明有心肌灌注不足，应积极治疗。

6. 高热、抽搐和惊厥　常见于小儿麻醉。因此，小儿麻醉时应重视体温的监测，尤其是手术时间长者。一旦发现体温升高，应积极进行物理降温，特别是头部降温以防发生脑水肿。恶性高热表现为持续肌肉收缩，$PaCO_2$ 迅速升高，体温急剧上升（$1℃/5min$），可超过 $42℃$，死亡率很高，应提高警惕。最容易诱发恶性高热的药物是琥珀胆碱和氟烷。欧美国家的发病率稍高，而国人极其罕见。治疗恶性高热的特效药物是丹曲林。

第五节　疼痛治疗

疼痛是人体的一种感觉和体验，是每一个人一生中都会遇到的，也是临床许多疾病最先表现的症状，因此成为医学中多学科共同研究的课题。从 20 世纪 70 年代开始，有关疼痛的研究在基础和临床两方面都取得了较快的发展。1973 年国际疼痛学会（IASP）成立，并于 1975 年在意大利召开了第一次国际疼痛会议，标志着疼痛学作为一个新学科的兴起。关于疼痛的定义，1979 年 IASP 解释为："疼痛是一种不愉快的感觉和情绪上的感受，伴随着组织损伤或潜在的组织损伤。疼痛往往是主观的，每个人在生命的早期就通过损伤的经历学会了表达疼痛的确切词汇。无疑这是身体局部或整体的感觉，而且也总是令人不愉快的一种情绪上的感受。"

一、概述

（一）疼痛的临床分类

1. 根据疼痛的程度分类　可分为：①轻微疼痛；②中度疼痛；③剧烈疼痛。

2. 根据起病的急缓分类　可分为：①急性疼痛，如发生于创伤、手术后疼痛等；②慢性疼痛，如慢性腰腿痛、癌症痛等。

3. 根据疼痛部位分类　可分为：①浅表痛，位于浅表或黏膜，以角膜和牙髓最敏感；②深部痛，内脏、关节、韧带等部位的疼痛，通常为钝痛，定位不明确。

（二）疼痛程度的评估

疼痛是一种主观感觉，目前尚无堪称精确测痛的方法，要客观判定疼痛的程度比较困难。

1. 语言描述评分法（VRS）　病人描述自身感受的疼痛状态，一般将疼痛分为四级：①无痛；②轻微疼痛；③中度疼痛；④剧烈疼痛。每级1分，如为"剧烈疼痛"，其评分为4分。此法虽很简单，病人也容易理解，但不够精确。

2. 视觉模拟评分法（VAS）　通常采用一条10cm长直线，两端分别标明有"0"和"10"的字样，"0"端代表无痛，"10"端代表最痛。让病人根据自己所感受的疼痛程度，在直线上做出标记，然后量出起点至记号点的距离（以cm表示），即为评分值。评分值越高，表示疼痛程度越重。应用结果显示，VAS具有敏感、结果可靠和使用方便的特点。

二、慢性疼痛

慢性疼痛指疼痛持续时间超过相关疾病的一般病程或超过损伤愈合所需的一般时间，或疼痛复发持续超过1个月。

（一）诊疗范围

能引起慢性疼痛的疾病很多，因治愈较难或无法治愈而影响着病人的生理和心理功能，甚至部分病人因疼痛而厌世轻生，故应引起高度重视。

慢性疼痛有以下几种：①头痛：偏头痛、紧张性头痛；②颈肩痛和腰腿痛：颈椎病、颈肌筋膜炎、肩周炎、腰椎间盘突出症、腰椎骨质增生症、腰背肌筋膜炎、腰肌劳损；③四肢慢性损伤性疾病：滑囊炎、狭窄性腱鞘炎（弹响指和弹响拇）、腱鞘囊肿、肱骨外上髁炎（网球肘）；④神经痛：三叉神经痛、肋间神经痛、带状疱疹和带状疱疹后遗神经痛；⑤周围血管疾病：血栓闭塞性脉管炎、雷诺综合征；⑥癌症疼痛；⑦艾滋病疼痛：由于感觉神经病变和Karposi肉瘤病变引发疼痛，表现为头痛、口咽痛、腹痛、胸痛、关节痛等；⑧心理性疼痛。

（二）治疗方法

1. 药物治疗　药物治疗是治疗疼痛最基本、最常用的方法。一般慢性疼痛病人需较长时间用药，以维持最低有效的血浆药物浓度，否则效果不可能理想。

（1）**解热镇痛药**　此类药物常用的有阿司匹林、对乙酰氨基酚、保泰松、布洛芬、双氯芬酸等。它们的镇痛作用都是外周性的，对于头痛、牙痛、神经痛、肌肉痛或关节痛的治疗效果较好，对创伤性剧痛和内脏痛无效。药物（对乙酰氨基酚除外）不但镇痛，还有较强的消炎和抗风湿作用。

（2）**麻醉性镇痛药**　因这类药物很多有成瘾性，仅用于急性剧痛和生命有限的晚期癌症疼痛。常用的有吗啡、哌替啶、芬太尼、美沙酮、可待因、二氢埃托啡等。

（3）**催眠镇静药**　以苯二氮䓬类最常用。如地西泮、硝西泮和巴比妥类药物。多用苯巴比妥、异戊巴比妥、戊巴比妥和司可巴比妥等。此类药物反复应用可引起药物依赖性和耐药性，故不宜使用过多。

（4）**抗癫痫药**　苯妥英钠和卡马西平治疗三叉神经痛有效。

（5）**抗忧郁药**　病人因受长期慢性疼痛折磨，可出现精神忧郁、情绪低落、言语减少、行动迟缓等，需用抗忧郁药。常用的有丙米嗪、阿米替林、多塞平（多虑平）。

2. 神经阻滞　神经阻滞是治疗慢性疼痛的主要手段，多选用长效局麻药，以达到长期止痛目的。因许多疼痛与交感神经有关，故可通过交感神经阻滞进行治疗。常用的交感神经阻滞法有星状神经节阻滞和腰交感神经阻滞。

3. 椎管内注药　①蛛网膜下隙注药：用无水乙醇或5%～10%酚甘油注入，治疗晚期癌痛。②硬脊膜外间隙注药：临床常用糖皮质激素治疗颈椎病和腰椎间盘突出症，阿片类药物因有成瘾问题而仅限于癌症疼痛；局麻药，除单独使用外，常与类固醇或阿片药物合用。

4. 痛点注射　许多慢性疼痛疾病，如腱鞘炎、肩周炎、肱骨外上髁炎、腰肌劳损等，疼痛处常有明显的压痛点。治疗时可在每一痛点注射1%利多卡因或0.25%布比卡因1～4mL，加泼尼松龙混悬液0.5mL（12.5mg），每周1～2次，3～5次为一疗程，可取得良好效果。

5. 针灸疗法　针灸疗法在我国具有悠久的历史，对于各种急、慢性疼痛可酌情选用。针刺方法有体针和耳针两种，根据取穴原则选取相应的穴位进行治疗。

6. 推拿疗法　遵照推拿规则，施行推拿手法，也具有治疗、止痛效果。常用于颈椎病、肩周炎、肱骨外上髁炎、腰肌劳损等的治疗。

7. 物理疗法　简称理疗，在疼痛治疗中应用很广。包括电疗、光疗、磁疗和石蜡疗法等。具有消炎、镇痛、解痉、改善组织血运、软化瘢痕及兴奋神经肌肉等功效。

8. 经皮神经电刺激疗法　采用电脉冲刺激治疗仪，能达到提高痛阈、缓解疼痛的功效。

9. 心理疗法　心理疗法能帮助病人消除焦虑、忧郁和恐惧等不良心理因素，从而调动病人主观能动性，增强机体抗病痛的能力，并树立信心，为配合治疗创造良好条件。除支持疗法外，还有催眠和暗示、松静疗法（放松疗法）、认知疗法以及生物反馈法等。

（三）癌痛的三阶梯疗法

晚期癌症病人常因肿瘤浸润、压迫神经而导致疼痛剧烈难忍，严重影响生存质量，故临床应予以有效止痛。1986年由世界卫生组织提出的癌痛三阶梯治疗方案，能使癌痛得到有效缓解。

1. 基本内容　①第1阶梯：采用非阿片类镇痛药，如阿司匹林、扑热息痛、布洛芬、对乙酰氨基酚等，必要时加辅助药如安定、三环抗抑郁药等。②第2阶梯：第1阶梯治疗无效时，改用弱阿片类镇痛药，如可待因，必要时加辅助药。③第3阶梯：以上治疗后疼痛不缓解者，应用强阿片类镇痛药，如吗啡、哌替啶等，也可与非阿片类镇痛药辅助结合使用。以上三个阶梯的给药应遵循定时给药的原则，以维持血药浓度在恒定的治疗水平。

2. 基本原则 ①根据疼痛程度选择镇痛药物；②给药途径应先口服，再逐步改为皮下、肌肉或静脉注射；③按时服药，根据药理特性有规律地按时用药；④根据具体病人和疗效进行个体化用药。

知识链接

阿片类镇痛药不良反应纠正

阿片类药物引起呼吸抑制时，用纳洛酮治疗；阿片类药物所致呕吐，可选用氟哌啶醇类镇吐；阿片类药物所致便秘，可选用麻仁丸促进排便。

三、术后疼痛

术后疼痛与手术创伤的大小、侵袭内脏器官的强度及手术时间的长短有密切关系，同时也与病人的精神状态有关。

（一）疼痛特点

1. 切口疼痛 主要由皮肤感觉引起，疼痛表浅、局部。安静时表现为钝痛，深呼吸、咳嗽或翻身时疼痛加剧。若合并有皮下血肿、切口炎症时，疼痛更为严重。

2. 内脏疼痛 由于手术对内脏器官的牵拉、撕扯造成，表现为深在的、弥散性的疼痛。开腹手术后胃、肠内气体的滞留，开胸手术后引流不畅，胸腔内积血、积液都可使疼痛加剧。

（二）疼痛治疗

1. 硬膜外镇痛 硬膜外穿刺成功后，可以单次给药或经硬膜外置管重复给药。临床常选用阿片类镇痛药，如吗啡。常有恶心、呕吐、皮肤瘙痒、尿潴留及呼吸抑制等不良反应。

2. 病人自控镇痛（PCA） 让病人在感觉疼痛时可自行按压 PCA 装置的给药键，将既定剂量的镇痛药物注入，以获得满意的镇痛效果。镇痛途径有病人自控静脉镇痛（PCIA）和病人自控硬膜外镇痛（PCEA）两种。PCIA 主要以麻醉性镇痛药为主，如吗啡、芬太尼或曲马多等；PCEA 则以局麻药和麻醉性镇痛药复合应用，常用 0.1% ~ 0.2% 布比卡因加少量的芬太尼或吗啡。

第六节 围手术期处理

围手术期是指病人从决定手术治疗时起到与本次手术有关的治疗结束为止的这段时

间。该期是外科治疗中极为重要的时期，几乎贯穿治疗的全过程，以手术为中心可将其划分为术前、术中和术后3个阶段。这就要求外科医生在术前准备、术中及术后处理时做出相应的调整。术前做好充分的准备，能使病人更安全地耐受手术；术后采取综合的治疗措施，防治各种可能的并发症；至于术中处理内容因麻醉已讲述，所以不再阐述。临床实践中，不同的手术及同种手术的不同病人，围手术期的处理不尽相同。因此，各种手术、各个围手术期病人可能都有不同的具体处理内容。

一、术前准备

术前准备是指病人决定手术治疗时起到手术开始前所运用的各项措施。术前准备与疾病的轻重缓急、手术范围的大小、病人有无并发症等有密切关系，亦与手术预后关系密切。

（一）做好心理辅导，配合检查治疗

正常、恰当的心理准备能充分调动病人的积极性，更好地配合治疗，否则只能产生消极的影响，使病人被动地接受治疗，不能达到预期效果。因此，作为医护人员术前应与病人及亲属多进行交谈，根据病人的年龄、性别、职业、经历、文化修养等不同情况，有针对性地解释、开导，鼓励病人消除疑虑。对于感情脆弱或有心理抑郁病人，交代病情时需慎重，尽量避免直率。

（二）完善术前检查，明确疾病诊断

术前必须详细询问病史，全面地进行体格检查、除了完善常规的实验室检查外，还可根据病人的具体情况做一些必要的特殊检查，以求尽可能地完善和明确诊断。对于确定手术的病人，应当全面掌握全身情况，查出可能影响手术及预后的各种潜在因素，包括各个脏器的功能状态及营养和心理状态等。

（三）确定手术时间，加强术前沟通

1. 手术分类　按照手术的时限性，可将手术分为3种：①急症手术：需在最短时间内进行必要的准备后所实施的手术，例如外伤性肝破裂实施的肝修补术或肝部分切除术等；②限期手术：手术时间虽然可以选择，但不宜过久延迟，否则会失去手术时机，例如各种恶性肿瘤根治术；③择期手术：在充分的术前准备后实施的手术，例如胃、十二指肠溃疡的胃大部切除术、腹股沟疝修补术等。

2. 组织术前讨论，履行书面知情同意手续　术前认真研究病人的病情资料，组织有关人员进行讨论，确定手术方案及预案，并做好记录。切实履行书面知情同意手续，包括手术、麻醉的知情同意书和输血治疗同意书等，由病人本人或法律上有责任的亲属（或监护人）签署。因亲属未到而需挽救生命所做的紧急手术，须在病史中记录清楚且上报备案。

（四）重视生理准备，提高手术成功率

这里是指针对病人生理状态的准备，使病人能够在较好的状态下，安全度过手术和术后的治疗过程。

1. 适应手术后变化的锻炼 术前让病人习惯于床上大小便，在术前教会病人正确咳嗽和咳痰的方法。有吸烟习惯的病人，术前 2 周应停止吸烟。

2. 输血和补液 施行大、中型手术者，术前应做好血型和交叉配合试验，备好一定数量的血制品。凡有水、电解质及酸碱平衡失调和贫血的病人，均应在术前予以适当纠正。

3. 预防感染 在围手术期中，感染特别是手术部位感染（SSI）的预防是中心任务，至于是否应用抗生素，使用什么抗生素，则需要外科医生根据病情而定。对于 I 类手术切口病人，可不预防性使用抗生素；若涉及感染病灶或切口接近感染区域手术、肠道手术、开放性创伤、脏器移植术等，可预防性应用抗生素；对营养不良、术中放置植入物、糖尿病等高危人群，亦可选择合理的抗生素。预防性抗生素给药方法是：术前0.5～2 小时或麻醉开始时首次给药；手术时间超过 3 小时或失血量大于 1500mL，术中可给予第 2 剂。总预防用药时间一般不超过 24 小时，个别可延长至 48 小时。

4. 营养支持 围手术期营养支持的选择，应根据病人具体情况考虑，包括营养状态、疾病状态及手术情况等。对存在较严重营养不良或高营养风险的病人，术前给予短时间（约 1 周）营养支持（特别是肠内营养），通过口服或静脉途径，提供充分的热量、蛋白质和维生素。但不要为追求纠正营养不良和热量与蛋白质的正平衡而过久地延迟手术，以免耽误手术时机，如恶性肿瘤等。

5. 胃肠道准备 从术前 8～12 小时开始禁食，术前 4 小时开始禁饮，防止因麻醉或手术过程中的呕吐而引起窒息或吸入性肺炎，必要时可用胃肠减压。涉及胃肠道手术者，术前 1～2 日开始进流质饮食，若为幽门梗阻的病人，尚需在手术前洗胃。通常胃肠道手术，术前 1～2 日进流食。如果施行的是结肠或直肠手术，应在术前 1 日及手术当天清晨行清洁灌肠，并于术前 2～3 天开始进流质食、口服肠道制菌药物，以减少术后并发感染的机会。

6. 其他 手术前日，若病人惊恐不安，当晚可给予镇静剂；若妇女月经来潮，非急症手术时应延迟手术日期。另外，对于估计手术时间长的病人，或者施行的是盆腔手术，还应留置导尿管；若病人有活动义齿，应予取下。

（五）纠正并存症，防范和减少并发症

外科病人的全身情况与手术死亡率之间关系密切，因此对于术前系统或脏器存在并存症的严重性要有足够的认识。

1. 营养不良 营养不良的病人常伴有低蛋白血症，往往与贫血、血容量减少同时存在，因而耐受失血、休克的能力降低。低蛋白状况可引起组织水肿，影响愈合；营养不良的病人抵抗力低下，容易并发感染。因此，术前应尽可能予以纠正。如果血浆白蛋

白测定值在 30g/L 以下或转铁蛋白小于 0.15g/L，则需通过肠内或肠外营养支持加以纠正。

2. 高血压　高血压病人的手术危险性与高血压的程度及病程长短呈正相关。若病人血压在 160/100mmHg（21.3/13.3kPa）以下，可不必做特殊准备。若血压过高时，可并发脑血管意外或充血性心力衰竭。因此，对于血压过高者（>180/100mmHg），术前应选用适当的降血压药物，但并不要求血压降至正常后才做手术。对于原有高血压病史，进入手术室血压急骤升高的病人，应与麻醉医师共同处理。

3. 心脏病　伴有心脏疾病的病人，施行手术的死亡率无疑将高于非心脏病者，手术前应认真纠正。目前临床常用 Goldman 指数量化心源性死亡的危险性和危及生命的并发症（表 3-7）。凡对年龄≥40 岁、接受非心脏手术的病人，心源性死亡的危险性和危及生命的心脏并发症的发生率随总得分增加而升高：0~5 分，<1%；6~12 分，7%；13~25 分，13%（2% 的死亡率）；>26 分，78%（56% 的死亡率）。Goldman 指数的优点是半数以上的积分是可以控制的，例如充血性心力衰竭得到纠正可减 11 分，心肌梗死延期手术可减 10 分等。

表 3-7　Goldman 指数

临床所见	得分
第二心音奔马律或静脉压	11
心肌梗死发病 <6 个月	10
任何心电图 >5 个室性期前收缩	7
最近心电图有非窦性节律或心房期前收缩	7
年龄 >70 岁	5
急症手术	4
胸腔、腹腔、主动脉手术	3
显著主动脉狭窄	3
总体健康状况差	3

4. 肺功能障碍　外科术后病人的肺部并发症和相关的死亡率仅次于心血管系统居第二位，故术前有肺病史或预期行肺切除术者、食管或纵隔肿瘤切除术者术前应进行肺功能评估。危险因素包括慢性阻塞性肺疾病、吸烟、年老、肥胖、急性呼吸系统感染等。①抽烟者术前 2 周停止吸烟，多练习深呼吸和咳嗽，以增加肺通气量和排出呼吸道分泌物；②阻塞性肺功能不全病人，术前应用麻黄碱、氨茶碱等支气管扩张剂及异丙肾上腺素等雾化吸入剂，有较好作用；③痰液稠厚的病人，可采用蒸汽吸入或口服药物使痰液稀薄、易于咳出；④急性呼吸系统感染者，择期手术推迟至治愈后 1~2 周。

5. 肝疾病　肝炎和肝硬化是最常见的肝疾病，有些病人并无症状。一般来说，肝功能轻度损害，不影响手术耐受力；肝功能损害较严重或濒于失代偿者，手术耐受力显著削弱，必须经过较长时间严格准备，方可施行择期手术；至于肝功能有严重损害，除急症抢救外，多不宜施行手术。

6. 肾疾病　麻醉、手术创伤都会加重肾的负担，严重者可导致急性肾衰竭。急性肾衰竭的危险因素包括术前尿素氮和肌酐升高，充血性心力衰竭，老年、术中低血压，夹闭腹主动脉、脓毒症、使用肾毒性药物等。因此，凡有肾病者，都应进行肾功能检查，肾功能损害程度愈重，手术耐受力也愈差。对于轻、中度肾功能损害的病人，经过适当的内科处理，都能较好地耐受手术；重度损害者，需要在有效的透析疗法处理后，才能实施手术。

7. 糖尿病 糖尿病病人的手术耐受力差，术前需控制血糖水平，血糖维持在 $5.6 \sim 11.2\text{mmol/L}$ 较为适宜，尿糖维持在（ $\pm \sim +$ ）。如果病人仅以饮食控制病情者，术前不需特殊准备；口服降糖药的病人，继续服用至手术的前一天晚上；平时用胰岛素者，术前应以葡萄糖和胰岛素维持正常糖代谢，手术日晨停用胰岛素；伴有酮症酸中毒而需接受急症手术者，应尽可能纠正酸中毒、血容量不足、电解质失调等。对于糖尿病病人，在术中应根据血糖监测结果进行调整。

二、术后处理

术后处理是指病人从手术结束后送回病房起，直到出院这一段时间所采取的有关措施。术后处理得当能使手术应激反应减轻到最低程度。

（一）一般处理

1. 监测 术后病人的监测方式和内容应当根据手术的种类、病情的严重程度而异。监测方式有病房监测、苏醒室监测和重症监护室（ICU）监测 3 种。监测内容包括神志、体温、脉搏、呼吸、血压、尿量、出入量等。危重病人尚可增加中心静脉压（CVP）、肺动脉楔压（PAWP）、心电监护等项目。

（1）病房监测 适合于中、小手术的病人，术后病人基本处于清醒状态。

（2）苏醒室监测 适合于较大手术结束后尚未完全清醒、气管插管尚未拔除或生命体征尚不稳定的病人，在苏醒室内监测一般不超过 1~2 小时。

（3）ICU 监测 适合于脏器功能差、年老体弱、复杂手术后的病人。

2. 体位 应根据麻醉方法、手术部位和方式，以及病人的全身情况等选择卧床姿势。全身麻醉尚未清醒的病人，取平卧位，头转向一侧；蛛网膜下隙阻滞病人，应平卧或头低卧位 12 小时；全身麻醉清醒后、蛛网膜下隙阻滞 12 小时后、硬脊膜外隙阻滞、局部麻醉等病人，可根据手术需要安置卧式。施行颅脑手术后，如无休克或昏迷，以上身抬高 15~30°的斜坡位较好，可减轻脑水肿的发生。施行颈、胸手术后，多采用高半坐位卧式，便于呼吸及有效引流。腹部手术后，多取低半坐位卧式或斜坡卧位，以减少腹壁张力。脊柱或臀部手术后，可采用俯卧或仰卧位；肥胖病人可取侧卧位，有利于呼吸和静脉回流。

3. 饮食 何时开始、进何种饮食与手术范围大小及是否涉及胃肠道有关，通常可以根据下列两种情况来掌握。

（1）非腹部手术 视手术大小、麻醉方法和病人的反应决定开始饮食的时间。一般体表或肢体的手术，全身反应较轻者，术后即可进食；局部麻醉下施行手术又无任何不适或反应者，术后即时随病人要求而给予饮食；蛛网膜下隙阻滞和硬脊膜外隙阻滞者，术后 3~6 小时可进饮食；全身麻醉者，待麻醉清醒，恶心、呕吐反应消失后，方可进食。

（2）**腹部手术** 尤其是胃肠道手术后，一般需 2~3 日肛门排气后，可以进少量流质饮食，逐步增加到全流质饮食，第 5~6 日开始进半流质，第 7~9 日可以恢复普通饮食。在禁食及进少量流质饮食期间，应经静脉输液来供给水、电解质和营养。如禁食时间较长，需通过静脉提供高价营养液，以免内源性能量和蛋白质过度消耗。

4. 活动和起床 可以根据手术性质、病人术后恢复情况而定。原则上鼓励病人早期床上活动，争取在短期内起床活动，以减少深静脉血栓形成、腹胀和尿潴留等并发症。对于有休克、心力衰竭、严重感染、出血、极度衰弱等情况，以及施行过若干有特殊固定、制动要求的手术病人，则不宜早期活动。

5. 引流物的处理 引流物的种类较多，可分别置于切口、体腔（如胸、腹腔引流管等）和空腔脏器（如胃肠减压管、导尿管等）。术后要经常检查术中放置的引流物有无阻塞、扭曲、脱出等，并应观察、记录引流量和颜色的变化，待引流量减少后即可拔除。乳胶片引流一般在术后 1~2 日拔出，烟卷式大都在 4~7 日拔除，引流管拔除的时间视具体情况决定；胃肠减压管一般在肠道功能恢复、肛门排气后即可拔除。

6. 切口分类 根据手术的无菌程度将切口分为 3 类：①清洁切口（Ⅰ类切口）：指缝合的无菌切口，如甲状腺大部分切除术等；②可能污染切口（Ⅱ类切口）：指手术时可能带有污染的缝合切口，如胃大部切除术等；③污染切口（Ⅲ类切口）：指邻近感染区或组织直接暴露于感染物的切口，如阑尾穿孔的阑尾切除术、肠梗阻坏死肠管的切除术等。

7. 切口愈合 根据切口愈合的情况，可将切口分为 3 级，分别用甲、乙和丙表示。①甲级愈合：用"甲"字代表，指愈合优良，无不良反应；②乙级愈合：用"乙"字代表，指愈合处有炎症反应，如红肿、硬结、血肿、积液等，但未化脓；③丙级愈合：用"丙"字代表，指切口化脓，需要做切开引流等处理。手术病人出院时应对切口愈合情况做出记录。如甲状腺大部切除术后愈合优良，则记以"Ⅰ/甲"；胃大部切除术后切口血肿，则记以"Ⅱ/乙"；余类推。

（二）各种不适的处理

1. 疼痛 麻醉作用消失后，切口会出现疼痛，最初 24 小时内最剧烈，2~3 日后疼痛明显减轻。若切口持续疼痛或在减轻后再度加重，可能是切口血肿、炎症乃至脓肿形成，应仔细检查，及时处理。处理时首先应指导病人在咳嗽、翻身、活动肢体时用手按抚伤口部位，以减少因切口张力刺激引起的疼痛。大手术后 1~2 日内，常需用哌替啶作肌肉或皮下注射（婴儿禁用），必要时可间隔 4~6 小时重复使用。硬膜外阻滞可留置导管数日，连接镇痛泵以缓解疼痛，特别适合于下腹部手术和下肢手术的病人。

2. 恶心、呕吐 早期常见原因是麻醉反应，待麻醉作用消失后即可停止。如腹部手术后反复呕吐，有可能是急性胃扩张或肠梗阻。处理时除了应用镇静、镇吐药物减轻症状外，应着重查明原因，进行针对性治疗。

3. 腹胀　术后早期腹胀一般是由于胃肠道蠕动受抑制，肠腔内积气所致，随着胃肠道蠕动恢复，肛门排气后，即可自行缓解。胃和空肠术后，上消化道推进功能的恢复需 2~3 日，右半结肠需 48 小时，左半结肠需 72 小时。如手术后数日仍未排气，兼有腹胀、肠鸣音消失，可能是肠麻痹；腹胀伴有阵发性绞痛，肠鸣音亢进，考虑早期肠粘连或其他原因（如腹内疝等）所引起的机械性肠梗阻。处理时可持续胃肠减压、肌注新斯的明等。若严密观察下，经过非手术治疗不能好转者，尚需再次手术。

4. 呃逆　呃逆的原因可能是神经中枢或膈肌直接受刺激引起。手术后发生呃逆者并不少见，多为暂时性，若为顽固性呃逆应想到可能是膈下感染。处理时可采用压迫眶上缘，短时间吸入二氧化碳，抽吸胃内积气、积液，给予镇静或解痉药物等措施。

5. 尿潴留　多发生于肛门直肠和盆腔手术后的老年病人及不习惯在床上排尿的病人。处理时应安定病人情绪，如无禁忌，可协助病人坐于床沿或立起排尿，下腹部热敷，轻柔按摩，用止痛镇静药解除切口疼痛，或用氨甲酰甲胆碱等刺激膀胱壁层肌收缩药物，都能促使病人自行排尿。如采用上述措施无效，则可在严格无菌技术下进行导尿。

（三）术后并发症及处理

1. 术后出血　术中止血不完善，创面渗血未完全控制，原痉挛的小动脉断端舒张，结扎线脱落等，都是造成术后出血的原因。手术后最初数小时覆盖切口敷料被血渗湿，打开敷料后见伤口有血液持续涌出，考虑原发性出血；若术后 1~2 周内，化脓伤口深部突然出现血块或有鲜血涌出，或大量呕血、黑便、尿血等，则提示继发性出血。若确诊术后出血，都须再次手术止血，清除血凝块，用生理盐水冲洗体腔，妥善放置引流。

2. 术后应激性溃疡　应激性溃疡多发生在烧伤、颅脑损伤、重度休克、严重全身感染病人的手术后。表现为呕血、吐咖啡色胃内容物，或胃管引流出暗红色或鲜红色液体。胃镜检查能明确诊断。预防和治疗时可用 H_2 受体拮抗剂西咪替丁或法莫替丁静脉滴注，或 H^+/K^+ 泵抑制剂奥美拉唑静脉滴注等。

3. 术后肺炎与肺膨胀不全　常发生在胸、腹部大手术后，多见于老年人、长期吸烟和患有急、慢性呼吸道感染者。肺膨胀不全最常发生在术后 48 小时之内，如超过 72 小时，肺炎则不可避免，但多数病人都能自愈。预防和治疗时要鼓励病人深吸气，帮助病人勤翻身，解除支气管阻塞，使不张的肺重新膨胀，教会病人咳痰，痰液黏稠不易咳出者可使用蒸汽吸入、超声雾化器或口服稀释剂等。

4. 术后肺栓塞　肺栓塞是因栓子堵塞肺动脉主干或分支，引起肺循环障碍的临床和病理生理综合征。易患因素有年龄（50 岁以上）、下肢深静脉血栓形成、创伤、软组织损伤、烧伤、心肺疾病、肥胖、某些血液病、糖尿病等。临床表现为突发性呼吸困难、胸痛、咯血、肺动脉瓣区收缩期杂音等。处理时应给予绝对卧床、吸氧、气管插管通气、溶栓、抗凝治疗等。

5. 切口感染　切口感染的原因除了细菌侵入外，还与血肿、异物、局部组织血供不良、全身抵抗力削弱等因素有关。表现为术后 3～4 日，切口疼痛加重，或减轻后又加重，并伴有体温升高，切口局部红、肿、热和压痛，或有波动感等典型体征。有疑问时，可局部穿刺，或拆除部分缝线，使脓液流出。应做细菌学检查，以便明确诊断，并为选择有效的抗生素提供依据。

6. 切口裂开 切口裂开可以发生在全身各个部位，但多见于腹部及肢体邻近关节部位。切口裂开常发生于术后 1 周左右，往往在病人一次腹部突然用力时，自觉切口疼痛和突然裂开，肠或网膜脱出，大量淡红色液体自切口流出。发现切口完全裂开时要立刻用无菌敷料覆盖切口，送手术室，在良好的麻醉条件下重新缝合，同时加用减张缝线。切口部分裂开的处理，按具体情况而定。

7. 尿潴留 多见于老年人、盆腔手术、会阴部手术或蛛网膜下隙麻醉后排尿反射受抑制、切口疼痛引起膀胱和后尿道括约肌反射性痉挛，以及病人不习惯床上排尿等。预防和治疗时应先安定病人情绪，如无禁忌可协助病人坐于床沿或立起排尿，必要时留置导尿管导尿。

8. 深静脉血栓形成 好发于下肢的深静脉内，尤其多见于左侧腓肠肌静脉丛内。术后长期卧床、血液浓缩、血流缓慢常为相关因素。病人自觉小腿肌肉疼痛，下肢肿胀或发白或发绀。血管造影可以确定病变部位。鼓励病人早期下床活动，尤其是下肢的主动或被动活动，静滴右旋糖酐对预防静脉栓塞均有一定作用。早期应用链激酶或尿激酶，对于血栓的溶解有一定作用。

第七节 心肺脑复苏

随着医学的发展，复苏的内容和概念已发生变化。早期的"复苏"主要指"心肺复苏"（CPR），即针对呼吸和循环骤停所采取的抢救措施。但是，心肺复苏成功的关键不仅是自主呼吸和心跳的恢复，更重要的是中枢神经系统功能的恢复。因此，现将"心肺复苏"扩展为"心肺脑复苏"（CPCR），即对于临床死亡病人迅速恢复其循环、呼吸及脑功能的抢救过程。CPCR 可分为 3 个阶段，即基本生命支持、高级生命支持和复苏后治疗。

知识链接

急救生存链

急救生存链 1992 年由美国心脏协会首次提出，是指第一目击者、旁观者、急救调度中心、急救服务人员、急救医师和护士作为团队，共同协作，共同为抢救生命进行的一系列有序工作。由 4 个环节组成：早期通路（呼救）、早期心肺脑复苏、早期心脏除颤和早期高级生命支持。

一、基本生命支持

基本生命支持（BLS）是心搏骤停后挽救病人生命的基本急救措施，主要任务是迅速恢复生命器官（特别是心、脑）的血液灌流和供氧。胸外心脏按压和人工呼吸是 BLS 的主要措施。

（一）迅速识别心搏骤停和启动紧急医疗服务系统（EMSS）

时间是心肺脑复苏成功与否的关键，专业救治人员力争在 10 秒内对病人病情做出正确判断。非专业人员如果发现有人突然神志丧失或晕厥，可以轻拍其背部并大声呼叫，如无运动或无反应，就可判断已发生心搏骤停，迅速呼叫急救中心并启动 EMSS，以争取时间获得专业人员的救助和得到电除颤。

（二）心脏按压

心脏按压是指间接或直接按压心脏以形成暂时的人工循环的方法。心脏骤停可表现为：心室纤颤（VF）、无脉性室性心动过速（PVT）、无脉性心电活动（PEA）和心搏停止。不管何种原因引起的心搏骤停，都可导致组织细胞缺血缺氧。因此，尽早建立有效的人工循环，能预防生命重要器官因较长时间的缺血缺氧而导致的不可逆性改变。心脏按压分为胸外心脏按压和开胸心脏按压两种方法。胸外心脏按压是 CPR 的重要措施，在现场进行复苏时，首先进行胸外心脏按压 30 次，随后再开放呼吸道并进行人工呼吸。

1. 胸外心脏按压　在胸骨上施压，使心脏（或胸腔）的容积改变，从而推动血液循环的方法，称为胸外心脏按压。近来研究认为，压迫胸壁所致的胸内压改变发挥了重要作用，但无论其机制如何，只要正确操作即能建立暂时的人工循环，动脉压可达 80 ~ 100mmHg，足以防止脑细胞的不可逆损害。

（1）**按压要点**　①病人体位：病人取平卧位，术者立于或跪于病人一侧；②按压部位：剑突以上 4 ~ 5cm 处，即胸骨上 2/3 与下 1/3 交接处；③按压手法：将一手掌根部置于按压点，另一手掌根部覆于前者之上，手指向上方翘起，两臂伸直，凭自身重力通过双臂和双手掌，垂直向胸骨加压，然后立即放松，使胸廓自行恢复原位，但双手不离开胸壁；④按压深度：至少胸廓前后径的 1/3 或至少 5cm，大多数婴儿约为 4cm，儿童约为 5cm；⑤按压频率：按压频率至少 100 次/分。按压过程中无论是单人、双人复苏，均按照心脏按压与人工呼吸比为 30 ：2，直到人工气道建立。人工气道建立后，可按每 6 ~ 8 秒进行一次人工呼吸或 8 ~ 10 次/分，而不中断心脏按压（图 3 - 4）。

（2）**有效标志**　①监测呼气末 CO_2 分压（$P_{ET}CO_2$）；②触及颈动脉或股动脉的搏动；③发绀的皮肤转红润；④测到血压。其中 $P_{ET}CO_2$ 对于判断胸外心脏按压的效果更为可靠，$P_{ET}CO_2$ 升高表明心排出量增加，肺和组织的

胸骨
心脏
右肺
脊柱

图 3 - 4　胸外心脏按压法

灌注改善。另外，瞳孔的变化也可作为复苏效果的参考。如心脏按压过程中瞳孔立即缩小并有对光反射者，预后较好；瞳孔始终完全散大且角膜呈灰暗色者，预后一般不良。

2. 开胸心脏按压　切开胸壁直接按压心脏者，称开胸心脏按压或胸内心脏按压。

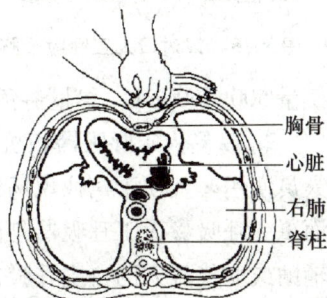

开胸直接心脏按压更容易增加心肌和脑组织的灌注压和血流量，有利于自主循环的恢复和脑细胞的保护。但开胸心脏按压要求的条件和技术比较高，且难以立即开始，可能会延迟复苏时间。但对于胸廓严重畸形、胸外伤、多发性肋骨骨折、心包压塞应首选开胸心脏按压。胸外心脏按压效果不佳并超过 10 分钟者，只要具备开胸条件，应采用开胸心脏按压。尤其在手术室内，应于胸外心脏按压的同时，积极做开胸的准备，一旦准备就绪而胸外心脏按压仍未见效时，应立即行开胸心脏按压。

（三）呼吸道管理

保持呼吸道通畅是进行人工呼吸的先决条件。昏迷病人很容易发生呼吸道梗阻，而舌后坠和呼吸道内的分泌物、呕吐物或其他异物引起呼吸道梗阻为常见原因。因此，在施行人工呼吸前必须清除呼吸道内的异物或分泌物，利用托下颌或（和）将头部后仰的方法，可消除由于舌后坠引起的呼吸道梗阻。有条件时（后期复苏）可通过放置口咽或鼻咽通气道、气管内插管等办法，以维持呼吸道通畅。

（四）人工呼吸

在 CPR 期间，人工呼吸与心脏按压同样重要。有效的人工呼吸，应该能保持病人的 PaO_2 和 $PaCO_2$ 接近正常。先心脏按压 30 次，再行人工呼吸 2 次。

1. 徒手人工呼吸　其中以口对口人工呼吸最适于现场复苏。施行口对口人工呼吸时，先将病人的头后仰，并一手将其下颌向上、后方钩起以保持呼吸道顺畅；另一手压迫于病人前额保持病人头部后仰位置，同时以拇指和食指将病人的鼻孔捏闭。然后术者深吸一口气，对准病人口部用力吹入，每次送气的时间应大于 1 秒（图 3 - 5）。开始时可连续吹 3 ~ 4 次，然后以每 5 秒钟吹气一次的频率进行。每次吹毕即将口移开并做深吸气，此时病人凭其胸廓的弹性被动地完成呼气。每次吹气以可见胸廓起伏即可，此时潮

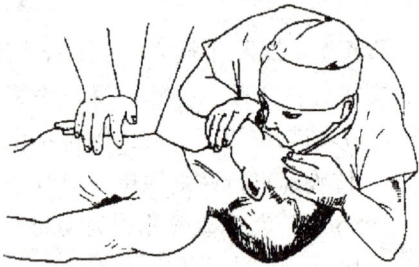

图 3 - 5　口对口人工呼吸及胸外心脏按压

气量 500 ~ 600mL，尽量避免过度通气。不能因人工呼吸而中断心脏按压。

2. 简易人工呼吸器和机械通气　主要用于高级生命支持和复苏后治疗，须由专业人员使用。凡便于携往现场施行人工呼吸的呼吸器都属于简易呼吸器，例如临床常用的面罩 - 呼吸囊人工呼吸器是由面罩、呼吸活瓣和呼吸囊组成。利用机械装置（呼吸机）辅助或取代病人的自主呼吸，称机械通气。进行机械通气，必须有人工气道，主要用于医院内、ICU 或手术室等固定医疗场所。

（五）电除颤

电除颤有同步直流电除颤和非同步直流电除颤两种治疗模式。非同步直流电除颤在心室颤动和心室扑动等急救状态下应用，心脏除颤仪开机后即默认为非同步状态。

1. 适应证　在心脏停搏中以心室纤颤的发生率最高。电除颤是目前治疗室颤和无脉室速的最有效方法。室颤后 4 分钟内、CPR 8 分钟内除颤可使预后明显改善。因此，凡具备除颤条件者，应尽快施行电除颤。室颤有用细颤和粗颤之分，如不能将细颤转变为粗颤，治疗效果不佳。初期复苏的各种措施再加注射肾上腺素，一般均能使细颤转变为粗颤。

2. 操作要领　电除颤是以一定量的电流冲击心脏，使室颤终止的方法。如果已开胸，可将电极板直接放在心室壁上进行电击，称胸内除颤。胸外除颤时将一电极板放在靠近胸骨右缘的第 2 肋间，另一电极板置于左胸壁心尖部，电极下应垫以盐水纱布或导电糊并紧压于胸壁，以免局部烧伤和降低除颤效果。首次胸外除颤所需电能成人首次 ≤ 200J，第二次增至 200～300J，第三次可增至 360J；小儿为 2J/kg 开始，第二次至少为 4J/kg，最大不超过 10J/kg。胸内除颤成人为 10～40J，小儿为 5～20J。除颤后应立即行胸外心脏按压和人工呼吸。室上性或室性心动过速，也可以电转复治疗，但所需要的电能较低。

二、高级生命支持

高级生命支持（ALS）是基本生命支持的继续，是借助于器械和设备、先进的复苏技术和药物以争取最佳疗效的复苏阶段，是生命链中的重要环节。承担后期复苏的部门必须具备足够的复苏专用仪器设备和受过专门训练的专业人员。接诊时应首先检查病人的自主呼吸和循环是否已经恢复，否则应继续进行心肺复苏，然后进行必要的生理功能监测，根据监测结果进行更具有针对性的处理。

（一）呼吸支持

心肺复苏的病人中，约有 90% 的病人呼吸道都有不同程度的梗阻。适时建立人工气道更有利于心脏复苏，最佳选择是气管内插管，而对于不适宜气管内插管者，可施行气管切开术以保持呼吸道的通畅。有条件者可连接多功能呼吸器，不仅能进行有效的机械通气，而且能纠正病人的某些病理生理状态，起到呼吸治疗的作用。

（二）密切监测

1. 心电图　心脏停搏时的心律可能是心搏停止，也可能是心室纤颤。其临床表现虽然相同，但治疗却不相同。只有心电图（或开胸直视）才能对二者进行鉴别。在复苏过程中还可能出现其他心律失常，心电图监测可以明确其性质，为治疗提供极其重要的依据。

2. 呼气末 CO_2 分压（$P_{ET}CO_2$）　当 $P_{ET}CO_2 < 10$mmHg 时，提示心排出量和肺灌注量低；当 $P_{ET}CO_2 > 20$mmHg 时，提示组织灌注得到改善；当自主循环恢复时，最早的变化是 $P_{ET}CO_2$ 突然升高，可达 40mmHg 以上。因此，在复苏过程中连续监测 $P_{ET}CO_2$ 可以判断胸外心脏按压的效果，能维持 $P_{ET}CO_2 > 10$mmHg 表示心脏复苏有效。

3. 冠状动脉灌注压（CPP）和动脉血压　CPP 为主动脉舒张压与右房舒张压之差，

但在 CPR 期间很难监测，而动脉血压临床常用。如胸外心脏按压时，动脉舒张压低于 20mmHg 时，自主循环很难恢复，应提高 CPR 质量，或同时应用肾上腺素或血管加压素。

4. 中心静脉血氧饱和度（ScvO₂） 正常值为 70%～80%，是反映组织氧平衡的重要参数。如 ScvO₂ 大于 40%，则有自主循环恢复的可能；如 ScvO₂ 在 40%～72% 之间，自主循环恢复的概率逐渐增大；如 ScvO₂ 大于 72% 时，自主循环可能已经恢复。

（三）药物治疗

复苏用药的目的是为了激发心脏复跳并增强心肌收缩力，防治心律失常，调整酸碱失衡，补充体液和电解质。首选给药途径为经静脉或骨内注射，静脉可选择中心静脉或肘静脉，骨内注射可选择胫骨前、粗隆下 1～3cm 处垂直刺入胫骨，注射器回抽可见骨髓即穿刺成功，效果与经静脉给药相当。其次经气管内插管给药，肾上腺素、利多卡因和阿托品都可经气管内给药，而碳酸氢钠、氯化钙不能经气管内给药。一般先将以上药物的常规用量以注射用水稀释到 10mL，经气管内插管迅速注入。注药后立即行人工呼吸，使药物弥散到两侧支气管系。借助一细导管经气管内导管深入到支气管内注药的效果最好。

1. 肾上腺素 肾上腺素是心肺复苏中的首选药物，具有 α 与 β 肾上腺能受体兴奋作用，有助于自主心律的恢复。其 α 受体兴奋作用可使外周血管阻力增加，而不增加冠脉和脑血管的阻力，因而可增加心肌和脑的灌流量；能增强心肌收缩力，使心室纤颤由细颤转为粗颤，提高电除颤成功率。在心脏按压的同时用肾上腺素能使冠脉和心内、外膜的血流量明显增加，并增加脑血流量。每次静脉用量为 0.5～1.0mg 或 0.01～0.02mg/kg，必要时每 3～5 分钟可重复一次。

2. 血管加压素 血管加压素为一种抗利尿激素，当用量超过正常用量时可产生非肾上腺素样的血管收缩作用，使外周阻力增加。在复苏中的作用与肾上腺素无明显区别，一次用量及重复用量为 40U，经静脉或骨内注射。

3. 利多卡因 利多卡因是治疗室性心律失常的有效药物，尤其适用于治疗室性早搏或阵发性室性心动过速。对于除颤后又复心室纤颤而需反复除颤的病人，利多卡因可使心肌的应激性降低，或可缓解心室纤颤的复发。常用剂量为 1～1.5mg/kg，缓慢静脉注射，必要时可重复应用，亦可以 2～4mg/min 的速度连续静脉滴注。

4. 胺碘酮 胺碘酮同时具有钠、钾、钙离子通道阻断作用，并有 α 与 β 肾上腺能受体阻滞功能，对治疗房性和室性心律失常都有效。在 CPR 时，如果室颤或无脉室速对电除颤、CPR 或血管加压药无效，可考虑应用胺碘酮。成人初始剂量 300mg（或 5mg/kg）静脉注射，必要时可重复注射 150mg，一天总量不超过 2g。

5. 阿托品 阿托品能降低心肌迷走神经的张力，提高窦房结的兴奋性，促进房室传导，对窦性心动过缓和房室传导阻滞有较好的疗效。而对于严重心肌缺血引起的心脏静止和 PEA，最有效的方法是心脏按压及应用肾上腺素。因此 2010 年 AHA 复苏指南中不推荐在心脏静止和 PEA 中常规使用阿托品。

6. 氯化钙 氯化钙可使心肌收缩力增强，延长心脏收缩期，并可提高心肌的激惹性。但多个临床研究发现，钙剂在促进心脏静止和 PEA 的恢复中几乎没有任何效果。因此，心搏骤停不是应用钙剂的适应证，但在合并高钾血症、低钙血症、低镁血症时可考虑应用氯化钙。成人常用 10% 氯化钙 2.5 ~ 5mL 或 2 ~ 4mg/kg。

7. 碳酸氢钠 复苏时不主张常规使用碳酸氢钠，因为在心脏按压时心排出量很低，通过人工气道虽然可以维持动脉血的 pH 接近正常，但静脉血和组织中的酸性代谢产物及 CO_2 不能排出，导致 PCO_2 升高和 pH 降低。如果给予碳酸氢钠，可解离出更多的 CO_2，使 pH 更低，而 CO_2 的弥散力很强，使脑组织和细胞内产生更加严重的酸中毒。故最好根据血液 pH 及动脉血气分析结果来指导应用。

三、复苏后治疗

复苏后治疗（PCAC）不仅可以降低因复苏后循环不稳定而引起的早期死亡率及因多器官功能障碍和脑损伤引起的晚期死亡率，而且可改善病人的生命质量。因此，防治多器官功能衰竭和缺氧性脑损伤是复苏后治疗的主要内容。而在防治多器官功能衰竭时，首先应保持呼吸和循环功能的良好和稳定。

（一）维持良好的呼吸功能

心肺复苏后应对呼吸系统进行详细检查并检查胸肺 X 线片，以判断气管内插管的位置，有无肋骨骨折、气胸及肺水肿。如果自主呼吸未恢复、有通气或氧合功能障碍者，应进行机械通气治疗。并根据血气分析结果调节呼吸器，以维持良好的 PaO_2、$PaCO_2$ 及 pH。

（二）维持血流动力学的稳定

循环功能的稳定是一切复苏措施之所以能奏效的先决条件，复苏后期必须严密监测循环功能。血流动力学监测十分必要，重症病人应监测 ECG、动脉压、CVP 及尿量，必要时应放置 Swan - Ganz 漂浮导管监测 PCWP 和心排出量以指导临床治疗。维持血压在正常或稍高于正常水平为宜，平均动脉压 ≥65mmHg，$ScvO_2$ ≥70% 有利于脑内微循环血流的重建。复苏后期可能仍需要应用某些药物来支持循环功能，其目的是为了给其他更重要的治疗措施创造条件，但不能完全依赖药物，并应及早脱离这些支持。只有在不需要任何药物的支持下仍能保持循环功能正常时，才能认为循环功能确已稳定。

（三）多器官功能障碍或衰竭的防治

多器官功能障碍是指急性疾病过程中两个或两个以上的器官或系统同时发生或序贯出现的功能障碍，以至于在无干预治疗的情况下不能维持内环境的稳定。因此，复苏后应做好各脏器功能的监测，如心、肺、肾、胃肠、肝、脑等，以便早期发现脏器功能的改变和及时进行治疗。

（四）脑复苏

为了防治心脏停搏后缺氧性脑损伤所采取的措施称为脑复苏，脑复苏的主要任务是防治脑水肿和颅内压升高，以减轻或避免脑组织的再灌注损伤，保护脑细胞的功能。

1. 低温疗法　低温是脑复苏综合治疗的重要组成部分，对脑和其他器官功能保护都有作用，对于心搏骤停自主循环恢复后仍处于昏迷者，即对于口头指令没有反应者，都主张进行低温治疗。

（1）**适应证**　心跳停搏时间较久（>4分钟），自主循环已恢复仍处于昏迷者或病人呈现体温快速升高或肌张力增高者，应予降温；而对于心脏停搏未超过3~4分钟或病人已呈软瘫状态时，则不适宜于低温疗法。

（2）**降温幅度**　降温幅度以足以使肌张力松弛，呼吸、血压平稳为准。2010年AHA心肺复苏指南推荐，对于院外、因室颤发生的心搏骤停，经CPR已恢复自主循环但仍处于昏迷的成年病人，应进行浅低温治疗（34℃~32℃）12~24小时。

（3）**复温原则**　当病人神志开始恢复，尤其是听觉恢复后即开始复温。有的24小时后即恢复；如24小时仍未恢复者，可持续低温72小时，但一般不超过5天。复温时只需逐步减少冰袋使体温缓慢回升即可，降温所用的辅助药则宜于体温恢复1~2日后再行停药。

2. 防治脑水肿　防治脑水肿可以应用脱水剂。脱水时应维持血浆胶体渗透压不低于2.0kPa（15mmHg），血浆清蛋白在30g/L以上，维持血液渗透压在280~330mmol/L。甘露醇是防治脑水肿最常用的渗透性利尿药，用量为每次20%甘露醇0.5~1g/kg静脉滴注，每日4~6次，必要时加用速尿20~40mg保持利尿有效。如发生颅内压突然剧增或疑有脑疝发生时，可一次快速注入20%甘露醇50~60mL（1mL/kg），血浆清蛋白的利尿作用缓和且持续，可与甘露醇同时使用。脑水肿一般在第3~4天达到高峰，因此脱水治疗应持续5~7日。

3. 促进脑血流灌注　脑血流量取决于脑灌注压，而脑灌注压为平均动脉压与颅内压之差。因此，适当提高动脉压，能降低颅内压和防治脑水肿。目前，脱水、低温和肾上腺皮质激素的应用仍是防治急性脑水肿和降低颅内压的重要措施，但适当的血液稀释（HCT为30%~35%）有利于改善脑血流灌注，促进神经功能的恢复。

4. 药物治疗　肾上腺皮质激素在脑复苏治疗中有很多优点，但临床应用仍有争议。实验研究中激素能缓解神经胶质细胞的水肿，临床经验认为激素对于神经组织水肿的预防作用似较明显，但对于已经形成的水肿，其作用则难以肯定。一般使用3~4日即可全部停药，以免发生并发症。

第八节　外科病人的营养治疗

营养治疗是指在不能正常进食的情况下，通过消化道或静脉将特殊制备的营养物质送入病人体内的治疗方法。自从20世纪80年代以来，营养治疗的应用与推广日益广泛，对于提高医学治疗水平，推动医学科学事业的发展，做出了巨大贡献。营养治疗分为肠外营养和肠内营养两种。

一、肠外营养

肠外营养（parenteral nutrition，PN）是通过静脉途径提供营养，以维持机体正常代谢的治疗方法。根据不同疾病的需要和输入途径的不同，肠外营养分为中心静脉营养和周围静脉营养。中心静脉营养又称完全肠外营养，病人需要的所有营养物质均经静脉输入，常选择的中心静脉有颈内静脉、锁骨下静脉、头静脉或贵要静脉。周围静脉营养仅是部分营养物质经静脉输入，是对肠内营养病人摄入不足的补充，临床常选择上肢末梢静脉。

（一）适应证与禁忌证

1. 适应证　凡需要营养治疗，但又不能或不宜接受肠内营养治疗的病人均是肠外营养的适应证。①1 周以上不能进食或因胃肠功能障碍或不能耐受肠内营养的病人；②通过肠内营养无法达到机体需要的目标量的病人。

2. 禁忌证　①无明确治疗目的，或已确定为不可治愈、无复活希望而继续盲目延长治疗者；②心血管功能紊乱或严重代谢紊乱期间需要控制或纠正者；③预计进行肠外营养，其并发症的危险性大于其可能带来的益处。

（二）肠外营养制剂

肠外营养制剂的成分包括碳水化合物、脂肪乳剂、氨基酸、维生素、微量元素、电解质和水等，均系中小分子营养素。

1. 碳水化合物　葡萄糖是肠外营养的最主要能源物质，而且来源丰富、价格低廉。通过血糖、尿糖的监测能了解其利用情况。肠外营养配方中一般常用 25%～50% 的葡萄糖溶液，葡萄糖的供给量一般为 3.0～3.5g/（kg.d）。葡萄糖的渗透压较高，经周围静脉输入易引起血栓性静脉炎，只能经中心静脉输入。

2. 脂肪乳剂制剂　脂肪乳剂是肠外营养中较理想的重要能源，能提供 30%～50% 的总能量。临床常用的有 10%、20% 和 30% 的脂肪乳剂。脂肪乳剂具有能量密度高、等渗、不从尿排泄、富含必需氨基酸、对静脉无刺激、可经外周静脉输入等优点，但若输注过快易出现发热、畏寒、胸闷、心悸、呕吐等急性反应。临床实践中输注脂肪乳剂的速度一般维持在 1.2～1.7mg/（kg.min），通常在最初的 15～30 分钟内速度不超过 1mL/min，半小时后可逐渐加快。当病人血甘油三酯 >4.6mmol/L 时，脂肪乳剂摄入量应减少或停。

目前临床上的脂肪乳剂有长链脂肪乳剂、中/长链脂肪乳剂、含橄榄油的脂肪乳剂及含鱼油的脂肪乳剂，不同的脂肪乳剂各有特点。

3. 氨基酸制剂　氨基酸制剂是肠外营养的唯一氮源，是机体合成蛋白质的底物。因此在输注氨基酸液时应考虑各种氨基酸的配比合理，才能提高氨基酸的利用率，促进蛋白质的合成。推荐氨基酸的摄入量为 $1.2 \sim 1.5 g/(kg \cdot d)$，严重分解状态代谢下可增至 $2.0 \sim 2.5 g/(kg \cdot d)$。在输注氨基酸时应同时提供足够的非蛋白热卡，以保证氨基酸被机体有效地利用。

4. 水及电解质制剂　肠外营养时需注意维持钾、钠、氯、钙、镁及磷等电解质的平衡，保持人体内环境的平衡，维护各种酶的活性和神经、肌肉的应激性。成人每天水生理需要量为 $2000 \sim 2500 mL$。

5. 维生素及微量元素制剂　均为复方制剂，包含正常人每日基本的生理需要量，对于维持人体正常代谢和生理功能不可或缺。

6. 生长激素　基因重组的人生长激素具有明显的促合成代谢作用。对于特殊病人（例如烧伤、短肠综合征、肠瘘等），同时应用生长激素能增强肠外营养的效果，利于伤口愈合和促进康复。应用时，要避开严重应激后的危重期，且不宜长期使用。

（三）并发症

充分认识肠外营养的各种并发症，采取措施予以预防及积极治疗，是实行肠外营养的重要环节。肠外营养并发症可分为置管技术性、感染性和代谢性 3 类。

1. 置管技术性并发症　如气胸、血管损伤、神经损伤及空气栓塞等。其中，空气栓塞是最严重的并发症，一旦发生，后果严重，甚至导致死亡。

2. 感染性并发症　如静脉炎、败血症和脓毒血症等，其发生与置管技术、导管使用及导管护理有密切关系。

3. 代谢性并发症　如高血糖、低血糖、氨基酸代谢紊乱、高脂血症、电解质及酸碱失衡、必需脂肪酸缺乏、维生素及微量元素缺乏等，多与对病情监测不够、治疗方案选择不当或未及时纠正有关。

二、肠内营养

肠内营养（enteral nutrition，EN）是通过胃肠道口服或管饲用以提供代谢所必需的营养物质和所需各类营养物质的营养支持途径。与肠外营养相比，肠内营养更加符合人体生理调节特性，保护胃肠道黏膜效果明显，而且副作用小、给药方便和费用低廉。对于一些需要长期给予营养支持的病人来讲，肠内营养是最好的选择。

（一）适应证与禁忌证

1. 适应证　只要胃肠道具有吸收所提供的各种营养素及肠道能耐受肠内营养制剂的能力，在病人因原发病或因治疗的需要而不愿或不能经口进食，或摄食量不足以满足机体合成代谢需要时，均可采用肠内营养。

2. 禁忌证　①严重吸收不良综合征及极度衰弱的病人；②小肠广泛切除后 $6 \sim 8$ 周内的病人；③胃部分切除后不能耐受高渗糖的肠内营养病人；④处于严重应激状态、麻痹性肠梗阻、休克、上消化道出血、顽固性呕吐病人。

（二）肠内营养制剂

肠内营养制剂是易消化吸收或不需消化即能吸收的食物，需要在医疗监护下使用。根据其组成成分可分为非要素型、要素型、组件型及疾病专用型肠内营养制剂类型。

1. 非要素型制剂　也称整蛋白型制剂，以整蛋白或蛋白质游离物为氮源，渗透压接近等渗。适用于胃肠道功能较好的病人，是应用最广泛的肠内营养制剂。该类制剂口感好，口服或管饲均可。

2. 要素型制剂　该制剂是氨基酸或多肽类、葡萄糖、脂肪、矿物质和维生素的混合物。适用于胃肠道消化、吸收功能部分受损的病人，如短肠综合征、胰腺炎等病人。具有成分明确、营养全面、不需要消化即可直接或接近直接吸收、含渣少、不含乳糖等特点，但口感差。

3. 组件型制剂　是以某种或某类营养素为主的肠内营养制剂，以补充或强化某成分的比例，弥补完全营养制剂在适应个体差异方面欠缺灵活性的不足。主要有蛋白质组件、脂肪组件、糖类组件、维生素组件及矿物质组件等。

4. 疾病专用型制剂　根据疾病特征设计的针对特殊病人的专用制剂，以满足特殊疾病状态下代谢的需要。临床常用的有肝功能衰竭制剂、肾衰竭制剂、免疫增强制剂、糖尿病制剂和先天性氨基酸代谢缺陷症制剂等。

（三）投入方法

肠内营养的投入方法因营养素剂型、病人的耐受程度和进入途径等而有所不同。

1. 投入途径　具体取决于疾病情况、喂养时间长短、病人精神状态及胃肠道功能。

（1）鼻胃/十二指肠、鼻空肠置管　临床应用最多，适用于各种完全性营养配方，但时间一般不超过2周，因长期置管可出现咽部红肿不适，呼吸系统并发症增多。

（2）胃及空肠造口　常用于长时间进行肠内喂养的病人，但需要手术造口或经皮内镜辅助胃/空肠造口。

2. 肠内营养的输注　输注方式有一次性投给、间歇性重力滴注及连续性经泵输注3种。

（1）一次性投给　将选定的营养液用注射器缓慢注入喂养管内，每次200mL左右，每日6~8次，每次入量在10~20分钟完成，适用于需长期家庭肠内营养的胃造瘘病人。

（2）间歇性重力滴注　将营养液经输液管与肠道喂养管连接，借重力将营养液缓慢滴入胃肠道内，每次250~400mL，每次入量在2~3小时完成。

（3）连续经泵输注　应用输液泵12~24小时均匀持续输注，临床应用最广。优点是输注效果更接近胃肠道的工作状态，营养素吸收好，胃肠道不良反应轻；缺点是持续时间长，病人不便离床活动。

（四）并发症

肠内营养安全易行，但也可因营养制剂选择或配制不合理、营养液污染及护理不当等因素而产生一系列的并发症。

1. 机械性并发症 如鼻咽部和食道黏膜损伤、喂养管阻塞等。

2. 胃肠道并发症 如恶心呕吐、腹胀、肠痉挛、便秘和腹泻等，其中最常见的是腹泻。

3. 代谢性并发症 因胃肠道具有缓冲作用，肠内营养治疗时较少发生代谢性并发症。常见的并发症是水、电解质及酸碱代谢异常、高血糖等。

4. 感染性并发症 吸入性肺炎是肠内营养最严重的并发症。常见于小儿、老年病人及昏迷病人。

第九节　外科微创技术

外科微创技术是指通过微小创伤或微小入路，把对人体造成的损伤控制到最低程度，而又能取得最好的治疗效果。外科微创的最典型特征是对病人的创伤明显小于相应的传统外科手术。近年来，随着医学科技的发展及先进医疗设备和器材的更新，如超声、CT、MRI、各种腔镜、内镜、超声刀等，使"微创"技术所涉及的领域更为广泛，手术的方式更加多样化，已逐渐成为传统手术方法的重要补充，同时为病人的治疗方案增加了一种选择。

一、内镜外科技术

内镜技术在微创外科中是最典型的代表，特别是消化内镜外科技术发展最为全面和成熟，已经深刻地改变和影响了人们对一些疾病的临床治疗思路。其具有简便、快速、高效、安全、创伤小、并发症少、死亡率低等优点，易于为广大病人，特别是危重、高龄、多病及婴幼儿所接受。

知识链接

内镜与腔镜

习惯上把经自然通道进入者称为内镜，如胃镜、肠镜等；经戳孔进入体腔或潜在腔隙者称为腔镜，如腹腔镜、关节镜等。

（一）消化内镜外科

目前，消化内镜诊疗操作技术已成为内镜外科的基本技术，临床应用十分广泛。

1. 消化道疾病

（1）消化道出血　内镜急性止血适用于曲张静脉性出血和非曲张静脉性出血。门静脉压增高症引起的食管－胃底静脉曲张破裂出血是曲张静脉性出血最常见的原因，而胃及十二指肠溃疡出血、消化道肿瘤出血、消化道息肉出血等则为非曲张性出血。对于较大的动脉性出血、出血伴大穿孔及广泛性渗血等则为内镜止血所禁忌。

曲张静脉性出血的内镜止血技术包括：①硬化止血术：采用环绕出血点静脉内、旁注射和出血点直接注射技术，经内镜注射硬化剂（常用1%乙氧硬化醇，最大剂量不超过15mL），可以使出血立即停止；②栓塞止血：于出血点经内镜直接注射组织黏合剂加以止血；③结扎止血：在直视下使用结扎器对曲张静脉出血进行止血。

非曲张静脉性出血可以单独采用注射、电凝、微波、激光、氩气刀、热探头及止血夹等方法进行有效止血，也可联合其他几种方法完成止血。其中，注射止血、止血夹止血和联合止血术最为有效和常用。氩气刀凝切（APC）止血术对恶性肿瘤性出血最为有效。

（2）**消化道恶性肿瘤**　主要适用于切除早期癌，即直径小于2cm的消化道原位癌、黏膜或黏膜下层癌，无肌层浸润、无远处淋巴结转移者。故在切除前应使用超声内镜检查，确定病变的浸润程度、范围大小及有无淋巴结转移。早期癌内镜切除的近期效果尚可，但远期疗效尚需观察。若应用内镜方法治疗晚期肿瘤仅是一种姑息疗法，主要用于对症止血、再通腔道、缓解症状、提高生活质量等，治疗方法包括注射硬化坏死术、热凝坏死术、扩张术及支撑管置放术等。

（3）**消化道良性狭窄**　内镜方法可以有效地缓解症状，部分可以治愈。主要适用于食管、胃、结肠或直肠的局限性炎症、溃疡愈后狭窄、术后吻合口狭窄等。

（4）**其他**　如胃肠道息肉、良性肿瘤等均可采用内镜切除术。

2. 肝胆胰疾病　随着内镜技术和设备的发展，内镜技术由原来的单一诊断功能演变为诊断和治疗的有机结合。如肝胆管内镜技术对肝内疾病既能诊断，又能治疗；胰胆管内镜技术现已成为胰胆疾病的重要治疗手段。

（1）**胆管结石**　胆管结石容易导致严重的并发症，如急性化脓性胆管炎、急性胰腺炎、胆汁淤积性黄疸等，若选择常规开腹手术危险性很高，但若选择内镜下十二指肠乳头切开、取出胆管结石则更加安全。因此，内镜下十二指肠乳头切开取石术，目前已成为胆总管结石治疗的首选方法。

（2）**肝管结石**　肝内胆管结石的传统治疗方法是手术切开肝胆管取石或部分肝叶切除，但是术后结石残留率和再手术率均较高。肝胆管内镜术现已是肝胆管结石重要治疗方法，而经皮经肝胆道镜（PTCS）既能有效地清除所有内镜下可以观察到的肝内胆管结石，又可采用APC凝切或扩张的方法解除肝管狭窄，具有创伤小、并发症低，可以多次碎石、取石并完全清除肝内胆管结石的优点。

（3）**胰腺炎**　胰腺炎的治疗非常棘手，若能通过内镜成功解除胰管内高压，则可以缓解症状，直至痊愈。内镜下治疗胰腺炎的方法有很多种，如十二指肠主乳头切开术、胰管扩张术、胰管取石术、胰管引流术等。

（二）超声内镜外科

超声内镜（EUS）是指融合超声和内镜的优点，对病变的性质、程度等进行判断的一种方法。超声内镜的出现使内镜技术实现了飞跃性的发展，不仅可以进行诊断，同时也可在超声引导下完成治疗。

1. 确定消化道黏膜下肿瘤的起源与性质　超声内镜可以通过肿瘤起源层次、大小、回声特点等初步判定肿瘤性质，可以鉴别消化道的隆起是否黏膜下肿瘤或壁外病变压迫所致。

2. 判断消化道肿瘤的侵犯深度及外科手术切除的可能性　超声内镜可应用于食管癌、胃癌、结肠癌、直肠癌的术前分期，并可较准确地诊断消化道早期癌，为早期癌的内镜下切除提供保障。超声内镜对于肿瘤浸润深度的判断及壁外淋巴结的肿大诊断较准确，优于腹部 CT 等影像学检查。

3. 胰、胆肿瘤　超声内镜可清晰地发现胰腺小的肿瘤、胆管末端肿瘤或十二指肠乳头部肿瘤。对于超声内镜诊断胰腺、胆道肿瘤浸润大血管或周围重要脏器的可靠性较高，可避免不必要的开腹手术探查。

4. 胰腺炎　超声内镜是诊断慢性胰腺炎的敏感工具，可清晰地显示胰腺的实质结构和胰管的细小改变。

二、腔镜外科技术

外科医师利用腔镜和图像显示器等系统，并使用细长的器械通过穿刺孔引导实施手术，称为腔镜外科手术。进入 21 世纪以来，腔镜手术已在外科各个专科开展，如外科手术在腹腔中实施时称为腹腔镜手术，在关节腔中实施时称为关节腔镜手术，在胸腔中实施时则称为胸腔镜手术。

（一）腹腔镜外科

腹腔镜外科是在腹腔内注入二氧化碳，形成人工气腹，为完成手术提供观察和操作的空间。

1. 手术设备、器械与基本技术

（1）**图像显示与存储系统**　该系统由腹腔镜、高清晰度微型摄像头、数模转换器、高分辨率显示器、全自动冷光源及图像存储系统等组成。

（2）**二氧化碳气腹系统**　主要由全自动大流量气腹机、二氧化碳钢瓶、带保护装置的穿刺套管鞘、弹簧安全气腹针组成。建立气腹的主要目的是为手术提供足够的空间和视野，避免意外损伤。

（3）**手术设备与器械**　主要有高频电凝装置、激光器、超声刀、腹腔镜超声、冲洗吸引器等。手术器械有电钩、分离钳、持钳、抓钳、吸引管、肠钳、穿刺针、扇形牵拉钳、术中胆道造影钳、施夹器、打结器、各类腔内切割缝合与吻合器等。

（4）**基本技术**　①建立气腹：预设压力 13mmHg，有闭合法和开放法两种；②腹腔镜下止血：有电凝止血、钛夹、超声刀、自动切割吻合器、闭合器、热凝固、内套圈结扎及缝合等；③腹腔镜下组织分离与切开：主要方法有电凝切开、剪刀锐性剪开、超声刀凝固切割、分离钳钝性分离及高压水柱分离等；④腹腔镜下缝合：操作比较困难，需进行体外训练和手术实践；⑤标本取出：小于或略大于套管鞘的标本可以直接从套管鞘内取出，套出时应先将标本放入塑料标本袋内，若标本较大时扩大操作孔予以取出。

2. 手术适应证　炎性疾病（如阑尾炎、胆囊炎）、先天性发育异常（如小儿巨结肠）、外伤及良性肿瘤等均可通过腹腔镜外科手术进行治疗。

3. 手术并发症

（1）**二氧化碳气腹相关的并发症**　包括皮下气肿、气胸、心包积气、气体栓塞、高碳酸血症与酸中毒、心律失常、下肢静脉淤血及血栓形成等。

（2）**与腹腔镜手术相关的并发症**　包括血管损伤（如腹主动脉、下腔静脉、髂动静脉、门静脉等）、内脏损伤（如肝外胆管、小肠、结肠、肝、脾等）、腹壁戳孔感染、戳孔疝等。

（二）胸腔镜外科

胸腔镜外科只要用小切口进入胸腔及采用双腔气管插管，令一侧肺部塌下，不需注入二氧化碳，即可形成人工气胸。相比较开胸手术而言，对减少术后痛楚、减低手术对呼吸功能的影响及病人的康复意义巨大。胸腔镜外科手术有很多，如肺气泡切除、肺叶切除、胸腺切除等。

三、介入治疗技术

介入治疗是 20 世纪 70 年代开始发展起来的一门医学影像学与临床治疗学相结合的新兴边缘学科。介入治疗技术是利用现代高科技手段的一种微创性治疗技术，其以放射影像学为基础，将特制的导管、导丝等精密器械引入人体，对疾病进行诊断和局部治疗，具有不开刀、创伤小、恢复快、效果好等特点。

（一）常用外科介入治疗技术

1. 血管性介入治疗技术　经穿刺将导管插入血管腔内，在血管造影诊断的基础上，根据病变的部位、性质和范围，选择性或超选择性插管到相关血管进行栓塞、血管成形、药物灌注、溶栓术、血栓摘除、血管内放置支架等介入治疗。

（1）**灌注药物术**　经导管将药物直接注射到靶器官的供血动脉或静脉。适应证包括：①消化道出血：如上、下消化道出血时，可选择血管加压素灌注；②恶性肿瘤：现常采用动脉内抗癌药物灌注和栓塞复合治疗，常用药物如 5 - 氟尿嘧啶、阿霉素、顺铂等；③器官缺血：如脑血管痉挛、急性非闭塞性肠系膜血管缺血等，常用药物如硝酸甘油、妥拉苏林、罂粟碱等；④动脉血栓形成：如发生在心、肺、脑、肾、肠管等脏器血管内的血栓可以进行快速溶解，常用药物如尿激酶、链激酶等。

（2）**动脉栓塞术**　经选择性动脉插管注入栓塞药物，达到永久性或暂时性栓塞效果。若注入抗肿瘤药物和栓塞剂，可用于杀灭肿瘤细胞，如不可切除的肝癌晚期姑息性治疗；若注入如明胶海绵颗粒、碘油乳剂、无水乙醇、聚乙烯醇等用于血管栓塞的栓塞物品，可用于消化道止血、大咯血及肝、脾等外伤性大出血。

（3）**经皮血管腔内成形术**　经皮穿刺将球囊导管置入到血管腔内，对狭窄段血管进行扩张成形的一种技术。主要适用于粥样动脉硬化、大动脉炎、血管壁肌纤维发育不良等。

（4）**经颈静脉肝内门体静脉分流术**　穿刺通过颈内静脉入口，最后置入金属支架以建立肝内肝静脉与门静脉之间的分流，以降低门静脉压力。主要适用于门静脉高压症并发食管静脉曲张破裂出血、顽固性腹水的治疗，特别适用于肝功能较差不能耐受外科手术者或等待肝移植的病人。

（5）**经皮血管内导管药盒系统植入术**　采用 Seldinger 技术将药盒连接管超选择地留置在靶血管内，外接埋在皮下的药盒以便经此途径注药进行长期治疗。临床应用方法有：①经皮左锁骨下动脉导管药盒系统植入术，适用于各种实体肿瘤，如肺癌、肝癌等。②经皮肝门静脉导管药盒系统植入术，适用于少血供型的转移性肝癌门静脉化疗；或经门静脉输注非化疗药物如干扰素、胰岛素和胰源性激素，以增加肝细胞的营养；或经门静脉进行肝细胞移植如胰岛细胞和肝细胞移植，治疗糖尿病和终末期肝病。

2. 非血管性介入治疗技术　非血管途径的介入治疗途径很多，如经皮经肝穿刺胆道外引流术、经皮穿刺植入式微波组织凝固治疗术和射频消融术、经皮无水乙醇注射治疗术等。

（二）并发症

1. 血管性介入治疗技术并发症

（1）**穿刺并发症**　如穿刺部位出血、血肿、血管内膜损伤或假性动脉瘤形成。故操作前应注意检查凝血功能，操作时动作轻柔，以减少并发症发生。

（2）**造影剂的反应**　如过敏反应、肾功损害，但非常少见。故对于过敏体质、肾功能不全、年老体弱者应高度重视。

2. 非血管性介入治疗技术　主要为脏器损伤，如胆囊损伤、肠管损伤、肺损伤等。

复习思考题

1. 简述代谢性酸中毒的特点及处理。
2. 简述休克早期的临床表现。
3. 简述椎管内麻醉常见并发症。
4. 简述输血的注意事项及常见并发症。
5. 叙述胸外心脏按压的基本操作。

第四章　外科感染

学习要点

1. 外科感染、特异性感染、二重感染、痈、破伤风的概念。
2. 各种浅部组织的化脓性感染临床表现。
3. 脓毒症、破伤风、气性坏疽的临床表现。

第一节　概　　述

外科感染是指需要手术治疗的感染性疾病和发生于创伤、手术后的感染。外科感染在外科领域中最常见，其病原菌构成复杂、治疗困难。

【病因及分类】

1. 病因　外科感染是否发生，取决于机体抵抗力和病原菌数量及细菌毒力等综合因素的影响。

（1）**机体抵抗力减弱**　①局部抵抗力降低，如各种开放性损伤、烧伤、胃肠道破裂、手术、体腔内或血管内异物留置、管腔阻塞致使内容物淤积等。②全身抵抗力降低，如休克、糖尿病、尿毒症、长期使用免疫抑制剂、长期营养不良、先天性或后天获得性免疫缺陷等。

（2）**致病菌入侵**　在外科感染的发生及发展中，致病菌起着主导作用。常见的致病菌如葡萄球菌、链球菌、大肠埃希菌、厌氧类杆菌、破伤风杆菌等，均可导致外科感染。

2. 分类

（1）**按致病菌种类和病变性质分类**　①非特异性感染：亦称为化脓性感染或一般感染，由葡萄球菌、链球菌、大肠埃希菌等化脓性细菌所引起，临床常见疾病有疖、痈、急性淋巴结炎、急性手部感染、急性乳腺炎、急性骨髓炎、急性腹膜炎等；②特异性感染：由结核杆菌、破伤风杆菌、坏疽杆菌等引起，临床常见有结核病、破伤风、气性坏疽等。

（2）**按病程分类**　外科感染可分为急性、亚急性和慢性感染3种。病程在3周之内，为急性感染，一般化脓性感染大多数属此类；病程超过2个月者，为慢性感染；而介于两者之间，则为亚急性感染。

（3）**按感染发生条件分类** ①条件性感染：指平常为非致病菌或致病力低的细菌，在人体抵抗力弱、致病菌数量多时可乘机而入引起的感染；②二重感染：指长期使用广谱抗生素，可使敏感菌群受到抑制，而一些不敏感菌（如真菌等）则乘机生长繁殖，产生新的感染；③医院获得性感染，指入院时不存在，也不处于潜伏期，而是指在医院内发生的感染。

【临床表现】

1. 局部症状 炎症局部区域出现红、肿、热、痛及功能障碍是急性化脓性感染的典型症状。一般病变范围小、炎症轻或位置较深的感染，则局部症状不明显；相反，病变范围大而位置表浅或（和）炎症重的感染，则局部症状十分明显。浅部感染形成脓肿时，触诊可有波动感。特异性感染：如气性坏疽则表现为伤部剧痛，局部进行性肿胀并有气泡；结核病者可发生寒性脓肿；真菌感染者局部可发生溃疡、脓肿、瘘管，其分泌物奇特。感染侵及某一器官时，该器官或系统可出现功能异常，例如泌尿系统感染时有尿频、尿急；肝脓肿时可有腹痛、黄疸；腹内脏器发生急性感染时常有恶心、呕吐等。

2. 全身症状 感染轻者一般无全身症状。感染较重者，常有畏寒、发热、头痛、乏力、全身不适、食欲减退等感染中毒症状。病程长者，可出现营养不良、贫血、消瘦或低蛋白水肿。全身性感染严重者，可发展为中毒性休克，以及多器官功能不全综合征（MODS）。

【辅助检查】

1. 实验室检查

（1）**血常规检查** 白细胞计数明显增加并有核左移，细胞内出现中毒颗粒。严重细菌感染时，如果血白细胞计数减少并核右移，常提示病人免疫功能衰弱，病情危重。

（2）**细菌培养及药物敏感试验** 脓液或分泌物做细菌培养和药物敏感试验，不但可明确致病菌的种类，还可指导临床选用抗菌药物。

（3）**血培养** 对疑有全身性感染的病人，应做血培养。一次培养结果阴性者，必要时可做多次培养检查；如若多次做血液细菌普通培养仍为阴性者，可抽血做厌氧菌培养，或者做尿液和血液真菌检查及培养。

2. 影像学检查 对深部感染或内脏脓肿者，如采用一般方法其诊断仍有困难时，可酌情选用 X 线检查、超声波检查、CT 或 MRI 等检查。

【诊断】 根据红、肿、热、痛、功能障碍的局部表现及感染全身中毒症状即可做出正确诊断，必要时结合实验室检查及影像学检查协助诊断。

波动感是浅部脓肿的主要诊断依据；对于深部脓肿，因其局部表现不明显，可在局部压痛最明显部位做诊断性穿刺，有利于明确诊断。

【治疗】

1. 局部疗法 一般轻症感染者仅用局部疗法便可治愈。

（1）**患部制动、休息** 保护患部不受挤压损伤，局部制动、抬高、休息，必要时加以固定，有利于炎症消散或局限化。

（2）**物理疗法**　患处可酌情采用热敷、红外线、超短波等治疗，有改善局部血液循环，增强局部抵抗力，促进炎症吸收或局限化的作用。

（3）**药物外敷**　大多适用于浅部感染者。能改善局部血液循环，消炎止痛，加速感染局限化。如50%硫酸镁溶液湿敷，可用于治疗蜂窝织炎、淋巴结炎等；新鲜蒲公英、紫花地丁、马齿苋、败酱草等捣烂外敷，对于浅部感染初期有效。

（4）**局部封闭或注药**　如急性化脓性关节炎，关节腔穿刺抽脓后注入抗生素；寒性脓肿，可于局部潜行穿刺抽脓后注入抗结核药物。

（5）**手术疗法**　①切开或引流：如位置表浅的脓肿，及时切开引流；位置较深的脓肿，可在B型超声波或X线引导下穿刺置管引流。②病灶切除术：常为控制外科感染的关键环节，如坏疽性阑尾炎的阑尾切除术、坏疽性胆囊炎的胆囊切除术等。

2. 全身疗法　对于感染较重，特别是全身性感染的病人，应采用局部疗法和全身疗法两者并重的综合治疗。

（1）**支持疗法**　目的是改善病人的全身情况和增强抗病能力。①能进食者，给予高热量和易消化的饮食，补充多种维生素，尤其是维生素B、C；不能正常进食者，应经静脉输液，补充机体所需的热量，并纠正水、电解质代谢和酸碱平衡失调。②有贫血、低蛋白血症或全身性消耗疾病者，应予输血、血浆或白蛋白；严重感染的病人可给予胎盘球蛋白、丙种球蛋白以增加免疫能力。

（2）**应用抗生素**　正确合理的应用抗生素是治疗和预防外科感染的重要措施，但抗生素不能取代外科治疗。用药时应根据细菌培养及药物敏感试验选用，若尚无结果时则可根据感染部位、临床表现、脓液性质进行经验用药。一般感染可通过口服或肌注途径给药；对于重症感染，应从静脉途径给药。急性感染一般宜在症状、体征消失，体温和白细胞计数恢复正常后3天酌情停药。

第二节　浅部组织的化脓性感染

一、疖

疖是单个毛囊及其所属皮脂腺的急性化脓性感染。好发部位为皮脂腺丰富的颈项、头面、背部和臀部。若多个疖同时反复发生于身体不同部位，称为疖病。

【**病因**】疖的发生与皮肤不洁、损伤及机体抵抗力降低相关，尤其常见于营养不良的小儿或糖尿病病人。致病菌大多为金黄色葡萄球菌或表皮葡萄球菌。

【**临床表现**】

1. 局部表现　初起局部皮肤出现红、肿、热、痛的小硬结（直径<2cm），可自行吸收消散，或在数日后硬结顶部出现黄白色的小脓栓，伴有炎症反应。再过数日后脓栓脱落，排出脓液，炎症逐渐消失而愈。疖一般无明显的全身症状，但有时可引起淋巴管（结）炎。

2. 颅内静脉窦炎 鼻、上唇部及周围"危险三角区"的疖，如遇挤压或挑刺后，感染极易经内眦静脉和眼静脉进入颅内海绵状静脉窦，引起化脓性海绵状静脉窦炎，出现眼部及其周围的组织进行性红肿、硬结和压痛，并出现头痛、寒战、高热，甚至昏迷等严重症状。

【辅助检查】本病易于诊断，一般不需做特殊检查。若全身症状明显者，白细胞计数增高；老龄或疖病病人应酌情测定尿糖和血糖，以及做脓液或血液细菌培养及药物敏感试验，以利指导治疗。

【诊断】在颈项、头面、背部等处出现红、肿、热、痛的小硬结，或硬结顶部出现黄白色的小脓栓即可诊断。

【治疗】治疗原则为力争尽早消退炎症，成脓者及时排除脓液；切忌挤压，防止感染扩散。

1. 局部治疗 早期局部可采用热敷、超短波、红外线或其他物理疗法，外敷鱼石脂软膏或中草药制剂等，以促进炎症吸收消退。已有脓头时，可在顶部点涂苯酚或碘酊，并用针头或刀尖将脓栓剔出；若有脓肿形成应切开引流，但面部疖应尽量避免做切开引流；切忌挤压病灶部位，以免造成感染扩散。

2. 全身治疗 面部疖或有全身症状的疖病病人，均应给予抗生素治疗。如有糖尿病或免疫力低下者应同时积极治疗。

二、痈

痈是多个相邻毛囊及其周围组织的急性化脓性感染，或由多个疖融合而成。其好发于皮肤厚韧的项、背部，俗称"对口疗"和"搭背"；也可发生于上唇和腹壁等处。

【病因】痈的发生多与皮肤不洁、损伤、糖尿病等免疫力降低有关，其中以中老年人多见。致病菌常为金黄色葡萄球菌。

【临床表现】

1. 局部表现 初发时局部皮肤小片硬肿、热痛，肤色暗红，有数个脓点或凸出点，疼痛轻，随后局部硬肿范围扩大，疼痛加剧，质地坚韧、界限不清，水肿及触痛明显，继而在中心部位出现多个脓栓，破溃后状似蜂窝。进而中央部皮肤坏死溶解、塌陷形成溃疡，形似火山口状，溢出脓血性分泌物。区域性淋巴结肿大。

2. 颅内静脉窦炎 病人除出现畏寒、发热、周身不适等全身症状外，发生唇痈时危险性更大，可发展为致命的颅内静脉窦炎。

【辅助检查】血常规和尿常规是必要的化验检查。脓液或血液的细菌培养和药物敏感试验，以及尿糖和血糖测定是临床诊断和指导治疗的重要方法。

【诊断】项背部出现局部硬肿，具有疼痛、质地坚韧、界限不清或中心部位出现多个脓栓，以及溃疡后形似火山口状等症即可诊断。

【治疗】

1. 局部治疗

（1）**药物外敷** 初期仅有红肿时，可用50%硫酸镁湿敷，鱼石脂软膏、金黄散等敷贴，以求病灶局限。

（2）**切开引流** 除唇痈外，大多数痈需要及早做切开引流术。一般采用"＋"字或"＋＋"字切开（图4－1）。切口的长度应超过病变皮肤边缘，深达筋膜，将皮瓣翻起，清除坏死组织，充分减压和排除脓液。唇痈一般不宜手术，可在全身治疗的基础上，将病变处敷以药膏，待其自破而排脓消退。

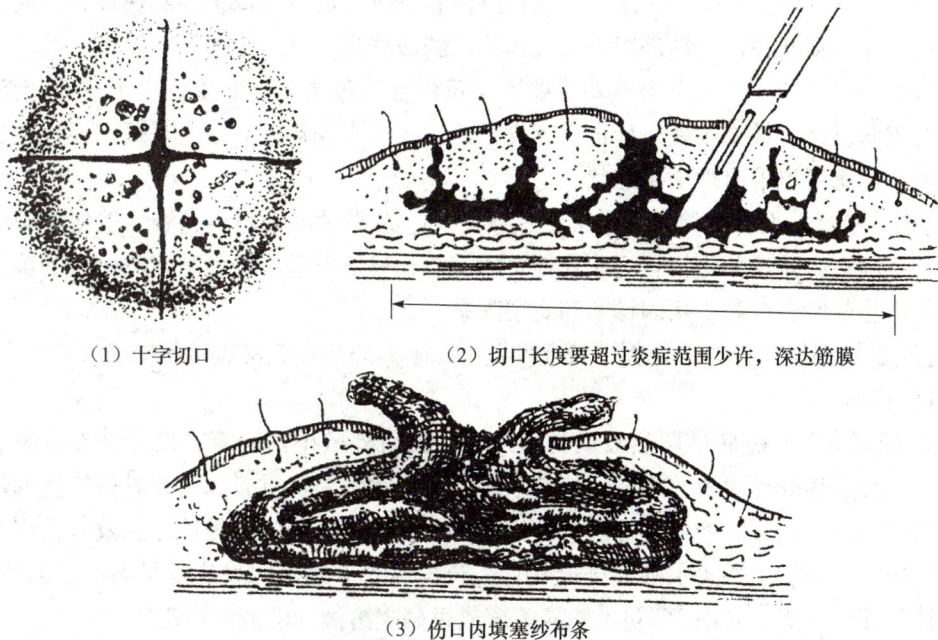

（1）十字切口　　　　　（2）切口长度要超过炎症范围少许，深达筋膜

（3）伤口内填塞纱布条

图4－1　痈的切开引流

2. 全身治疗 可首选青霉素类或磺胺甲恶唑，再根据细菌培养及药物敏感试验结果更换抗生素。有糖尿病或白细胞减少症者给予相应治疗。

三、急性蜂窝织炎

急性蜂窝织炎是指皮下、筋膜下、肌间隙或深部疏松结缔组织的急性细菌感染的非化脓性炎症。

【病因】感染可由皮肤、黏膜或软组织损伤后引起，也可由感染扩散，以及经血液或淋巴传播而发生。致病菌主要为溶血性链球菌，其次为金黄色葡萄球菌，也可为大肠埃希菌或厌氧类杆菌。

【临床表现】常因机体条件，致病菌的种类、毒力作用和感染部位的深浅不同而有所差异。

1. 浅表急性蜂窝织炎 局部明显红、肿、热、痛，可有水疱，并迅速向四周扩散，与正常组织界限不清，中央部位因缺血常出现组织坏死，邻近淋巴结有触痛。全身症状较轻。

2. 深部急性蜂窝织炎 局部红肿多不明显，但局部水肿和深压痛却较为明显。畏寒、发热、头痛、乏力等全身症状尤为突出。

3. 特殊类型蜂窝织炎

（1）口底、颌下蜂窝织炎　小儿多见，感染多起源于口腔或面部，因易发生喉头水肿，故可引起呼吸困难甚至窒息。

（2）产气性皮下蜂窝织炎　致病菌以厌氧菌为主，因局部产气，可有捻发音，又称之为捻发音性蜂窝织炎。多发生于被胃肠内容物污染的腹部或会阴部伤口，且病变扩展迅速，包括皮肤在内的局部组织出现坏死，脓液恶臭，全身中毒症状较为严重。

（3）新生儿皮下坏疽　致病菌主要为金黄色葡萄球菌，病变多发生于背部、臀部，初起时皮肤发红，触之稍硬，加重后有皮下浮动感，皮肤坏死后肤色灰褐色或黑色，并可破溃，严重者也可出现全身症状。

【辅助检查】血常规检查有白细胞计数增加，必要时可做超声检查，以便明确病变部位和范围；有脓性分泌物者可涂片检查致病菌；病情严重者可做脓液或血液细菌培养和药物敏感试验，有利于病因诊断和病情观察。

【诊断】根据病史并结合临床表现可做出诊断。局部穿刺检查可帮助确诊。

【治疗】

1. 局部治疗　炎症早期热敷或物理疗法，酌情外敷中西药膏，以促进炎症吸收或局限。如经上述处理无效，病变迅速扩散或全身症状不断加重者，应及时做广泛的切开减压及引流。口底、颌下、颈部的急性蜂窝织炎，若经短期内积极治疗无效者，应及早切开减压，以防发生喉头水肿或压迫气管；产气性皮下蜂窝织炎应及早做广泛的切开，彻底清除坏死组织，并用3%过氧化氢溶液或甲硝唑溶液冲洗或湿敷伤口。

2. 全身治疗　加强全身支持，使用足量有效的抗生素控制感染。开始一般先用新青霉素或头孢类抗生素，疑有厌氧菌感染时加用甲硝唑，后根据临床治疗效果及细菌培养、药物敏感试验进行调整。

四、丹毒

丹毒是皮内网状淋巴管的急性非化脓性炎症。其好发于下肢和面部，尤其小腿多见。丹毒蔓延极快，但很少发生组织坏死或化脓。

【病因】致病菌常从病人先有的皮肤、黏膜的破损处或糜烂处入侵而致病，如足趾皮肤损伤、足癣、口腔溃疡、鼻窦炎等。致病菌主要为乙型溶血性链球菌。

【临床表现】

1. 局部表现　初起时局部表现为片状红疹，色鲜红、压之退色、境界清楚，高于正常皮肤，局部有灼热及疼痛。红肿向四周蔓延，中央部位红色消退而呈棕黄色，常有轻度脱屑，有时可发生血性水泡。附近的淋巴结常有肿大和疼痛。发生在下肢的丹毒，应高度警惕足癣或血丝虫感染所致，若久治不愈或反复发作，则可导致淋巴管阻塞，从而引起下肢水肿，甚至象皮肿。

2. 全身表现　丹毒起病急，病人常有寒战、高热、头痛、周身不适，甚至谵妄等全身症状。

【辅助检查】血常规检查可见白细胞总数或中性粒细胞增多，血沉加快。

【诊断】根据小腿、面部等处出现鲜红、触痛、灼热和边界清楚的硬性红斑，皮损表面有水泡、大疱、脓疱和坏疽等表现即可做出诊断。

【治疗】

1. 局部治疗　卧床休息，抬高患肢，局部可用 50% 硫酸镁溶液湿热敷，并酌情外敷中草药膏。

2. 全身治疗　应用足量有效的抗生素治疗，如静脉滴注青霉素、头孢类敏感的抗生素等。症状消失后，仍需继续应用抗生素 1 周，以免复发。如患有足癣或其他相关病症，应予以积极治疗。

五、急性淋巴管炎和淋巴结炎

急性淋巴管炎和淋巴结炎是指致病菌侵入淋巴流所致的淋巴管及淋巴结的急性炎症。好发于四肢，以下肢居多。

【病因】致病菌从破损的皮肤及黏膜入侵，或从原发感染病灶（如疖或手足癣等）蔓延到邻近的淋巴管内引起淋巴管炎；如炎症继续扩散，以及原发感染病灶中的细菌沿淋巴管侵入淋巴结，则可引起急性淋巴结炎。致病菌主要为乙型溶血性链球菌和金黄色葡萄球菌。

【临床表现】急性淋巴管炎分为网状淋巴管炎和管状淋巴管炎，网状淋巴管炎即为丹毒。淋巴结炎常发生在浅群淋巴结。

1. 急性淋巴管炎　管内淋巴回流受阻，同时淋巴管周围组织有炎症变化。皮下浅层急性淋巴管炎在表皮下可见红色线条，中医称"红丝疔"。病变部位有触痛，扩展时红线向近心端延伸。皮下深层的淋巴管炎不出现红线，但有条形触痛区。

2. 急性淋巴结炎　轻者仅有局部淋巴结肿大、触痛，与周围组织分界清楚，多能自愈。重者可有多个淋巴结肿大，可融合形成肿块，疼痛加重，表面皮肤发红发热，并伴有全身症状。淋巴结炎可发展为脓肿，脓肿形成时有波动感，少数可破溃出脓。

【辅助检查】

1. 实验室检查　血常规检查可出现白细胞计数升高、嗜中性粒细胞的比例增多。细菌培养及药敏试验可为临床选择抗生素提供依据，必要时可重复培养。

2. 影像学检查　超声波检查能提供病变的部位、深度及大小等信息，必要时可在超声引导下穿刺抽脓、活检。

【诊断】急性淋巴管炎和淋巴结炎的诊断一般不难，如浅层淋巴管炎常在感染灶近侧皮肤出现一条或数条"红线"，状如条索，硬而压痛；急性淋巴结炎则是局部淋巴结肿大和压痛。

【治疗】

1. 急性淋巴管炎　积极治疗原发病变；患肢抬高制动休息；发现皮肤有红线时，用呋喃西林等液湿敷；如红线向近心侧发展快，可于皮肤消毒后用粗针头，沿红线分点垂直刺入皮下，再用抗菌药液湿敷。

2. 急性淋巴结炎 积极治疗原发病灶，如疖、痈、急性蜂窝织炎等，一旦脓肿形成，及时切开引流。全身感染症状明显者，应用足量有效的抗菌药物控制感染。

六、脓肿

脓肿是在急性感染过程中，在组织或器官内发生的组织坏死、液化、脓液积聚，其周围有完整的纤维腔壁。

【病因】脓肿常继发于急性蜂窝织炎、急性淋巴结炎、疖等化脓性感染；也可发生在损伤后形成的血肿或异物存留处，以及手术切口处；或由远处的原发感染病灶经血流或淋巴途径转移形成。致病菌多为金黄色葡萄球菌和溶血性链球菌，也可为厌氧类杆菌及多种肠道细菌所致的混合感染。

【临床表现】

1. 浅表脓肿 全身反应较轻，局部有红、肿、热、痛等表现，与正常组织分界清楚，局部隆起，压之剧痛，有波动感。

2. 深部脓肿 局部压痛和波动感不明显，但常在疼痛区的某一部位出现凹陷性水肿；患处常有功能障碍，穿刺可抽出脓液；全身症状也较明显。

【辅助检查】超声检查、X 线检查或 CT 检查等有助于深部脓肿，尤其是内脏脓肿的定位及诊断；脓液或血液细菌培养和药物敏感试验可指导临床用药。

【诊断】根据临床表现，初步诊断不难。表浅脓肿局部穿刺抽得脓液即可确诊；深部脓肿需结合影像学资料，如超声检查、X 线检查或 CT 检查等诊断。

【治疗】

1. 局部治疗 一旦脓肿形成，应及时施行切开引流术，并选用甲硝唑或抗生素溶液冲洗脓腔，确保引流畅通；也可酌情采用穿刺置管冲洗和引流术的方法。同时给予全身支持和抗感染治疗。切开引流时应保证切口要大，引流充分，脓腔纤维隔应全部破坏，切口尽量与皮纹平行等。

2. 全身治疗 根据疾病性质，选择足量有效的抗生素治疗。

第三节 手部急性化脓性感染

手部急性化脓性感染比较常见，易被忽视的微小损伤如擦伤、刺伤和切伤等有时也可引起手的严重感染，甚至造成不同程度的病残，以致影响手部功能。

一、甲沟炎和脓性指头炎

甲沟炎是甲沟及其周围组织的感染。脓性指头炎是手指末节掌面的皮下组织化脓性感染。

【病因】微小刺伤、挫伤等均可引起甲沟炎和脓性指头炎。致病菌多为金黄色葡萄球菌。

【临床表现】

1. 甲沟炎　初起时，指甲一侧的皮下组织发生红、肿、热、痛，有的炎症可自行消退，有的却迅速化脓。脓液自甲沟一侧蔓延到甲根部的皮下及对侧甲沟，形成半环形脓肿。甲沟炎多无全身症状，感染严重时可以有发热等全身症状。

2. 脓性指头炎　初起阶段，指尖有针刺样疼痛，继而出现愈来愈剧烈的搏动性跳痛，患肢下垂时加重，剧痛常使病人烦躁不安，彻夜不眠。病情严重者可伴有发热、全身不适等全身症状。若出现指骨缺血性坏死，疼痛反而减轻。

【辅助检查】血常规检查可有白细胞计数明显增多，中性粒细胞增高。

【诊断】

1. 甲沟炎　有甲沟、甲根部处等外伤史，有指甲旁皮下组织发生红、肿、热、痛或甲根部的皮下及对侧甲沟脓肿表现，即可诊断。

2. 脓性指头炎　有指头外伤史，有指尖的剧痛，呈搏动性跳痛，患肢下垂时加重，疼痛程度较甲沟炎为重。

【治疗】

1. 局部治疗

（1）**甲沟炎**　炎症早期，均可用热敷、理疗、外敷鱼石脂软膏或三黄散等。已有脓液者，做脓肿切开引流。可在甲旁沟处做纵形切开引流；已累及指甲基部皮下组织时，可在甲根部对应两侧甲沟各做纵形切口，置一小片凡士林纱布条或乳胶片引流（图4-2）。如甲床下已积脓，就将指甲拔去，或将脓腔上的指甲剪去。拔甲时，应注意避免损伤甲床，以免日后新生指甲发生畸形。

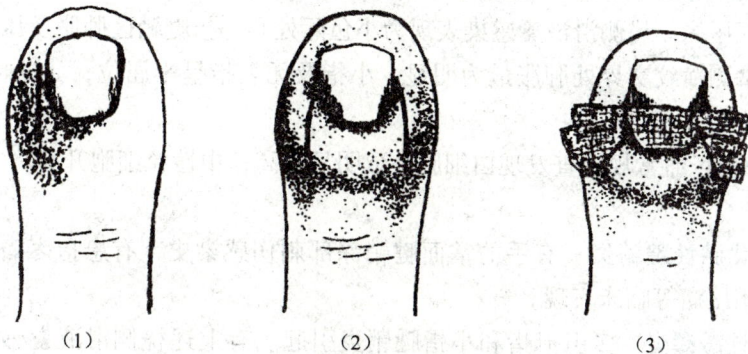

（1）　　　　　　　（2）　　　　　　　（3）

图4-2　甲沟炎的手术切口示意图
（1）（2）沿甲沟做纵形切口；（3）凡士林纱条引流

（2）**脓性指头炎**　早期可用热盐水浸泡多次，每次约20分钟；亦可用药外敷；悬吊前臂平置患手，以减轻疼痛。经上述处理后，炎症常可消退。如一旦出现跳痛，指头的张力显著增高时，即应切开减压、引流（图4-3）。

2. 全身治疗　可口服头孢拉定等抗菌药物，若感染严重出现全身症状时则可选择静脉用药。

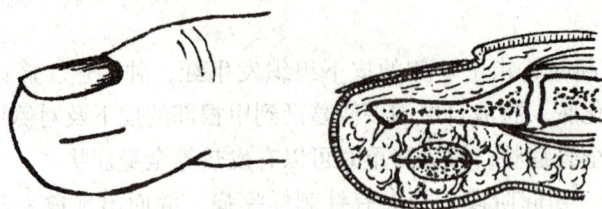

图 4 - 3　脓性指头炎手术切口示意图

二、急性化脓性腱鞘炎和化脓性滑囊炎

急性化脓性腱鞘炎指发生于腱鞘内的化脓性感染，多发生于手掌侧屈肌腱鞘内；发生于滑液囊的化脓性感染称为化脓性滑囊炎，多由拇指和小指腱鞘炎引起。

【病因】手的掌面腱鞘炎多因深部刺伤感染后引起，亦可由附近组织感染蔓延，手背伸指肌腱鞘的感染少见；化脓性滑囊炎多由于拇指和小指的腱鞘炎蔓延至桡侧和尺侧滑液囊所致。致病菌多为金黄色葡萄球菌。

【临床表现】病情发展迅速，24 小时后，局部疼痛及炎症反应即较明显。

1. 急性化脓性腱鞘炎　①患指除末节外，余部明显的均匀性肿胀，皮肤极度紧张、苍白。②患指所有关节轻度弯曲，使腱鞘处于松弛位置，以减轻疼痛。③任何微小被动的伸屈指运动，均能引起剧烈疼痛。④炎症可蔓延至手掌深部间隙或经滑液囊扩散至腕部和前臂。⑤检查时，沿整个腱鞘均有压痛；化脓性炎症局限在坚韧的鞘套内，故无波动感出现。

2. 化脓性滑囊炎　桡侧滑液囊感染表现为拇指肿胀、微屈、不能外展和伸直，拇指及大鱼际区压痛。尺侧滑液囊感染表现为小鱼际处和小指腱鞘区肿胀及压痛，尤以小鱼际隆起与掌侧横纹交界处肿胀最为明显。小指及无名指呈半屈位，如试行将其伸直，则引起剧烈疼痛。

【辅助检查】血常规检查发现白细胞计数明显增高，中性粒细胞升高。

【诊断】

1. 急性化脓性腱鞘炎　有手的掌面腱鞘深部刺伤感染史，有患指疼痛、肿胀、屈伸受限、腱鞘压痛等临床表现。

2. 化脓性滑囊炎　多由拇指和小指腱鞘炎引起。有上述桡侧滑液囊感染和尺侧滑液囊感染的临床表现。

【治疗】

1. 局部治疗　早期治疗与脓性指头炎相同。如经积极治疗仍无好转，应早期切开减压，以防止肌腱受压而坏死。

（1）**急性化脓性腱鞘炎**　切口应选择在手指侧面，与手指长轴平行，不能在掌面正中做切口，否则易使肌腱脱出，发生粘连和皮肤瘢痕挛缩，影响患指伸屈。手术时要小心认清腱鞘，不能伤及血管和神经。

（2）**桡侧滑液囊和尺侧滑液囊感染**　切口分别在大鱼际及小鱼际处（图 4 - 4）。切口近端至少距腕横纹 1.5cm，以免切断正中神经的分支。另一种方法是在腱鞘和滑囊上做两个小切口，排出脓液，然后分别插入细塑料管进行冲洗。术后可经细塑料管持续滴注抗生素溶液，另一根作为排出液体的通道，效果较好。

2. 全身治疗 可以根据病情选择口服或静脉滴注抗生素。

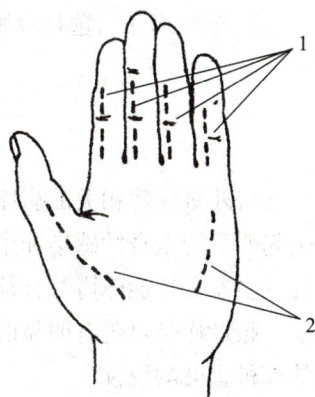

图 4-4 掌侧指腱鞘炎、
掌滑囊炎切口示意图
（1）掌侧腱鞘炎切开线；
（2）掌滑囊炎切开线

三、掌深间隙急性细菌性感染

发生于手掌深部间隙的急性感染称为掌深间隙感染。掌深间隙感染分为掌中间隙感染和鱼际间隙感染两种。

【病因】 掌深间隙感染可以由腱鞘炎蔓延引起，也可因直接损伤所致。食指腱鞘炎蔓延至鱼际间隙形成鱼际间隙感染；中指和环指的腱鞘炎蔓延至掌中间隙形成掌中间隙感染。致病菌多为金黄色葡萄球菌。

【临床表现】

1. 掌中间隙感染 手掌心正常凹陷消失、隆起，皮肤紧张、发白，压痛明显。中指、环指和小指处于半屈位，被动伸屈指可引起剧痛。手背和指蹼的肿胀较掌心更明显。

2. 鱼际间隙感染 大鱼际和拇指指蹼处肿胀明显，并有压痛，但掌心凹陷仍在；拇指外展略屈，食指半屈，活动受限，特别是拇指不能对掌。

【辅助检查】 血常规检查可发现白细胞计数增加，中性粒细胞增多。

【诊断】

1. 掌中间隙感染 有中指和环指的腱鞘炎病史；手掌心正常凹陷消失、隆起、压痛明显，中指、环指和小指活动。手背和指蹼的肿胀较掌受限。

2. 鱼际间隙感染 大鱼际和拇指指蹼处肿胀明显，并有压痛，但掌心凹陷仍在；拇指外展略屈，不能对掌。

【治疗】

1. 局部治疗 初期局部处理可用短波或红外理疗等方法。

（1）**掌中间隙感染** 如短期内无好转，应及早切开引流。纵形切开中指与环指间的指蹼，切口不应超过远侧掌横纹，以免损伤动脉的掌浅弓。用止血钳撑开皮下组织，即可达掌中间隙。切开后置入胶片引流。

（2）**鱼际间隙感染** 引流的切口可直接做在大鱼际最肿胀和波动最明显处。亦可于拇指、食指间指蹼（"虎口"）处做切口，或在第二掌骨桡侧做纵形切口（图 4-5）。

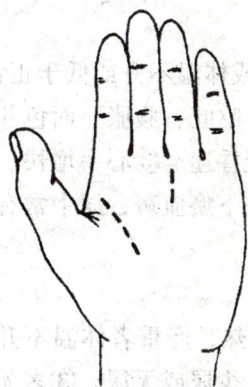

图 4-5 掌深间隙感染的切开线

2. 全身治疗　选择口服或静脉滴注大剂量抗生素。

第四节　全身性外科感染

与外科疾病相关的病原菌侵入人体血液循环，并在其内生长繁殖和产生大量毒素，引起严重的全身性感染和中毒症状者，称全身性外科感染，严重者可发生感染性休克，甚至多器官功能障碍综合征（MODS）。当前临床常用的名词是脓毒症和菌血症。

脓毒症是对既有明显的全身性炎症反应的表现，又有体温、循环、呼吸等明显改变的外科感染的统称。

菌血症为脓毒症中的一种病理类型。目前系指临床有明显感染症状的菌血症，即血培养检出病原菌者。

【病因】全身性外科感染是否发生，主要取决于3大因素，即致病菌数量的多少、毒力强弱，以及机体防御能力的高低。

1. 常见致病菌

（1）革兰染色阴性杆菌　现代外科中革兰阴性杆菌感染已超过革兰阳性球菌，常见的有大肠埃希菌、铜绿假单胞菌、变形杆菌、克雷伯菌、肠杆菌等。引起脓毒症一般比较重，可出现三低现象（低温、低白细胞和低血压），发生感染性休克者较多。

（2）革兰染色阳性球菌　①金黄葡萄球菌，感染常年不减，易在体内形成转移性脓肿；②表皮葡萄球菌，易黏附在医用塑料制品如静脉导管、气管导管等；③肠球菌，是肠道常驻菌群，耐药性较强，不易找到原发灶。

（3）无芽胞厌氧菌　常见的有拟杆菌、梭状杆菌、厌氧葡萄球菌和厌氧链球菌，在普通培养基上常无法检出，易被忽略。

（4）真菌　常见的有白念珠菌、曲霉菌、毛霉菌、新型隐球菌等，属于条件性感染，如长期联合应用广谱抗生素，则可发生全身性真菌感染。

2. 感染途径　继发于大面积烧伤的创面感染、开放性骨折合并感染、急性弥漫性腹膜炎、急性胆道感染和尿路感染等。除此以外，静脉导管感染、肠源性感染也是全身性外科感染的潜在途径，临床应予以重视。

【临床表现】

1. 脓毒症表现　①骤起寒战，继而高热可达40℃~41℃，或体温不升或低于正常，起病急骤，病情危重，发展迅速。②全身症状，如头痛、恶心、呕吐、腹胀、面色苍白或潮红、大量出汗，表情淡漠、反应迟钝或烦躁不安、谵妄甚至昏迷。③心率增快、脉搏细数，呼吸急促或困难。④肝脾可肿大，严重者出现黄疸或皮下瘀血斑，尿中常有蛋白和管型。

2. 常见各型特点

（1）革兰阴性杆菌脓毒症　①突发性寒战，发热可呈间歇热，严重者体温不升或低于正常。②休克发生早，持续时间长，病人四肢厥冷、发绀、少尿或无尿。③多无转移性脓肿。

（2）革兰阳性球菌脓毒症　①一般无寒战，发热呈弛张热或稽留热。②病人面色潮红，四肢温暖、干燥，谵妄和昏迷。③常有皮疹、呕吐、腹泻，可出现转移性脓肿，易并发心肌炎。④病程较长，发生休克时间较晚，且少见。

（3）真菌性脓毒症　临床表现除类似革兰阴性杆菌脓毒症外，还具有以下特点：①突然发生寒战高热。②全身情况迅速恶化，出现表情淡漠、嗜睡、血压下降和休克。③部分病人有消化道出血。

【辅助检查】血常规检查白细胞计数明显增高，可达（20～30）×10^9/L以上，或降低、左移、幼稚型增多，发展迅速。寒战发热时抽血进行细菌培养，能轻易发现细菌。

【诊断】全身性外科感染多为继发性。根据病史，原发感染灶的表现和脓液特点，一般不难做出初步判断。但要明确是何种病原菌所致，需做血和脓液细菌培养，阳性者即可确诊。

【治疗】治疗原则：积极处理原发感染病灶，增强机体抵抗力和消除致病菌。

1. 全身治疗

（1）支持疗法　加强营养，给予营养丰富和易于消化的饮食；补液维持体液平衡，必要时可多次输给适量的新鲜血或血液成分制品，纠正贫血和低蛋白血症。

（2）应用抗生素　先可根据原发感染病灶的性质、脓液的特点来估计致病菌的种类，酌情选用两种有效的抗生素足量联合应用。然后再根据细菌培养和药物敏感试验的结果，调整抗生素的种类和剂量。

（3）对症处理　如病人疼痛明显，应镇静止痛；控制高热或体温过低等。

2. 局部治疗　及时正确地处理原发感染病灶，防止病原菌继续入侵血液循环，为治疗全身性外科感染的重要措施。包括及时彻底清创、切开并充分引流脓肿等。

第五节　特异性感染

一、破伤风

破伤风是由破伤风杆菌入侵人体伤口，并在局部伤口内生长繁殖和产生毒素所引起的一种急性特异性感染。

【病因】任何开放性损伤，尤其是局部伤口窄而深、缺血、坏死组织多或异物存留、引流不畅，以及合并其他需氧菌混合感染者，极易发生破伤风。除此以外，烧伤、冻伤、虫蛇咬伤、木刺或锈钉刺伤、脐带消毒不严的新生儿、不洁人工流产、产后感染等均可成为破伤风的病因。致病菌为破伤风杆菌。

【临床表现】

1. 潜伏期　潜伏期是指自病原体侵入人体至最初出现临床症状所需要的时间。潜伏期一般为7～14天，短者可在1～2日发病，长者可达数月或数年。潜伏期越短，症状越重，愈后越差。个别伤者可在数月或数年后因清除病灶或异物而发病。

2. 前驱期　前驱期是指最初出现前驱症状至典型发作的这一阶段，一般经历 1～2 日。在此期病人感乏力，头痛，烦躁不安，咀嚼无力，局部肌肉有牵拉感，继之有咀嚼肌酸胀不适、张口不便等。

3. 典型发作期　是以肌肉强直性收缩和阵发性痉挛为典型症状。

（1）**肌肉强直性收缩**　首先发生于咀嚼肌，之后顺序为面肌、颈项肌、背、腹、四肢肌，最后是膈肌和肋间肌。出现相应的征象为：①病人开始感咀嚼不便，张口困难，随后牙关紧闭；②面部表情肌痉挛，呈现独特的"苦笑"面容；③颈项肌收缩，则出现颈强直，头略后仰；④背腹肌同时收缩，因背肌收缩力强大，致使病人腰部前凸，头和足后屈，形似背弓，称为"角弓反张"；⑤四肢肌肉痉挛时，因屈肌力量强大，形成屈膝、弯肘、半握拳等痉挛姿态；⑥膈肌和肋间肌受累，可呈现呼吸困难。

（2）**阵发性痉挛**　①诱因：如光、声音、触碰身体、饮水时，均可诱发抽搐发作。②发作过程：发作时病人面色发绀、呼吸急促、口吐白沫、头频频后仰、四肢抽搐不止、大汗淋漓，病人神志始终清楚，表情极为痛苦。③持续时间：长短不一，每次发作可持续数秒甚至数分钟。④并发症：呼吸肌痉挛，可造成呼吸骤停；四肢肌痉挛，可使肌腱断裂，甚至骨折；膀胱括约肌痉挛，可引起尿潴留。

4. 恢复期　破伤风病程一般为 3～4 周，自第 3 周开始抽搐发作的次数渐进减少，症状也有所减轻，缓解期历时约 1 周。在恢复期病人还可出现一些精神异常表现，如幻觉、行动错乱等。

【**辅助检查**】辅助检查很难诊断破伤风，当出现并发症时可有针对性地做一些必要检查。

【**诊断及鉴别诊断**】

1. 诊断　病人有开放性受伤史，有伤后肌肉强直性收缩和阵发性痉挛的典型表现，且发作过程中病人神志始终清楚，即可考虑该病。

2. 鉴别诊断

（1）**化脓性脑膜炎**　病人虽有"角弓反张"和颈项强直等症状，但无阵发性痉挛抽搐；病人有剧烈的头痛、高热、喷射性呕吐，有时神志不清；脑脊液检查有压力增高，脑脊液白细胞增多等。

（2）**狂犬病**　有疯狗、猫咬伤史，以咽肌痉挛为主。病人喝水不能咽下，大量流涎。听见水声或看见水，咽肌即发生痉挛，又称"恐水病"。

（3）**颞颌关节炎**　无外伤史，病程较长，局部肿胀、压痛。表现为张口受限，无牙关紧闭、苦笑面容和全身抽搐。

（4）**癔症**　无外伤史，多与情绪变化有关，症状变化多端，不因声、光、风等刺激而抽搐发作，张口不困难。

【**治疗**】原则为消除诱发因素，控制和解除痉挛，确保呼吸道通畅，中和游离毒素，消除毒素来源和预防并发症发生。

1. 控制和解除痉挛

（1）**消除诱因**　病人入院后注意隔离，避免声、光等外界刺激，以防止和减少抽搐和痉挛发作。

（2）控制发作 病情轻者可使用镇静剂或安眠药，如地西泮、苯巴比妥钠等；病情较重者，可选择冬眠Ⅰ合剂（由氯丙嗪、异丙嗪各50mg，哌替啶100mg及5%葡萄糖250mL配成），但低血压时忌用。当上述措施仍不能控制抽搐时，可使用肌松剂，但须在气管切开和控制呼吸的前提下使用。

2. 病原治疗

（1）应用破伤风抗毒素 目的是中和游离毒素。一旦毒素与神经组织结合，破伤风抗毒素则无中和作用，故应尽早使用。一般用量为1万~6万U，分别给予肌肉注射与静脉注射。静脉给药时应加入5%葡萄糖溶液中缓慢滴入。用药前应常规做过敏试验。连续或超剂量用药并无意义，且可发生过敏反应或血清病。人体破伤风免疫球蛋白在早期应用疗效显著，一般用3000~6000U，深部肌肉注射1次即可。

（2）应用抗生素 可抑制破伤风杆菌。首选青霉素，每次80万~160万U，肌肉注射，每4~6小时1次，或大剂量静脉滴注。其次可用甲硝唑每天2.5g，分次口服或静脉滴注，持续7~10天。

3. 伤口处理 及时正确的伤口处理能消除毒素来源。应在控制痉挛和使用破伤风抗毒素之后，对伤口进行彻底清创。

4. 防治并发症 对频繁抽搐，可能发生窒息者，应尽早行气管切开，改善通气；防止发生坠床、骨折、咬伤舌头等。

【预防】伤后早期彻底清创，改善局部血循环，进行免疫注射等是预防破伤风发生的关键。

1. 被动免疫 多用于伤前未接受过自动免疫注射的病人。

（1）破伤风抗毒素（TAT） 在伤后24小时内，皮下注射TAT 1500U，儿童与成人剂量相同。但被动免疫者血清中的抗体仅能维持10日左右，以后抗体浓度迅速下降。因此，对深部伤口或伤口污染严重，潜在厌氧细菌感染的伤口，注射剂量可加倍，必要时可在3~7日后重复注射1次。

（2）破伤风免疫球蛋白（TIG） 肌内注射TIG是目前最佳的被动免疫方法。1次注射后可在血液中维持4~5周，其免疫效能是破伤风抗毒素的10倍以上。

2. 主动免疫 注射破伤风类毒素是预防破伤风发生的可靠方法，属主动免疫。我国已普及"百、白、破"三联疫苗注射，且效果确切。

二、气性坏疽

气性坏疽是由梭状芽胞杆菌所引起的一种严重急性特异性感染。此类感染发展急剧，预后严重。

【病因】大量失血或休克，又存在有伤口大片组织坏死、深层肌肉损毁，尤其是大腿和臀部的严重损伤，异物残留、开放性骨折或伴有主要血管损伤，使用止血带时间过长等情况，容易发生气性坏疽。致病菌为梭状芽胞杆菌。

【临床表现】潜伏期可短至8~10小时，最迟5~6日，通常在伤后1~4日。

1. 局部表现　病人自觉伤肢沉重或疼痛，有"胀裂样"剧痛，一般止痛剂不能缓解。伤口内肌肉呈暗红色或土灰色，失去弹性，刀割时不收缩，不出血，犹如煮熟的肉。伤口周围按压时可有捻发音，常有气泡从伤口逸出，并有稀薄、恶臭的浆液样血性分泌物流出。伤口周围皮肤可呈大理石样斑纹，并出现大小不等的水泡。

2. 全身症状　早期病人表情淡漠，有头晕、头痛、恶心、呕吐、出冷汗、高热、脉搏快速、烦躁不安、呼吸急促，并有进行性贫血。晚期有严重中毒症状，血压下降，最后出现黄疸、谵妄和昏迷、休克等。

【辅助检查】伤口内的分泌物涂片检查有大量革兰染色阳性杆菌；X线检查伤口肌群间有气体，是诊断气性坏疽的重要依据。厌氧细菌培养和病理活检虽可肯定诊断，但需一定时间，故不能等待其结果，以免延误治疗。

【诊断及鉴别诊断】

1. 诊断　有组织损伤后伤口污染及缺氧病史；病人有伤肢"胀裂样"剧痛，伤口内肌肉无收缩，伤口周围按压时可有捻发音，伤口有气泡逸出等临床表现；伤口内的分泌物涂片可发现梭状芽胞杆菌。

2. 鉴别诊断

（1）芽胞菌性蜂窝织炎　感染局限于皮下蜂窝组织内，沿筋膜间隙迅速扩散，不侵犯肌肉。起病较慢，潜伏期为3~5天。虽然也以伤口疼痛开始，伤口周围也有捻发音，但局部疼痛和全身症状较轻，皮肤很少变色，水肿也很轻。

（2）厌氧性链球菌感染　本病发展较缓慢，往往在伤后3天才出现症状。毒血症、疼痛、局部肿胀和皮肤改变均较轻。有气肿和捻发音出现，但气肿仅局限于皮下组织和筋膜。伤口周围仅有一般的炎性表现。渗出液呈浆液脓性，涂片检查有链球菌。

（3）大肠埃希菌性蜂窝织炎　可出现组织间气肿，且有高热和谵妄等症状。但局部肿胀发展较慢，脓液具有大肠埃希菌感染的脓液特征，即脓液稀薄，呈浆液性。脓液涂片检查可发现革兰染色阴性杆菌。

【治疗】

1. 迅速清创　在抢救严重休克或其他严重并发症的同时，须迅速清创，术后保持伤口开放，用氧化剂冲洗、湿敷，经常更换敷料。

2. 应用抗生素　因气性坏疽杆菌对青霉素较为敏感，应为首选药物，但剂量需大，每天用量应超过1000万U以上。对青霉素过敏者，可改用大环内酯类（如琥乙红霉素、麦迪霉素等）和硝唑类（如甲硝唑、替硝唑）。

3. 高压氧治疗　可提高组织的含氧量，造成不适合厌氧菌生长的环境，提高治愈率，减少致残率。

4. 全身支持疗法　包括少量多次输血，及时纠正水与电解质代谢失调，给予高蛋白、高热量饮食，止痛、镇静、退热等。

第六节　抗菌药物在外科的应用

外科感染与内科感染相同，在预防、治疗过程中，抗菌药的使用非常重要。但外科感染又与内科感染不同，常需要外科干预，一味依赖抗菌药，不但感染无法控制，还将招致耐药菌群的产生、微生物生态失衡及其他的毒副作用，因此抗菌药不能取代外科处理，必须在全面了解病情、致病菌与抗菌药的药物性能三者的基本情况与相互关系的基础上，安全有效地应用。按用药目的，抗菌药的应用可分为治疗性应用和预防性应用。

【适应证】

1. 治疗性用药　不是所有的外科感染都需应用抗菌药物，对于一些表浅、局限的感染，如毛囊炎、疖、伤口表面感染等，一般不需应用抗菌药物，而下述临床疾病则必须选用有效抗菌药。

（1）严重的化脓性感染　如急性蜂窝织炎、丹毒、急性手部感染、急性骨髓炎、急性腹膜炎、急性胆道感染等。

（2）各种特异性感染　如破伤风、气性坏疽等。

2. 预防性用药　主要指围手术期预防用药。

（1）清洁手术　如手术范围大、时间长（超过 3 小时）、污染机会增加；严重创伤，尤其是严重污染的损伤，如大面积烧伤、战伤、腹腔内空腔脏器破裂等；重要脏器手术，如心脏手术、颅脑手术；人造物留置手术，如人造血管搭桥术、关节置换术等；营养不良、全身情况差或接受激素、抗癌药物等治疗的病人需行手术治疗时。

（2）清洁 - 污染手术　指上下呼吸道、上下消化道、泌尿生殖道手术，或经以上器官的手术，因手术部位存在大量寄生菌群，手术时可造成污染，因此可进行预防用药。

（3）污染手术　指由于胃肠道、尿路、胆道体液大量溢出或开放性创伤未经扩创等已造成手术野严重污染，需预防用药。

【用药原则及方案】

1. 用药原则

（1）根据细菌培养及药物敏感试验用药　应用抗菌药物理想的方法是及时收集有关的体液、分泌物，进行微生物检查和药物敏感试验，并据药物敏感试验选择或调整抗菌药品种。

（2）经验用药　对一些危重病人，在药物敏感试验结果没有报告之前，为保证治疗时机，考虑实施经验性用药。①一般的软组织感染以链球菌、葡萄球菌等革兰阳性球菌居多，可选用青霉素、苯唑西林钠、第一代头孢菌素等抗菌药。②腹腔、会阴、大腿根部感染时，常见肠道菌群，包括厌氧菌，可选用青霉素类（哌拉西林钠）或第三代头孢菌素（头孢曲松钠），必要时加甲硝唑或替硝唑等。

（3）联合用药　外科感染常为混合感染，一般情况下，可单用者不联合；可用窄谱者不用广谱。但危重情况下可联合用药。用药时应注意：①多采用两种药联合应用；②选用有协同或累加作用的药物组合，避免药物相互作用引起的不良反应；③联合用药时可将各药剂量适当减少，以减少药物不良反应；④对于肝肾功能不良、孕妇等，要特别注意药物毒性和不良反应。

知识链接

抗菌药物联用指征

抗菌药物联用指征是：①病菌未明的严重感染；②单一抗菌药物难以控制的感染；③机体深部感染或抗菌药物不易渗透部位的感染；④慢性迁徙性感染，病程较长，病灶难以清除，长期药物治疗细菌可能产生耐药性者。

（4）**特殊人群用药** 不同疾病、不同年龄病人在用药时应遵循个体化原则。如肾功能减退病人应选用低肾毒性或无肾毒性的抗菌药物；老年病人因肾功能生理性减退，用药时可用正常治疗量的 2/3 ~ 1/2；小儿用药时尽量避免耳、肾毒性的抗菌药物；妊娠期和哺乳期病人尽量避免对胎儿有致畸或明显毒性作用的抗菌药物等。

2. 用药方案

（1）**给药剂量** 重症感染和抗菌药不易达到的部位，药物剂量应偏大（治疗剂量范围高限）；抗菌药容易达到的部位，则可用较小剂量（治疗剂量范围低限）。

（2）**给药途径** 有口服、肌肉注射、静脉给药和局部用药。较轻且局限的感染，仅用口服或肌肉注射即可；严重感染应从静脉途径给药；抗菌药物尽量避免局部应用，尤其治疗全身性感染或脏器感染时应避免局部应用抗菌药物，若全身给药后在感染部位难以达到治疗浓度时可加用局部给药作为辅助治疗。

（3）**给药次数** 根据药代动力学和药效学的原则确定给药次数。如青霉素、头孢菌素类、红霉素、克林霉素等因消除半衰期短，可 1 日多次给药；喹诺酮类、氨基糖苷类等可每日给药 1 次（重症感染者除外）。

（4）**给药疗程** 与具体感染有关，一般认为在体温恢复正常，全身情况好转，局部感染病灶完全控制后，白细胞计数和分类正常后 3 ~ 4 日停药；但严重感染如败血症等不宜过早停药，可延长至 1 ~ 2 周，以免感染复发。

复习思考题

1. 简述痈的临床表现及处理原则。
2. 简述脓毒症的临床表现。
3. 简述急性化脓性腱鞘炎和化脓性滑囊炎的临床表现。
4. 叙述破伤风的诊断及处理。

第五章 创   伤

学习要点

1. 清创术、脑震荡、中间清醒期、反常呼吸、贯通伤、盲管伤的概念。
2. 各型创伤的临床表现。

第一节 概   述

创伤是指机械性致伤因素作用于人体所造成的组织结构完整性的破坏或功能障碍。随着社会进步和科学技术的不断发展，不少疾病已逐步得到有效控制，但创伤却有增无减，而且已成为继心脏疾病、恶性肿瘤和脑血管疾病之后的第 4 位死亡原因。所以，创伤越来越受到社会的广泛关注，医务人员更应给予足够的重视。

【创伤分类】

1. 按致伤因素分类 可分为烧伤、冷冻、挤压伤、刃器伤、火器伤、冲击伤、毒剂伤、核放射伤及多种因素所致的复合伤等。

2. 按受伤部位分类 一般分为颅脑伤、颌面部伤、颈部伤、胸（背）部伤、腹（腰）部伤、骨盆伤、脊柱脊髓伤、四肢伤和多发伤等。

3. 按伤后皮肤完整性分类

（1）闭合伤 皮肤保持完整无开放性伤口者，如挫伤、挤压伤、扭伤、震荡伤、关节脱位和半脱位、闭合性骨折和闭合性内脏伤等。

（2）开放伤 有皮肤破损者，如擦伤、撕裂伤、切割伤、砍伤和刺伤等。

4. 按伤情轻重分类 一般分为轻、中、重伤。

（1）轻伤 主要是局部软组织伤，暂时失去作业能力，但仍可坚持工作，无生命危险，或只需小手术者。

（2）中等伤 主要是广泛软组织伤、上下肢开放骨折、肢体挤压伤、机械性呼吸道阻塞、创伤性截肢及一般的腹腔脏器伤等，丧失作业能力和生活能力，需手术，但一般无生命危险。

（3）重伤 指危及生命或治愈后有严重残疾者。

【临床表现】

1. 局部表现

（1）疼痛　疼痛与受伤部位、创伤轻重、炎症反应强弱等因素相关。一般在伤后2~3日疼痛可缓解，疼痛持续或加重表示可能并发感染。

（2）肿胀　局部出血和（或）炎性渗出所致，多在2~3周后逐渐消退。受伤部位较浅者，肿胀处可伴有触痛、发红、青紫或波动感（血肿表现）。肢体节段的严重肿胀，可影响动脉血流而致远端苍白、皮温降低等。

（3）伤口或创面　开放性创伤所共有，伤口形状、大小和深度不一，伤口有出血或血块。

（4）功能障碍　组织结构破坏可直接造成功能障碍，例如骨折或脱位的肢体运动受限，创伤性气胸发生呼吸困难，咽喉部创伤后水肿可造成窒息等。

2. 全身表现

（1）体温增高　一般在38℃左右，为伤后组织出血及其他组织成分的分解产物吸收所引起。体温过高，除了可由脑损伤引起（中枢性高热）外，一般为并发感染所致，应予重视。

（2）生命体征的变化　一般的创伤病人，呼吸、血压多无明显改变。但对于创伤严重者，可出现体温、脉搏、呼吸、血压等生命体征改变。

（3）其他变化　如口渴、尿少、疲惫、焦虑、失眠、食欲不振、肌肉无力等，妇女可发生月经失调。

3. 并发症

（1）感染　开放性创伤一般都有污染，如污染严重，处理不及时或处理不当，伤口很容易发生感染。伤口有疼痛、红肿、触痛、脓性分泌物等特点。

（2）休克　早期因创伤而受强烈刺激，精神紧张，剧烈疼痛，可发生创伤性休克；伤后因失血、失液过多则可发生低血容量性休克，休克愈重愈久，预后愈差。

（3）应激性溃疡　发病率较高，多见于胃、十二指肠，小肠和食管也可发生。溃疡可为多发性，有的面积较大，可深至浆膜层，导致大出血和穿孔。

（4）器官功能衰竭　重度创伤并发感染或（和）休克后可继发多系统器官功能衰竭（MSOF），如成人呼吸窘迫综合征（ARDS）、急性肾功能衰竭（ARF）、应激性溃疡等。

【辅助检查】

1. 实验室检查

首先是常规检查。血常规和血细胞比容可判断失血情况；尿常规可提示泌尿系统损伤。对疑有肾损伤者，可进行肾功能检查；疑有胰腺损伤时，应作血或尿淀粉酶测定等。

2. 穿刺和导管检查

诊断性穿刺是一种简单、安全的辅助方法，可在急诊室内进行。阳性时能迅速确诊，但阴性时不能完全排除组织或器官损伤的可能性，还应注意区分假阳性和假阴性，如腹腔穿刺穿入腹膜后血肿，则为假阳性，可改变穿刺点，或多次穿刺。一般胸腔穿刺可明确血胸或气胸；腹腔穿刺或灌洗，可证实腹腔内脏破裂、出血。放置导尿管或灌洗可诊断尿道或膀胱的损伤，留置导尿管可观察每小时尿量，以作补充液体、观察休克变化的参考；监测中心静脉压可辅助判断血容量和心功能；心包穿刺可证实心包积液和积血。

3. 影像学检查 X 线平片检查对骨折伤员可明确骨折类型和损伤情况，以便制定治疗措施；怀疑胸部和腹腔脏器损伤者，可明确是否有气胸、血气胸、肺病变或腹腔积气等；还可确定伤处某些异物的大小、形状和位置等。对重症伤员可进行床旁 X 线平片检查。CT 可以诊断颅脑损伤和某些腹部实质器官及腹膜后的损伤。超声检查可发现胸、腹腔的积血和肝、脾的包膜内破裂等。

【诊断】诊断创伤需要详细地了解受伤史，仔细地全身检查，并借助辅助诊断措施等才能得出全面、正确的诊断。各部位组织器官的各种不同损伤，将在后面的章节中分别阐述，本节仅介绍创伤诊断的基本方法。

1. 询问病史 详细的受伤史对了解损伤机制和估计伤情发展有重要价值。若伤员因昏迷等原因不能自述，应在救治的同时向现场目击者、护送人员及家属了解，并详细记录。主要应了解受伤的经过、症状及既往疾病情况等。

(1) 受伤情况 首先了解致伤原因，可明确创伤类型、性质和程度。如刺伤，虽伤口较小，但可伤及深部血管、神经或内脏器官。应了解受伤的时间和地点。对暴力作用致伤，还应了解暴力的大小、着力部位、作用方式（直接或间接）及作用持续时间等。受伤时的体位对诊断也有帮助，如坠落时的首先着地部位。枪弹伤时，受伤时的体位对判断伤道走行具有重要的参考意义。

(2) 伤后表现及其演变过程 不同部位创伤，伤后表现不尽相同。如神经系统损伤，应了解是否有意识丧失、持续时间及肢体瘫痪等；胸部损伤，是否有呼吸困难、咳嗽及咯血等。疼痛部位有指示受伤部位或继发损伤的诊断意义。对开放性损伤失血较多者，应询问大致的失血量、失血速度及口渴情况。此外，还应了解伤后的处理情况，包括现场急救、所用药物及采取的措施等，如使用止血带者，应计算使用时间。

(3) 伤前情况 注意伤员是否饮酒，这对判断意识情况有重要意义。了解有无其他相关疾病，如高血压史者，应根据原有血压水平评估伤后的血压变化。若病人原有糖尿病、肝硬化、慢性尿毒症、血液病等，或长期使用皮质激素类、细胞毒性类药物等，伤后就较易并发感染或延迟愈合，应作为诊治时的参考。对药物过敏史也应了解。

2. 体格检查 首先应从整体上观察伤员状态，判断伤员的一般情况，区分伤情轻重。对生命体征平稳者，可做进一步仔细检查；伤情较重者，可先着手急救，在抢救中逐步检查。

(1) 一般检查 注意呼吸、脉搏、血压、体温等生命体征，以及意识状态、面容、体位姿势等的检查。如发现下列任何一项或多项表现，必须进一步深入检查：体温过低、意识失常、呼吸急促或困难，脉搏细弱、脉率过快或失律、收缩压或脉压过低，面色苍白或口唇、肢端发绀等。

(2) 局部检查 根据受伤史或某处突出的体征，详细检查。如头部伤需检查头皮、颅骨、瞳孔、耳道、鼻腔、神经反射、肢体运动和肌张力等。对于开放性损伤，必须仔细观察伤口或创面，注意伤口形状、大小、边缘、深度及污染情况、出血的性状、外露组织、异物存留及伤道位置等。但对伤情较重者，伤口的详细检查应在手术室进行，以保障伤员安全。对投射物（如枪弹、弹片）所致的损伤，应注意寻找入口和出口，有时伤道复杂，入口和出口不在一条线上，甚至偏离入口甚远，或无出口时，应注意内脏多处损伤的可能。

3. 辅助检查　包括实验室检查、穿刺和导管检查及影像学检查等，根据伤员的具体情况及条件选择应用。

【治疗】创伤病情一般都比较危重，处理是否及时和正确直接关系到伤员的生命安全和功能恢复。因此，必须熟记创伤救治的基本步骤：①把握呼吸、血压、心率、意识和瞳孔等生命体征，视察伤部，迅速评估伤情；②对生命体征的重要改变迅速做出反应，如心肺复苏、抗休克及外出血的紧急止血等；③重点询问受伤史，分析受伤情况，仔细体格检查；④实施各种诊断性穿刺或安排必要的辅助检查；⑤进行确定性治疗，如各种手术等。

1. 院前救治　在整个急救过程中强调应争分夺秒，最重要的是评估和处理危及生命的紧迫问题。其原则是：①先挽救生命；②防止再损伤；③及早转送。必须优先抢救的急症主要包括心跳、呼吸骤停，窒息，大出血，张力性气胸和休克等。有些必须在受伤现场进行急救。及时、正确的"住院前创伤救治"和急诊室（车）抢救，能挽救不少危重伤者的生命。常用的急救技术主要有复苏、通气、止血、后送等。

（1）复苏　心跳、呼吸骤停时，从现场开始行体外心脏按压及口对口人工呼吸；接着在急诊室（车）用呼吸面罩及手法加压给氧或气管插管接呼吸机支持呼吸；在心电监测下电除颤，开胸心脏按压；药物除颤，并兼顾脑复苏。

（2）通气　呼吸道发生阻塞可在很短时间内使伤员窒息死亡，故抢救时必须争分夺秒地解除各种阻塞原因，维持呼吸道的通畅。

（3）止血　大出血可使伤员迅速陷入休克，甚至致死，所以必须及时止血。注意出血的性质有助于出血的处理。动脉出血呈鲜红色，速度快，呈间歇性喷射状；静脉出血多为暗红色，持续涌出；毛细血管损伤多为渗血，呈鲜红色，自伤口缓慢流出。常用的止血方法有指压法、加压包扎法、填塞法和止血带法等。

（4）搬运伤员　伤员经过初步处理后，需从现场送到医院进一步检查和治疗。正确的搬运可减少伤员痛苦，并获得及时治疗。平时多采用担架或徒手搬运。

2. 院内救治　经现场急救被送到一定的救治机构后，即应对其伤情进行判断、分类，然后采取针对性的措施进行救治。

（1）体位和局部制动　较重伤员应卧床休息。有骨折、血管损伤、神经损伤、肌腱损伤等，更应重视制动。制动可选用绷带、夹板、石膏、支架等。

（2）呼吸支持　维持呼吸道通畅，必要时行气管插管或气管切开。张力性气胸穿刺排气或闭式引流，开放性气胸封闭伤口后行闭式引流。如有多根肋骨骨折引起反常呼吸时，先用加垫包扎或肋骨牵引限制部分胸廓浮动，再行肋骨固定。发生外伤性膈疝时，可先插入气管导管行人工呼吸，再行手术整复。另外，应保持足够有效的氧供。

（3）**循环支持** 主要是积极抗休克。对循环不稳定或休克伤员应建立一条以上静脉输液通道，必要时可考虑做锁骨下静脉或颈内静脉穿刺，或周围静脉切开插管。应尽快恢复有效循环血容量，维持循环的稳定。

（4）**镇静止痛和心理治疗** 剧烈疼痛可诱发或加重休克，故在不影响病情观察的情况下选用药物镇静止痛。无昏迷和瘫痪的伤员可皮下或肌注杜冷丁 75～100mg 或盐酸吗啡 5～10mg 止痛。由于伤员可有恐惧、焦虑等，甚至个别可发生伤后精神病，故心理治疗很重要，使伤员配合治疗，利于康复。

（5）**防治感染** 遵循无菌术操作原则，使用抗菌药物。开放性创伤需加用破伤风抗毒素。抗菌药在伤后 2～6 小时内使用可起预防作用，延迟用药起治疗作用，并需延长持续用药时间。对抗感染能力低下的伤员，用药时间也需延长，且常需调整药物品种。

（6）**密切观察** 严密注视伤情变化，特别是对严重创伤怀疑有潜在性损伤的病人，必要时进行生命体征的监测和进一步的检查。发现病情变化，应及时处理。

（7）**支持治疗** 主要是维持水、电解质和酸碱平衡，保护重要脏器功能，并给予营养支持。

3. 清创术 对新鲜伤口进行处理的一种技术称为清创术。清创时间越早越好，伤后 6～8 小时内清创一般都可达到一期愈合。随着抗生素的发展和应用，清创术的缝合时限可适当延长至伤后 12～24 小时。面、颈部血运丰富，神经、血管不宜长期暴露，若污染轻、创面规整时，即使超过 24 小时，清创后仍应考虑缝合。

（1）**清洁伤口** ①先用无菌敷料覆盖伤口，用无菌刷和肥皂液清洗周围皮肤。②去除伤口敷料后，取出明显可见的异物、血块及脱落的组织碎片，用生理盐水反复冲洗。

（2）**消毒铺巾** 伤口周围皮肤常规消毒铺巾。

（3）**清创切除** ①沿原伤口切除创缘皮肤 1～2mm，必要时可扩大伤口，但肢体部位应沿纵轴切开，经关节的切口应做 S 形切开；②由浅至深，切除失活的组织，清除血肿、凝血块和异物。

（4）**清创鉴定** 清创、止血完毕，再次用生理盐水反复冲洗伤腔，污染重者可用 3% 过氧化氢溶液清洗后再以生理盐水冲洗，清创后创壁应渗鲜红血液，几乎与手术切口无异。

（5）**修复组织** 修复前皮肤应重新消毒铺巾，术者更换手套，更换清创用过的手术器械。简单创伤即可逐层缝合、酌情引流，复杂创伤应根据组织特点进行修复，如直视下骨骼解剖复位，重要血管、神经、肌腱的吻合等。

（6）**缝合伤口** 伤后时间短和污染轻的伤口可予缝合，但缝合不宜过密、过紧，以伤口边缘对合为度。如果伤口污染较重或处理时间已超过伤后 8～12 小时，但尚未发生明显的感染，皮肤的缝线暂不结扎，伤口内留置盐水纱条引流。24～48 小时后伤口仍无明显感染者，可将缝线结扎使创缘对合。

4. 感染伤口的处理 用等渗盐水或呋喃西林等药液纱布条敷在伤口内，引流脓液促使肉芽组织生长。肉芽生长较好时，脓液较少，表面呈粉红色、颗粒状突起，擦之可渗血；同时创缘皮肤有新生，伤口可渐收缩。如肉芽有水肿，可用高渗盐水湿敷。如肉芽生长过多，超过创缘平面而有碍创缘上皮生长，可用10%硝酸银液棉签涂肉芽面，随即用等渗盐水棉签擦去。

第二节　颅脑损伤

颅脑损伤多见于交通、工矿等事故，自然灾害，爆炸、火器伤、坠落、跌倒，以及各种锐器、钝器对头部的伤害；常与身体其他部位的损伤复合存在。颅脑损伤可分为头皮损伤、颅骨损伤与脑损伤，三者虽皆可单独发生，但须警惕其合并存在。

一、头皮损伤

（一）头皮血肿

【病因】头皮血肿多因钝器伤及头皮所致。

【临床表现】按血肿出现于头皮内的具体层次可分为（图5-1）皮下血肿、帽状腱膜下血肿和骨膜下血肿3种。

1. 皮下血肿　因皮下组织与皮肤层和帽状腱膜层之间的连接紧密，故在此层内的血肿范围较局限。血肿周围软组织肿胀隆起，中央有凹陷感，易与凹陷骨折混淆，需头颅X线摄片作鉴别。

2. 帽状腱膜下血肿　由于帽状腱膜下层疏松，血肿易于蔓延至整个帽状腱膜下层，含血量可多达数百毫升。

3. 骨膜下血肿　多见于钝器伤所致颅骨损害。由于骨膜在颅缝处附着牢固，故血肿限于某一颅骨范围之内。

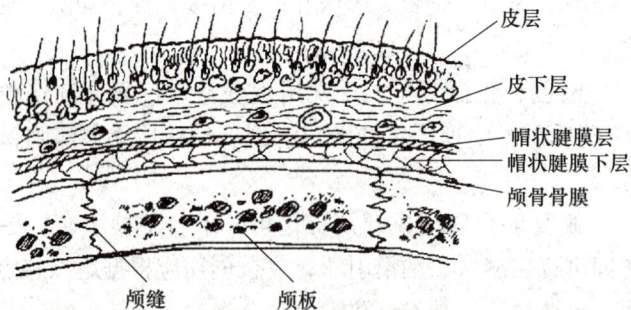

图5-1　头皮各层示意图

【治疗】较小的头皮血肿在1~2周可自行吸收，巨大的血肿可能需4~6周才吸收。若血肿不消或继续增大时，可切开清除血肿并止血。对合并颅骨骨折的骨膜下血肿，不宜加压包扎，因有并发颅内血肿的可能。凡已经感染的血肿，均需切开引流。

（二）头皮裂伤

【病因】头皮裂伤可由锐器或钝器伤所致。

【临床表现】伤处疼痛剧烈，裂口大小、深度不一，创缘整齐或不整齐。因出血较多，易引起失血性休克。

【治疗】尽早清创，单纯伤口缝合即可起到止血作用。对有头皮组织缺损者，行皮下松解术或转移皮瓣等方法修复。修复时着重于检查有无颅骨和脑损伤，伤口深处有无骨折或碎骨片，如果发现有脑脊液或脑组织外溢，须按开放性脑损伤处理。头皮血供丰富，一期缝合的时限允许放宽至伤后 24 小时。

（三）头皮撕脱伤

【病因】头皮撕脱伤多因发辫受机械力牵扯，使大块头皮自帽状腱膜下层或连同颅骨骨膜被撕脱所致。

【临床表现】颅骨外露，创面大，出血多，疼痛难忍，可导致失血性或疼痛性休克。

【治疗】立即给予创口加压包扎止血，在镇静和抗休克治疗的前提下，行中厚皮片植皮术。对骨膜已撕脱者，需在颅骨外板上多处钻孔至板障，待肉芽组织生长后植皮。条件允许时，应采用显微外科技术行小血管吻合、头皮原位缝合。

二、颅骨骨折

颅骨受暴力作用所致颅骨连续性中断称为颅骨骨折。由于受暴力较重，颅骨骨折常并发脑膜、血管、脑和颅神经损伤，故应予以注意观察。

（一）颅盖骨折

【病因】直接暴力所致，如重物砸压、高空坠落、车辆撞击等伤及颅骨。

【临床表现】

1. 线形骨折 颅盖部的线形骨折发生率最高，可单发或多发，后者可能是多处分散的几条骨折线，或为一处的多发骨折线交错形成粉碎骨折。骨折多系内板与外板全层破裂，也可为部分裂开。X 线摄片可以确诊。

2. 凹陷性骨折 好发于额骨及顶骨，多呈全层凹陷。成人凹陷性骨折多为粉碎性骨折，婴幼儿可呈"乒乓球"凹陷样骨折，切线位 X 线片可显示骨折陷入颅内的深度。CT 扫描除可了解骨折情况，还可了解有无合并脑损伤。

【治疗】

1. 线形骨折 单纯线形骨折本身一般不需特殊处理，但需密切观察，谨防合并脑损伤。

2. 凹陷性骨折 有手术指征时应立即手术。手术适应证包括：①大面积的骨折片陷入颅腔或合并脑损伤，导致颅内压增高，有脑疝可能者。②因骨折片压迫脑重要部位引起神经功能障碍者。③在非功能部位的小面积凹陷骨折，无颅内压增高，深度超过1cm者。

位于大静脉窦处的凹陷性骨折，在未引起神经体征或颅内压增高的情况下，即使陷入较深，也不宜手术；因伤势严重，必须手术时，术前和术中都应做好处理大出血的准备。开放性骨折的碎骨片易致颅内感染，须全部取除。

（二）颅底骨折

【病因】 间接暴力所致，如高处坠落臀部着地，伤力上传至颅底所致颅底骨折。

【临床表现】

1. 颅前窝骨折 累及眶顶和筛骨，可有鼻出血、眶周广泛性瘀血斑（称为"熊猫眼"征），以及广泛球结膜下瘀血斑等表现；若脑膜、骨膜均破裂，则合并脑脊液鼻漏；若筛板或视神经管骨折，可合并嗅神经或视神经损伤。

2. 颅中窝骨折 若累及蝶骨，可有鼻出血或合并脑脊液鼻漏。若累及颞骨岩部，脑膜、骨膜及鼓膜均破裂时，则合并脑脊液耳漏；若鼓膜完整，脑脊液则沿耳咽管入鼻腔形成鼻漏；常合并第Ⅶ、Ⅷ脑神经损伤。若累及蝶骨和颞骨的内侧部，可能损伤垂体或第Ⅱ、Ⅲ、Ⅳ、Ⅴ、Ⅵ脑神经。若骨折伤及颈内动脉海绵窦段，可因动静脉瘘的形成而出现搏动性突眼及颅内杂音；若破裂孔或颈内动脉管处的破裂，可导致致命性的鼻出血或耳出血。

3. 颅后窝骨折 累及颞骨岩部后外侧时，多在伤后 1~2 日出现乳突部皮下瘀血斑（称为 Battle 征）。若累及枕骨基底部，可在伤后数小时出现枕下部肿胀及皮下瘀血斑；枕骨大孔或岩尖后缘附近的骨折，可合并后组脑神经（第Ⅸ、Ⅹ、Ⅺ、Ⅻ）的损伤。

> **知识链接**
>
> **鉴别脑脊液与血液及脑脊液与鼻腔分泌物方法**
>
> 将漏出液滴于白色滤纸上，血迹外有月晕样淡红色浸渍圈，则为脑脊液；脑脊液含糖较高，鼻腔分泌物不含糖，可用尿糖试纸测定来鉴别；部分颅底骨折病人，鼓膜仍完整时，脑脊液可经耳咽管流至咽部，病人可自觉有咸味或腥味液体咽下。

【治疗】 颅底骨折无须特别治疗，着重于观察有无合并脑损伤及处理脑脊液漏、脑神经损伤等合并症。合并脑脊液漏时，绝大多数漏口会在伤后 1~2 周内自行愈合。治疗期间，不可堵塞或冲洗耳鼻腔，禁作腰穿，取头高位卧床休息，避免剧烈咳嗽、打喷嚏，给予抗生素防感染。如超过 30 天仍未停止漏液，可行手术修补硬脑膜。

三、脑损伤

脑损伤是指暴力作用于头部所引起的脑组织损伤，具有伤情变化快、病情重、病因复杂、死亡率高的特点。因此应熟练掌握各型脑损伤的诊断原则及处理方法。

（一）原发性脑损伤

暴力作用于头部时立即发生的脑损伤称为原发性脑损伤，主要有脑震荡、脑挫裂伤等。

【病因】

1. 钝物体或间接暴力 多造成闭合性脑损伤。一般不伴有头皮或颅骨损伤，或虽有头皮、颅骨损伤，但脑膜完整，无脑脊液漏。

2. 锐器或火器直接伤 可造成开放性脑损伤。头皮、颅骨和硬脑膜全部破裂，有脑脊液漏。

【发生机制】

1. 接触作用力 由于头部与物体直接撞击，形成凹陷骨折或颅骨的急速内凹和弹回，而导致局部脑损伤。

2. 惯性作用力 受伤瞬间的头部减速或加速运动，使脑在颅内快速移位，与颅壁撞击，与颅底摩擦及受大脑镰、小脑幕牵扯，从而导致多处或弥散性脑损伤（图5-2）。

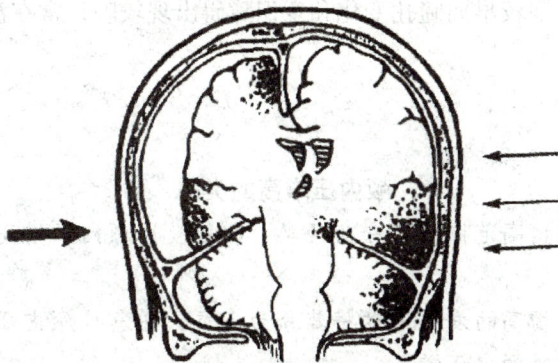

图5-2 头部作减速运动时的脑损伤机制
（粗箭头表示头部运动的方向，细箭头表示头部受到外界物体的阻止）

【临床表现】

1. 脑震荡 脑震荡是最轻的脑损伤，表现为伤后即刻发生的短暂意识障碍和近事遗忘。

（1）意识障碍 伤后立即出现，表现为神志不清或完全昏迷。一般不超过半小时。

（2）自主神经和脑干功能紊乱 如出汗、皮肤苍白、心动过缓、血压下降、肌张力降低、呼吸浅慢、各生理反射迟钝或消失等表现，但随着意识的恢复很快趋于正常。

（3）逆行性遗忘 即清醒后大多不能回忆受伤当时乃至伤前一段时间内的情况。

（4）脑外伤后综合征 病情恢复过程中可能出现头痛、头昏、恶心、呕吐等症状，但神经系统检查无阳性体征，颅脑 CT 检查、脑脊液检查均无异常。

2. 脑挫裂伤 是指头部受到暴力作用后，脑组织发生明显的器质性损伤。

（1）**意识障碍** 受伤当时立即出现，意识障碍的程度和持续时间与脑挫裂伤的程度、范围直接相关，绝大多数在半小时以上，重症者可长期持续昏迷。

（2）**局灶症状与体征** 受伤当时立即出现与伤灶相应的神经功能障碍或体征，如运动区损伤出现锥体束征，语言中枢损伤出现失语等。

（3）**头痛与恶心呕吐** 是脑挫裂伤最常见的症状。头痛可局限于某一处，或为全头性疼痛。可能与颅内压增高、自主神经功能紊乱或外伤性蛛网膜下隙出血等有关。

（4）**颅内压增高与脑疝** 为继发脑水肿或颅内血肿所致。当血肿体积不断增大，就可引起颅腔内压力分布不均，使脑组织从高压区向低压区移位，从而引起脑疝。

小脑幕切迹疝：①有颅内压增高"三主征"，即头痛、呕吐及视神经乳头水肿。②意识改变，如嗜睡、昏迷等。③瞳孔改变。初期病侧瞳孔缩小，继之散大，而晚期则可出现双侧瞳孔散大。④运动障碍。初期对侧偏瘫；晚期四肢肌张力增高，呈去大脑强直。⑤生命体征紊乱。早期表现为血压升高，脉搏、呼吸缓慢，体温升高；晚期有血压和体温下降，脉搏频而微弱，呼吸停止，心脏停搏而死亡。

枕骨大孔疝：表现为剧烈头痛、频繁呕吐、生命体征紊乱和颈项强直、疼痛。其特点是呼吸循环障碍出现较早而瞳孔变化和意识障碍出现较晚，常在没有瞳孔改变前而呼吸先骤停。

知识链接

颅内压增高的类型

根据颅内压增高范围将其分为两类，即弥漫性颅内压增高和局灶性颅内压增高。

根据颅内压增高的发展速度将其分为 3 类，即急性颅内压增高、亚急性颅内压增高和慢性颅内压增高。

---

3. 脑损伤的分级

（1）**按伤情轻重分级** ①轻型（Ⅰ级）：主要指单纯脑震荡，有或无颅骨骨折，昏迷在 20 分钟以内，有轻度头痛、头晕等自觉症状，神经系统和脑脊液检查无明显改变；②中型（Ⅱ级）：主要指轻度脑挫裂伤或颅内小血肿，有或无颅骨骨折及蛛网膜下隙出血，无脑受压征，昏迷在 6 小时以内，有轻度的神经系统阳性体征，有轻度生命体征改变；③重型（Ⅲ级）：主要指广泛颅骨骨折、广泛脑挫裂伤、脑干损伤或颅内血肿，昏迷在 6 小时以上，意识障碍逐渐加重或出现再昏迷，有明显的神经系统阳性体征，有明显生命体征改变。

（2）**按 Glasgow 昏迷评分法** 轻度颅脑损伤，13～15 分；中度颅脑损伤，8～12 分；重度颅脑损伤，3～7 分（见表 5 - 1）。

表 5 - 1 Glasgow 昏迷评分法

睁眼反应	记分	言语反应	记分	运动反应	记分
				遵嘱活动	6
		回答正确	5	刺痛定位	5
自动睁眼	4	答非所问	4	刺痛回缩	4
呼唤睁眼	3	言语混乱	3	刺痛屈曲	3
刺痛睁眼	2	仅能发音	2	刺痛过伸	2
无反应	1	无反应	1	无反应	1

【辅助检查】

1. CT 检查 脑震荡 CT 检查无异常发现。脑挫裂伤则能清楚地显示脑挫裂伤的部位、范围和程度，是目前临床最常用、最有价值的检查手段，典型表现为局部脑组织内有高低密度的混杂影，点片状高密度影为出血灶，低密度影则为水肿区。

2. MRI 检查 因检查时间较长，一般很少用于急性颅脑损伤的诊断。但对于较轻的脑挫伤灶的显示，MRI 优于 CT。

3. 颅骨平片检查 对于脑损伤无诊断意义，但可显示颅骨骨折线，对着力部位、致伤机制、伤情判断有一定意义。

4. 腰椎穿刺检查 无直接诊断意义，但脑挫裂伤可出现血性脑脊液，而脑震荡则无血性脑脊液。

【诊断】 根据颅脑受伤史、临床表现及 CT 及 MRI 等检查即可确诊。

【治疗】 治疗原则：①绝对卧床休息；②注意观察意识、瞳孔和生命体征改变；③采取有效措施降低颅内压；④对症处理；⑤必要时手术治疗。

1. 病情观察 动态的病情观察是脑损伤治疗过程中的重要内容，目的是为了早期发现脑疝，也为了判断疗效和及时改变治疗方法。伤后 72 小时内每半小时或 1 小时测呼吸、脉搏、血压 1 次，随时检查意识，瞳孔变化，注意有无新症状和体征出现。

（1）意识状态 意识障碍的程度可视为脑损伤的轻重；意识障碍出现的迟早和有无继续加重，可作为区别原发性和继发性脑损伤的重要依据。

（2）瞳孔 瞳孔变化出现的迟早、有无继续加剧及有无意识障碍同时加剧等，可用于反映疾病的进展情况。如小脑幕切迹疝初期病侧瞳孔缩小，继之散大，晚期可出现双侧瞳孔散大；枕骨大孔疝特点是呼吸循环障碍出现较早而瞳孔变化和意识障碍出现较晚，常在没有瞳孔改变前而呼吸先骤停。

（3）生命体征 生命体征紊乱为脑干受损征象。受伤早期出现的呼吸、循环改变，常为原发性脑干损伤所致；小脑幕切迹疝表现为血压升高，脉搏、呼吸缓慢，体温升高，晚期血压和体温下降，脉搏频而微弱，最后呼吸先停止，后心脏停搏而死亡；未经明显的意识障碍和瞳孔变化阶段而突然发生呼吸停止者为枕骨大孔疝。

2. 一般治疗

（1）体位 对于意识清楚病人，可抬高床头 15° ~ 30°，以利颅内静脉回流；对于昏迷病人，应取侧卧位，以免呕吐物误吸。

（2）**保持呼吸道通畅**　对于昏迷病人，应及时清除呼吸道分泌物，必要时行气管切开，以确保呼吸道通畅。

（3）**营养治疗**　早期可采用肠外营养，静脉输入 5% 或 10% 葡萄糖液、10% 或 20% 脂肪乳剂、复方氨基酸液等，肠蠕动恢复后根据病情再给予肠内营养治疗。

（4）**对症治疗**　脑震荡病人主要采用该法。如躁动不安者给予镇静药物，高热者给予降温方法，呼吸困难者应保证吸氧，癫痫时应用抗癫痫药物控制，头痛剧烈者予以镇痛药物。

3. 防治脑水肿　控制脑水肿是治疗脑挫裂伤最重要的环节之一。

（1）**脱水疗法**　适用于颅脑损伤后出现颅内压增高表现者。常用的药物为甘露醇、呋塞米（速尿）及白蛋白等。20% 甘露醇按每次 0.5 ~ 1g/kg（成人每次 250mL）静脉快速滴注，于 15 ~ 30 分钟内滴完，依病情轻重每 6、8 或 12 小时重复 1 次。20% 甘露醇与呋塞米联合应用，可增强疗效，成人量前者用 125 ~ 250mL，每 8 ~ 12 小时 1 次。遇急性颅内压增高合并脑疝时，必须立即用 20% 甘露醇 250mL 静脉推注，同时用呋塞米 40mg 静脉注射。

（2）**糖皮质激素**　用于重型脑损伤，其防治脑水肿的作用不甚确定；如若使用，以尽早短期使用为宜。地塞米松成人量 5mg 肌注，6 小时 1 次，或地塞米松 20mg 静脉滴注，一般用药 3 天。

（3）**过度换气**　给予肌松剂后，借助呼吸机作控制性过度换气，使血 CO_2 分压降低，促使脑血管适度收缩，从而降低颅内压。

（4）**其他**　曾用于临床的尚有高压氧治疗、亚低温治疗、巴比妥类药物治疗等。

4. 手术治疗

（1）**适应证**　①继发性脑水肿严重，脱水治疗无效，病情日趋恶化；②颅内血肿清除后，颅内压无明显缓解，脑挫裂伤区继续膨出，且排除了颅内其他部位血肿；③脑挫裂伤灶或血肿清除后，伤情一度好转，以后又恶化出现脑疝。

（2）**手术方法**　脑挫裂伤灶清除术、颞肌下减压或骨瓣切除减压术等。

（二）继发性脑损伤

继发性脑损伤是指头部受伤一定时间后出现的脑受损病变。因容易引起颅内压增高而导致脑疝，故应早期诊断并及时处理，以挽救病人的生命。

【病因及分类】颅内血肿是继发性脑损伤的主要病因。硬脑膜外血肿血液来源是位于骨沟内的硬脑膜动脉或静脉窦引起出血，或是骨折的板障出血；硬脑膜下血肿血液来源于脑表面的皮层静脉、桥静脉或静脉窦；脑内血肿血液则来源于脑内血管破裂。

1. 按血肿的来源和部位分类　分为硬脑膜外血肿、硬脑膜下血肿及脑内血肿。

2. 按出现症状所需时间分类　3 日以内者为急性型，3 日以后到 3 周以内为亚急性型，超过 3 周为慢性型。

【临床表现】

1. 硬脑膜外血肿　血肿最常发生于颞区，是指形成于颅骨与硬脑膜之间的血肿。

一般认为成人幕上达 20mL 以上，幕下达 10mL 时，即有可能出现脑受压的症状和体征。

（1）意识障碍 ①中间清醒期，指的是最初的昏迷与脑疝的昏迷之间有一段意识清楚时间，大多为数小时或稍长，超过 1 天者甚少。②当原发性脑损伤较重，或迅速形成血肿，则无中间清醒期。③少数在无原发性脑损伤或脑挫裂伤甚为局限的情况下发生血肿者，早期无意识障碍，只在血肿引起脑疝时才出现意识障碍。大多数伤员在进入脑疝昏迷之前，已先有头痛、呕吐、烦躁不安或淡漠、嗜睡、定向不准、遗尿等表现，此时已足以提示脑疝发生。

（2）瞳孔改变 发生小脑幕切迹疝时，患侧瞳孔可先缩小，对光反应迟钝，随着动眼神经和中脑受压，该侧瞳孔旋即表现进行性扩大、对光反应消失、眼睑下垂，对侧瞳孔亦随之扩大。视神经受损的瞳孔散大，有间接对光反应存在。

（3）锥体束征 血肿对侧躯体可表现为偏瘫、感觉障碍等锥体束征。

（4）生命体征变化 常为进行性的血压升高、心率减慢和体温升高，为典型的库欣反应。

2. 硬脑膜下血肿 硬脑膜下血肿是颅内血肿中最常见类型，是指出血积聚于硬脑膜下腔。常呈多发性或与别种血肿合并发生。

（1）急性硬脑膜下血肿 ①多数脑挫裂伤重和继发的脑水肿同时存在，故病情多较重。②意识障碍进行性加深，无中间清醒期或意识好转期表现。③病情发展快，出现单侧或双侧瞳孔散大，对光反射消失，甚至去大脑强直。④颅内压增高症状明显。⑤腰穿可见血性脑脊液。

（2）慢性硬脑膜下血肿 好发于中老年人，仅有轻微头部外伤或没有明显外伤史。①慢性颅内压增高症状，如头痛、恶心、呕吐和视乳头水肿等。②血肿压迫所致的局灶症状和体征，如轻偏瘫、失语和局限性癫痫等。③脑萎缩、脑供血不全症状，如智力障碍、精神失常和记忆力减退等。

3. 脑内血肿 脑内血肿是指脑挫裂伤时脑内血管破裂所致的血肿，常和硬脑膜下血肿相伴发生。以进行性意识障碍加重为主，与急性硬脑膜下血肿甚相似。意识障碍过程受原发性脑损伤程度和血肿形成的速度影响，由凹陷骨折所致者，可能有中间清醒期。

【辅助检查】

1. CT 检查 CT 检查是诊断颅内血肿最主要的方法，可直接显示血肿部位及大小，以便掌握手术时机。如硬脑膜外血肿显示颅骨内板与脑表面之间有双凸镜形或弓形密度增高影；急性硬脑膜下血肿显示颅骨内板与脑表面之间出现高密度、等密度或混合密度的新月形或半月形影，可有助于确诊（图 5-3）；脑内血肿则在脑挫裂伤灶附近或脑深部白质内见到圆形或不规则高密度血肿影，同时可见血肿周围的低密度水肿区。

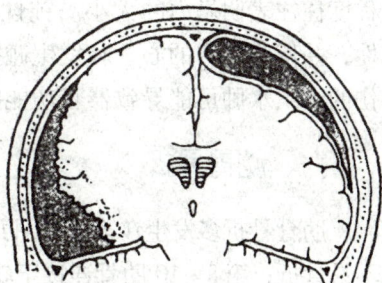

图 5-3 两种硬脑膜下血肿
（注意血肿四周有无包膜包围，
左侧为急性型，右侧为慢性型）

2. 脑血管造影　可显示脑外无血管区。呈梭形位于骨折处者，为硬脑膜外血肿；呈新月形或条带者，为硬脑膜下血肿；呈占位性改变者，则为脑内血肿。

3. MRI 检查　对慢性血肿的诊断优于 CT 检查。

【诊断】根据颅脑外伤史、临床表现及 CT 检查等即可确诊。

【治疗】

1. 手术治疗　凡有手术指征者皆应及时手术，以便尽早地去除颅内压增高的病因和解除脑受压。已经出现一侧瞳孔散大的小脑幕切迹疝征象时，更应力争在 30 分钟或最迟 1 小时以内将血肿清除或去骨瓣减压；超过 3 小时者，将产生严重后果。

（1）手术适应证　①意识障碍程度逐渐加深；②颅内压的监测压力在 2.67kPa（273mmH$_2$O）以上，并呈进行性升高表现；③有局灶性脑损害体征；④虽无明显意识障碍或颅内压增高症状，但 CT 检查血肿较大（幕上者 >40mL，幕下者 >10mL），或血肿虽不大但中线结构移位明显（移位 >1cm）、脑室或脑池受压明显者；⑤在非手术治疗过程中病情恶化者。

（2）手术方式　①开颅血肿清除术：术前 CT 检查血肿部位明确者，可直接开颅清除血肿。②去骨瓣减压术：用于重度脑挫裂伤合并脑水肿有手术指征时，作大骨瓣开颅术，敞开硬脑膜并去骨瓣减压。③颅骨钻孔探查术：已具备伤后意识障碍进行性加重或出现再昏迷等手术指征，因条件限制术前未能作 CT 检查，或就诊时脑疝已十分明显，已无时间作 CT 检查，钻孔探查术是有效的诊断和抢救措施。④脑室引流术：脑室内出血或血肿如合并脑室扩大，应行脑室引流术。⑤钻孔引流术：对慢性硬脑膜下血肿，主要采取颅骨钻孔，切开硬脑膜到达血肿腔，置管冲洗清除血肿液。

2. 非手术治疗　部分病人可通过非手术治疗痊愈，如 CT 发现血肿不大，处于非功能区，中线无移位，脑室或脑池无受压，颅内压不很高，伤后意识障碍不明显者，可暂不手术，但要密切注意观察，若有手术指征时应马上手术。

第三节　胸部损伤

胸部的骨性胸廓支撑保护胸内脏器，参与呼吸功能。创伤时骨性胸廓的损伤范围与程度往往表明暴力的大小。钝性暴力作用下，胸骨或肋骨骨折可破坏骨性胸廓的完整性，并使胸腔内的心、肺发生碰撞、挤压、旋转和扭曲，造成组织广泛挫伤。继发于挫伤的组织水肿可能导致器官功能障碍或衰竭。

一、肋骨骨折

肋骨骨折多发生在第 4~7 肋；第 1~3 肋粗短又有锁骨、肩胛骨及肩带肌群的保护而不易骨折；第 8~10 肋骨连接于软骨肋弓上，有弹性缓冲，骨折机会减少；第 11 和 12 肋为浮肋，活动度较大，极少骨折。但是，当暴力强大时，这些肋骨都有可能发生骨折。

【病因】

1. 直接暴力　暴力直接作用于肋骨使向内弯曲折断，其断端向内移位，可刺破肋间血管、胸膜和肺，产生血胸或（和）气胸。

2. 间接暴力 胸部受到前后挤压暴力时，骨折多在肋骨中段，断端向外移位，刺伤胸壁软组织，产生胸壁血肿。

【临床表现】

1. 症状 局部疼痛是肋骨骨折最明显的症状，且随咳嗽、深呼吸或身体转动等运动而加重。疼痛及胸廓稳定性受破坏，可使呼吸动度受限、呼吸浅快和肺泡通气减少，病人不敢咳嗽，痰潴留，从而引起下呼吸道分泌物梗阻，导致肺实变或肺不张。

2. 体征 ①局部多有肿胀及皮下淤血。②多根多处肋骨骨折后，局部胸壁失去完整肋骨的支撑而软化，出现反常呼吸运动（图5-4），即吸气时软化区胸壁内陷，呼气时外突。这类胸廓又称为连枷胸。③按压胸部非骨折部位（胸廓挤压试验）出现骨折处疼痛（间接压痛），或直接按压肋骨骨折处出现直接压痛或出现骨擦音、手感觉到骨摩擦感和肋骨异常动度，很有诊断价值。④合并气胸、血胸时，有相应的临床发现。

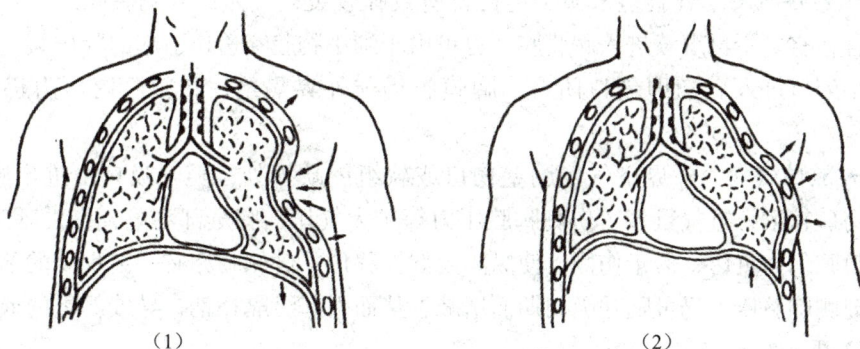

图5-4 反常呼吸运动
（1）吸气；（2）呼气

【辅助检查】胸部X线摄片可显示肋骨骨折断裂线和断端错位，但前胸肋软骨骨折并不显示X线征象。

【诊断】①有胸部外伤史；②有胸痛、呼吸困难、骨擦感等临床表现；③X线摄片可显示肋骨骨折断裂线等表现。

【治疗】处理的原则是镇痛、清理呼吸道分泌物、固定胸廓和防治并发症。

1. 镇痛 镇痛方法甚多，可酌情使用肠内或肠外给药的镇痛剂和镇静剂，或使用病人自控止痛装置、肋间神经阻滞，甚至硬膜外置管镇痛。

2. 胸廓固定 固定方法因肋骨骨折的损伤程度与范围不同而异。

（1）闭合性单处肋骨骨折 骨折两断端因有上、下完整的肋骨和肋间肌支撑，较少有错位、活动和重叠，多能自行愈合。固定胸廓的目的主要为减少肋骨断端活动、减轻疼痛，可采用多带条胸布或弹性胸带固定胸廓。这种方法也适用于胸背部、胸侧壁多根多处肋骨骨折，胸壁软化范围小而反常呼吸运动不严重的病人。

（2）闭合性多根多处肋骨骨折 胸壁软化范围大、反常呼吸运动明显的连枷胸病人，需在伤侧胸壁放置牵引支架，在体表用巾钳或导入不锈钢丝，抓持住游离段肋骨，并固定在牵引支架上，消除胸壁反常呼吸运动。近年来也使用电视胸腔镜直视下导入钢丝的方法固定连枷胸。对咳嗽无力、不能有效排痰或呼吸衰竭者，需做气管插管或气管切开，以利抽吸痰液、给氧和施行辅助呼吸。具备其他手术适应证而开胸手术时，在肋骨两断端分别钻孔，贯穿不锈钢丝固定肋骨断端。

（3）**开放性肋骨骨折** 胸壁伤口需彻底清创，用不锈钢丝固定肋骨断端。如胸膜已穿破，尚需做胸膜腔引流术。手术后应用抗生素，预防感染。

二、损伤性气胸

胸膜腔内积气称为气胸。气胸的形成多由于肺组织、气管、支气管、食管破裂，空气进入胸膜腔，或因胸壁伤口穿破胸膜，胸膜腔与外界沟通，外界空气进入所致。气胸可以分为闭合性气胸、开放性气胸和张力性气胸3类。

【病因】

1. 闭合性气胸 气胸多来源于钝性伤所致肺破裂，气体进入胸膜腔后，肺裂口即自行闭合，空气不再继续进入胸膜腔。也可由于细小胸腔穿透伤引起的肺破裂，或空气经胸壁小创口进入后随即创口闭合，胸膜腔仍与外界隔绝，胸膜腔内压力仍低于大气压。

2. 开放性气胸 外界空气经胸壁伤口或软组织缺损处，随呼吸自由进出胸膜腔。如胸壁伤口较大，进气量多，伤侧胸腔压力等于大气压，肺全部萎陷，丧失呼吸功能。健侧胸膜腔仍为负压，低于伤侧，使纵隔向健侧移位，健侧肺亦有一定程度的萎陷。同时由于健侧胸腔压力仍可随呼吸周期而增减，从而引起纵隔扑动，导致严重的通气、换气功能障碍（图5－5）。

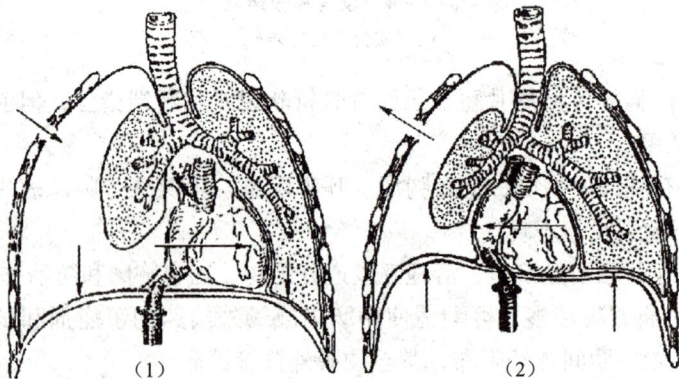

图5－5 开放性气胸的纵隔扑动
（1）吸气期；（2）呼气期

3. 张力性气胸 又称高压性气胸，指气管、支气管或肺损伤处形成单向活瓣，气体随每次吸气进入胸膜腔并积累增多，导致胸膜腔压力高于大气压。伤侧肺严重萎陷，纵隔显著向健侧移位，健侧肺受压，腔静脉回流障碍。高于大气压的胸内压，驱使气体经支气管、气管周围疏松结缔组织或壁胸膜裂伤处，进入纵隔或胸壁软组织，形成纵隔气肿或面、颈、胸部的皮下气肿（图5-6）。

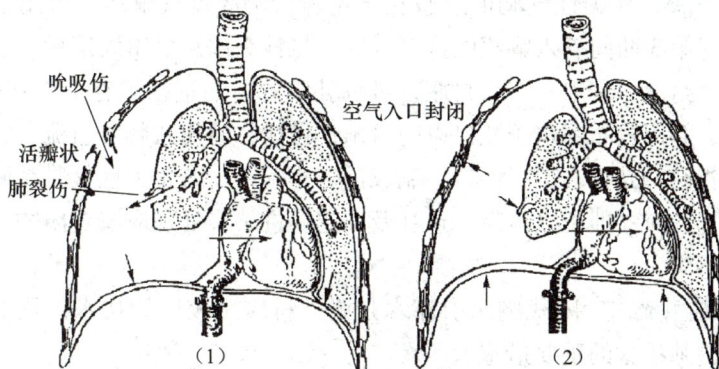

图5-6 张力性气胸
（1）吸气期；（2）呼气期

【临床表现】

1. 闭合性气胸 小量气胸肺萎陷在30%以下，病人可无明显症状。大量气胸可出现胸痛、胸闷、呼吸急促和呼吸困难等表现。查体可见气管向健侧偏移，伤侧胸部叩诊呈鼓音，呼吸音明显减弱或消失。

2. 开放性气胸 开放性气胸病人常在伤后迅速出现严重呼吸困难、鼻翼扇动、口唇发绀、颈静脉怒张甚至休克等。检查时可见胸壁有明显创口通入胸腔，并可听到空气随呼吸进出的声音。伤侧叩诊鼓音，呼吸音消失，有时可听到纵隔扑动声。

3. 张力性气胸 病人常表现有严重或极度呼吸困难、烦躁、意识障碍、发绀；伤侧胸壁饱满，肋间隙变平，叩诊为高度鼓音，听诊呼吸音消失；气管明显移向健侧；胸部、颈部和上腹部有皮下气肿，扪之有捻发音；胸膜腔穿刺，可有大量高压气体涌出。

【辅助检查】 X线检查显示胸腔内积气、肺萎陷、纵隔移位或皮下气肿等。

【诊断】 ①具有胸部暴力挤压、撞击及锐器刺入等病史；②出现呼吸困难、胸壁伤口、皮下气肿、气管移位及呼吸音减弱或消失等临床表现；③X线检查可协助确诊。

【治疗】

1. 闭合性气胸 小量闭合性气胸可自行吸收，不需特别处理，但应注意观察其发展变化。大量气胸应在患侧锁骨中线第二肋间行胸腔穿刺抽气；若抽吸不尽或抽气不久又明显积气或另一侧亦有气胸、合并血胸、需行全身麻醉或需用机械通气等，均应放置闭式胸腔引流。并应用抗生素防止感染。

2. 开放性气胸 开放性气胸一经发现，必须立刻急救，尽快封闭胸壁创口，变开放性气胸为闭合性气胸。可用大块凡林纱布或无菌塑料布制作成封闭敷料以避免漏气，在伤员深呼气末敷盖创口并包扎固定。但不能往创口内填塞；包扎固定牢靠，及时后送。病人到达医院后首先给予输血、补液和吸氧等治疗，纠正呼吸和循环功能紊乱；清创、缝合胸壁伤口，又要尽量保留健康组织，胸膜腔闭合要严密，并做闭式胸腔引流；给予抗生素，鼓励病人咳嗽排痰，预防感染；如有肺、支气管、心脏和血管等胸内脏器的严重损伤，应尽早剖胸探查处理。

3. 张力性气胸 张力性气胸的急救在于迅速行胸腔排气解压。可用粗针头在患侧锁骨中线第 2 或第 3 肋间刺入胸膜腔排气减压。将针头用止血钳固定后，在其尾端接上乳胶管，连于水封瓶；若未备有水封瓶，可将乳胶管末端置入留有 100～200mL 盐水的输液瓶内底部，并用胶布固定于瓶口以防滑出，做成临时闭式胸腔引流。亦可在穿刺针尾端缚一橡皮指套，其顶端剪一裂口，制成活瓣排气针。若张力性气胸系胸壁上较小的穿透性伤口引起，应立即予以封闭、包扎及固定。进一步处理应安置闭式胸腔引流，使用抗生素预防感染。

4. 闭式胸腔引流术 闭式胸腔引流术是胸外科应用较广的技术，是引流胸腔内积气、积液，促进肺扩张的重要措施。

（1）**适应证** ①中、大量气胸、开放性气胸、张力性气胸；②胸腔穿刺术治疗肺无法复张者；③需使用机械通气或人工通气的气胸或血气胸者；④拔除胸腔引流管后气胸或血胸复发者；⑤剖胸手术。

（2）**操作方法** ①切口部位：气胸引流一般在前胸壁锁骨中线第 2 肋间隙，血胸则在腋中线与腋后线间第 6 或第 7 肋间隙。②切开及分离：消毒后在局部胸壁全层作局部浸润麻醉，切开皮肤，分离肌层，进入胸膜腔。③置管引流：经肋骨上缘置入带侧孔的胸腔引流管，引流管的侧孔应深入胸腔内 2～3cm。④固定引流管，缝合皮肤：引流管外接闭式引流装置（图 5－7）。

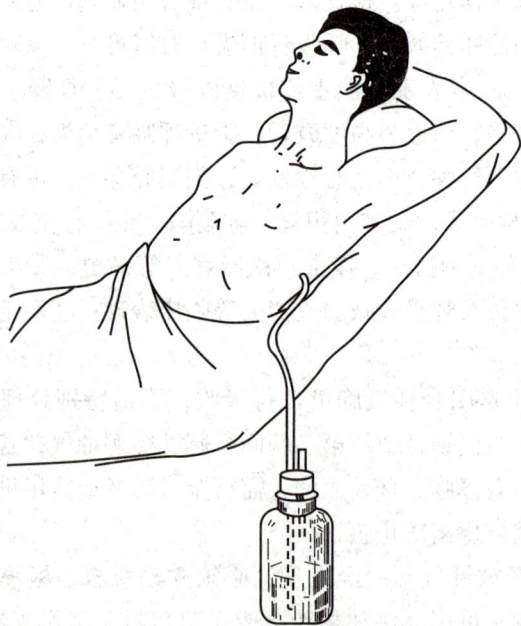

图 5－7 闭式胸腔引流

（3）**注意事项** 术后经常挤压引流管以保证管腔通畅，记录每小时或 24 小时引流液量。引流后肺膨胀良好，已无气体和液体排出，可在病人深吸气屏气时拔除引流管，并封闭伤口。

三、损伤性血胸

胸膜腔积血称为血胸，与气胸同时存在称为血气胸。一般而言，成人血胸量≤0.5L 为少量血胸，0.5~1.0L 为中量血胸，>1.0L 为大量血胸。

【病因】胸部外伤，如撞击、挤压、坠落及锐器等均可造成血胸。血胸积血主要来源于心脏、胸内大血管及其分支、胸壁、肺组织、膈肌和心包血管出血。血胸发生后不但因血容量丢失影响循环功能，还可压迫肺，减少呼吸面积，出现呼吸困难（图5-8）。

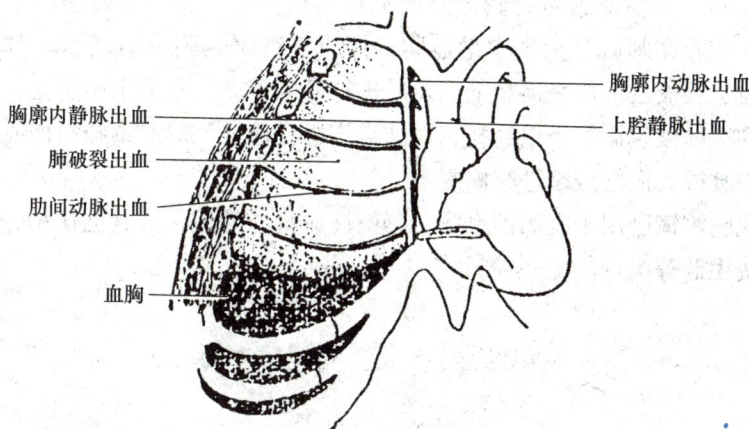

图5-8　血胸的来源

【临床表现】与出血量、速度和个人体质及伴发损伤的严重程度有关。

1. 共同表现　轻者无症状，重伤员会出现不同程度的面色苍白、脉搏细速、血压下降和末梢血管充盈不良等低血容量休克表现。①少量血胸：病人无明显症状和体征。②中量血胸：病人可有面色苍白，呼吸困难，脉细而弱，血压下降、伤侧呼吸运动减弱及呼吸音明显减弱等表现。③大量血胸：病人有较严重的呼吸与循环功能障碍和休克症状。

2. 进行性血胸表现　①持续脉搏加快、血压降低，或虽经补充血容量血压仍不稳定；②闭式胸腔引流量每小时超过200mL，持续3小时；③血红蛋白量、红细胞计数和红细胞比容进行性降低，引流胸腔积血的血红蛋白量和红细胞计数与周围血相接近，且迅速凝固。

3. 感染性血胸表现　①有畏寒、高热等感染的全身表现。②抽出胸腔积血1mL，加入5mL蒸馏水，无感染呈淡红透明状，出现混浊或絮状物提示感染。③胸腔积血无感染时红细胞、白细胞计数比例应与周围血相似，即500∶1；感染时白细胞计数明显增加，比例达100∶1，可确定为感染性血胸。④积血涂片和细菌培养发现致病菌有助于诊断，并可依此选择有效的抗生素。

【辅助检查】

1. X线检查　根据血胸程度出现相应的变化。少量血胸，可见肋膈角变浅；中量血胸，可见积血上缘达肩胛角平面或膈顶上 5~7cm；大量血胸，积血超过肺门平面甚至全血胸。

2. 胸腔穿刺 诊断性胸腔穿刺可抽出不凝固的血液。

【诊断】①胸部外伤史；②有呼吸困难、休克及胸腔积液的临床表现；③X 线检查、胸腔穿刺可确诊。

【治疗】

1. 非手术治疗 小量血胸多能自行吸收，但要密切注意积血有无增加，密切监测生命体征的变化。适当应用止血剂以减少出血，并使用抗生素预防感染。

2. 手术治疗 中量血胸可行胸腔穿刺抽出积血。对于积血量较多的中量血胸和大量血胸或几次胸腔穿刺后又出现中量血胸，均应进行闭式胸腔引流术。对于进行性血胸，应在输血、补液及抗休克治疗下，及时进行开胸探查，根据术中所见，进行适当的处理。如对胸廓的破裂血管予以缝扎，对肺裂伤进行修补，对严重肺裂伤或肺挫伤进行肺切除，对心脏或大血管破裂进行修复等。

近年电视胸腔镜已用于凝固性血胸、感染性血胸的处理，具有创伤小、疗效好、住院时间短、费用低等优点。

第四节 腹部损伤

腹部损伤在平时和战时都较多见，其发病率在平时占各种损伤的 0.4%~1.8%。腹部损伤的严重程度、是否涉及内脏、涉及什么内脏等情况在很大程度上取决于暴力的强度、速度、着力部位和作用方向等因素，同时与解剖特点、内脏原有病理情况和功能状态等均有关。

一、概述

【病因及分类】

1. 腹部开放性损伤 伤后腹壁破损，多见于各种利器伤，如刀刺、枪弹、弹片所引起，伴腹膜破损者为穿透伤（多伴内脏损伤），无腹膜破损者为非穿透伤（偶伴内脏损伤）；其中投射物有入口、出口者为贯通伤，有入口无出口者为盲管伤。常见受损内脏在开放性损伤中依次是肝、小肠、胃、结肠、大血管等。

2. 腹部闭合性损伤 伤后腹壁完整，多见于钝性暴力，如坠落、碰撞、冲击、挤压、拳打脚踢等所致。损伤可能仅局限于腹壁，也可同时兼有内脏损伤。常见受损内脏在闭合性损伤中依次是脾、肾、小肠、肝、肠系膜等。

3. 医源性损伤 临床上由各种穿刺、内镜、灌肠、刮宫、腹部手术等诊治措施导致的腹部损伤。

【临床表现】

1. 单纯腹壁损伤

（1）闭合性损伤 局限性腹壁肿胀、疼痛、瘀斑，严重者可有血肿，随着时间延长症状逐渐缓解或消失，多无恶心、呕吐等消化道症状，无腹膜炎征象。

（2）**开放性损伤** 腹壁有伤口流血或流出腹腔液体，疼痛，严重者可发生休克。

2. 内脏器损伤 如仅有挫伤，通常伤情不重；但若合并脏器损伤或大血管破裂时，则可能出现严重后果。

（1）**空腔脏器破裂** 如胃肠道、胆管等破裂时，则可呈现典型腹膜炎的表现。①腹痛，程度剧烈，难以忍受；②胃肠道症状明显，如恶心、呕吐，呕血、便血及明显腹胀等；③腹部体征，如腹部压痛、反跳痛及腹肌紧张明显，甚至呈"板状腹"，肝浊音界缩小或消失，肠鸣音消失等；④感染性休克，如发热、面色苍白、脉搏细数、血压下降、尿量减少、脉压降低等。

（2）**实质脏器或大血管破裂** 如肝、脾、胰、肾等损伤时，可出现内出血的典型表现。①腹痛、腹胀，程度较空腔脏器破裂轻；②腹部体征，如腹式呼吸减弱或消失、腹膜刺激征阳性、移动性浊音阳性等；③低血容量性休克表现。

【辅助检查】

1. 诊断性腹腔穿刺及腹腔灌洗 对诊断腹腔内脏有无损伤、是哪一类脏器的损伤，诊断阳性率可达90%以上。只要怀疑有腹腔内脏损伤，一般检查方法难以明确诊断的情况下均可进行此项检查。但在严重腹胀或有肠麻痹、中晚期妊娠、既往有腹腔严重感染及腹部大手术后，躁动不安不能合作者，不宜做腹腔穿刺。诊断性腹腔灌洗虽很敏感，但仍有少数假阳性及假阴性结果，故在具体制订治疗方案时应慎重考虑。

（1）**腹腔穿刺** 穿刺部位有：①脐和髂前上棘连线的中、外1/3交界处；②脐水平线与腋前线交界处（图5-9）。穿刺部位选定后，让病人先排空膀胱并向穿刺侧侧卧5分钟，然后在局麻下用普通8~9号针头或16~20号腰穿刺针进行腹腔穿刺。把有多个侧孔的细塑料管经针管送入腹腔深处，进行抽吸（图5-10）。

（2）**腹腔灌洗** 抽不到液体而又不完全排除内脏损伤的可能性时，可行腹腔灌洗术。诊断性腹腔灌洗术是经上述诊断性腹腔穿刺置入的塑料管向腹内缓慢灌入500~1000mL无菌生理盐水，然后借虹吸作用使腹内灌洗液流回输液瓶中。取瓶中液体进行肉眼或显微镜下检查，必要时涂片、培养或测定淀粉酶含量。此法对腹腔内少量出血者比一般诊断性穿刺术更为可靠，有利于早期诊断并提高确诊率。

A.A′经脐水平线与腋前线交点
B.B′髂前上棘与脐边线中、外1/3交点

图5-9 诊断性腹腔穿刺术的进针点

（3）**结果分析** 若腹腔穿刺抽到液体，应观察其性状（血液、胃肠内容物、浑浊腹水、胆汁或尿液），借以推断损伤脏器的性质，必要时可做涂片或化学检查。若灌洗液检查结果符合以下任何一项，即属阳性：①灌洗液含有肉眼可见的血液、胆汁、胃肠内容物或证明是尿液；②显微镜下红细胞计数超过$100 \times 10^9/L$或白细胞计数超过$0.5 \times 10^9/L$；③淀粉酶超过100Somogyi单位；④灌洗液中发现细菌。

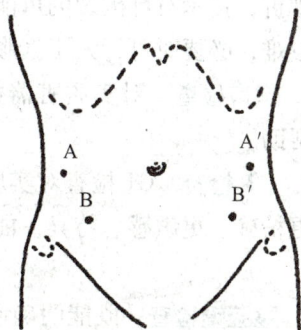

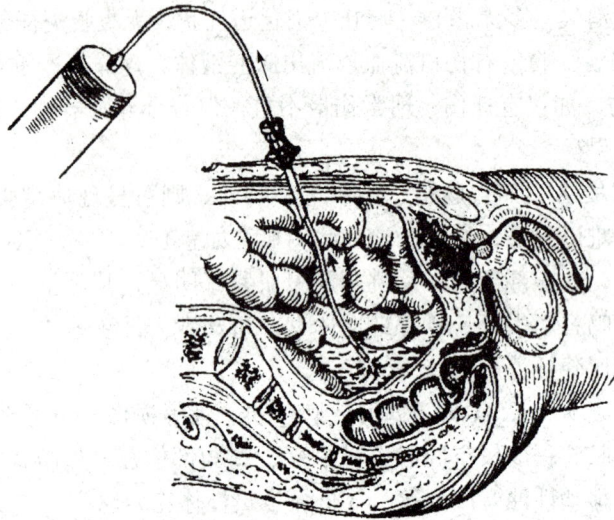

图 5 - 10　腹腔穿刺抽液方法

2. X 线检查　腹部损伤的伤员如条件允许均应行胸腹部的 X 线检查。如腹腔游离气体为胃肠道（主要是胃、十二指肠和结肠，少见于小肠）破裂的证据，立位腹部平片可表现为膈下新月形阴影。腹膜后积气，提示腹膜后十二指肠或结直肠穿孔。腹腔内有大量积血时，小肠多浮动到腹部中央（仰卧位），肠间隙增大，充气的左、右结肠可与腹膜脂肪线分离。腹膜后血肿时，腰大肌影消失。胃右移、横结肠下移，胃大弯有锯齿形压迹（脾胃韧带内血肿）是脾破裂的征象。右膈升高，肝正常外形消失及右下胸肋骨骨折，提示有肝破裂的可能。左侧膈疝时多能见到胃泡或肠管突入胸腔。右侧膈疝诊断较难，必要时可行人工气腹以资鉴别。造影可帮助诊断尿道膀胱损伤。

3. 超声检查　对实质脏器如肝、脾、胰、肾的外形，大小及腹腔内积液的检查有一定帮助。

4. CT 检查　CT 检查对实质脏器损伤及其范围程度具有重要的诊断价值。比超声检查更精确、更敏感、特异，能够清楚地显示病变的部位及范围，为选择治疗方案提供依据。

5. 腹腔镜检查　既能明确诊断，又可直视下进行治疗。

【诊断】了解受伤过程和检查体征是诊断腹部损伤的主要内容，但有时因伤情紧急，要求了解受伤史和检查体征常与一些必要的治疗措施（如止血、输液、抗休克、维持呼吸道通畅等）同时进行。腹部损伤诊断不论是开放伤或闭合伤，在进行诊断时可遵循如下思路。

1. 有无内脏损伤　多数伤者根据临床表现即可确定内脏是否受损，但仍有不少伤者的诊断并不容易或被某些表面的现象所掩盖。

（1）**病史询问**　在接诊病人时应详细了解受伤时间、受伤地点、致伤条件、伤情、受伤至就诊期间的伤情变化和就诊前的急救处理，特别是如下情况更应重视：①早期就诊而腹内脏器损伤体征尚不明显，以及有腹壁损伤伴明显软组织挫伤者；②合并颅脑损伤时，伤者可因意识障碍而不能提供腹部损伤的自觉症状者；③合并胸部损伤时，因明显的呼吸困难使注意力被引至胸部；④合并长骨骨折时，骨折部的剧痛和运动障碍而忽略了腹部情况。

（2）**重视查体** 除了关注生命体征（脉率、呼吸、体温和血压）外，还应全面而有重点地明确腹部压痛、肌紧张和反跳痛的程度和范围，是否有肝浊音界改变或移动性浊音，肠蠕动是否受抑制，直肠指检是否有阳性发现等。

（3）**实验室检查** 红细胞、血红蛋白与血细胞比容下降，表示有大量失血。血淀粉酶或尿淀粉酶升高提示胰腺损伤或胃肠道穿孔，或是腹膜后十二指肠破裂，但胰腺或胃肠道损伤未必均伴有淀粉酶升高。血尿是泌尿系损伤的重要标志，但其程度与伤情不成比例。

（4）**诊断提示** 出现下列情况时，提示腹内脏器损伤：①早期出现休克征象者（尤其是出血性休克）；②有持续性甚至进行性腹部剧痛伴恶心、呕吐等消化道症状者；③有明显腹膜刺激征者；④有气腹表现者；⑤腹部出现移动性浊音者；⑥有便血、呕血或尿血者；⑦直肠指检发现前壁有压痛或波动感，或指套染血者。

2. 什么脏器受到损伤 应先确定是哪一类脏器受损，然后考虑具体脏器。下列情况对于确定哪一类脏器破裂有一定价值：①有恶心、呕吐、便血、气腹者，多为胃肠道损伤；②有排尿困难、血尿、外阴或会阴部牵涉痛者，提示泌尿系脏器损伤；③有膈面腹膜刺激表现（同侧肩部牵涉痛）者，提示上腹脏器损伤，其中尤以肝和脾的破裂为多见；④有下位肋骨骨折者，提示有肝或脾破裂的可能；⑤有骨盆骨折者，提示有直肠、膀胱、尿道损伤的可能。

3. 是否有多发性损伤 以下几种情况提示多发损伤：①腹内某一脏器有多处破裂；②腹内有两个或两个以上脏器受到损伤；③除腹部损伤外，尚有腹部以外的合并损伤；④腹部以外受损累及腹内脏器。无论哪一种情况，在诊断和治疗中都应注意避免漏诊，否则必将导致严重后果。

4. 剖腹探查 以上方法未能排除腹内脏器损伤或在观察期间出现以下情况时，应终止观察，及时进行手术探查：①腹痛和腹膜刺激征有进行性加重或范围扩大者；②肠蠕动音逐渐减弱、消失或出现明显腹胀者；③全身情况有恶化趋势，出现口渴、烦躁、脉率增快或体温及白细胞计数上升者；④红细胞计数进行性下降者；⑤血压由稳定转为不稳定甚至下降者；⑥胃肠出血者；⑦积极救治休克而情况不见好转或继续恶化者。

【治疗】

1. 治疗原则

（1）**先抢救致命伤** 全面权衡轻重缓急，首先处理对生命威胁最大的损伤。心肺复苏是压倒一切的任务，而解除气道梗阻则是首要一环，其次要迅速控制明显的外出血，处理开放性气胸或张力性气胸，尽快恢复循环血容量，控制休克和进展迅速的颅脑外伤。如无上述情况，腹部创伤的救治就应当放在优先的地位。

（2）**先抢救实质脏器损伤** 对于腹内脏器损伤本身，实质性脏器损伤常可发生威胁生命的大出血，故比空腔脏器损伤更为紧急；而腹膜炎尚不致在同样的短时间内发生生命危险，临床实践中多是同时处理。

(3) **全面查体、仔细观察**　对于尚没有手术指征的腹部损伤，尤其是闭合性腹部损伤，必须详细查体、严密观察，未能排除腹内脏器损伤时应及早手术探查。

2. 非手术治疗

(1) **禁饮食和胃肠减压**　对确定或疑有腹内脏器损伤者，应禁饮食和持续胃肠减压，留置导尿管，记录出入量。

(2) **营养支持**　维持水、电解质及酸碱平衡，谨防出现休克，必要时建立多条静脉通路，并做好血型鉴定及交叉配血以备必要时输血。

(3) **防治感染**　腹内脏器损伤很容易继发感染，故应选择适当抗生素预防感染。

(4) **对症处理**　呼吸困难时，予以吸氧；诊断明确后，若出现疼痛剧烈、烦躁不安时，可给予镇静剂或止痛剂。

3. 手术治疗　早期剖腹是治疗腹内脏器损伤的关键性措施。已发生休克的内出血伤者，力争在收缩压回升至 90mmHg 以上后进行手术。但若在积极的抗休克治疗下仍未能纠正，则提示腹内有进行性大出血，应在抗休克的同时，迅速剖腹止血。

(1) **麻醉选择**　以气管内麻醉比较理想，既能保证麻醉效果，又能根据需要供氧，并防止手术中发生误吸。胸部有穿透伤者，无论是否有血胸或气胸，麻醉前都应先做患侧闭式胸腔引流，以免在正压呼吸时发生危险的张力性气胸。

(2) **手术要点**　①切口选择：可选用正中切口、旁正中切口或右侧腹直肌切口。②腹腔探查：有腹腔内出血时，须迅速查明来源，加以控制；若没有腹腔内大出血，则应对腹腔脏器进行系统、有序的探查，原则上应先探查肝、脾等实质性器官，同时探查膈肌有无破损，接着从胃开始，逐段探查十二指肠第一段、空肠、回肠、大肠及其系膜，然后探查盆腔脏器，再后则切开胃结肠韧带显露网膜囊，检查胃后壁和胰腺。③处理伤灶：原则上是先处理出血性损伤，后处理穿破性损伤；对于穿破性损伤，应先处理污染重的损伤，后处理污染轻的损伤。④冲洗腹腔：用生理盐水或甲硝唑冲洗腹腔，污染严重的部位应反复冲洗。⑤逐层关腹：确认腹腔无活动性出血，清点器械、敷料准确无误后依层关腹。是否需放置引流，放置何种引流，根据需要选用。

二、脾破裂

脾是腹部内脏最容易受损的器官。在腹部闭合性损伤中，脾破裂占 20% ~ 40%；在腹部开放性损伤中，脾破裂约占 10% 左右。

【病因】左下胸及左上腹部暴力是脾破裂的重要病因，特别是有慢性病理改变（如血吸虫病、疟疾、淋巴瘤等）的脾更易破裂。根据损伤范围，脾破裂可分为中央型破裂（破在脾实质深部）、被膜下破裂（破在脾实质周边部分）和真性破裂（破损累及被膜）3 种。前两种被膜完整，出血量受到限制，可形成血肿而最终被吸收；临床脾破裂约 85% 是真性破裂，出血量大，容易发生休克。

【临床表现】脾破裂部位较多见于脾上极及膈面，有时在裂口对应部位有下位肋骨骨折存在。病人自觉左上腹部疼痛，若膈神经受激惹，可有左肩放射痛。若真性脾破裂，可有休克、腹部移动性浊音，腹腔穿刺可抽出不凝固血液；中心型或被膜下脾破裂，左上腹叩诊出现固定而逐渐增大的浊音区。但因血性腹膜炎，腹部压痛、反跳痛、肌紧张不很明显。

【辅助检查】

1. 超声检查 是一种非侵入性检查，能清楚地显示破碎的脾脏，较大的脾被膜下血肿及腹腔内积血。

2. CT 检查 比超声检查准确率高，能清楚地显示脾脏的形态，对诊断脾脏实质裂伤或被膜下血肿很有价值。

3. X 线检查 中央型或被膜下脾破裂，可见脾影加宽、左膈升高、活动受限，钡餐发现胃左前移位、胃大弯受压、结肠脾曲下移。

【诊断】①有左下胸及左上腹部暴力病史；②有左上腹疼痛、腹部移动性浊音、腹穿抽出不凝固血液；③超声多普勒、CT 等检查能协助确诊。

【治疗】

1. 非手术治疗

（1）适应证 无休克或容易纠正的一过性休克，影像学检查证实脾裂伤比较局限、表浅，无其他腹腔脏器合并伤者，可在严密观察血压、脉搏、腹部体征、血细胞比容及影像学变化的条件下行非手术治疗。观察中如发现继续出血或发现有其他脏器损伤，应立即中转手术。

（2）治疗方法 在做好手术准备的前提下，予以禁饮食、营养支持、应用止血剂、预防感染及对症处理等。

2. 手术治疗

（1）适应证 不符合非手术治疗条件的伤员，均应尽快剖腹探查，以防延误。

（2）手术方法 手术中彻底查明伤情后明确可能保留脾者，可根据伤情，采用生物胶黏合止血、物理凝固止血、单纯缝合修补、脾破裂捆扎、脾动脉结扎及部分脾切除等；脾中心部碎裂，脾门撕裂或有大量失活组织，高龄及多发伤情况严重者，需迅速施行全脾切除术；脾被膜下破裂形成的血肿和少数脾真性破裂后被网膜等周围组织包裹形成的局限性血肿，可因轻微外力影响或胀破被膜或血凝块而发生延迟性脾破裂，一般发生在伤后两周，也有迟至数月以后的，此种情况下应切除脾。

20 世纪 80 年代以来，由于注意到脾切除术后的病人，主要是婴幼儿，对感染的抵抗力减弱，甚至可发生以肺炎球菌为主要病原菌的脾切除后凶险性感染（OPSI）而致死。随着对脾功能认识的深化，在坚持"抢救生命第一，保留脾第二"的原则下，尽量保留脾的原则（特别是儿童）已被多数外科医生接受。

三、肝破裂

肝是人体最大的实质性脏器，质脆易碎，伤后容易出血。肝破裂在各种腹部损伤中占 15% ~20%，右肝破裂较左肝为多。

【病因】暴力仍是肝破裂的重要病因，特别是合并肝硬化的病人发病率较高，受伤部位多为右下胸、右上腹及右腰部。肝破裂也可分为真性破裂（肝被膜和实质同时破裂）、被膜下破裂及中央型破裂 3 种。

【临床表现】 肝破裂临床表现和脾破裂极为相似；但因肝破裂后可能有胆汁溢入腹腔，故腹痛和腹膜刺激征常较脾破裂伤者更为明显，腹腔穿刺可抽出混有胆汁的血液。肝破裂后，血液有时可通过胆管进入十二指肠而出现黑便或呕血，诊断中应予注意。肝被膜下破裂也有转为真性破裂的可能，而中央型肝破裂则更易发展为继发性肝脓肿。

【辅助检查】 请参照脾破裂。

【诊断】 ①右下胸、右上腹及右腰部外伤史；②有腹痛、腹膜刺激征表现，腹腔穿刺可抽出混有胆汁的血液；③超声检查、CT 检查等能协助确诊。

知识链接

肝外伤分级

Ⅰ级：裂伤深度不超过 3cm；

Ⅱ级：伤及肝动脉、门静脉、肝胆管的 2～3 级分支；

Ⅲ级：或中央区伤，伤及肝动脉、门静脉、肝总管；或其一级分支合并伤。

【治疗】 肝破裂手术治疗的基本要求是彻底清创、确切止血、消除胆汁溢漏和建立通畅的引流。

1. 非手术治疗 血流动力学指标稳定或经补充血容量后保持稳定的伤员，可在严密观察下进行非手术治疗。

2. 手术治疗 肝火器伤和累及空腔脏器的非火器伤，生命体征经补充血容量后仍不稳定或需大量输血才能维持血压者，都应手术治疗。其他的刺伤和钝性伤，则主要根据伤员全身情况决定治疗方案。

（1）肝单纯缝合　肝脏损伤裂口不深或在肝缘，创缘较整齐者，在清创后可直接缝合裂口；肝被膜下破裂，可将打开清除积血再缝合。

（2）肝动脉结扎术　如果裂口内有不易控制的动脉性出血，可考虑行肝动脉结扎。结扎肝总动脉最安全，但止血效果有时不满意；结扎左肝或右肝动脉效果肯定，但手术后肝功能可能波动；结扎肝固有动脉有一定危险，故应慎用。

（3）肝切除术　对于有大块肝组织破损，特别是粉碎性肝破裂，或肝组织挫伤严重的病人，应施行肝切除术。但不宜采用创伤大的规则性肝叶切除术，而是在充分考虑肝解剖特点的基础上，做清创式肝切除术。手术中应尽可能地保留正常的肝组织。

（4）纱布块填塞法　对于裂口较深或肝组织已有大块缺损而止血不满意、病情危重，又无条件进行较大手术的病人，可在用大网膜、明胶海绵、氧化纤维或止血粉填入裂口之后，用长而宽的纱条按顺序填入裂口，以达到压迫止血的目的。纱条尾端自腹壁切口或另做腹壁戳孔引出作为引流。手术后第 3～5 日起，每日抽出纱条一段，7～10日取完。此法临床已少用，非至不得已，应避免采用。

不论采用以上何种手术方式，外伤性肝破裂手术后，在创面或肝周应留置多孔硅胶双套管行负压吸引，以引流出渗出的血液和胆汁。

第五节 泌尿系损伤

泌尿系统损伤以男性尿道损伤最多见，肾、膀胱次之，输尿管损伤最少见。临床表现主要为出血和尿外渗。大出血可引起休克，血肿和尿外渗可继发感染，严重时导致脓毒症、周围脓肿、尿瘘或尿道狭窄。

一、肾损伤

肾深藏于肾窝，受到肋骨、腰肌、脊椎和前面的腹壁、腹腔内脏器、上面膈肌的保护，正常肾有一定的活动度，故不易受损。但肾质地脆，包膜薄，周围有骨质结构，一旦受暴力打击也可以引起肾损伤，肾损伤多见于成年男子。

【病因与病理】

1. 病因 肾损伤是由暴力所致。锐性暴力，如弹片、枪弹、刀刃等致开放伤，常伴有胸、腹部等其他组织器官损伤，损伤复杂而严重；钝性暴力，如撞击、跌打、挤压、肋骨或横突骨折等常致闭合伤。

此外，肾本身病变，如肾积水、肾肿瘤、肾结核或肾囊性疾病等更易损伤，有时极轻微的创伤，也可造成严重的"自发性"肾破裂。偶在医疗操作中，如肾穿刺、腔内泌尿外科检查或治疗时也可能发生肾损伤。

2. 病理 临床上最多见为闭合性肾损伤，根据损伤的程度可分为以下病理类型（图5-11）。

（1）**肾挫伤** 最多见。损伤仅局限于部分肾实质，形成肾瘀斑和（或）包膜下血肿，肾包膜及肾盂黏膜完整，可有少量血尿。

（2）**肾部分裂伤** 肾实质部分裂伤伴有肾包膜破裂，可致肾周血肿。如肾盂肾盏黏膜破裂，则可有明显的血尿。

（3）**肾全层裂伤** 肾实质深度裂伤，外及肾包膜，内达肾盂肾盏黏膜，此时常引起广泛的肾周血肿、血尿和尿外渗。

（4）**肾蒂损伤** 肾蒂血管损伤比较少见。常可引起大出血、休克，甚至死亡。

【临床表现】肾损伤的临床表现与损伤程度有关，主要症状有休克、血尿、疼痛、腰腹部肿块、发热等。

1. 休克 严重肾裂伤、肾蒂裂伤时，常因大失血而发生休克，可危及生命。

2. 血尿 血尿为最常见、最重要的症状，以肉眼血尿多见。肾挫伤时可出现少量血尿，严重肾裂伤则呈大量肉眼血尿，并有血块阻塞尿路。血尿与损伤程度不成比例，肾挫伤或轻微肾裂伤会导致肉眼血尿，而严重的肾裂伤可能只有轻微血尿或无血尿。

3. 疼痛 肾包膜下血肿、肾周围软组织损伤、出血或尿外渗引起伤侧腰、腹部疼痛。血块阻塞输尿管时可发生肾绞痛。血液、尿液渗入腹腔或合并腹内脏器损伤时，出现全腹疼痛和腹膜刺激征。

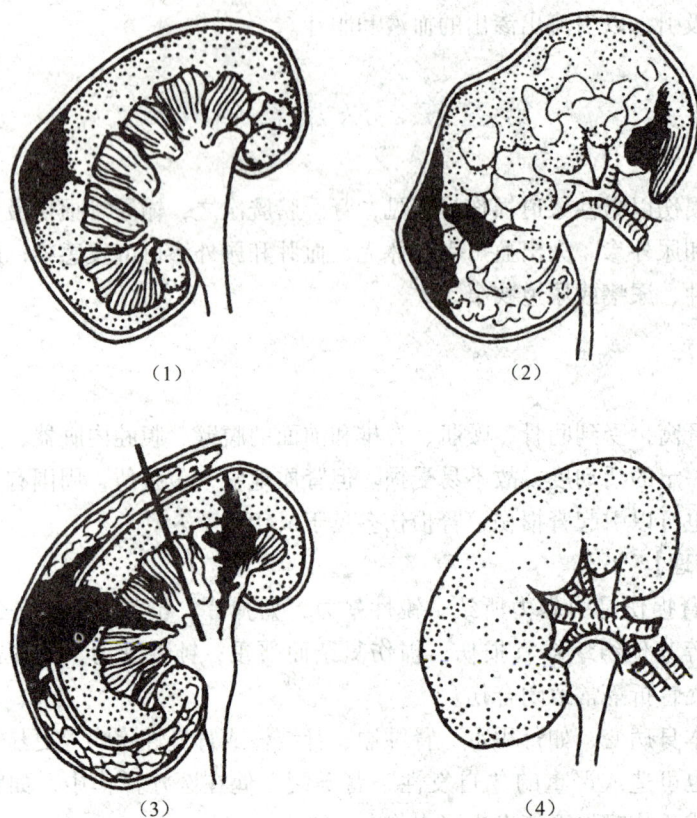

图 5-11 肾损伤病理类型

（1）肾挫伤；（2）肾部分裂伤；（3）肾全层裂伤；（4）肾蒂损伤

4. 肿块 血液、尿液渗入肾周围组织可使局部肿胀，形成肿块，有明显触痛和肌强直。

5. 发热 血肿、尿外渗易继发感染，甚至导致肾周脓肿或化脓性腹膜炎，伴有全身中毒症状。

【辅助检查】

1. 实验室检查 血常规检查血红蛋白与血细胞比容持续降低，提示有活动性出血；血白细胞数增多，应注意是否存在感染灶。尿常规检查可发现多量红细胞。

2. 影像学检查 早期积极的影像学检查可以发现肾损伤部位、程度、有无尿外渗或肾血管损伤及对侧肾情况。

（1）**超声检查** 能提示肾损伤的部位和程度，有无包膜下和肾周血肿、尿外渗，其他器官损伤及对侧肾情况等。

（2）**CT 检查** 可清晰显示肾皮质裂伤、尿外渗和血肿范围，显示无活力的肾组织，并可了解与周围组织和腹腔内其他脏器的关系。

（3）**MRI 检查** 诊断效果与 CT 相似，但对于血肿的显示比 CT 更具特征性。

（4）**其他检查** 排泄性尿路造影能评价肾损伤的范围和程度，选择性肾动脉造影可显示肾动脉和肾实质损伤情况，但两者在临床一般不作为首选。

【诊断】①有腹部、背部、下胸部外伤或受对冲力损伤的病史；②有典型的腰、腹部疼痛、肿块、血尿等临床表现；③有实验室检查、影像学检查的客观资料。

【治疗】治疗原则：①及时消除危及伤者生命的因素；②处理大出血、休克等；③明确有无其他合并损伤；④清除血肿和尿外渗；⑤尽可能保存生机的肾脏。

1. 非手术治疗 肾损伤的处理与损伤程度直接相关。轻微肾挫伤经短期休息可以康复，多数肾部分裂伤可行非手术疗法，仅少数需手术治疗。

（1）卧床休息 绝对卧床 2~4 周，病情稳定，血尿消失后才可以允许病人离床活动，恢复后 2~3 个月内不宜参加体力劳动或竞技运动。

（2）密切观察 定时测量血压、脉搏、呼吸、体温，注意腰、腹部肿块范围有无增大。观察每次排出的尿液颜色深浅的变化。定期检测血红蛋白和血细胞比容。

（3）输血补液 应注意防治休克，及时补充血容量，必要时输血。维持水电解质平衡，保证尿量。

（4）对症处理 如明确无腹腔脏器损伤，疼痛剧烈者，可给镇静剂，以消除病人紧张心理；出血者可应用止血剂等。

（5）预防感染 血肿和尿外渗易引起感染，应早期应用广谱抗生素。

2. 手术治疗

（1）适应证 ①经抗休克治疗未能纠正或经纠正后再度出现休克者；②血尿逐渐加重，或血红蛋白测定红细胞计数进行性下降者；③腰腹部包块逐渐增大；④局部疼痛加重、体温升高，血白细胞增高有肾周围感染时；⑤胸或腹部合并伤体征出现；⑥较重的肾裂伤或粉碎伤及集合系统断裂有大量尿外渗时。

（2）手术方法 ①开放性肾损伤：几乎所有这类损伤的病人都要施行手术探查，特别是枪伤或从前面腹壁进入的锐器伤，需经腹部切口进行手术，清创、缝合及引流并探查腹部脏器有无损伤。②闭合性肾损伤：一旦确定为严重肾裂伤、肾碎裂及肾蒂损伤，需尽早经腹进路施行手术，如肾修补术、肾部分切除术及肾切除术等。

3. 并发症处理 腹膜后尿囊肿或肾周脓肿要切开引流；输尿管狭窄、肾积水需施行成形术或肾切除术；恶性高血压要做血管修复或肾切除术；动静脉瘘和假性肾动脉瘤应予以修补；持久性血尿可施行选择性肾动脉造影及栓塞术。

二、膀胱损伤

膀胱空虚时位于骨盆深处，很少为外界暴力所损伤，膀胱充盈时易遭受损伤。有病变的膀胱（如膀胱结核）过度膨胀，发生破裂，称为自发性破裂。

【病因与病理】

1. 病因

（1）开放性损伤 由弹片、子弹或锐器贯通所致，常合并其他脏器损伤，如直肠、阴道损伤。

（2）闭合性损伤 当膀胱充盈时，下腹部遭撞击、挤压、骨盆骨折骨片刺破膀胱壁。难产时胎头的压迫可致膀胱阴道瘘。

（3）**医源性损伤**　见于膀胱镜检查或治疗，如膀胱颈部、前列腺、膀胱癌等电切术，盆腔手术、腹股沟疝修补术、阴道手术等可伤及膀胱。

2. 病理

（1）**挫伤**　仅伤及膀胱黏膜或肌层，膀胱壁未穿破，局部出血或形成血肿，无尿外渗，可发生血尿。

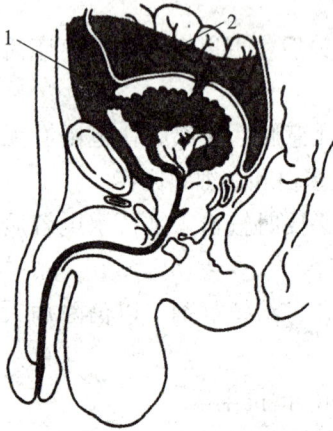

图 5－12　膀胱破裂
（1）腹膜外破裂；（2）腹膜内破裂

（2）**膀胱破裂**　分腹膜外型与腹膜内型两种类型（图 5－12）。①腹膜外型：大多伴有骨盆骨折，膀胱壁破裂，但腹膜完整，尿液外渗到膀胱周围组织及耻骨后间隙，引起盆腔蜂窝组织炎，或沿输尿管周围疏松组织蔓延到肾区。②腹膜内型：多见于膀胱后壁和顶部损伤。膀胱壁破裂伴腹膜破裂，与腹腔相通，尿液流入腹腔，引起腹膜炎。

【临床表现】膀胱壁轻度挫伤仅有下腹部疼痛，少量终末血尿，短期内自行消失，膀胱全层破裂时症状明显。

1. 休克　骨盆骨折所致剧痛、大出血，膀胱破裂引起尿外渗及腹膜炎，伤势严重，常发生休克。

2. 腹痛　腹膜外破裂时，尿外渗及血肿引起下腹部疼痛，直肠指检可触及肿物和触痛；腹膜内破裂时，尿液流入腹腔而引起急性腹膜炎症状，并有移动性浊音。

3. 血尿和排尿困难　有尿意，但不能排尿或仅排出少量血尿。当有血块堵塞时，或尿外渗到膀胱周围、腹腔内，则无尿液自尿道排出。

4. 尿瘘　开放性损伤可有体表伤口漏尿；如与直肠、阴道相通，则经肛门、阴道漏尿。

【辅助检查】

1. 导尿试验　膀胱损伤时，导尿管可顺利插入膀胱（尿道损伤常不易插入），仅流出少量血尿或无尿流出。经导尿管注入灭菌生理盐水 200mL，片刻后吸出。液体外漏时吸出量会减少，腹腔液体回流时吸出量会增多。若液体进出量差异很大，提示膀胱破裂。

2. 膀胱造影检查　向膀胱内注入造影剂如 15% 泛影葡胺 300mL 后，于多方向观察造影剂的外漏，可明确膀胱破裂诊断及破裂的类型和程度。

3. 超声检查　可以探测膀胱形状，如无膀胱破裂，可探测到完整膀胱，如有膀胱破裂，膀胱既不能充盈，膀胱形态也会改变。如配合导尿试验，可探测膀胱能否充盈及液体流入何处，对膀胱损伤类型的诊断会有一定帮助。

【诊断】①病人下腹部或骨盆有外来暴力受伤史；②有腹痛、血尿及排尿困难、耻骨上区压痛等临床表现；③导尿试验、膀胱造影检查、超声检查可以明确诊断。

【治疗】膀胱破裂的处理原则：①积极防治休克；②完全的尿流改道；③充分引流外渗尿液；④闭合膀胱壁缺损；⑤防治感染。

1. 非手术治疗

（1）**紧急处理** 抗休克治疗，如输液、输血、止痛及镇静。

（2）**保守治疗** 膀胱挫伤或造影时仅有少量尿外渗，症状较轻者，可从尿道插入导尿管持续引流尿液7~10天，并保持通畅；使用抗生素，预防感染，破裂可自愈。

2. 手术治疗 膀胱破裂伴有出血和尿外渗，病情严重，须尽早施行手术。

（1）**腹膜外破裂** 做下腹部正中切口，腹膜外显露并切开膀胱，清除外渗尿液，修补膀胱穿孔，做耻骨上膀胱造瘘。

（2）**腹膜内破裂** 应行剖腹探查，同时处理其他脏器损伤，吸尽腹腔内液体，分层修补腹膜与膀胱壁，并做腹膜外耻骨上膀胱造瘘。

三、尿道损伤

尿道损伤多见于男性。其中前尿道损伤多在球部尿道，后尿道损伤多在膜部尿道。女性尿道因短而直，受伤机会较少。

【病因】

1. 前尿道损伤 最常见。会阴部骑跨于硬物上，将尿道挤在耻骨联合下缘而伤及球部尿道，可造成开放性尿道损伤。

2. 后尿道损伤 暴力造成骨盆骨折，骨折断端刺破尿道或骨折部移位使尿生殖膈剪切移位可导致尿道撕裂损伤，其伤部均在薄弱的膜部尿道。

3. 尿道内创伤 多为医源性损伤。各种尿道器械，如尿道探子、金属导尿管、膀胱镜或经尿道电切镜、输尿管镜等使用不当，或病人自放异物或尿道内误注腐蚀性药品而造成的尿道黏膜或全层损伤。

【临床表现】

1. 前尿道损伤

（1）**尿道出血** 尿道出血为前尿道损伤最常见的症状。外伤后即使不排尿时也可见尿道外口滴血。

（2）**疼痛** 受损伤处疼痛，有时可放射到尿道外口，尤以排尿时为剧烈。

（3）**排尿困难** 尿道挫裂伤时因疼痛而致括约肌痉挛，发生排尿困难。尿道完全断裂时，则可发生尿潴留。

（4）**局部血肿** 尿道骑跨伤常发生会阴部、阴囊处肿胀、瘀斑及蝶形血肿。

（5）**尿外渗** 球部尿道损伤后，尿液可外渗至阴囊及阴茎或至下腹壁皮下（图5－13）。尿外渗、血肿并发感染，则出现脓毒症。如开放性损伤，则尿液可从皮肤、肠道或阴道创口流出，最终形成尿瘘。

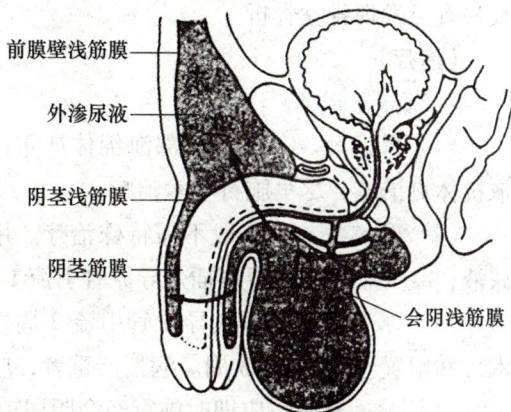

前膜壁浅筋膜

外渗尿液

阴茎浅筋膜

阴茎筋膜

会阴浅筋膜

图5－13 尿道球部损伤尿外渗

2. 后尿道损伤

（1）休克　骨盆骨折所致后尿道损伤，常因合并大出血，引起创伤性、失血性休克。

（2）疼痛　下腹部痛，局部肌紧张，并有压痛。随着病情发展，会出现腹胀及肠鸣音减弱。

（3）排尿困难　尿道断裂后不能排尿，易发生急性尿潴留。

（4）尿道出血　伤后尿道口无流血或仅少量血液流出，与排尿无关。

（5）尿外渗及血肿　尿生殖膈撕裂时，会阴、阴囊部出现血肿及尿外渗（图5-14）。

（6）直肠指诊　可触及直肠前方有柔软的血肿并有压痛，前列腺尖端可浮动。

【辅助检查】

1. 诊断性导尿　导尿可以检查尿道是否连续、完整。如能顺利插入导尿管，则说明尿道连续而完整。一旦插入导尿管，应留置导尿1周以引流尿液并支撑尿道。如一次插入困难，不应勉强反复试插，以免加重创伤和导致感染。

2. X线检查　骨盆前后位片显示骨盆骨折；尿道造影可显示尿道损伤部位及程度，尿道断裂可有造影剂外渗，尿道挫伤则无外渗征象。

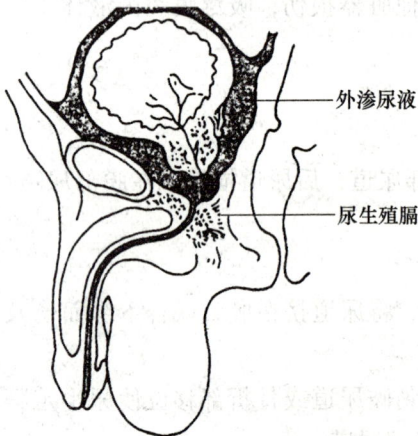

图5-14　后尿道断裂尿外渗

外渗尿液

尿生殖膈

【诊断】

1. 前尿道损伤　①球部尿道损伤有会阴部骑跨伤史，医源性尿道损伤多有尿道器械检查或治疗史；②有尿道出血、会阴部及阴囊处肿胀、瘀斑及蝶形血肿临床表现；③尿道造影等可协助诊断。

2. 后尿道损伤　①多因骨盆骨折后，骨折断端使尿生殖膈剪切移位导致尿道撕裂损伤所致；②有休克、会阴及阴囊部血肿及尿外渗、直肠指诊可触及血肿等表现；③X线检查可发现骨盆骨折。

【治疗】

1. 前尿道损伤

（1）紧急处理　尿道球部海绵体严重出血可致休克，应立即压迫会阴部止血，采取抗休克措施，尽早施行手术治疗。

（2）尿道挫伤　一般不需特殊治疗。用抗生素预防感染，并鼓励病人多饮水稀释尿液，减少刺激。必要时插入导尿管引流1周。

（3）尿道裂伤　插入导尿管引流2周左右。如导尿失败，应即行经会阴尿道修补术，并留置导尿管2~3周。病情严重者，应施行耻骨上膀胱造瘘术。

（4）尿道断裂　应即时施行经会阴尿道修补术或断端吻合术，留置导尿管3周。尿道断裂严重者，会阴或阴囊形成大血肿，可做膀胱造瘘术。

2. 后尿道损伤

（1）**紧急处理**　骨盆骨折病人须平卧，勿随意搬动，以免加重损伤。损伤严重伴大出血可致休克，须抗休克治疗。一般不宜插入导尿管，避免加重局部损伤及血肿感染。尿潴留者可行耻骨上膀胱穿刺，吸出膀胱内尿液。

（2）**膀胱造瘘**　急性尿潴留者局麻下做耻骨上高位膀胱造瘘，经膀胱尿道造影明确尿道无狭窄及尿外渗后，才可拔除膀胱造瘘管。尿道不完全撕裂一般在3周内愈合，恢复排尿。若不能恢复排尿，造瘘后3个月再行尿道瘢痕切除及尿道端端吻合术。

（3）**尿道会师复位术**　能早期恢复尿道的连续性，避免尿道断端远离形成瘢痕假道。手术方法（图5-15）：下腹部切口，经耻骨上切开膀胱，取一对凹凸探子操作，先将凹形探子经膀胱置于后尿道，再由尿道外口插入凸形探子，至凹凸探子嵌合，凸形探子即可引入膀胱。套一普通尿管在尖端，回拨探子，将尿管引出尿道外口，然后用细线将它与一多孔尿管相连并拉入膀胱。在尿道前方前列腺尖端处穿一粗尼龙线，其线两端穿出会阴部牵引固定于股内侧。尿道会师复位术后留置尿管3~4周，可通畅排尿，避免二期手术。对于休克严重者不宜做此手术，只作高位膀胱造瘘术即可。

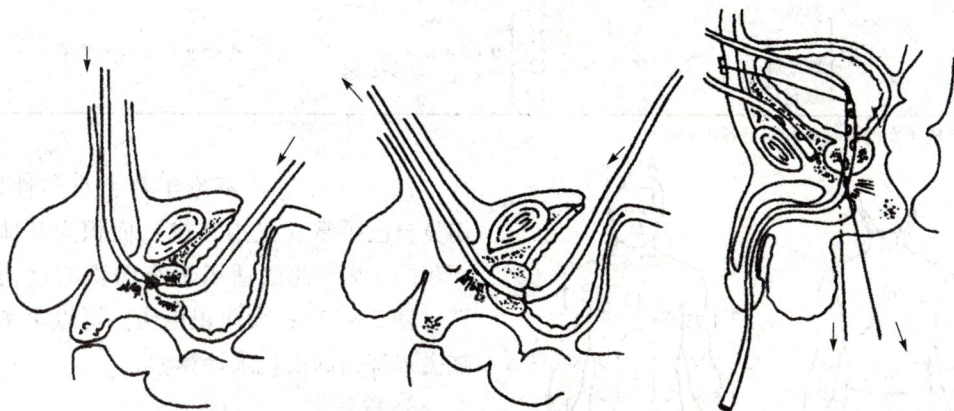

图5-15　尿道会师复位术

3. 并发症处理

（1）**尿外渗**　在尿外渗区做多个皮肤切口引流外渗尿液，切口应深达浅筋膜以下，并做耻骨上膀胱造瘘，3个月后再修补尿道。

（2）**尿道狭窄**　尿道损伤病人拔除导尿管后，需定期做尿道扩张术。对晚期发生的尿道狭窄，可用腔内技术经尿道切开或切除狭窄部的瘢痕组织，或经会阴部切口行尿道吻合术。若有尿瘘时，要切除或者搔刮瘘管。

（3）**尿瘘**　如果尿外渗未及时处理，感染后可形成尿道周围脓肿，脓肿破溃后可形成尿瘘，处理时应切除或清理瘘管。

第六节　热力烧伤

由热力所引起的人体组织损伤统称为烧伤，如火焰、热蒸汽、热液、热金属等。

【伤情判断】 伤情判断最基本的要求是准确判断烧伤的面积和深度，同时还应兼顾呼吸道的损伤程度。

1. 面积估算

（1）中国新九分法　适用于较大烧伤面积计算。为便于记忆，将体表面积划分为 11 个 9% 的等份，另加 1%，构成 100% 的体表面积（表 5-2，图 5-16）。

表 5-2　中国新九分法

部位		占成人体表%		占儿童体表%
头颈	发部	3		
	面部	3	9×1	9+（12-年龄）
	颈部	3		
双上肢	双上臂	7		
	双前臂	6	9×2	
	双手	5		
躯干	躯干前	13		
	躯干后	13	9×3	
	会阴	1		
双下肢	双臀	5*		
	双大腿	21	9×5+1	9×5+1-（12-年龄）
	双小腿	13		
	双足	7*		

※ 成年女性的臀部和双足各占 6%

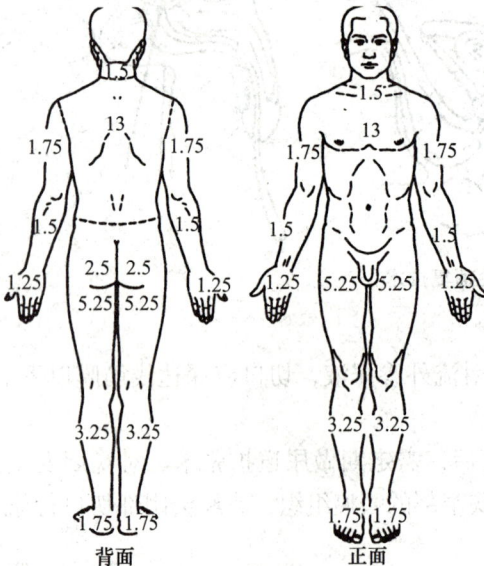

图 5-16　中国新九分法

（2）手掌法　不论年龄大小与性别，伤员自己手掌（五指并拢）面积为其体表面积的 1%。此法适用于小面积的烧伤计算（图 5-17）；大面积烧伤亦可以手掌法减去未烧伤的面积来计算。

2. 深度估计

（1）三度四分法　即根据皮肤烧伤的深浅分成 I°、浅 II°、深 II°、III°。I°、浅 II°属浅度烧伤，深 II°、III°属深度烧伤（图 5-18）。

（2）烧伤深度鉴别　见表 5-3。

3. 烧伤分度法

（1）轻度烧伤　II°烧伤面积 10%（儿童 5%）以下。

（2）中度烧伤　II°烧伤面积 11%～30%（儿童 5%～15%），或 III°烧伤面积不足 10%（儿童 5%）。

（3）重度烧伤　II°烧伤总面积 31%～50%（儿童 16%～25%）；或 III°烧伤面积 11%～20%（儿童 6%～9%）；或烧伤面积虽不到上述百分比，但已发生休克等并发症、呼吸道烧伤或有较重的复合伤。

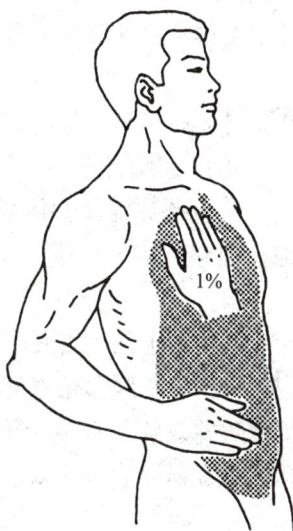

图 5 - 17 手掌法

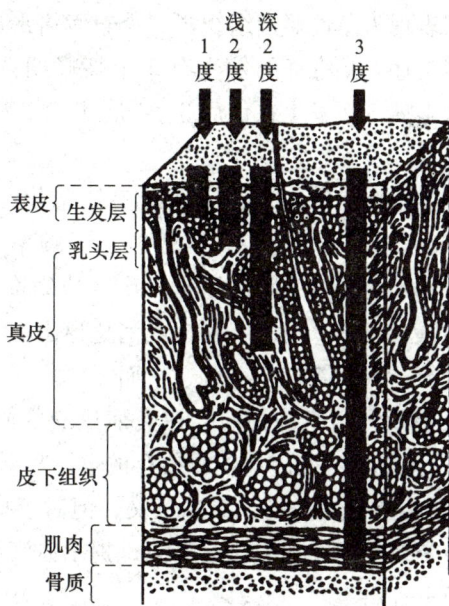

图 5 - 18 烧伤深度示意图

表 5 - 3 烧伤深度鉴别

烧伤深度		伤及层次	临床特点	愈合过程
I°（红斑型）		仅达表皮层	红斑、热、痛、感觉过敏	3～7 日愈合，无瘢痕
II°（水泡型）	浅 II°	达真皮浅层，生发层健在	剧痛，水泡大、泡皮薄、基底潮红，明显水肿	2 周内痊愈，无瘢痕，可有色素沉着
	深 II°	达真皮深层，仅皮肤附件残留	感觉迟钝，水泡小、泡皮厚，基底苍白，拔毛痛，数日后可出现细小的网状栓塞血管	3～4 周愈合，遗留瘢痕，并有色素沉着
III°（焦痂型）		达皮肤全层，可深及皮下组织、肌肉和骨骼	感觉消失，创面焦黄炭化、干燥、皮革样，数日后可见粗大的树枝状栓塞血管	2～4 周后焦痂脱落，出现肉芽创面，除小面积外，一般需要植皮方能愈合，并遗留瘢痕

（4）特重烧伤 II°烧伤总面积 50%（儿童 25%）以上；或III°烧伤 20%（儿童 10%）以上，已有严重的并发症。

【临床表现】

1. 休克期 休克基本属于低血容量性休克，主要由于体液大量渗出所致，伤后 2～3 小时最为急剧，8 小时达高峰，随后减缓，至 48 小时逐渐恢复。

烧伤休克期临床表现：烧伤的局部或全身出现水肿，创面有大量渗出液，心率增快，血压下降，呼吸急促，四肢厥冷，口渴、尿少、烦躁不安等，甚至发生血红蛋白尿或多器官功能衰竭。

2. 感染期 由于创面污染、细菌附着、全身免疫力低下等原因，病人容易发生感染。早期表现为急性蜂窝组织炎，严重者可形成烧伤创面脓毒症，或细菌进入血液循环导致脓毒血症。脓毒症的发生有 3 个高峰期：①早期脓毒症，多发生在伤后 3 ~ 7 日；②中期脓毒症，多发生在伤后 3 ~ 4 周焦痂溶解期；③后期脓毒症，多发生在烧伤 1 个月以后。

烧伤脓毒症临床表现：①病情突然恶化，体温 > 39℃或 < 35.5℃，连续在 3 日以上。②心率 > 120 次/分。③呼吸窘迫，频率 > 28 次/分。④白细胞计数 > 12×10^9/L 或 < 4×10^9/L，其中中性粒细胞 > 0.80 或幼稚粒细胞 > 0.10。⑤临床症状和体征：精神萎靡、烦躁或谵语；腹胀、腹泻或消化道出血；创面萎缩、肉芽色暗无光泽、糜烂、坏死、出血等；舌质绛红、毛刺、干而无津。

3. 修复期 组织烧伤后，在炎症反应的同时，机体组织修复也已经开始。浅度烧伤多能自行修复；深Ⅱ°烧伤靠残存的上皮岛融合修复；Ⅲ°烧伤靠皮肤移植修复。

【辅助检查】对烧伤无诊断意义，但对于指导治疗及预防并发症等有参考价值。如血常规检查时发现红细胞比容升高，提示血液浓缩；出现二氧化碳结合力下降；则提示存在酸中毒等。

【诊断】有烧伤病史、有典型的烧伤创面表现即可诊断。

【治疗】

1. 治疗原则

（1）**小面积浅表烧伤** 迅速处理好创面，防治感染，促进及早愈合。

（2）**大面积深度烧伤** 因其伤情严重，在处理好创面的同时，必须兼顾全身治疗，防止并发症发生。如及时补充液体，纠正低血容量休克，维持呼吸道通畅，应用抗生素预防感染，及早清创、植皮，重视损伤组织器官形态与功能的恢复等。

2. 处理创面

（1）**处理原则** ①Ⅰ°创面保持清洁，减轻疼痛；②浅Ⅱ°创面应防止感染，促进愈合；③深Ⅱ°创面尽早清除坏死组织，防止感染，保护残留的上皮组织，促进其愈合，以减少瘢痕形成；④Ⅲ°创面应保持焦痂完整干燥，防止感染，为早期切痂和植皮创造良好条件。

（2）**处理方法** 清创应待病情稳定后，在完善的止痛和严密的清毒下施行。先剃去创面周围的毛发，并以肥皂水清洗健康皮肤，然后再用碘伏轻拭消毒。

Ⅰ°烧伤：无须特殊处理，烧灼感重，可涂薄层油脂。

小面积浅Ⅱ°烧伤：清创后，如水疱皮完整，应予保存，只需抽去水疱液，消毒包扎；如水疱皮已撕脱，可以用无菌油性敷料包扎；如创面已感染，应勤换敷料，清除脓性分泌物，保持创面清洁。

深度烧伤：清创后正确选择外用抗菌药物，如有 1% 磺胺嘧啶银霜剂、碘伏等。

大面积深度烧伤：清创后可采用大张异体皮开洞嵌植小块自体皮、异体皮下移植微粒自体皮，以及充分利用头皮为自体皮来源等方法治疗。

3. 防治休克 休克是烧伤的严重并发症，液体疗法则是防治烧伤休克的主要措施。病人入院后，应立即寻找一较粗且易于固定的静脉行穿刺或切开，以保持一条通畅的静脉输液通道,这对严重烧伤病人早期救治十分重要。

(1) 补液方案 按烧伤面积和伤员的体重作为计算依据。具体包括以下两个方面:①丧失量:第一个 24 小时,成人每 1% 烧伤面积(Ⅱ°、Ⅲ°)每公斤体重应补电解质液和胶体液共 1.5mL(小儿 2.0mL),晶体液与胶体液的比例一般为 2∶1,广泛深度烧伤者与小儿烧伤其比例可改为 1∶1。②基础水分量:需补给每日的基础水分量,通常采用 5%~10% 葡萄糖溶液补给,成人为 2000~2500mL,儿童为 60~80mL/kg,婴幼儿为 100mL/kg。

(2) 补液性质 晶体液包括等渗盐水、林格液、平衡盐液等,胶体液包括血浆、血浆代用品(如右旋糖酐、706 代血浆)、全血或血液成分制品等。

(3) 补液原则 先快后慢、先盐后糖、先晶后胶。补液应在伤后的前 8 个小时内输入补液量的一半,其余的一半可在 16 小时内完成。第二个 24 小时,胶体和电解质液为第 1 个 24 小时的一半,水分补充仍为 2000mL。

(4) 补液举例 一位烧伤面积 60%、体重 50 kg 的病人。第 1 个 24 小时补液总量为 $60 \times 50 \times 1.5 + 2000 = 6500mL$,其中电解质液为 $60 \times 50 \times 1 = 3000mL$,胶体为 $60 \times 50 \times 0.5 = 1500mL$,水分为 2000mL;输液速度为前 8 小时输入 3250mL,后 16 小时输入剩下的 3250mL。第 2 个 24 小时,电解质液减半为 1500mL,胶体减半为 750mL,水分仍为 2000mL,于 24 小时内均匀输入。

(5) 监测指标 ①尿量:每小时尿量每公斤体重应不低于 1mL;②心率与血压:成人心率要求在 120 次/分以下,收缩压维持在 90mmHg 以上,脉压在 20mmHg 以上;③精神状态:伤员安静,或反应灵敏;④呼吸平稳,无明显口渴;⑤周围循环状态:四肢温暖,毛细血管充盈良好;⑥中心静脉压(CVP)、血气、乳酸、血红蛋白、红细胞计数、红细胞比容等均应接近正常范围。如上述指标不正常,应调节输液速度或检查呼吸道是否通畅。

4. 防治并发症 在防治发生休克的同时应注意防治如下并发症。

(1) 烧伤脓毒症 烧伤后休克与感染是烧伤脓毒症发生和发展的重要诱因,而烧伤脓毒症则是导致病人死亡的主要原因,故应积极防治。主要措施包括:①消毒隔离:做好隔离和无菌操作,避免和减少创面污染。②正确处理创面:保持创面清洁干燥,深度烧伤的创面应早期切痂植皮等。③增强机体抵抗力:加强营养,增强机体抵抗力。④正确应用抗生素:合理的应用抗生素是防治感染的有力措施。

(2) 肺部感染 多数发生于面部烧伤或呼吸道烧伤者。应保持口腔、鼻腔清洁,并鼓励和协助病人翻身、咳嗽、深呼吸;有呼吸困难者应予以氧气吸入,必要时可做气管切开。

(3) 消化道出血 由应激性溃疡所致,常发生于伤后 1 周左右。有效的抗休克和控制全身性感染为预防的关键环节。给予制酸剂、质子泵抑制剂和胃黏膜保护剂仍然必要。

(4) 急性肾功能衰竭 关键在于积极地防治休克,当发生血红蛋白尿、肌红蛋白尿时,应在积极碱化尿液的同时,给予利尿剂。

复习思考题

1. 简述清创术的操作步骤。
2. 简述脑震荡的临床表现。
3. 简述脑脊液漏的处理原则。
4. 简述开放性气胸、张力性气胸的处理原则。
5. 简述腹腔实质脏器破裂与空腔脏器破裂的区别。
6. 简述肾破裂的临床表现。

第六章　肿　瘤

学习要点

1. 早期胃癌、进展期胃癌的概念。
2. 肿瘤的辅助检查方法。

第一节　概　　述

肿瘤（tumor）是一种危及人类健康的常见病和多发病，指机体内正常细胞在多种致瘤因素（内因、外因）长期作用下，导致组织细胞的异常增殖和分化所形成的新生物。新生物一旦形成，不因病因消除而停止增生，不受生理调节，可破坏正常组织和器官。

随着人类平均寿命的延长，肿瘤已成为目前死亡的常见原因之一。全世界平均每年有 1010 余万人患恶性肿瘤，约 760 万人死于肿瘤。我国每年新发病例约 200 万，死亡 150 万人，其中 60% 以上为消化系统肿瘤。我国最常见的恶性肿瘤，在城市依次为肺癌、胃癌、肝癌、肠癌和乳腺癌，在农村依次为胃癌、肝癌、肺癌、食管癌和肠癌。

【病因】肿瘤的病因尚未完全明确。目前认为，肿瘤是多种致瘤因素长期交互作用于机体的结果，有外界环境因素和机体内在因素。据估计，80% 以上的恶性肿瘤与外界环境因素有关；同时机体内在因素在肿瘤的发生、发展中也起着重要作用，如遗传、免疫、内分泌异常等。

1. 外因　分为化学因素、物理因素、生物因素。

（1）**化学因素**　致癌的主要原因之一。烷化剂、多环芳香烃类化合物与肺癌的发病有明显关系；因职业因素接触氨基偶氮类染料者易患膀胱癌、肝癌；亚硝胺类物质的过量摄入与食管癌、胃癌、肝癌的发生有关；被黄曲霉素污染的食物（如发霉的花生、玉米等）易诱发肝癌。

（2）**物理因素**　电离辐射、紫外线的照射与皮肤癌及白血病有关；放射性污染的粉尘吸入可致甲状腺肿瘤和骨肉瘤；长期吃过热、过硬食物与食管癌发生有关；包皮垢的慢性刺激，易致阴茎癌；生长在易受摩擦部位的黑痣，经过长期、反复刺激或摩擦可能发生癌变。

（3）生物因素　主要是病毒，如 EB 病毒与鼻咽癌相关，单纯疱疹病毒反复感染与宫颈癌有关，乙型肝炎病毒与肝癌相关。此外，幽门螺杆菌感染与胃癌有关，血吸虫可促发结肠癌，华支睾吸虫与胆管癌相关。

2. 内因　包括内分泌失调、免疫缺陷、遗传及神经精神等因素。

（1）内分泌失调　某些激素的异常与肿瘤发生有关。如雌激素与乳腺癌、子宫内膜癌相关，雄激素与前列腺癌有关，生长激素可刺激恶性肿瘤的发展。

（2）免疫缺陷　先天性或后天获得性免疫缺陷性疾病病人，肿瘤的发病率高。如胸腺发育不全，细胞免疫功能低下，易发生淋巴瘤；先天性丙种球蛋白缺乏者，易患白血病和淋巴造血系统肿瘤；获得性自身免疫缺陷性疾病（如艾滋病）、器官移植后长期使用免疫抑制剂者，肿瘤发生率高。

（3）遗传因素　临床研究发现，肿瘤具有遗传倾向，即遗传易感性，如结肠息肉病癌变、乳癌、胃癌等。相当数量的食道癌、肝癌、鼻咽癌病人有家族史。现代研究发现，携带缺陷基因 BRCA－1 者易患乳腺癌，带有突变 APC 基因者易患肠道腺瘤病。

（4）胚胎残留　少数肿瘤的发生与胚胎残留组织有关。残留的胚胎组织在某些因素作用下可发展为肿瘤，如畸胎瘤、肾母细胞瘤等。

（5）其他因素　如肿瘤的发生与营养、某些微量元素的缺乏及精神因素也有一定关系。

【病理】

1. 肿瘤分类　分为良性、恶性、临界性 3 类，以前两类为主。

（1）良性肿瘤　细胞分化程度较高，和正常组织相近似，肿瘤呈膨胀性生长，发展较慢，周围有完整包膜，与周围正常组织界限清楚。良性肿瘤一般对人体健康影响不大，但如位于重要器官（颅内、胸腔内），亦可危及生命。少数良性肿瘤亦可恶变。常见的良性肿瘤有纤维瘤、脂肪瘤、血管瘤、甲状腺腺瘤等。

（2）恶性肿瘤　细胞分化程度较低，分化愈低，其恶性程度愈高。生长快，呈浸润性生长，无包膜，与正常组织分界不清，瘤细胞浸入淋巴及血管，向远处转移扩散，对人体危害较大。肿瘤的组织来源不同，命名则不同：源于上皮组织者称为癌，如鼻咽癌、肺癌、胃癌、肝癌、食管癌、大肠癌、乳腺癌、宫颈癌等；源于间叶组织者称为肉瘤，如骨肉瘤、淋巴肉瘤、横纹肌肉瘤等；源于幼稚组织者称为母细胞瘤，如肾母细胞瘤、神经母细胞瘤等。

（3）临界性肿瘤　少数肿瘤形态似良性，但常浸润性生长，切除后复发，甚至出现转移，生物行为上介于良性与恶性之间，称为临界性或交界性肿瘤。如腮腺混合瘤、腹壁硬纤维瘤、包膜不完整的纤维瘤等。

2. 恶性肿瘤的发生发展过程　包括癌前期、原位癌及浸润癌 3 个阶段。一般情况下，致癌因素作用 30～40 年，经 10 年左右的癌前期阶段恶变为原位癌。原位癌可历时 3～5 年，在促癌因素的作用下发展为浸润癌。浸润癌的病程一般 1 年左右，但低度恶性者可达 10 年左右。癌前期在病理形态上表现为上皮明显增生，伴有不典型增生。如萎缩性胃炎或胃溃疡伴有不典型增生的病变，乳腺囊性增生症，黏膜白斑和交界性痣等。

恶性肿瘤细胞的特性：①自主性生长：缺乏接触抑制，表现为持续不断的恶性增殖，且能在细胞高度密集的状态下生长，有丰富的血供．②浸润性生长：是通过肿瘤细胞粘连酶降解、移动、基质内增殖等一系列过程来完成。③转移：指癌细胞脱离原发部位而独立生长的状态，是肿瘤浸润进一步发展的结果。④肿瘤自发消退：肿瘤消退多是在经一定治疗后发生的，但也确有极少数恶性肿瘤未经任何治疗而自发缓解、消退。一般认为与持续发热、严重感染、接触化学药品、接触电离辐射及遭受精神刺激等因素有关。⑤肿瘤的逆转：一般是指恶性肿瘤在某些体内外分化诱导剂存在下重新分化而向正常方向逆转的现象。目前受到肿瘤学家的高度重视。

3. 恶性肿瘤的转移途径 分为直接蔓延、淋巴转移、血行转移和种植转移 4 种途径。

（1）直接蔓延 肿瘤由原发部位从组织间隙浸入邻近的组织及器官。例如乳腺癌穿透肌肉和胸壁而浸入胸膜，直肠癌浸及骨盆壁。

（2）淋巴转移 为常见的转移方式。肿瘤细胞浸入淋巴管，随淋巴液到达区域淋巴结，继续生长繁殖，形成淋巴转移癌；但也可出现"跳跃式"转移，不经区域淋巴结而直接转移至远处淋巴结。最后经胸导管进入血循环。

（3）血行转移 脱落的肿瘤细胞进入血液循环可转移至远处脏器。腹腔内肿瘤可经门静脉转移至肝；四肢的肿瘤易经体循环静脉转移至肺；肺癌可经动脉系统全身性播散到脑、骨。

（4）种植转移 为肿瘤细胞脱落后在体腔或空腔脏器内的转移。最多见的是胃癌侵及浆膜，癌细胞脱落种植在盆腔。

【临床表现】肿瘤的临床表现取决于肿瘤的性质、组织来源、所在部位及发展程度。早期一般无明显症状。但来自于某些分泌功能的器官或组织肿瘤，可有明显症状。如胰岛细胞瘤可伴有低血糖，肾上腺髓质嗜铬细胞瘤可并发高血压。肿瘤发展可有局部和全身的相应表现。

1. 局部表现

（1）肿块 位于体表的肿瘤，肿块多为首发症状。因肿瘤性质不同，肿块的质地、表面、与周围组织的界限、活动度、生长速度不同。恶性肿瘤的肿块具有质硬、表面不光滑、与周围组织界限不清、活动度差、生长速度快等特点。位于深部或内脏者，肿块不易触及，但可出现脏器受压或空腔脏器梗阻的症状。

（2）疼痛 肿瘤的生长浸润、压迫末梢神经或神经干，可出现局部刺痛、跳痛、隐痛甚至持续性剧痛，夜间尤甚。空腔脏器肿瘤可致痉挛、梗阻，引起绞痛。

（3）溃疡、出血 为恶性肿瘤的常见症状。因肿瘤生长速度过快，血供不足而继发坏死，甚至继发感染致溃疡，恶性溃疡表面多有恶臭及血性分泌物。如肺癌有咳血痰，大肠癌有血便，膀胱癌有血尿等出血症状。

（4）梗阻 肿瘤可导致空腔器官阻塞，但随肿瘤部位不同可表现出不同的梗阻症状。如胰头癌、胆管癌可表现梗阻性黄疸，胃癌可致幽门梗阻，肠肿瘤可致肠梗阻，支气管癌可致肺不张。

（5）浸润与转移　良性肿瘤多为膨胀性生长，挤压周围组织形成纤维包绕，呈假包膜，无浸润和转移，局部切除效果良好。恶性肿瘤呈浸润性生长，肿瘤沿组织间隙向周围浸润蔓延，甚至沿淋巴、血管转移，局部切除易复发。

2. 全身表现　良性及早期恶性肿瘤多无明显全身症状。恶性肿瘤的晚期表现有消瘦、贫血、水肿、食欲不振、疲倦、发热等恶病质的症状。恶病质迟早不一，消化道肿瘤可较早。此外，某些部位的肿瘤可因功能异常继发全身性改变，如肾上腺嗜铬细胞瘤引起高血压、甲状旁腺瘤引起骨质改变、颅内肿瘤引起颅内高压及其定位体征。

【诊断】　目的是确定有无肿瘤及明确其性质，如为恶性肿瘤应进一步了解其浸润范围及发展程度，以便拟定治疗方案及估计预后。其诊断步骤依据病史、体格检查、必要的化验及其他特殊检查，所得结果进行综合分析判断，尽早做出正确诊断。

1. 病史　全面细致地询问病史，包括现病史及与肿瘤有关的既往史、个人史、家族史等，并结合年龄、病程等综合考虑。儿童肿瘤多为胚胎性肿瘤或白血病，青少年肿瘤多为肉瘤，癌多发于中老年人；良性肿瘤病程较长，恶性肿瘤病程较短。

2. 体格检查　全身检查，全面了解病人一般情况及主要脏器的功能，重点检查肿瘤局部情况及多发转移部位。

（1）肿瘤局部　肿块部位、大小、数量、形态、质地、表面、有无压痛、活动度、与周围组织器官的关系等，对所在器官及邻近器官有无压迫、阻塞及出血等。

（2）有无转移　依据肿瘤部位检查区域淋巴结。特别是颈部、腋下和腹股沟等区域淋巴结；远处器官如肺、肝、骨骼等有无转移灶。

3. 实验室检查　包括常规化验检查和肿瘤标志物检测。

（1）常规化验　血、尿、粪便常规必须检查。如多数恶性肿瘤可出现贫血，白血病血象明显改变；消化道肿瘤可有黏液血便或大便隐血试验阳性；泌尿系统肿瘤可见血尿；多发性骨髓瘤病人尿中出现本－周（Bence－Jones）蛋白。这些化验阳性虽无特异性，但可为诊断提供线索。

（2）肿瘤标志物　指表达与肿瘤相关的分子，包括蛋白质、酶、激素、免疫球蛋白等。如甲胎蛋白（AFP）增高与肝癌等相关，用此法普查原发性肝癌的阳性率可达80%以上；癌胚抗原（CEA）对于结肠癌、胃癌、胰腺癌等肿瘤的诊断有一定参考价值；前列腺特异抗原（PSA）能协助诊断前列腺癌。肝癌可出现血清碱性磷酸酶（AKP）和 γ－谷氨酰转肽酶（γ－GT）升高，酸性磷酸酶（ACP）升高往往提示前列腺癌。绒毛膜促性腺激素（HCG）对绒毛膜上皮癌和恶性葡萄胎的诊断提供依据。EB病毒抗体检测有助于鼻咽癌早期诊断。

（3）基因　核酸中碱基排列具有极严格的特异序列，基因诊断即利用此特征，根据有无特定序列以确定是否有肿瘤或癌变的特定基因存在，从而做出诊断。基因检测敏感而特异，改变早于临床症状出现之前，有报道如早期发现尿液存在突变的 P53 基因，数年后始发现癌症。

4. 影像学检查　包括 X 线、超声、放射性核素、CT 及磁共振等检查方法，有助于诊断。

（1）**X 线检查** 确定肿瘤部位，了解肿瘤范围、性质和与邻近器官的关系，有助于进一步明确诊断。根据病情选用适宜的检查方法。如肺、骨及关节肿瘤可做 X 线平片检查，上消化道肿瘤可做钡餐检查，结肠肿瘤可做钡剂灌肠检查，泌尿系统和胆道肿瘤可做碘剂造影检查，腹膜后肿瘤可做腹膜后充气造影检查等。

（2）**超声显像检查** 为安全简便无损伤的检查方法，有助于了解肿瘤的部位、范围及性质的判断。常用于肝、胆、胰、肾、膀胱、前列腺、子宫和卵巢等肿瘤的诊断和定位，对于判定囊性与实质性肿块有特殊价值。此外，在超声引导下进行穿刺活检，成功率可达 $80\% \sim 90\%$。

（3）**CT 检查** 应用计算机图像处理技术显示某部位横切面影像，可依据显示的密度及 CT 值判断肿块的性质。常用于颅内肿瘤、实质脏器肿瘤、实质性肿块及淋巴结等的鉴别诊断。

（4）**磁共振（MRI）检查** 在强磁场下激发体内氢原子核中的质子共振，产生电磁波，形成 MRI 图像，显示人体组织的生理或病理状态下图像，以供临床诊断。尤其对神经系统及软组织图像更为清晰。

（5）**放射性核素** 利用体内组织对核素的亲和性，显示正常组织，而肿瘤部位不吸收核素形成缺损（冷区图像），或吸收核素高于正常组织（热区图像），帮助某些器官肿瘤的诊断。常用的放射性核素有 ^{99}锝（Tc）、^{131}碘（I）、^{198}金（Au）、^{32}磷（P）、^{133}氙（Xe）、^{67}镓（Ga）、^{169}镱（Yb）、^{113}铟（In）等。临床上甲状腺肿瘤、肝肿瘤、骨肿瘤、脑肿瘤及大肠癌等常用放射性核素检查，一般可显示直径 2cm 以上的病灶。骨肿瘤诊断的阳性率较高，且可早于 X 线显影，可较早地发现骨转移肿瘤，但易有假阳性。

5. 内镜检查 为诊断肿瘤的重要方法。经内镜可直接观察空腔脏器、胸腹腔及纵隔内肿瘤病变情况，并可取细胞或组织行病理学检查，还可对小的病变进行摘除。常用的内镜有食管镜、胃十二指肠镜、支气管镜、胸腔镜、腹腔镜、纵隔镜、膀胱镜、结肠镜和胆道镜等。

6. 病理学诊断 为确诊肿瘤的直接可靠依据。包括细胞学及组织学两部分。

（1）**临床细胞学检查** 取材方便，易被接受，临床应用广泛。包括：①自然脱落细胞：肿瘤细胞易于脱落，如收集胸水、腹水、尿液、痰液内的脱落细胞检查；②黏膜细胞：食管拉网、胃黏膜洗脱液、宫颈刮片及内镜下肿瘤表面刷脱细胞检查；③细针穿刺细胞：乳腺肿块穿刺细胞检查。

（2）**病理组织学检查** 依据肿瘤所在部位及性质，选用不同的取材方法。凡经小手术能完整切除者则应切除送检，位置较深或体表较大宜行超声导向下穿刺活组织检查，或手术中切取组织送快速（冰冻）切片检查。对疑黑色素瘤者，一般不做切取部分或穿刺取材，应完整切除检查。此类检查理论上可能促使恶性肿瘤扩散，因此应在治疗前短期内或术中实施。

（3）**免疫组织化学检查** 利用特异抗体与组织切片中的相关抗原结合，经过荧光素、过氧化物酶、金属离子等显色剂的处理，使抗原－抗体结合物显现出来。具有特异性强、敏感性高、定位准确、形态与功能相结合等优点，能提高肿瘤诊断准确率、判别组织来源、发现微小癌灶，进行正确分期及恶性程度判断。

7. 恶性肿瘤的分期 为合理制定治疗方案，正确评价治疗效果，判断预后，国际抗癌联盟（UICC）提出恶性肿瘤 TNM 分期法。T 为原发肿瘤（tumor），N 为局部淋巴结（node），M 为远处转移（metastasis）。再根据不同程度在字母后标以 0~4 数字，1 表示小，4 表示大，0 为无。不同的 TNM 组合，诊断为不同时期。各种肿瘤 TNM 分期标准分别由各专业会议制定。

【治疗】 包括手术、放射线、抗癌药、生物治疗等多种手段，根据肿瘤的性质、发展的不同时期及全身状态选择适宜的方法。良性肿瘤及临界性肿瘤以手术切除为主，尤其是临界性肿瘤必须彻底切除，否则易复发。恶性肿瘤为一全身性疾病，单纯局部治疗不易根治，需整体考虑，制定综合治疗方案，以提高疗效。

1. 手术治疗 手术切除恶性肿瘤仍是目前最有效的治疗方法。

（1）*预防性手术* 用于治疗癌前病变，以防止发生癌变或发展成进展期癌。如隐睾症与睾丸癌有关，故应及早行睾丸复位术；家族性结肠息肉病与结肠癌有关，应尽早行预防性结肠部分切除术等。

（2）*诊断性手术* 尽早获取准确诊断是治疗成功与否的关键，手术既能获得诊断，又能指导治疗。常用的手术方法有切除活检术、切取活检术及剖腹探查术 3 种。

（3）*根治性手术* 切除范围包括全部肿瘤组织及肿瘤可能累及的周围组织和区域淋巴结，以达到彻底治愈的目的。手术方式包括瘤切除术、广泛切除术、根治术及扩大根治术等。切除过程不进入瘤体，结扎静脉，防止术中血行播散。皮肤恶性肿瘤则切除肿瘤的边缘 3~5cm，深达筋膜者应一并切除。来自肌肉的肿瘤，则将涉及的肌肉自起点到止点全部切除，恶性程度高的可行截肢或关节离断术。

（4）*姑息性手术* 适用于不能进行根治性手术的晚期肿瘤病人，如已有远处转移，但癌肿尚可切除，可施行姑息性切除术，有助于提高综合性治疗效果。此外，姑息性手术也可解除并发症及缓解症状，如晚期胃癌引起幽门梗阻而施行胃-空肠吻合术；结肠癌伴肠梗阻行肠造口术。

（5）*其他治疗* 激光手术切割或激光气化治疗，快速简便出血少，对正常组织损伤少。超声手术、冷冻手术也在临床应用。

2. 化学治疗 化疗临床应用广泛，近年来发展迅速，目前已有单纯化疗治愈绒毛膜上皮癌、睾丸精原细胞瘤、急性淋巴细胞白血病等。对某些肿瘤可获长期缓解，如肾母细胞瘤、乳癌、粒细胞白血病等。但化疗药物有一定的毒副作用。临床常采用"联合用药，多疗程的使用"。

（1）*常用化学药物* 按作用原理分为：①细胞毒类：其作用是破坏 DNA，抑制癌细胞的分裂及繁殖。常用的有氮芥、环磷酰胺、卡莫司汀（卡氮芥）、白消安（马利兰）、洛莫司汀等。②抗代谢类：作用是阻止细胞代谢过程中 DNA 和蛋白质的生物合成。常用的有氟尿嘧啶、甲氨蝶呤、巯嘌呤、阿糖胞苷等。③抗生素类：能干扰细胞的代谢。常用的有放线菌素 D（更生霉素）、丝裂霉素、博来霉素、多柔比星（阿霉素）

等。④生物碱类：从植物中提炼出来的生物碱，抑制有丝分裂。常用的有长春新碱、羟喜树碱、秋水仙碱等。⑤激素类：通过改变内环境影响肿瘤生长。常用的有他莫昔芬（三苯氧胺）、丙酸睾酮、己烯雌酚、泼尼松及地塞米松等。⑥其他：不属于上述诸类，如甲基苄肼、顺铂、卡铂、抗癌锑、三嗪咪唑胺等。

（2）给药途径及方式 抗癌药的给药途径一般是静脉或口服的全身用药。为了增高药物在肿瘤局部的浓度，有时可行肿瘤内注射、腔内注射、动脉内注入或局部灌注。

静脉给药方式分为：①大剂量冲击治疗：一次给药量大，时间间隔较长（如3~4周1次），毒性较显著。②中剂量间隔治疗：目前较常用，每周给药1~2次，4~5周为一疗程。③小剂量维持：每日或隔日1次。联合几种作用不同的药物组成化疗方案，以提高疗效、减轻副作用，可同时给药或序贯给药。

（3）化疗毒副反应 因化疗药物对正常细胞也有一定影响，尤其是处于生长增殖的细胞，所以用药后可能出现各种不良反应。常见：①骨髓抑制，白细胞、血小板减少；②消化道反应，如恶心、呕吐、腹泻、口腔溃疡等；③毛发脱落；④血尿；⑤免疫功能降低，容易并发细菌和真菌感染。

3. 放射治疗 应用 X 线、γ 射线或高速电子、中子、质子照射肿瘤，破坏或抑制肿瘤细胞。常用的放射源有深部 X 线、镭和其他放射性核素如 ^{60}Co、^{32}P、^{131}I、^{198}Au 等。

（1）适应证 肿瘤的分化程度不同，对放射线的敏感程度也不同，分化程度越低对放射线越敏感。①高度敏感：如造血系统肿瘤、性腺肿瘤、淋巴肉瘤、多发性骨髓瘤、精原细胞瘤等低分化肿瘤。②中度敏感：鳞状上皮癌及部分未分化癌，如鼻咽癌、宫颈癌、乳腺癌、皮肤癌、食管癌、肺癌等。③低度敏感：胃肠道腺癌、软组织及骨肉瘤、黑色素瘤等。除此以外，尚有放疗与手术综合治疗的肿瘤，如乳癌、淋巴结转移癌、食管癌、支气管肺癌等。

（2）放疗技术 常用的技术包括远距离治疗、近距离治疗、立体定向放射治疗、适形放射治疗等

（3）副作用 如骨髓抑制、胃肠道反应、照射局部组织炎症反应和脱皮等。治疗中应定期检查血细胞，白细胞计数 $< 3 \times 10^9/L$，血小板降至 $80 \times 10^9/L$ 时应停止放疗。

4. 免疫治疗 通过改善个体对肿瘤的免疫应答反应，达到治疗肿瘤的目的。非特异性免疫疗法是将卡介苗、麻疹疫苗或百日咳疫苗注射于肿瘤病人，对人体的免疫系统进行非特异性刺激，也可用白介素－2、干扰素等。特异性免疫疗法是指接种自体或异体的瘤苗、肿瘤免疫核糖核酸等。理论上免疫治疗是抗肿瘤合理方法，但仍需进一步研究其疗效及安全性。

5. 基因治疗 应用基因工程技术，干预靶细胞内相关基因的表达水平，达到治疗肿瘤的目的。包括直接或间接地抑制或杀伤肿瘤细胞为目的的肿瘤治疗。包括细胞因子、肿瘤疫苗、肿瘤药物基因疗法及调整细胞遗传系统的基因疗法，但多处于临床及实验研究阶段。

6. 中医药治疗 采用扶正祛邪、活血化瘀、软坚散结、清热解毒、化痰祛湿、通经活络及以毒攻毒等原理，以中药的补益气血、调理脏腑的功效，配合肿瘤的化疗、放

疗及手术后的恢复，同时减轻放、化疗的毒副作用，改善机体免疫功能。

【预防】恶性肿瘤是由内因、外因及不良生活方式等多种因素长期相互作用而引发的结果，目前无单一预防措施。国际抗癌联盟（UICC）认为：1/3 的癌症是可以预防的，1/3 的癌症如能早期诊断是可以治愈的，1/3 的癌症可以减轻痛苦、延长寿命。据此提出恶性肿瘤的三级预防概念。

1. 一级预防 消除或减少可能的致瘤因素，防止肿瘤的发生。约 80% 以上的恶性肿瘤与外界环境因素有关。改善不良生活习惯，如戒烟酒、生活规律、饮食均衡；治理大气污染、水源保护、保障食品安全等；避免职业性暴露，做好防护。

2. 二级预防 对高发区及高危人群普查、定期检查、教会自查，及时发现并治疗癌前病变，对恶性肿瘤尽早发现、早期诊断、早期治疗，达到较好的治疗效果。

3. 三级预防 针对发现较晚的病人，以提高生存质量及减轻痛苦、延长生命为目的。

第二节 常见体表肿物

体表肿物是指来源于皮肤、皮肤附件、皮下组织等浅表组织的肿物。常见的良性肿物，如脂肪瘤、纤维瘤、皮脂腺囊肿、血管瘤等，治疗以手术切除为主。

一、脂肪瘤

脂肪瘤临床常见，各年龄均可发病，中年女性稍多。发病部位遍及全身各处。

【病因】脂肪瘤是由分化良好的脂肪组织增生而形成。根据其他成分情况，可分成纤维脂肪瘤、血管脂肪瘤、血管平滑肌脂肪瘤等。

【临床表现】好发于躯干和四肢皮下，可单发或多发。一般无自觉症状，生长缓慢，界限清楚，呈分叶状，圆形或不规则形，大小不一，质软，可有假囊性感，与周围组织无粘连，活动度好。多发性脂肪瘤可有家族史，常见于四肢、胸壁或腹部皮下，呈多个较小的圆形或卵圆形结节，边界清楚，可有轻微疼痛，又称痛性脂肪瘤。

【辅助检查】病理学检查：肿瘤大体多呈扁圆和不规则分叶状，黄色或黄白色，纤维包膜菲薄。镜下可见成熟的脂肪细胞与其他组织（纤维、血管、平滑肌等）间杂。

【诊断】根据临床表现及病理学检查，脂肪瘤可明确诊断。

【治疗】浅表脂肪瘤一般无须处理，较大者可手术切除。多发性脂肪瘤若能明确诊断，不必逐一切除。深部脂肪瘤可恶变，应及时切除。

二、纤维瘤

纤维瘤是发生在皮肤及皮下纤维组织的肿瘤，由纤维结缔组织构成，成人和儿童均可发病，多见于体表。

【病因】纤维瘤发病原因尚不清楚，可能与外伤、激素和遗传因素等有关，由分化良好的纤维结缔组织构成，因纤维成分较多硬韧而得名。

【临床表现】根据纤维瘤的性质可分为纤维黄色瘤、隆起性皮纤维肉瘤和带状纤维瘤。

1. 纤维黄色瘤　位于真皮层及皮下，多见于躯干、上臂近端。常由外伤或瘙痒后小丘疹发展所致。因有内出血而含铁血黄素，故可见褐色素，呈咖啡色，质硬，边界不清呈浸润感，易误诊为恶性，一般直径小于1cm，如增大应疑有纤维肉瘤变。

2. 隆起性皮纤维肉瘤　来源于皮肤真皮层，多见于躯干。表面皮肤光薄，呈瘢痕疙瘩样隆起，低度恶性，可有假包膜。

3. 带状纤维瘤　多位于腹壁，为腹肌外伤或产伤后修复性纤维瘤，常夹有增生的横纹肌纤维。

【辅助检查】病理学检查：纤维瘤大体呈结节状肿物，包膜完整，切面灰白色，编织状。镜下可见肿瘤主要由成纤维细胞、纤维细胞和胶原纤维构成。瘤细胞成分较少，分化良好，纤维成分较多，无核分裂象。

【诊断】根据临床表现及病理学检查可明确诊断。

【治疗】纤维瘤一经诊断，应早期手术切除。良性纤维瘤，局部切除即可治愈。纤维瘤切除后如复发，则应视为低度恶性纤维肉瘤，应进行局部广泛切除术。腹壁呈浸润性生长的纤维瘤易恶变，应早期进行广泛切除。

三、皮脂囊肿

皮脂囊肿又称粉瘤，是一种皮脂分泌物储留郁积性疾病。青年人多见。

【病因】系由皮脂腺囊管开口闭塞或狭窄，皮脂腺排泄受阻、皮脂淤积而形成囊性肿物，并非真性肿瘤。

【临床表现】好发于皮脂腺分布密集部位，如头面部、背部、臀部，呈圆形隆起，肿物中央可见皮脂腺开口的小黑点，质软，边界清，表面与皮肤粘连。囊内为皮脂与表皮角化物积聚的油脂样"豆腐渣样"物，易继发感染伴有臭味。

【辅助检查】无需特殊检查。若合并感染时，血常规检查可发现白细胞计数和中性粒细胞比例增高。

【诊断】根据临床表现即可确诊。

【治疗】皮脂囊肿可手术切除，手术时须将囊肿及紧连于皮肤的导管开口一并切除。继发感染时，应先控制感染或切开引流，待炎症消退或伤口愈合后再行手术摘除。

四、神经纤维瘤

神经纤维包括神经纤维束内的神经轴及轴外的神经鞘细胞和纤维细胞，故神经纤维瘤分为由神经鞘细胞组成的神经鞘瘤和由神经纤维细胞及其他组织组成的神经纤维瘤两种。

【病因】神经纤维瘤为常染色体显性遗传疾病，系外胚层和中胚层组织发生障碍所致。

【临床表现】

1. 神经鞘瘤　可见于四肢神经干的分布部位。临床上分为：①中央型：肿瘤源于神经干中央，其包膜为神经纤维。肿瘤呈梭形，手术时应沿神经纵形切开，包膜内剥离出肿瘤，以防手术不慎切断神经。②边缘型：源于神经边缘，神经索沿肿瘤一侧而行。易于手术切除，较少损伤神经干。

2. 神经纤维瘤　瘤内可夹杂有脂肪、毛细血管等。常呈多发性、对称性沿神经干分布，以躯干部多见。肿物大小不一，从米粒大到拳头大，肿物可凸出皮面或如乳房样悬垂，质地硬或软，但多数较软，生长缓慢；皮肤常伴咖啡样色素斑，多无自觉症状，但也可伴有疼痛。本病可有家族聚集倾向，伴有智力低下，或原因不明的头痛头晕。

【诊断】　根据临床表现及病理学检查即可确诊。

【治疗】　局限性神经纤维瘤可以手术彻底切除；对于多发范围较广的神经纤维瘤目前尚无有效治疗方法。放射治疗无效。

五、血管瘤

血管瘤多见于婴儿出生时或出生后不久，由中胚层残留组织发展形成。

【病因】　血管瘤是先天性良性肿瘤或血管畸形，是由增生、扩张的血管或内壁衬以内皮细胞的充满血液的腔窦所构成。

【临床表现】　按血管瘤的结构不同，分为毛细血管瘤、海绵状血管瘤和蔓状血管瘤3类。

1. 毛细血管瘤　由增生和扩张的毛细血管构成。好发于婴幼儿头、面、颈部或成人胸腹部，多数为女性。婴儿出生后早期可见皮肤有红点或小红斑，逐渐增大，鲜红或暗红，边缘不规则，可不高出皮肤，也可高出皮肤，大小不一，小者如针尖，大者可延及颜面一半，与周围组织界限清楚，柔软，压之可退色，释手后恢复红色。多数为错构瘤，1年内可停止生长或消退。

2. 海绵状血管瘤　一般由小静脉和脂肪组织构成。多数生长于皮下组织内，也可在肌肉，少数可在骨或内脏等部位。皮下海绵状血管瘤局部可轻微隆起，表面皮肤可正常或因毛细血管扩张呈青紫色，肿块质软似海绵，但与周围组织界限不太清，有的有压缩感，有的可触及钙化结节，可触痛。肌肉海绵状血管瘤常使肌肉肥大、局部下垂，在下肢者久站或多走时有发胀感。

3. 蔓状血管瘤　由较粗的迂曲血管构成，大多为静脉，也可有动脉或动静脉瘘。好发于头面部及四肢，除发生在皮下和肌肉外，还常侵入骨组织，范围较大，甚至可超过一个肢体。瘤体外观常见蚯蚓状蜿蜒迂曲的血管，有明显的压缩性和膨胀性，呈紫红色，局部温度稍高，有的可听到血管杂音或触及硬结。位于下肢者，局部皮肤可因营养障碍变薄、着色，甚至破溃出血。累及较多肌群者影响运动能力，累及骨组织的青少年肢体可增长、增粗。

【辅助检查】　一般实验室检查结果无特异发现，如果术前做血管造影，可了解血管瘤的营养支，明确血管瘤的范围，便于手术操作。

【诊断】　根据临床表现即可做出诊断。

【治疗】

1. 毛细血管瘤　早期瘤体较小时容易治疗，以手术切除或液氮冷冻，效果良好。瘤体增大仍可手术或液氮冷冻治疗，但易留瘢痕。也可用 32 磷敷贴或 X 线照射，致使毛细血管栓塞，血管瘤萎缩。个别生长范围较广的，也可试行泼尼松口服治疗。

2. 海绵状血管瘤　以早期手术切除为主，以免增长过大，影响功能且增加治疗难度。对血管瘤范围较广者，术前可行血管造影，充分估计病变范围，以免因估计不足，造成手术出血过多。也可局部注射硬化剂 5% 鱼肝油酸钠作为辅助治疗。

3. 蔓状血管瘤　治疗应手术切除，术前做血管造影检查，详细了解血管瘤范围，设计好手术方案。必须充分做好准备，包括准备术中控制失血及大量输血等。

六、黑痣与黑色素瘤

黑痣为体表常见的良性色素斑块，而黑色素瘤则为高度恶性的肿瘤，也称为恶性黑色素瘤，两者在临床上应加以区分，切勿混淆。

【病因】黑痣是由于痣细胞增生并产生色素，导致皮肤、黏膜颜色改变；黑色素瘤的真正原因尚不清楚，可能与黑痣、阳光或紫外线照射、种族、遗传及慢性刺激等因素有关。

【临床表现】

1. 黑痣　可见于身体各部，少数可发生在黏膜（如口腔、阴唇等），生长缓慢。依据痣细胞部位不同分为：

（1）皮内痣　痣细胞位于真皮层内，常高出皮肤，局限，表面光滑，界限清楚，可有毛发生长，颜色均匀，少有恶变。

（2）交界痣　痣细胞位于表皮与真皮交界处，向表皮下延伸，见于手掌、足底、口唇及外生殖器。表面平坦或稍高出皮面，1～2cm 大小，色素较深。该痣细胞易受激惹，局部受外伤或感染后易恶变。

（3）混合痣　皮内痣和交界痣同时存在，有发生恶变的可能。当黑痣迅速增大、色素加深、出现瘙痒、疼痛、溃疡、出血、感染或周围出现卫星痣，警惕黑痣恶变，应及时完整切除，送病理检查。

2. 黑色素瘤　好发于下肢、足部，其次为头颅、上肢、眼、指甲下面和阴唇处。肿块生长迅速，呈黑色或淡蓝色，向四周和深部呈浸润性生长，边界不清，可有破溃、出血、结痂。早期即可出现淋巴和血行转移至肺、肝、骨、脑等器官，预后极差。

【辅助检查】病理学检查及免疫组化法等能协助确诊。

【治疗】

1. 黑痣　根据黑痣的类型选择治疗方式，但无论哪种类型，只要有恶变倾向时均应尽早手术，切忌做不完整的切除。

2. 黑色素瘤　一旦确诊应早期行广泛切除治疗，如截肢术。对较晚期或估计切除难达根治者，可进行免疫治疗或冷冻治疗，争取局部控制后再做手术治疗。免疫治疗为卡介苗或白介素及干扰素治疗。黑色素瘤对放射线不敏感。

第三节　常见的恶性肿瘤

一、食管癌

食管癌是常见的消化道恶性肿瘤。全世界每年约有 30 万人死于食管癌，其发病率和病死率各国差异很大。我国是世界上食管癌高发地区之一，男多于女，约为 2∶1，多在 40 岁以上。国内食管癌高发区为华北三省（河南、河北、山西），以及江苏、福建、山东、广东等。

【病因】

1. 化学因素　亚硝胺类化合物是一种很强的致癌物，高发区居民膳食、饮水、腌菜，甚至病人唾液内，亚硝酸盐含量远高于低发区。

2. 生物因素　粮食或食物被真菌污染霉变，产生黄曲霉素，有些真菌能促进亚硝胺及其前体形成，促进癌肿发生。

3. 烟和酒刺激　长期吸烟、饮酒促进食管癌的发生。

4. 某些维生素与微量元素的缺乏　维生素 A、B_2、C，动物蛋白质及必需脂肪酸缺乏与食管癌有关。微量元素钼、锌、硒、铁低于正常水平与食管癌的发生亦有正相关。

5. 食管黏膜局部损伤　长期饮食过热、过硬、过快及口腔不洁等因素引起食道慢性刺激、炎症、创伤等，均可能与食道癌发生有关。

6. 遗传因素　食管癌有明显的遗传易感性。

知识链接

国际抗癌联盟食管分段标准

颈段：自食管入口（环状软骨水平）至胸廓入口处（胸骨上切迹下缘）。

胸段：分上、中、下 3 段。胸上段自胸廓入口至气管分叉平面，胸中段和下段自气管分叉平面至胃食管交界处全长二等分。

腹段：食管裂孔至贲门。

【病理】　食管癌以中段食管最多见，约占 50%；其次为下段，约占 30%；上段较少，约占 20%。绝大部分为来源于食管黏膜上皮的鳞癌，极少数为腺癌或腺鳞癌。

1. 病理分型　早期病变多局限于黏膜表面（原位癌），无明显肿块，局部可见有充血、糜烂、斑块或乳头状隆起样改变。发展到中、晚期癌肿长大，病理形态分为：

（1）髓质型　食管壁明显增厚并向腔内、外生长，常累及食管壁全层，瘤体切面灰白，均匀致密，可引起中、重度梗阻。

（2）蕈伞型　瘤体向食管腔内呈蘑菇状突出，边缘与周围正常组织界限清楚，可向管壁深层浸润，表面可有浅表溃疡，梗阻症状轻。

（3）溃疡型　瘤体黏膜面呈大小不等的溃疡，可侵入肌层，易穿透食管壁引起穿孔。

（4）**缩窄型**　瘤体多浸润食管肌层，或穿透全层，累及全周，形成明显的环形狭窄，较早出现梗阻。

2. 转移途径

（1）**直接浸润**　癌肿由黏膜层向黏膜下层、肌层浸润，很快穿过疏松的外膜侵入周围组织及相邻器官，可侵及肺门、支气管、主动脉等脏器，如穿透支气管可形成气管–食管瘘，穿透主动脉会引起致死性大出血。

（2）**淋巴转移**　为主要的转移途径。癌细胞进入黏膜下淋巴管，穿过食管壁到达区域淋巴结。上段食管癌可转移到颈深和锁骨上淋巴结；中段者可向上转移至胸顶纵隔淋巴结，向下转移至贲门及胃周围的淋巴结，或沿气管、支气管转移至气管分叉、肺门淋巴结；下段可转移到食管旁及贲门旁淋巴结。但中、下段的癌亦可向远处转移至锁骨上淋巴结、腹主动脉旁淋巴结，属晚期。

（3）**血行转移**　见于晚期食管癌，以肺转移和肝转移最为多见。

【临床表现】

1. 症状　早期症状不明显，但吞咽粗硬食物时可有胸骨后不适感，包括哽噎感、烧灼感、疼痛感，并有食物通过缓慢、停顿或异物感，症状时轻时重，不被重视。中、晚期食管癌可出现下列明显症状。

（1）**吞咽困难**　食管癌最常见的症状，多为进行性加重，初期难咽下固体食物，继而半流食，最后水和唾液难于咽下。

（2）**梗阻、呕吐**　食物不能通过病变部位，梗阻上段食管扩张，压力升高，将食物及唾液呕吐出。呕吐物不含胃酸及胆汁。

（3）**疼痛**　癌肿外侵或转移灶压迫局部神经，可引起持续性胸背部疼痛。

（4）**周围组织受累**　癌肿压迫气管、支气管可引起呼吸困难，侵入气管、支气管并穿破时可出现食管–气管瘘，致刺激性咳嗽或进食呛咳；若喉返神经受累表现声音嘶哑，颈交感神经节受压可出现 Horner 综合征；侵入主动脉可致呕血。

（5）**全身症状**　由于肿瘤的消耗及营养障碍，病人常有脱水、消瘦、体重下降，最后出现恶病质状态。若有肝、脑转移，可出现黄疸、腹水、昏迷等。

2. 体征　查体可发现锁骨上淋巴结肿大，晚期可出现肝转移、腹水及胸腔积液等远处转移体征。

【辅助检查】

1. X 线检查　对可疑病例，可行食管吞钡双重对比造影检查。

（1）**早期食道癌**　①食管黏膜皱襞粗糙、紊乱或中断现象；②小充盈缺损；③小龛影；④局部管壁僵硬、不能充分扩张。

（2）**中、晚期食管癌**　可见明显不规则的管腔狭窄、充盈缺损或龛影，伴管壁僵硬。有时狭窄上方食管有不同程度的扩张。

2. 纤维食管镜检查　镜下观察肿瘤部位、大小、形态及表面情况，同时直视下钳取多块活组织做病理组织学检查，是确定诊断的可靠方法。

3. 超声内镜检查（EUS） 对判断肿瘤分期，估计手术难度有帮助。

4. 脱落细胞学检查 采用食管拉网法采集黏膜脱落细胞并检查，方法简便易行，早期病变阳性率可达90%以上，是一种简便的普查筛选方法。

【诊断与鉴别诊断】

1. 诊断要点 40岁以上的病人出现进食不畅、胸骨后不适及进行性吞咽困难等症状；食管吞钡双重对比造影检查、纤维食管镜检查等辅助检查。综合分析并做出诊断及临床分期（表6-1）。

表6-1　UICC食管癌TNM分期标准与我国标准

国际TNM分期	分期标准	我国分期
0期	$TisN_0M_0$	0期
I期	$T_1N_0M_0$	I期
IIA期	$T_2N_0M_0$、$T_3N_0M_0$	II期
IIB期	$T_1N_1M_0$、$T_2N_1M_0$	III期
III期	$T_3N_1M_0$、T_4任何NM_0	
IV期	任何T任何NM_1	IV期

注：Tis：原位癌；T_1：肿瘤侵及黏膜固有层或黏膜下层；T_2：侵及肌层；T_3：侵及食管外膜；T_4：侵及邻近器官。N_0：无区域淋巴结转移；N_1：有区域淋巴结转移。M_0：无远处转移；M_1：有远处转移。

2. 鉴别诊断 早期无吞咽困难时，应与食管炎、食管憩室和食管静脉曲张鉴别；已有吞咽困难者，需与食管良性肿瘤、贲门失弛缓症及食管良性狭窄鉴别。

【治疗】分为手术治疗、放射治疗、化学治疗和综合治疗。

1. 手术治疗 手术是治疗食管癌的主要方法。

（1）适应证　①全身情况良好，心肺等主要脏器功能较好，估计能耐受手术；②局部病变估计能够切除，一般颈段长度<3cm、胸上段长度<4cm、胸下段长度<5cm的切除机会较大；③无远处转移者；④无顽固性胸背痛，无声音嘶哑和刺激性咳嗽。

（2）禁忌证　①全身情况较差，已呈恶病质状态，或主要器官功能不全；②局部病变侵犯范围较广，已有明显外侵或穿孔者；③已有远处转移。

（3）手术方式　多数选择左胸切口，中上段食管癌可选右胸切口或颈、胸及腹三切口联合切除食管癌。①根治性切除术：根治性手术原则上应切除食管的大部，切除的长度应在距肿瘤上、下边缘5～8cm，切除的广度应包括肿瘤周围的纤维组织及所有淋巴结的清除，然后进行食管重建。多采用胃代食管术，也可取结肠或空肠代食管术（图6-1）。②姑息性手术：对晚期食管癌不能根治或放疗、进食有困难者，可做姑息手术，如食管腔内置管术、食管胃转流吻合术或胃造瘘术等。③微创手术：对早期食管癌和心肺功能较差不宜做开胸手术者，可采用胸（或腹）腔镜下辅助食管癌切除术。

2. 放射治疗 放疗和手术配合可增加手术切除率，提高远期生存率。通过术前照射使癌肿及转移的淋巴结缩小，有利于手术切除，一般放疗结束2～3周后再做手术；对术中切除不全的残留癌组织做金属标记，可于术后3～6周开始放疗。单纯放疗可用于颈段、胸上段食管癌，或有手术禁忌证且尚可耐受放疗者。三维适形放疗技术是目前较先进的放疗技术。

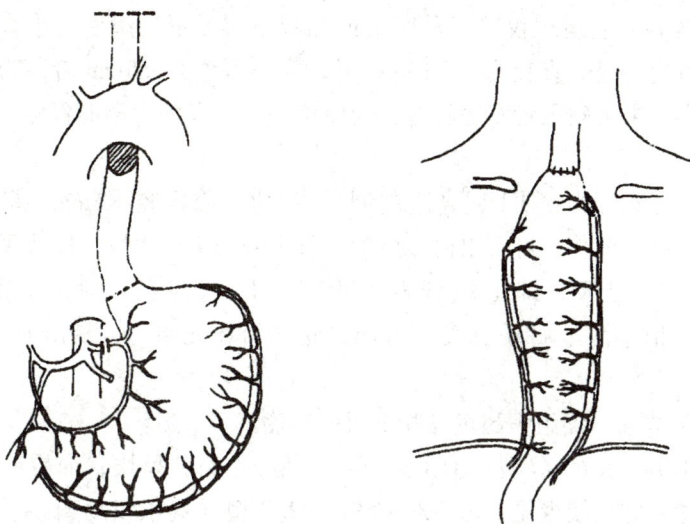

图 6 – 1 食管癌切除术后胃代食管术

3. 化学药物治疗 采用化疗与手术治疗、放疗、中医中药相结合的综合治疗，有时可提高治疗效果，或缓解症状、延长存活时间。但要定期检查血象。常用药物有顺铂、环磷酰胺、丝裂霉素、氟尿嘧啶、博来霉素、多柔比星等。

二、胃癌

胃癌是常见的恶性肿瘤，占消化道恶性肿瘤的第一位，发病年龄以 40 ~ 60 岁多见，男多于女。

【病因】 胃癌的发病原因尚未十分明确，但以下因素与发病有关。

1. 地域及饮食习惯 胃癌发病有明显的地域性差异，我国西北部及东部沿海地区胃癌发病率比南方地区明显为高。习惯食用熏制、腌制食品的人群胃远端癌发病率高，与食品中亚硝酸盐、多环芳香烃化合物及真菌毒素等致癌物含量增高有关。吸烟者胃癌发病危险比不吸烟者高 50%。

2. 幽门螺杆菌（HP）感染 幽门螺杆菌感染也是引起胃癌的主要因素之一。我国胃癌高发区成人 HP 感染率在 60% 以上，明显高于低发区。HP 能促使硝酸盐转化为亚硝酸盐及亚硝胺而致癌；HP 感染可引发胃黏膜慢性炎症致黏膜上皮细胞过度增殖，HP 毒性代谢产物可能具有促癌的作用。因此，控制 HP 感染在胃癌防治中的作用受到高度重视。

3. 胃部慢性疾患 如胃息肉、慢性萎缩性胃炎、胃黏膜肠上皮化生或非典型增生与胃癌发病有关；胃酸缺乏症、恶性贫血病人胃癌发病率明显高于常人。

4. 遗传与基因 有胃癌家族史者的胃癌发病率较对照组高 4 倍。许多证据表明，胃癌的发生与抑癌基因的丢失和突变、癌基因的明显扩增和过度表达有关。

【病理】

1. 病理分型 胃癌好发于胃窦部（约占 50%），胃底贲门部约占 1/3，胃体较少。根据病程的不同，胃癌分为早期胃癌和进展期胃癌。

（1）**早期胃癌** 癌组织仅限于黏膜层或黏膜下层，不论病变大小、有无淋巴结转移，均为早期胃癌。癌灶直径为 6～10mm 者，为小胃癌；＜5mm 者，为微小胃癌；癌灶仅限于腺管内、未突破腺管基底膜者，为原位癌。三者均为早期胃癌，主要由胃镜检查发现。

早期胃癌的形态分为：①Ⅰ型（隆起型）：癌块突出胃腔 ＞5mm，呈息肉状，表面凹凸不平呈颗粒或结节状，可有出血或糜烂。②Ⅱ型（浅表型）：癌块平坦，微隆或凹陷 ＜5mm，又分 3 个亚型，即Ⅱa（浅表隆起型）、Ⅱb（浅表平坦型）、Ⅱc（浅表凹陷型）。③Ⅲ型（凹陷型）：凹陷深度 ＞5mm，底部为坏死组织，易出血，边缘不规则，周围黏膜隆起。

（2）**进展期胃癌** 癌组织超过黏膜下层的胃癌。

国际上采用 Borrmann 分型：①Ⅰ型（结节型）：癌肿呈块状向胃腔内隆起，基底宽，边界较清楚。此型较少见，占 3%～5%。②Ⅱ型（局限溃疡型）：为边界较清楚、边缘隆起的溃疡型癌灶，占 30%～40%。③Ⅲ型（浸润溃疡型）：为边界模糊的浸润性溃疡状癌灶，此型约占 50%。④Ⅳ型（弥漫浸润型）：癌肿弥漫性浸润生长，边界不清。若全胃受累则胃壁增厚、僵硬、胃腔缩窄，称"皮革胃"；若肿瘤局限于胃窦部，可形成极度环状狭窄。该型约占 10%。

2. 组织学分型 WHO 提出胃癌组织学分型：①乳头状腺癌；②管状腺癌；③低分化腺癌；④黏液腺癌；⑤印戒细胞癌。此外，还有少见的腺鳞癌、鳞状细胞癌、类癌、未分化癌等。

3. 转移途径

（1）**直接浸润** 胃窦部癌可侵及十二指肠，贲门胃底部癌可侵犯食管下端。浸润型癌突破胃浆膜后，易扩散至网膜、结肠、肝、脾、胰腺等邻近器官。

（2）**淋巴转移** 胃周围共有 16 组淋巴结（图 6－2），而淋巴转移是胃癌的主要转移途径。进展期胃癌淋巴转移率高达 70% 左右，早期胃癌也可有淋巴转移。癌细胞经黏膜下淋巴丛，首先累及胃周淋巴结，顺序编号为 1～6 组（贲门左、贲门右、胃小弯、胃大弯、幽门上、幽门下淋巴结），继之可转移至较远处淋巴结，顺序编号为 7～16 组（胃左动脉旁、肝总动脉旁、腹腔动脉旁、脾门、脾动脉旁、肝十二指肠韧带内、胰后、肠系膜上动脉旁、结肠中动脉旁、腹主动脉旁淋巴结）。胃癌淋巴结转移通常是由近及远，但也可发生跳跃式转移。终末期胃癌可经胸导管向左锁骨上淋巴结转移，或经肝圆韧带转移至脐部。

（3）**血行转移** 多发生在晚期。癌细胞经门静脉或体循环向机体其他部位播散，形成转移灶。常见的受累器官为肝、肺、胰、骨等，以肝转移最多见。

（4）**种植转移** 癌组织浸润至胃浆膜外，癌细胞易脱落并种植在腹膜及腹腔脏器的浆膜上，形成转移结节。如有腹膜广泛播散时，常伴大量癌性腹水。女性胃癌病人可发生卵巢转移瘤，称"Krukenberg 瘤"。

【**临床表现**】胃癌早期多无明显症状，少数有恶心、呕吐类似上消化道溃疡症状，无特异性，故早期胃癌诊断率低。

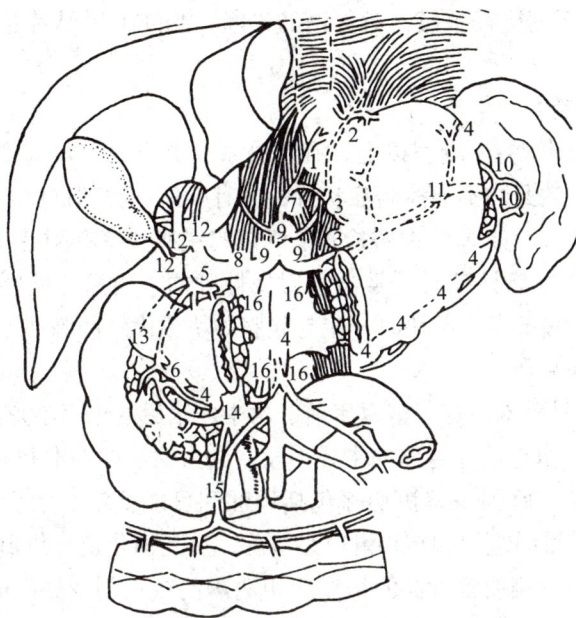

图 6-2　胃的淋巴结分布

1. 贲门右淋巴结　2. 贲门左淋巴结　3. 小弯淋巴结　4. 大弯淋巴结　5. 幽门上淋巴结　6. 幽门下淋巴结
7. 胃左动脉旁淋巴结　8. 肝总动脉淋巴结　9. 腹腔动脉周围淋巴结　10. 脾门淋巴结　11. 脾动脉淋巴结
12. 肝十二指肠韧带内淋巴结　13. 胰十二指肠淋巴结　14. 肠系膜根部淋巴结　15. 结肠中动脉周围淋巴结
16. 腹主动脉旁淋巴结

1. 症状

（1）腹痛　最常见，80%左右有胃部疼痛。早期以上腹部隐痛、胀痛感为主。贲门胃底部癌可有胸骨后疼痛伴进行性吞咽困难；幽门附近癌可致幽门梗阻，出现绞痛伴呕吐；癌肿侵犯超出胃壁，可有上腹持续性疼痛。

（2）消化道症状　有食欲不振、上腹饱胀等消化不良症状，严重者伴恶心、呕吐等，幽门梗阻可呕吐大量酸臭宿食。如肿瘤破溃或侵及血管可有较大量出血，表现为呕血、黑便。

（3）全身症状　常有消瘦、贫血、低热、体重下降等，晚期出现恶病质。

2. 体征　进展期胃癌可有上腹部深压痛，晚期可触及上腹部肿块、直肠前肿物、锁骨上淋巴结肿大等体征。腹腔内广泛转移者，还可有大量腹水征。

【辅助检查】

1. X 线钡餐检查　诊断胃癌的常用方法。采用气钡双重造影检查，胃癌的征象有龛影、充盈缺损、黏膜皱襞紊乱、胃壁僵硬、蠕动异常及梗阻性改变等。癌性溃疡的龛影大而浅，边缘不规则；充盈缺损表面不规则，基底较宽。

2. 纤维胃镜检查　诊断胃癌最有效的方法。直接观察胃黏膜病变部位和范围，并可获取病变组织行病理学检查，提高诊断率。

3. 其他影像学检查　螺旋 CT 检查在评价胃癌病变、局部淋巴结转移和远处转移方面具有很高的价值，是判断胃癌临床术前分期的首选方法。此外，正电子发射成像技术

（PET）是一种新型无创检查手段，对胃癌的诊断，判断淋巴结和远处转移灶情况，准确率较高。

【诊断与鉴别诊断】

1. 诊断要点 ①年龄在 40 岁以上，有胃癌家族史或原有胃病史，近期疼痛规律发生改变，特别是原有效药物不能控制症状者；②有腹痛、腹部饱胀、嗳气、反酸等消化道症状；③影像学检查，如 X 线钡餐检查、纤维胃镜检查等有阳性发现。

2. 鉴别诊断 ①临床诊断时，常需与胃良性肿瘤、肉瘤、慢性胃炎、胃溃疡等鉴别；②在胃癌病人上腹部发现肿块时，应与胰腺肿块或横结肠肿块区别；③胃癌肝转移时，应与原发性肝癌鉴别。

【治疗】 争取尽早手术治疗，辅以术前、术中、术后的综合治疗。

1. 手术治疗 手术是治疗胃癌的主要手段。分为根治性手术和姑息性手术两类。

（1）**根治性手术** 原则是整块切除包括癌灶和可能受浸润的胃壁在内的胃的大部或全部，以及周围受浸润组织和转移淋巴结清除，重建消化道。胃壁切除线应距癌肿边缘 5cm 以上；十二指肠侧或食管侧的切线应距离幽门或贲门 3~4cm。淋巴结清扫范围以 D（dissection）表示。目前将 16 组淋巴结按常规转移的早晚顺序分为 3 站：沿胃小、大弯各组淋巴结为第 1 站，腹腔、胃左、肝总、脾动脉周围的各组为第 2 站，其余为第 3 站。但精确分站要根据胃癌位置而定（表 6-2）。根据淋巴结清扫的范围，可依次分为 4 种不同的清除术式：未完全清扫第 1 站淋巴结的手术称为 D_0，完全清扫第 1 站淋巴结的手术称为 D_1，完全清扫第 2 站淋巴结的手术称为 D_2，完全清扫第 3 站淋巴结的手术称为 D_3。

表 6-2 胃癌部位与淋巴结组站的关系

胃癌部位	第 1 站	第 2 站	第 3 站
全胃	①②③④⑤⑥	⑦⑧⑨⑩⑪	⑫⑬⑭
胃窦部	③④⑤⑥	①⑦⑧⑨	②⑩⑪⑫⑬⑭
胃体	①③④⑤⑥	②⑦⑧⑨⑩⑪	⑫⑬⑭
贲门部	①②③④	⑤⑥⑦⑧⑨⑩⑪	⑫⑬⑭

早期胃癌一般行 D_1 手术已足够。对直径小于 1cm 的非溃疡凹陷型胃癌和直径小于 2cm 的隆起型黏膜癌，可在内镜下行胃黏膜切除术。

进展期胃癌依据情况，对局限性胃癌未侵犯浆膜、胃周围淋巴结无明显转移的病人，以 D_2 手术为宜。对局限性胃癌已侵犯浆膜、浆膜突出结节者，应行 D_2 或 D_3 手术。

（2）**姑息性手术** 癌肿已远处转移，不能根治切除，而原发肿瘤尚能切除者，可做姑息性胃切除术。对有幽门梗阻的胃癌，已不能切除原发病灶者，可行胃空肠吻合术。

2. 化学药物治疗 可用于根治性手术的术前、术中、术后，可延长生存期。晚期胃癌适量化疗，能减缓肿瘤的发展速度，改善症状。

（1）**适应证** 一般早期胃癌术后可不予化疗。若出现下列情况时则应辅助化疗：癌灶面积大于 $5cm^2$；病理组织分化差；淋巴结有转移；多发癌灶；年龄低于 40 岁者。

进展期胃癌根治术后无论有无淋巴结转移均需化疗。胃癌病人化疗前必须有明确的病理诊断。

（2）给药途径　口服给药、静脉给药、腹膜腔给药、动脉插管区域灌注给药等。

（3）常用化疗药物　口服化疗药物有替加氟（喃氟啶，FT207）、优福定（复方喃氟啶）、氟铁龙（去氧氟尿苷）等；静脉化疗药有氟尿嘧啶（5-FU）、丝裂霉素（MMC）、顺铂（DDP）、多柔比星（ADM）、依托泊苷（VP-16）等。

（4）化疗方案　①FAM方案：由氟尿嘧啶、多柔比星和丝裂霉素组成；②EAP方案：由多柔比星、顺铂和依托泊苷组成；③FP方案：由氟尿嘧啶和顺铂组成。

3. 其他治疗　包括放疗、免疫治疗、基因治疗、中医药治疗等。胃癌对放射线敏感度低，临床少用。免疫治疗包括非特异性免疫增强剂，如卡介苗、短小棒状杆菌、香菇多糖等，以及过继性免疫制剂，如淋巴细胞激活后杀伤细胞（LAK）、细胞毒T细胞（CTL）及细胞因子等。关于基因疗法，目前抗血管形成基因的研究较多，但仍处于实验研究阶段。

三、胰腺癌

胰腺癌是一种较常见的恶性肿瘤，其发病率有明显增高的趋势。好发于40岁以上的男性，癌肿好发于胰头，恶性程度高。因位置隐蔽，不易早期发现，切除率低，预后差。

【病因】原因不明。有研究发现亚硝胺可诱发胰腺癌，吸烟也是胰腺癌的高危因素。

【病理】胰腺癌以胰头癌最多见，占70%~80%，其次为胰体尾部癌，全胰癌较少。

1. 组织学分型　导管细胞癌最多见，约占90%；腺泡细胞癌和黏液性囊腺癌少见。

2. 转移途径　胰腺癌多见淋巴转移和直接浸润。淋巴转移早，多见于胰头前后、幽门上下、肝十二指肠韧带内、肝总动脉、肠系膜根部及腹主动脉旁淋巴结转移，晚期可至锁骨上淋巴结。癌肿可侵犯邻近器官，如胆总管的胰内段、胃、十二指肠、肠系膜根部、胰周腹膜、神经丛、门静脉及肠系膜上动脉等。晚期也可有血性转移和腹腔内种植转移。

【临床表现】

1. 症状　最常见的表现为腹痛、黄疸、消瘦。

（1）腹痛　胰腺癌常见的首发症状。早期因胰管梗阻出现上腹不适、隐痛、钝痛、胀痛，胰头癌疼痛位置偏右，体尾部癌偏左，呈持续性。中晚期癌肿侵及腹腔神经丛，可出现持续性剧烈腹痛，向腰背部放射，夜间或仰卧时加重，直至昼夜腹痛不止。

（2）黄疸　胰头癌最主要的临床表现。因癌肿侵犯或压迫胆总管下端，癌肿距胆总管越近，黄疸出现越早，呈进行性加重，可伴皮肤瘙痒，大便呈陶土色。

（3）消化道症状　因胆汁和胰液不能顺利进入肠道，引起食欲不振、消化不良、腹胀、腹泻或便秘。部分病人可有恶心呕吐。晚期肿瘤侵及十二指肠可出现上消化道梗阻或出血。

(4) **全身症状** 低热、消瘦乏力、体重下降，晚期可出现恶病质。

2. 体征 早期一般无明显体征。晚期偶可扪及上腹部质硬、位置固定的肿块，腹水征阳性。少数病人可发现左锁骨上淋巴结转移或直肠指诊触及盆腔转移癌。

【辅助检查】

1. 实验室检查

(1) **血生化检查** 胆道梗阻时，血清总胆红素和结合胆红素升高，碱性磷酸酶、转氨酶也可轻度升高，尿胆红素阳性。胰管梗阻或并发胰腺炎时，血清淀粉酶和脂肪酶可升高。空腹或餐后血糖升高，糖耐量试验有异常曲线。

(2) **免疫学检查** 多数胰腺癌血清标记物升高，包括糖链抗原（CA19-9）、癌胚抗原（CEA）、胰胚抗原（POA）、胰腺癌特异抗原（PaA）及胰腺癌相关抗原（PCAA），但缺乏特异性。联合检测可提高胰腺癌诊断的敏感性。

2. 影像学检查

(1) **超声检查** 诊断胰腺癌常用的方法。胰腺癌的声像图为：①胰腺局限性或弥漫性肿大；②癌肿轮廓不清，局部低回声、高回声或斑状回声；③可显示肝内、外胆管及胰管扩张。

(2) **内镜超声（EUS）检查** 可发现小于1cm的肿瘤，对评估大血管受侵犯程度敏感性高，是目前对胰头癌 TN（tumor & nods）分期最敏感的检查手段，可作为评估肿瘤可切除性的可靠依据。

(3) **胃肠钡餐造影检查** 胰头癌肿块较大，可见十二指肠曲扩大或十二指肠降段内侧呈反"3"字征。低张力造影可提高阳性发现率。

(4) **CT检查** 可显示胰胆管扩张和 >1cm 的胰腺病变，还可发现腹膜后淋巴结转移和肝内转移灶，加强 CT 可显示肿瘤与周围血管的关系，对判断肿瘤可否切除具有重要意义。目前可作为胰腺肿瘤病人首选的影像学检查手段。

(5) **磁共振胰胆管成像（MRCP）** 能显示胰、胆管梗阻部位、扩张程度，具有重要的诊断价值。

(6) **经十二指肠镜逆行胰胆管造影（ERCP）** 能直接观察十二指肠壁和壶腹部有无癌肿浸润。直接收集胰液行细胞学检查或取局部组织做病理检查。必要时可同时放置胆道内支架，减轻黄疸。

(7) **经皮肝穿刺胆道造影（PTC）** 可显示梗阻上方肝内外胆管扩张情况，对判断梗阻部位、程度具有重要意义。

3. 病理学检查 超声引导下穿刺或内镜下取得细胞或组织，行病理学检查，对确定诊断有帮助。

【诊断与鉴别诊断】

1. 诊断要点 40岁以上病人出现持续性上腹不适，进餐后加重，伴有食欲不振，不能解释的进行性消瘦等症；影像学如超声检查、CT检查等能协助诊断。

2. 鉴别诊断 本病应与慢性胰腺炎、壶腹癌、胆总管癌等鉴别。

【治疗】早期手术切除是胰腺癌有效的治疗方法。

1. 手术治疗

（1）根治性手术　①胰头十二指肠切除术：切除范围包括胰头（含钩突）、远端胃、十二指肠、上段空肠、胆囊和胆总管。尚需同时清除周围的淋巴结。切除后重建胰管、胆管及胃肠道通路。②保留幽门的胰头十二指肠切除术：适用于幽门上下淋巴结无转移，十二指肠切缘无癌细胞残留者。③胰体尾切除术：适用于胰体尾部癌。

（2）姑息性手术　适用于高龄、已有肝转移、肿瘤无法切除或合并明显心肺功能障碍不能耐受较大手术的病人。包括胆肠吻合术解除胆道梗阻、胃空肠吻合术解除十二指肠梗阻、内脏神经节周围注射无水乙醇或行腹腔神经结节切除术以减轻疼痛。

2. 非手术治疗　晚期或手术前后的病例均可进行化疗、放疗和各种对症支持治疗。

四、结肠癌

结肠癌是肠道的常见恶性肿瘤。近年来尤其在城市发病率明显增高，有超过直肠癌的趋势。以 41~65 岁发病率高。好发部位依次为乙状结肠、回盲部、升结肠、降结肠和横结肠。

【病因】结肠癌的发病原因尚不十分清楚，半数以上来自腺瘤恶变，某些高危因素已被公认。

1. 癌前病变　如结肠腺瘤、溃疡性结肠炎、结肠血吸虫肉芽肿等与结肠癌发生关系密切。

2. 饮食因素　过多的动物脂肪、蛋白质的摄入，缺乏新鲜蔬菜水果和膳食纤维素，缺少适当运动，使肠蠕动功能下降，肠道菌群发生变化，肠道内胆酸、胆盐的增高，刺激肠道上皮细胞增生等，均与结肠癌的发病有一定关系。

3. 遗传因素　遗传易感性在结肠癌的发病中具有重要的地位。如遗传性非息肉性结肠癌的错配修复基因突变携带的家族成员，是结肠癌的高危人群。家族性肠息肉病已公认为是癌前期病变。研究发现：大肠癌的发生是一个多步骤、多基因参与的慢性过程，从正常细胞向癌演变需经历 10~15 年，包括癌基因激活、抑癌基因失活、错配修复基因突变及危险修饰基因等发生的遗传突变。

【病理】

1. 病理分型

（1）肿块型　肿瘤向腔内生长，易发生溃疡、出血。恶性程度低，转移较晚，多见于右半结肠，尤其是盲肠（图 6-3）。

（2）浸润型　沿肠壁浸润，易引起肠腔狭窄甚至肠梗阻。转移较早。多见于左半结肠（图 6-4）。

（3）溃疡型　临床最常见，病变向肠壁深层发展，并向周围浸润，因中央组织坏死而形成溃疡，易出血、感染甚至穿孔。转移早，恶性度高（图 6-5）。

2. 组织学分型

（1）腺癌　最多见，分为管状腺癌和乳头状腺癌。

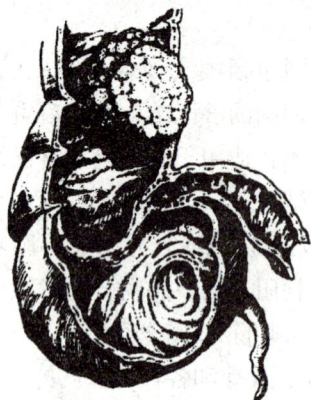

图 6-3　肿块型结肠癌　　　图 6-4　浸润型结肠癌　　　图 6-5　溃疡型结肠癌

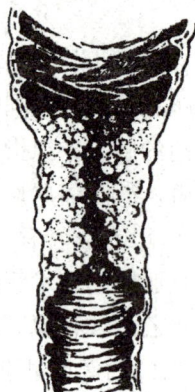

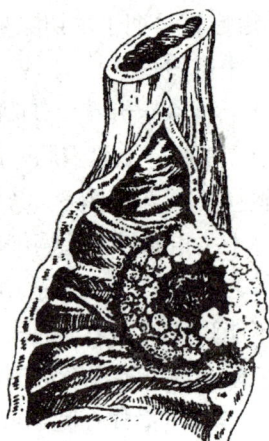

（2）**黏液腺癌**　癌细胞中有大量黏液。部分癌细胞呈印戒状，核偏一侧，称为印戒细胞癌，属黏液腺癌中一种。预后较腺癌差。

（3）**未分化癌**　较少见。因容易侵入血管和淋巴管，预后最差。

（4）**其他**　鳞状细胞癌、腺鳞癌，较少见。

3. 病理分期　常用 Dukes 分期法。A 期：癌肿未穿出肌层（仅限于肠壁内），无淋巴转移。②B 期：癌肿已穿透肠壁，但无淋巴结转移。③C 期：癌肿已穿透肠壁且发生淋巴转移。若淋巴转移仅局限于癌肿附近，如结肠壁及结肠旁淋巴结为 C_1 期；若淋巴结转移至系膜和系膜根部为 C_2 期。④D 期：已有腹腔或远处转移，或广泛侵及邻近脏器无法切除者。

4. 转移途径

（1）**直接浸润**　癌细胞穿破肠壁后可直接浸润到邻近组织器官，如乙状结肠癌浸润膀胱、输尿管，横结肠癌可浸润胃壁形成内瘘。

（2）**淋巴转移**　淋巴转移为主要转移途径，癌细胞侵入淋巴管，循淋巴管道可到达结肠壁和结肠旁淋巴结，进一步可达肠系膜血管周围及其根部淋巴结。

（3）**血行转移**　最常见肝转移，其次是肺、骨骼等。

（4）**种植转移**　癌细胞穿破浆膜层可脱落进入腹腔，种植在大网膜、肠系膜、内脏表面、盆腔腹膜反折等处；也可在肠腔内种植播散或因医源性造成种植播散。

【临床表现】 结肠癌早期无特异性表现，发展后可出现共同症状。

1. 排便习惯及粪便性质的改变　早期症状。多为排便次数增多，粪便不成形或稀便，粪便带血、脓或黏液，亦可便秘。

2. 腹痛　早期症状之一，常为位置不明确的持续性隐痛、钝痛或腹胀感。若引起梗阻，则疼痛加重或呈阵发性绞痛。

3. 腹部肿块　肿块多为瘤体本身，有时可能为梗阻近侧肠腔内积粪，肿块多坚硬，呈结节状。横结肠或乙状结肠癌可有一定活动度。癌肿穿透肠壁并发感染时，肿块固定并伴有压痛。

4. 肠梗阻 结肠癌中晚期表现，可出现慢性低位不完全性梗阻，如发生完全性梗阻则症状加剧。部分左半结肠癌以急性完全性肠梗阻为首发症状。

5. 全身症状 由于慢性失血、癌肿溃烂、感染、毒素吸收等，可出现贫血、消瘦乏力、低热等症状。晚期因转移，可有肝大、黄疸、腹水、锁骨上淋巴结肿大等。

由于癌肿部位、类型不同，临床表现可有区别。一般右半结肠癌以全身症状、贫血、腹部肿块为主要表现，左半结肠癌以排便习惯改变、肠梗阻、便血为主。

【辅助检查】

1. X 线检查 常用钡剂灌肠或气钡双重造影检查，可发现肠腔狭窄或充盈缺损、龛影等。必要时做 CT、MRI 或选择性肠系膜动脉造影检查。

2. 纤维结肠镜检查 不仅可观察肠内病变的形态和范围，而且可取活组织病理检查以确诊。

3. 血清癌胚抗原（CEA）检查 60% 结肠癌病人 CEA 升高，虽无特异性，但术后动态观察 CEA，对判定预后和复发有帮助。

【诊断与鉴别诊断】

1. 诊断要点 ①家族中有结直肠癌病史、肠道腺瘤或息肉史者；②40 岁以上不明原因消瘦、大便习惯及粪便性状发生改变及出现持续腹部不适、腹痛、腹胀，经治疗贫血、体重减轻、结肠区出现包块等症状不缓解者；③钡剂灌肠或气钡双重造影检查及纤维结肠镜检查等能协助诊断。

2. 鉴别诊断 在诊断结肠癌时应注意与结肠平滑肌瘤、溃疡性结肠炎、阿米巴痢疾、局限性肠炎、阑尾周围脓肿等相鉴别。

【治疗】治疗原则是以手术为主，辅助化学药物治疗和放射治疗等综合治疗。

1. 术前准备 术前肠道准备十分重要。

（1）**肠道排空** 术前 12～24 小时口服复方聚乙二醇电解质散 2000～3000mL，或口服甘露醇法。也有术前 1 天口服泻剂，如硫酸镁或番泻叶液等。除非疑有肠梗阻，目前临床较少使用反复清洁灌肠。

（2）**加强营养** 静脉补液及营养，纠正水、电解质紊乱和酸碱失调。

（3）**应用肠道抗生素** 常规使用甲硝唑 0.4g，1 日 3 次；新霉素 1.0g，1 日 2 次，术前 1 天使用。不建议 3 天法肠道准备。

2. 结肠癌根治术 适用于 Dukes A、B、C 期病人。切除范围包括肿瘤在内的肠袢及其肠系膜和区域淋巴结。

（1）**右半结肠切除术** 适用于盲肠、升结肠、结肠肝曲的癌肿。切除范围包括末段回肠、盲肠、升结肠、结肠肝曲、右半横结肠，及其肠系膜和区域淋巴结。行回肠和横结肠的端端或端侧吻合（图 6-6）。

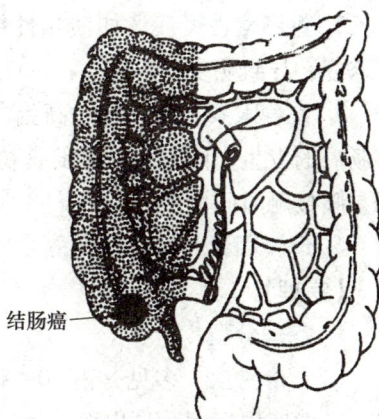

结肠癌

图 6-6 右半结肠切除范围

（2）**横结肠切除术** 适用于横结肠癌。切除范围包括结肠肝曲和脾曲的全部横结肠及其系膜和淋巴结。行升结肠和降结肠端端吻合（图6–7）。

（3）**左半结肠切除术** 适用于结肠脾曲和降结肠癌。切除范围包括左半横结肠、降结肠及部分或全部乙状结肠及其系膜和淋巴结。行结肠间或结、直肠吻合（图6–8）。

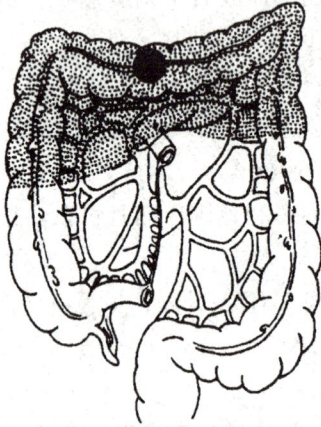

图6–7 横结肠切除范围　　　　　图6–8 左半结肠切除范围

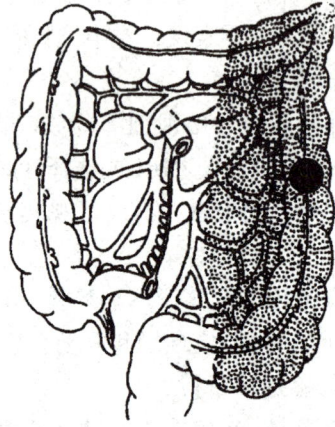

（4）**乙状结肠切除术** 适用于乙状结肠癌。切除范围包括部分降结肠、乙状结肠及部分直肠，及其系膜和淋巴结。行结、直肠吻合。

五、直肠癌

直肠癌是乙状结肠直肠交界处至齿状线之间的癌，是消化道常见的恶性肿瘤。在消化道癌中居第2位。我国直肠癌发病特点：①直肠癌比结肠癌发病率高，约1.5∶1；②低位直肠癌占比例高，占直肠癌的60%～75%，大多数癌肿可通过直肠指诊触及；③青年人（<30岁）直肠癌发病率高，占10%～15%。

【病因】

1. 癌前病变 直肠腺瘤性息肉、绒毛状腺瘤、家族性息肉病癌变率高。

2. 直肠慢性炎症 如溃疡性结肠炎，因慢性炎性刺激，使肠道黏膜反复破坏与增生修复，导致癌变。

3. 饮食因素 高脂肪、高蛋白质饮食可使粪便中3–甲基胆蒽等致癌物增多，诱发直肠癌的发生。同时少纤维的食物导致肠道内粪便停留时间延长，使致癌物质在肠内与肠黏膜接触时间增多。

4. 遗传因素 结、直肠癌家族成员中发病率较一般人高3～4倍。

【病理】

1. 病理分型

（1）**溃疡型** 多见，占50%以上，肿瘤呈圆形或椭圆形、中央凹陷的溃疡，边缘隆起，向四周浸润，易出血。由于分化程度较低，恶性程度高，转移早，预后较差。

（2）**肿块型** 肿瘤呈结节状、息肉状或菜花状向肠腔突出，边界不清，向四周浸润少，预后较好。

（3）浸润型　癌组织向肠壁各层弥漫浸润，使局部肠壁增厚，肠腔变窄，分化程度低，转移早而预后差。

2. 组织学分型

（1）腺癌　最多见，癌细胞排列呈腺泡状或腺管状，可分化为乳头状腺癌和管状腺癌，占75%～85%。

（2）黏液腺癌　癌组织中有大量黏液为其特征，由分泌黏液的癌细胞组成。恶性程度高，占10%～20%。

（3）未分化癌　癌细胞弥漫成片或巢状，癌细胞较小，形态一致。易侵入血管和淋巴管，预后最差。

（4）其他　如印戒细胞癌、类癌、鳞状细胞癌、恶性黑色素瘤等，均少见。

3. 病理分期　常用Dukes分期法。方法参照结肠癌分期。

4. 转移途径

（1）直接浸润　癌肿可直接向肠管周围及肠壁深层浸润性生长，沿横轴蔓延比纵轴蔓延迅速。累及肠管一周需要18～24个月，穿透肠壁全层需12～18个月。如穿透浆膜层可直接浸润邻近器官如子宫、膀胱等。下段直肠癌由于没有浆膜的屏障作用，容易直接侵入附近器官如前列腺、精囊腺、阴道、输尿管等。

（2）淋巴转移　直肠癌的主要转移途径。上段直肠癌首先向上沿直肠上动脉、肠系膜下动脉、腹主动脉旁淋巴结转移。发生向下逆行转移的非常少见，当正常淋巴流向受阻时才逆行向下转移。下段直肠癌（以腹膜反折为界）仍以向上和向侧方转移为主。齿状线周围的肿瘤可向上、侧、下方转移，向下方转移表现为腹股沟淋巴结肿大。淋巴转移途径是决定直肠癌手术方式的依据。

（3）血行转移　癌细胞侵入静脉后沿门静脉转移至肝脏，或经髂静脉转移至肺、骨骼和脑等处。10%～15%病人手术时已有肝转移。手术时挤压和癌性梗阻易造成血行转移。

（4）种植转移　直肠癌种植转移机会较少。上段直肠癌癌细胞穿透浆膜层，偶可发生腹腔种植转移。

【临床表现】直肠癌早期常无明显特异性症状。当癌肿增大、溃烂或感染时才出现排便异常、便血等较明显的症状。

1. 排便异常　可有排便次数增多、里急后重、肛门下坠感或排便不尽感等直肠刺激症状；大便变细、变扁；如癌肿表面溃烂或继发感染时，可有大便表面带血、黏液或脓血便。

2. 肠梗阻症状　癌肿生长可致肠腔狭窄，出现腹胀、腹痛、肠鸣音亢进、排便困难等肠梗阻症状，晚期可出现完全性低位肠梗阻。

3. 转移征象　当肿瘤侵犯膀胱、前列腺时，可有尿频、尿痛、血尿等表现。骶前神经受侵犯可出现骶尾部持续性剧烈疼痛。直肠癌晚期或有肝转移时出现肝肿大、黄疸、腹水、贫血、消瘦、水肿及恶病质等。

【辅助检查】

1. 直肠指诊 直肠指诊是诊断直肠癌最重要的方法。中国人直肠癌近75%以上为低位直肠癌，多通过直肠指诊可触及癌肿。

2. 内镜检查 包括直肠镜、乙状结肠镜及纤维结肠镜检查。直肠镜或乙状结肠镜检查可在门诊常规进行，不需肠道准备，操作简单方便。由于直、结肠癌5%～10%为多发，故诊断为直肠癌后常做纤维结肠镜检查，以防漏诊。内镜检查不仅可直视病变作出判断，而且可取组织做病理学检查。

3. 影像学检查

（1）钡剂灌肠检查 虽然对直肠癌诊断意义不大，但可排除结、直肠多发癌或息肉病。

（2）腔内超声检查 对中低位直肠癌进行腔内超声检查，可检测癌肿浸润肠壁的深度及有无侵犯邻近脏器。

（3）MRI检查 对中低位直肠癌的诊断及术前分期有重要价值。

（4）CT检查 可了解直肠癌盆腔内侵犯扩散程度、有无肝转移灶及腹主动脉旁淋巴结肿大等。

（5）PET－CT检查（正电子发射计算机断层显像－CT） 对病程较长、肿瘤固定的病人，为排除远处转移及评价手术价值时可应用PET－CT检查，以排除远处转移。

（6）腹部超声检查 10%～15%的直肠癌存在肝转移，所以术前腹部超声检查应列为常规。

4. 肿瘤标记物 癌胚抗原（CEA）主要用于预测直肠癌的预后和监测复发，对早期结、直肠癌诊断价值不大。大量统计资料表明：结、直肠癌病人血清CEA水平与Dukes分期成正相关，Dukes A、B、C、D期病人血清CEA阳性率分别为25%、45%、75%、85%。

【诊断与鉴别诊断】

1. 诊断要点 ①有直肠腺瘤性息肉、家族性息肉病、溃疡性结肠炎等病史；②出现大便习惯改变、便血等临床表现；③直肠指诊多可触及质硬肿块，上界不清且指套染血；④内镜检查、影像学检查等具有阳性发现。

2. 鉴别诊断 在诊断直肠癌时应注意与痔、溃疡性结肠炎及肛管癌等疾病相鉴别。

【治疗】 目前手术切除仍然是直肠癌的主要治疗手段，辅以化疗、放疗可一定程度上提高手术疗效。从外科治疗的角度，临床上将距齿状线5cm以内的直肠癌称为低位直肠癌；距齿状线5～10cm称为中位直肠癌；距齿状线10cm以上称为高位直肠癌。这种分类方式对直肠癌手术方式选择有重要的参考价值。

1. 手术治疗 凡无手术禁忌证，可以切除的直肠癌都应尽早实施直肠癌根治术。切除范围应包括癌肿、足够的两端肠段、被侵犯的邻近器官、周围可能被浸润的组织、全直肠系膜及淋巴结。不能实施根治术者，亦应做缓解症状的姑息性切除；有肝转移者如能切除，应同时切除肝的转移灶。

（1）经腹会阴联合直肠癌根治术（Miles手术） 切除范围包括乙状结肠远端、全部直肠、肠系膜下动脉旁及区域淋巴结、直肠系膜、肛提肌、坐骨直肠窝内脂肪、肛管及肛周 3~5cm 皮肤、皮下组织和全部肛门括约肌，同时在左下腹行永久性乙状结肠单口造瘘（图 6-9）。也有人用股薄肌或臀大肌代替括约肌做原位肛门成形术，但疗效待肯定。该术式通常适宜于距离齿状线 5cm 以内的低位直肠癌。

（2）经腹直肠癌根治术（Dixon 手术）　适用于距离齿状线 5cm 以上的直肠癌。原则上以根治性切除术为前提，远端肠管切除长度应距癌肿下缘 3cm 以上，行乙状结肠和直肠吻合（图 6-10）。该术式保留肛门，病人易于接受，目前应用最多。随着吻合器的临床应用，使许多中、低位直肠癌病人得以保留肛门。但该术式由于吻合口在齿状线附近，术后短期内可能出现大便次数增多，排便控制力较差。

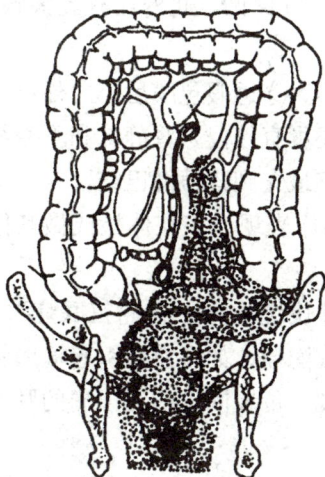

图 6-9　Miles 手术　　　　　图 6-10　Dixon 手术

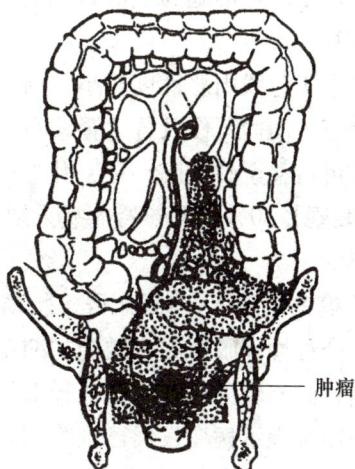

（3）经腹直肠癌切除，近端造口、远端封闭手术（Hartmann 手术）　适宜于全身情况差，不能耐受 Miles 手术或急性梗阻不宜行 Dixon 手术的直肠癌病人。

（4）局部切除手术　适用于肿瘤较小，局限于黏膜或黏膜下层内，组织分化程度高的早期直肠癌。可经肛门局部或骶后径路局部切除。

（5）姑息性手术　对癌肿局部浸润严重或转移广泛而无法根治时，为缓解症状，减轻痛苦，可将癌肿肠段局限切除，封闭直肠远端，近端乙状结肠造瘘，或单纯乙状结肠造瘘术。

2. 放射治疗　术前放疗可控制原发病灶，提高手术切除率；术后病理证实有淋巴结转移，癌肿已明显浸润直肠周围组织，可结合术后放疗，降低复发率。

3. 化学药物治疗　可在术前、术中和术后应用。给药方式有动脉灌注、门静脉注入、术中肠腔灌注给药等。可能提高 5 年生存率。常用方案以氟尿嘧啶为主，配合其他药联合化疗，如丝裂霉素、亚叶酸钙、表柔比星、铂类等。

4. 新辅助化疗　有条件的医院实施术前放化疗能使直肠癌体积缩小，达到降期作用，从而提高手术切除率及降低局部复发率。

5. 其他治疗　可采用生物治疗、免疫治疗、基因治疗及中医药治疗等。此外还采用电灼、温热、冷冻及激光等疗法。

六、肾癌

又称肾细胞癌、肾腺癌，占原发性肾肿瘤的85%左右，多为单发，双侧先后或同时发病者仅占2%左右。肾癌高发年龄为50~70岁，男女之比为2:1。

【病因】引起肾癌的病因至今尚未明确，其发病可能与吸烟、肥胖、职业接触（石棉、皮革）及遗传等因素有关。

【病理】肾癌主要是原发于肾小管上皮细胞的实质性恶性肿瘤。组织病理检查，多为透明细胞癌，占70%~80%，此外还有颗粒细胞和梭形细胞，约半数以上肾癌同时有两种细胞。以梭形细胞为主的肾癌恶性度高，但较少见。此外还有乳头状肾细胞癌、嫌色细胞癌等。

肾癌局限于包膜内恶性度较小，当肿瘤逐渐增大穿透假包膜后，向外可侵犯肾周筋膜和邻近器官，向内可侵及肾盂肾盏引起血尿；还可直接侵入肾静脉和下腔静脉中，形成癌栓，亦可转移至肺、脑、骨、肝等；淋巴转移最先到肾蒂淋巴结。

【临床表现】30%~50%肾癌病人缺乏早期临床表现，多在体检或做其他疾病检查时被发现。

1."肾癌三联症" 肉眼血尿、腰痛及腹部肿块统称为"肾癌三联症"。血尿呈间歇、无痛、全程性肉眼血尿；腰痛初期多为钝痛或隐痛，如有血块引起输尿管梗阻时可发生呈绞痛；肿瘤较大时在腹部或腰部可触及质硬、位置固定的无压痛的肿块。三联症中的任何一项都提示病变发展已到晚期。

2. 肾外表现 肾癌可出现多种肾外表现，容易与其他全身性疾病相混淆，必须注意鉴别。

（1）发热 可能因肿瘤坏死、出血、毒性物质吸收所引起。近来研究发现，肿瘤能异位分泌白介素-6，可能为内生致热源。

（2）高血压 可能因瘤体内动-静脉瘘或肿瘤压迫肾血管，肾素分泌过多所致。

（3）其他 肾癌还可引起血沉快、高血钙、红细胞增多症及肝功能异常等。同侧阴囊内可发现精索静脉曲张，平卧位不消失，提示肾静脉或下腔静脉内癌栓形成。其他晚期症状有消瘦、贫血、体重下降、虚弱等。

3. 转移症状 临床上有25%~30%的病人因转移症状，如病理骨折、咯血、神经麻痹及转移部位出现疼痛等就医。

【辅助检查】

1. 超声检查 超声检查是肾癌最简便无创伤的检查方法，发现肾癌的敏感性高，在常规体检中，经常发现临床无症状，尿路造影无改变的早期肿瘤。超声表现为不均质的中低回声实性肿块，体积小的肾癌有时表现为高回声，需结合CT或肾动脉造影诊断。能准确地区别肾肿块是实质性或囊性，是肾癌或肾血管平滑肌脂肪瘤（良性）。

2. X线检查 泌尿系统平片（KUB）可见肾外形增大，偶见肿瘤散在钙化。静脉尿路造影（IVU）可见肾盏肾盂因肿瘤挤压或侵犯，出现不规则变形、狭窄、拉长、移位或充盈缺损。肿瘤较大、破坏严重时患肾可不显影，作逆行肾盂造影可显示患肾情况。对体积较小，超声、CT不能确诊的肾癌选择肾动脉造影检查，可以显示肿瘤内有病理性新生血管、动-静脉瘘、造影剂池样聚集与包膜血管增多等。

3. CT检查 CT检查对肾癌的确诊率高，能显示肿瘤大小、部位、邻近器官有无受累，是目前诊断肾癌最可靠的影像学方法。CT表现为肾实质内不均质肿块，平扫CT值略低于或与肾实质相似，增强扫描后，肿瘤不如正常肾实质增强明显。

4. MRI检查 MRI检查对肾癌诊断的准确性与CT相仿。T_1加权像肾癌常表现为不均质的低信号或等信号；T_2加权像则表现为高信号改变。在显示邻近器官有无受侵犯，肾静脉或下腔静脉内有无癌栓则优于CT。

【诊断与鉴别诊断】

1. 诊断要点 有"肾癌三联症"的临床表现；有肾癌影像学检查的客观结果即可确诊。

2. 鉴别诊断 注意与肾囊肿、肾结核、肾脓肿等鉴别。

【治疗】

1. 手术治疗 手术治疗是肾癌的最主要治疗方法。

（1）根治性肾切除术 是肾癌的主要手术方式。手术需充分暴露，首先结扎肾蒂血管以减少出血和癌细胞扩散。切除范围包括患肾、肾周筋膜及脂肪、肿大的区域淋巴结。肾上极肿瘤或肿瘤已累及肾上腺者，需切除同侧肾上腺组织。如癌栓进入腔静脉应取出。对肿瘤体积较大，术前可作肾动脉栓塞治疗，减少术中出血。

（2）肾部分切除术 对位于肾上、下极直径小于3cm的肾癌，可考虑做保留肾单位的肾部分切除术。

（3）经腹腔镜下肾癌根治术 具有创伤小、术后恢复快等优点。

2. 非手术治疗 干扰素-α、白细胞介素-2（IL-2）等免疫治疗，对预防和治疗转移癌有一定疗效。肾癌对放疗和化疗不敏感。分子靶向药物络氨酸激酶抑制剂已用于晚期肾癌的治疗，可提高治疗晚期肾癌的有效率，但存在相关的毒副作用。

七、膀胱癌

膀胱癌发病率居泌尿系恶性肿瘤的首位，发病年龄多在40岁以上，男女发病比例约为4：1。绝大多数来自上皮组织，其中90%以上为移行上皮肿瘤。

【病因】膀胱癌的发病原因尚不十分清楚，一般认为与下列危险因素相关。

1. 化学性致癌因素 已公认的致癌物质主要是染料的中间体，如β-萘胺、α-萘胺及联苯胺等。橡胶塑料的防老剂4-氨基双联苯也有致癌作用。因此从事染料、橡胶、皮革、塑料及金属加工等职业的人员发病率较高。

2. 吸烟 吸烟也是常见的致癌因素，大约1/3膀胱癌与吸烟有关。可能与香烟中多种芳香胺的衍生致癌物有关。吸烟量越大，吸烟史越长，发生膀胱癌的危险性也越大。

3. 其他 长期服镇痛药、慢性膀胱炎、膀胱结石及异物的刺激等也可能是诱发因素。

【病理】

1. 组织类型　95%以上为来源于上皮的肿瘤，其中多数为移行上皮细胞癌，鳞癌和腺癌各占2%~3%；非上皮性肿瘤较少见。

2. 分化程度　根据肿瘤细胞的大小、形态、染色、核分裂象等可分为3级：Ⅰ级，分化良好，恶性程度低；Ⅱ级，中度分化，中度恶性；Ⅲ级，分化差，恶性程度高。

3. 生长方式　依据其生长方式分为原位癌、乳头状癌及浸润性癌。原位癌局限于黏膜内，无乳头亦无浸润基底膜现象；移行细胞癌多为乳头状癌，低分化常有浸润；鳞癌和腺癌多为浸润癌。

4. 浸润深度　浸润深度是临床（T）和病理（P）分期的依据。分为：原位癌（T_{is}）；无浸润乳头状癌（T_a）；浸润局限于黏膜固有层以内（T_1）；浸润浅肌层（T_2）；浸润深肌层或穿透膀胱壁（T_3）；浸润前列腺或膀胱邻近组织（T_4）。病理分期（P）与临床分期相同。

膀胱癌主要向膀胱壁深部浸润至膀胱外及邻近器官。淋巴和血行转移多发于膀胱癌晚期，可转移至肝、肺、骨等处。

【临床表现】膀胱癌多发于膀胱侧壁及后壁，其次为膀胱三角区和顶部。可单发或多发。

1. 血尿　膀胱肿瘤常见的首发症状，多为间歇性无痛性全程肉眼血尿，终末加重，可伴有血块。少数为镜下血尿。

2. 膀胱刺激症状　表现为尿频、尿急、尿痛，多为膀胱肿瘤的晚期表现，常因肿瘤坏死、溃疡及合并感染所致。

3. 排尿困难　膀胱肿瘤生长在尿道内口附近或其表面坏死出血，血块堵塞尿道而出现排尿困难。

4. 其他　如出现腰骶及下肢疼痛，下腹可扪及浸润性肿块，均提示病变已属晚期。

【辅助检查】

1. 尿液检查　尿液镜检见红细胞满视野，合并感染时可见多个白细胞。尿液脱落细胞检查可发现肿瘤细胞，阳性率80%以上。近年应用尿液检查端粒末端转移酶活性、膀胱肿瘤抗原（BTA）、核基质蛋白（NMP_{22}）等有助于提高膀胱癌的检出率。

2. 影像学检查　腹部超声检查简便易行，对直径大于0.5cm的肿瘤准确率高，还可了解肿瘤部位、大小、数目及浸润深度，有助于临床分期；排泄性尿路造影可了解上尿路有无肿瘤、积水及肾功能情况；CT、MRI多用于浸润型癌，可发现肿瘤的浸润深度及局部转移的情况。

3. 膀胱镜检查　膀胱镜检查是诊断膀胱肿瘤的主要手段，可在直视下观察肿瘤的数目、位置、大小、形态和与输尿管开口的关系，同时取活检做病理检查，以明确诊断。

【诊断与鉴别诊断】

1. 诊断要点　中老年病人出现间歇性无痛性肉眼血尿；膀胱镜检查、超声检查常可明确诊断。

2. 鉴别诊断　出现无痛性肉眼血尿时应与肾肿瘤、输尿管肿瘤、膀胱结核、膀胱结石鉴别。

【治疗】以手术治疗为主。根据肿瘤的病理情况并结合病人全身状况，选择合适的手术方式。原则上 T_a、T_1 及局限的 T_2 期肿瘤，可采用保留膀胱的手术。较大、多发、反复发作及分化不良的 T_2 期肿瘤和 T_3 期肿瘤以及浸润性鳞癌和腺癌，应行膀胱全切除术。

1. 表浅肿瘤（Tis、T_a、T_1）的治疗

（1）原位癌（Tis）　位于膀胱黏膜层内，可单独存在或在膀胱癌旁。部分细胞分化良好，长期无发展，可行化疗药物或卡介苗（BCG）膀胱灌注治疗，同时应密切随诊。原位癌细胞分化不良，癌旁原位癌或已有浸润时，应及早行膀胱全切除术。

（2）T_a、T_1 期肿瘤　以经尿道切除为主要治疗方法。如无电切设备，可做膀胱开放手术。表浅肿瘤亦可用腔内激光治疗。为预防术后肿瘤复发，可采用膀胱内药物灌注治疗。常用药物有丝裂霉素、阿霉素、羟基喜树碱及 BCG 等，每周灌注 1 次，8 次为 1 个疗程。目前认为 BCG 效果最好，但不良反应如发热、膀胱刺激症状、出血性膀胱炎等发生率较高。

保留膀胱的各种手术治疗，约 50% 在 2 年内肿瘤可能复发，且常不在原来部位，实际上为新生肿瘤。10%～15% 的复发肿瘤恶性程度有增加趋势，对复发肿瘤治疗及时仍有可能治愈。因此，任何保留膀胱手术后的病人都应密切随诊，每 3 个月作 1 次膀胱镜检查，2 年无复发者，改为每半年 1 次。

2. 浸润肿瘤（T_2、T_3、T_4）的治疗　T_2 期分化良好、局限的肿瘤可经尿道切除或膀胱部分切除术。T_3 期肿瘤如分化良好，单个局限者也可采用膀胱部分切除术。切除范围包括距离肿瘤缘 2cm 以内的全层膀胱壁，如肿瘤累及输尿管口，切除后需做输尿管膀胱吻合术。膀胱全切除术是膀胱浸润性癌的基本治疗方法，切除范围包括全膀胱、前列腺和精囊（必要时全尿道），同时行尿流改道。T_3 期浸润性癌术前配合放射治疗，有可能提高 5 年生存率。化学治疗多用于有转移的晚期病例，药物可选用甲氨蝶呤、长春碱、阿霉素、顺铂及 5 - 氟尿嘧啶等，有一定疗效，但药物毒性反应较大。T_4 期浸润性癌常失去根治性手术机会，平均生存 10 个月，采用姑息性放射治疗或化学治疗可减轻症状，延长生存时间。

复习思考题

1. 简述脂肪瘤与纤维瘤的区别。
2. 简述胃癌的临床表现及诊断。
3. 简述肾癌与膀胱癌的区别。
4. 叙述直肠癌的诊断及处理。

第七章 甲状腺及乳腺疾病

学习要点

1. 单纯性甲状腺肿、甲状腺瘤、甲状腺癌的临床表现。
2. 甲状腺功能亢进的术前准备及术后并发症。

第一节 甲状腺疾病

一、单纯性甲状腺肿

单纯性甲状腺肿是因缺碘、致甲状腺肿因子或酶缺陷等原因造成甲状腺代偿性增大。一般不伴有甲状腺功能失常。单纯性甲状腺肿可分为地方性和散发性；按有无缺碘可分为缺碘性甲状腺肿和高碘性甲状腺肿。习惯上将缺碘性甲状腺肿又称为地方性甲状腺肿。

【病因】

1. 缺碘 地方性水、土、食物中缺碘及机体青春期、妊娠、哺乳期对碘的需求量增加而相对缺碘。体内甲状腺激素合成相对不足，可致垂体促甲状腺素分泌增多，甲状腺滤泡上皮增生，摄碘功能增强，达到缓解。但持续长期缺碘，甲状腺发生代偿性肿大，甚至结节形成。

2. 致甲状腺肿因子的作用 钙离子增多可抑制甲状腺滤泡上皮分泌甲状腺素，引起甲状腺肿；某些食物（白菜、萝卜等）、某些药物（硫脲类药、磺胺药）、过氯酸盐等均可干扰甲状腺素的合成分泌，引起甲状腺肿。

3. 高碘 碘摄食过多，影响酪氨酸氧化，使碘的有机化过程受阻，甲状腺呈代偿性肿大。

4. 酶缺陷 家族性甲状腺肿的原因是激素合成中有关酶的遗传性缺乏，如过氧化物酶、去卤化酶的缺陷及碘酪氨酸耦联缺陷等。

【病理】单纯性甲状腺肿的初期，扩张的滤泡较为均匀地散布在腺体各部，形成弥漫性甲状腺肿。若未及时治疗，病变继续发展，扩张的滤泡集成数个大小不等的结节，逐渐形成结节性甲状腺肿。有些结节因血液供应不良，可发生退行性变而引起囊肿形成、纤维化或钙化等改变。

【临床表现】本病女性多见，多在青春期、妊娠期及哺乳期发生，早期常无明显的全身症状，且甲状腺生长速度缓慢。

1. 甲状腺肿大　早期甲状腺呈对称、弥漫性肿大，腺体表面光滑，质地柔软，随吞咽上下移动，两侧对称。随着甲状腺肿大，可呈现结节性甲状腺肿，腺体的一侧或两侧可触及多个（或单个）结节，结节内可并发囊内出血或囊性变。

2. 压迫症状　主要指肿大的甲状腺及肿大结节对周围器官的压迫症状。

（1）呼吸困难、声音嘶哑或吞咽困难　主要由于肿大甲状腺压迫气管、喉返神经或食管所致。

（2）霍纳综合征（Horner 综合征）　表现为患侧瞳孔缩小、眼球内陷、上睑下垂及面部无汗，由于颈部交感神经节受压所致。

（3）面部青紫、肿胀及颈胸部表浅静脉怒张　主要由于胸骨后甲状腺压迫气管、食管及颈深部大静脉，引起颈部静脉回流障碍所致。

【辅助检查】

1. 实验室检查　血清 TT_3 和 TT_4、FT_3 和 FT_4 基本在正常范围。

2. 影像学检查　超声检查甲状腺呈均匀、弥漫性肿大。

【诊断及鉴别诊断】

1. 诊断要点　①地方性缺碘病史或处于青春期、妊娠期或哺乳期人群；②均匀、弥漫性甲状腺肿大，晚期可呈结节性甲状腺肿，甲状腺功能基本正常；③血清甲状腺激素在正常范围。

3. 鉴别诊断

（1）慢性淋巴细胞性甲状腺炎　可出现乏力；甲状腺肿大，质地韧如橡皮；血清甲状腺球蛋白抗体（TGAb）与甲状腺过氧化物酶抗体（TPOAb）明显升高。

（2）甲状腺癌　甲状腺肿块坚硬如石，且不移推动；颈部淋巴结肿大；穿刺细胞学检查可查得癌细胞。

【治疗】

1. 病因治疗　碘缺乏，应进食含碘丰富食物如海带，并食用碘化食盐。摄入致甲状腺肿物质或碘摄入过多者，应少食含致甲状腺肿物质的食物如白菜、豆类，停用含碘药物。

2. 药物治疗　对 20 岁以下的弥漫性单纯性甲状腺肿病人可给予少量甲状腺素片，以抑制垂体前叶促甲状腺素的分泌，缓解甲状腺的增生和肿大。

3. 手术治疗　单纯性甲状腺肿压迫气管、食管或血管、喉返神经等症状时，或胸骨后甲状腺肿，均应早期行手术治疗。巨大单纯性甲状腺肿影响日常生活的也应予以手术。结节性甲状腺肿继发功能亢进，或有癌变可能的，应尽早施行手术治疗。

二、甲状腺腺瘤

甲状腺腺瘤是最常见的甲状腺良性肿瘤，本病多见于 40 岁以下的女性。

【病因】甲状腺腺瘤的病因未明，可能与性别、遗传因素、射线照射、促甲状腺素过度刺激、地方性甲状腺肿疾病有关。

【临床表现】病程缓慢，多数在数月到数年甚至时间更长，病人常因稍有不适而发现或无任何症状而被发现颈部肿物。肿物多为单发结节，呈圆形或椭圆形，稍硬，表面光滑，无压痛，随吞咽上下移动。

【辅助检查】

1. 超声检查　可进一步明确肿物为实性或囊性，边缘是否清楚，一般实性为腺瘤，囊性为甲状腺囊肿。

2. 病理学检查　肿瘤呈圆形或椭圆形，表面光滑。镜下可见完整包膜，细胞异形性不明显，可见巨核细胞，核分裂象少见。

3. 颈部 X 线摄片　若瘤体较大，正侧位片可见气管受压或移位，部分瘤体可见钙化影像。

【诊断及鉴别诊断】

1. 诊断要点　甲状腺腺瘤根据临床表现即可诊断，做病理学检查可协助确诊。

2. 鉴别诊断　甲状腺腺瘤与结节性甲状腺肿的单发结节在临床上较难区别，在诊断时注意：①甲状腺腺瘤较少见于单纯性甲状腺肿流行地区。②瘤经过数年，仍保持单发结节性；甲状腺肿的单发结节经过一段时间后，多演变为多发结节。③组织学上腺瘤有完整的包膜，周围组织正常，分界明显；结节性甲状腺肿的单发结节包膜常不完整。

【治疗】因甲状腺腺瘤有引起甲亢和恶变的可能，故应早期行包括腺瘤的患侧甲状腺大部或部分切除。切除标本须立即行快速病理切片检查，以判定有无恶变。如发现恶性肿瘤细胞，应按甲状腺癌处理。

三、甲状腺癌

甲状腺癌是最常见的甲状腺恶性肿瘤，约占全身恶性肿瘤的 1%。除髓样癌外，绝大部分甲状腺癌起源于滤泡上皮细胞。

【病因】甲状腺癌发病原因尚不明确，可能与接受放射线照射、甲状腺腺瘤和结节性甲状腺肿癌变、内分泌紊乱及遗传因素等有关。

【病理】

1. 乳头状癌　恶性程度低，年轻人多见。一般为单发病灶，多无包膜，主要转移至颈淋巴结；有时原发癌很微小（<1cm），未被察觉，但颈部淋巴结已很大。临床预后较好。

2. 滤泡状腺癌　中度恶性，常见于中年人。病灶多为单发，有包膜，但不完整，且有侵犯血管倾向，可经血运转移到肺、肝和骨及中枢神经系统。临床预后不如乳头状癌。

3. 未分化癌　高度恶性。多见于 70 岁左右老年人。发展迅速，且早期便可有颈淋巴结转移。除侵犯气管和喉返神经或食管外，还能经血运向肺、骨远处转移。预后很差。平均存活 3～6 个月。

4. 髓样癌　恶性程度中等。较早出现颈淋巴结转移，晚期可有血道转移。预后不如乳头状癌，但较未分化癌好。

【临床表现】

1. 甲状腺内肿块　甲状腺内发现质地硬而固定、表面不平的肿块是甲状腺癌的最常见表现，肿块在吞咽时上下移动性减小。

2. 压迫及浸润表现　除了因压迫所致呼吸困难、声音嘶哑、霍纳综合征等外，还有颈丛神经受侵出现耳、枕、肩等处疼痛，以及局部淋巴结转移、远处转移等表现。

【辅助检查】

1. 超声检查　临床最常用。超声图像显示肿块形态不规则，边界不清楚、回声不均，可伴点状颗粒状钙化斑。

2. CT 检查　可清楚地显示甲状腺癌的形态、大小以及与喉头、气管、食道的关系，并且可看到癌肿浸润的范围，包括颈部器官、纵隔和重要的血管、神经，为确定手术方案提供科学的依据。

3. 病理学检查　诊断最准确，但因甲状腺结节比较常见，不可能都做手术探查，进行病理学检查。

4. 穿刺细胞学检查　目前国内外普遍采用细针穿刺细胞学检查帮助诊断。此方法操作简单，无出血和喉返神经损伤等并发症，也无癌细胞播散、种植的危险。

【诊断及鉴别诊断】

1. 诊断要点　①主要根据临床表现，如甲状腺肿块质硬、固定，颈淋巴结肿大，或有压迫症状者，或存在多年的甲状腺肿块，在短期内迅速增大者，均应怀疑为甲状腺癌；②病理诊断可以协助确诊。

2. 鉴别诊断　本病主要与慢性淋巴细胞性甲状腺炎鉴别。

【治疗】手术切除是未分化癌以外各型甲状腺癌的基本治疗方法，并辅助应用核素、甲状腺激素及放射外照射等治疗。

1. 手术治疗　甲状腺癌的手术治疗包括甲状腺本身的切除，以及颈淋巴结清扫。手术是治疗髓样癌最有效手段，多主张甲状腺全切或次全切。

2. 内分泌治疗　甲状腺做次全切或全切除者应终身服用甲状腺素片或左甲状腺素，以预防甲状腺功能减退及抑制促甲状腺素。

3. 放射性核素^{131}I 治疗　摄碘是甲状腺组织特有的功能，通过甲状腺残留癌或（和）转移癌对^{131}I 的摄取，对癌细胞放射性杀伤，而对周围组织影响较小，达到其治疗目的。治疗前禁用含碘食物和抗生素至少 1 周。

一般滤泡状腺癌和乳头状癌摄碘率较高，髓样癌很差，未分化癌几乎不摄碘，而同一病理类型癌摄碘率也常有差异。临床上主要用于滤泡状腺癌和乳头状癌转移灶的治疗。

4. 放射外照射治疗　主要适用于未分化型甲状腺癌。甲状腺乳头状癌、滤泡癌和髓样癌对放射线敏感差，放射治疗效果差。

四、甲状腺功能亢进的外科治疗

甲状腺功能亢进是由多种病因引起的甲状腺激素过多，进入血循环中，作用于全身的组织和器官，致机体出现高代谢和神经精神兴奋性增高症群为主要表现的临床综合征。

【病因】 按引起甲亢的病因可分为原发性、继发性和高功能腺瘤 3 类。

1. 原发性甲亢　最常见，病人年龄多在 20 ~ 40 岁之间，在有甲状腺肿大的同时，出现功能亢进症状。腺体肿大为弥漫性，两侧对称，常伴有眼球突出，故又称"突眼性甲状腺肿"。

2. 继发性甲亢　较少见，病人年龄多在 40 岁以上，如继发于结节性甲状腺肿的甲亢，病人先有结节性甲状腺肿多年，以后才出现功能亢进症状。腺体呈结节状肿大，两侧多不对称，无突眼征，容易发生心肌损害。

3. 高功能腺瘤　少见，甲状腺内有单发的自主性高功能结节，结节周围的甲状腺组织呈萎缩改变。无眼球突出。

【临床表现】 性情急躁、多食消瘦、怕热多汗、甲状腺肿大伴震颤及血管杂音、眼球突出、眼裂增宽、心悸、脉压增大（主要是收缩压升高）、双手颤动、月经失调或性功能障碍等。

【辅助检查】

1. 基础代谢率测定　临床常用脉压和脉率计算，计算公式为：

$$基础代谢率 \% = （脉率 + 脉压） - 111$$

正常值为 ±10%；+20% ~ +30%，为轻度甲亢；+30% ~ +60%，为中度甲亢；+60% 以上为重度甲亢。测定基础代谢率应在清晨、完全安静、空腹时进行。

2. 甲状腺摄[131]I 率的测定　正常甲状腺 24 小时内摄取的 [131]I 量为人体总量的 30% ~ 40%。如果在 2 小时内甲状腺摄取 [131]I 量超过人体总量的 25%，或在 24 小时内超过人体总量的 50%，且吸收 [131]I 高峰提前出现，均可诊断甲亢。

3. 血清 T_3 和 T_4 含量的测定　甲亢时，血清 T_3 可高于正常 4 倍左右，而 T_4 仅为正常的 2 倍半。因此，T_3 测定对甲亢的诊断具有较高的敏感性。

【诊断及鉴别诊断】

1. 诊断要点　①有心悸、怕热、多汗、食欲亢进但体重减轻、乏力、情绪不稳定、易兴奋激动等症状；②查体有突眼、甲状腺肿大、脉快、手震颤、基础代谢率高等体征；③结合基础代谢率、甲状腺摄 [131]I 率等辅助检查可以确诊。

2. 鉴别诊断　甲状腺功能亢进需与结节性甲状腺肿、甲状腺癌等鉴别。

【外科治疗】 双侧甲状腺大部切除术是目前治疗甲亢的一种常用而快速有效的方法，它能使 90% ~ 95% 的病人获得痊愈。治疗后其甲亢的复发率较抗甲状腺药物治疗低，甲减的发生率较放射性 [131]I 治疗低。

1. 手术适应证　①继发性甲亢或高功能腺瘤；②中度以上的原发性甲亢；③腺体

较大，伴有压迫症状，或胸骨后甲状腺肿等类型甲亢；④抗甲状腺药物或¹³¹I 治疗后复发者或长期用药有困难者；⑤妊娠早、中期合并甲亢，不适宜药物治疗者；⑥有恶性病变可能；⑦拒绝或不适宜¹³¹I 或抗甲状腺药物治疗。

2. 手术禁忌证 ①青少年病人；②症状较轻腺体肿大不明显者；③老年病人或有严重器质性疾病不能耐受手术治疗。

3. 术前一般准备 为了避免甲亢病人在基础代谢率高亢的情况下进行手术的危险，术前应采取充分而完善的准备以保证手术顺利进行和预防术后并发症的发生。如测定手术病人的基础代谢率；喉镜检查了解声带功能；作气管软化试验；颈部透视或摄片，了解气管有无受压或移位等。

4. 术前药物准备 药物准备是术前用于降低基础代谢率的重要环节。药物准备应达到如下目标：①病人情绪稳定；②睡眠良好；③脉率 <90 次/分；④体重增加；⑤基础代谢率 +20% 以下。

（1）抗甲状腺药物加碘剂 先用硫脲类药物，甲亢症状控制后停用，再用 2 周左右碘剂，待腺体硬化缩小后进行手术。此法安全可靠，缺点是准备时间较长。硫脲类药物能使甲状腺肿大和动脉性充血，因此服用硫氧嘧啶类药物后必须加用碘剂 2 周，待甲状腺缩小变硬、血管数减少后手术。

（2）单用碘剂 用药 2~3 周甲亢症状控制后才可进行手术。适用于症状不重，以及继发性甲亢和高功能腺瘤的病人。由于碘剂只抑制甲状腺素释放，而不抑制其合成，一旦停服碘剂后，贮存于甲状腺滤泡内的甲状腺球蛋白大量分解，甲亢症状可重新出现，甚至比原来更为严重。因此，凡不准备施行手术者，忌服碘剂。

服用碘剂方法：复方碘化钾溶液，每日 3 次。第 1 日每次 3 滴，第 2 日每次 4 滴，以后逐日每次增加 1 滴，加至每次 16 滴维持，以 2 周为宜。

（3）普萘洛尔 对于常规应用碘剂或合并应用抗甲状腺药物不能耐受或无效者，有主张单用普萘洛尔或与碘剂合用作术前准备。此外，术前不用阿托品，以免引起心动过速。

5. 手术方式 一般在气管插管全身麻醉下行甲状腺大部切除术。腺体切除过少容易引起复发，切除过多易发生甲状腺功能低下。

6. 术后并发症及防治

（1）呼吸困难和窒息 多发生在术后 24~48 小时内，是术后最危急的并发症。常见原因有切口内出血压迫气管、喉头水肿、气管塌陷、双侧喉返神经损伤等。进行性吸气性呼吸困难为主要特征。发现上述情况时，必须立即行床旁抢救，及时剪开缝线，敞开切口，迅速除去血肿。

（2）喉上神经损伤 多发生于处理甲状腺上极时。若外支（运动支）受损会使环甲肌瘫痪，引起声带松弛、音调降低；内支（感觉支）受损可致喉部黏膜感觉丧失，进食特别是饮水时，容易误咽发生呛咳。一般经针灸、理疗后可自行恢复。

（3）喉返神经损伤 大多数是因手术处理甲状腺下极时，不慎将喉返神经切断、缝扎或挫夹、牵拉造成永久性或暂时性损伤所致。一侧喉返神经损伤，大都引起声嘶；

双侧喉返神经损伤，可导致失音或严重的呼吸困难，甚至窒息。若双侧喉返神经损伤后，需立即做气管切开。

（4）甲状旁腺损伤　手术时误伤及甲状旁腺或其血液供给受累所致，血钙浓度下降至2.0mmol/L以下，严重者可降至1.0~1.5mmol/L，神经肌肉的应激性显著增高，多在术后1~3天出现手足抽搐。抽搐发作时，立即静脉注射10%葡萄糖酸钙或氯化钙10~20mL。

（5）甲状腺危象　是甲亢术后严重的并发症。甲状腺危象发生与术前准备不够、甲亢症状未能很好控制及手术应激有关。主要表现为：高热（>39℃）、脉快（>120次/分），同时合并神经、循环及消化系统严重功能紊乱，如烦躁、谵妄、大汗、呕吐、水泻等。治疗包括：①肾上腺素能阻滞剂，如利血平1~2mmg肌注或胍乙啶10~2mmg口服；②碘剂，口服复方碘化钾溶液，首次3~5mL，或紧急时用10%碘化钠5~10mL加入10%葡萄糖溶液500mL静脉滴注；③氢化可的松，每日200~400mmg，分次静脉滴注，以拮抗过多甲状腺素的反应；④镇静剂，如苯巴比妥钠100mmg，或冬眠合剂Ⅱ号半量，肌内注射6~8小时1次；⑤降温，可用退热剂、冬眠药物和物理降温等方法。

第二节　乳腺疾病

一、急性乳腺炎

急性乳腺炎是乳腺的急性化脓性感染。常发生于产后哺乳的女性，尤以初产妇更为多见。往往发生在产后3~4周。

【病因】

1. 乳汁淤积　乳汁是细菌理想的培养基，乳汁淤积有利于细菌的生长繁殖。淤积的原因有：①先天乳头内陷或乳头畸形；②既往手术切断大的输乳管道；③乳汁未能按时排空；④乳管内肿物堵塞乳管。

2. 细菌入侵　初产妇往往缺乏哺乳经验，易致乳头损伤。细菌沿乳头破损处的淋巴管入侵乳房是形成感染的主要原因。细菌也可直接侵入乳管，上行至腺小叶而致感染。

【临床表现】

1. 症状　乳房出现疼痛性肿块，伴局部灼热，如未得到及时合理的治疗，局部红肿疼痛可加重，同时可伴有恶寒、发热等全身症状。

2. 体征　初起时可触及痛性结块，边界不清，其表面皮肤可潮红灼热。脓肿形成后结块中央渐渐变软，有波动感。破溃后可看到创口。可伴有腋窝淋巴结肿大。

【辅助检查】

1. 血常规检查　白细胞及中性粒细胞增高。

2. 超声检查　超声下见病变区域腺体回声光点增强，形成脓肿时内部可见边界不光滑的不均质无回声区。

3. 穿刺抽液　于波动处或超声引导下穿刺可抽出脓液。

4. 细菌培养　脓液细菌培养可查出致病菌。

【诊断及鉴别诊断】

1. 诊断要点　①初产后妇女出现乳房胀痛病史；②查体乳房有红、肿、热、痛或脓肿表现，腋窝淋巴结肿大；③超声检查能协助确诊。

2. 鉴别诊断　本病主要与炎性乳腺癌、乳房结核等鉴别。

【治疗】

1. 非手术治疗　①患侧乳房应停止哺乳，并用吸乳器吸尽乳汁，使乳汁通畅排出，停乳可口服溴隐亭或已烯雌酚，或肌内注射苯甲酸雌二醇，抑制乳汁分泌。②局部理疗、热敷，有明显水肿者可用25%的硫酸镁湿热敷。③早期呈蜂窝织炎表现而未形成脓肿之前，可用抗生素治疗，如青霉素、新青霉素Ⅱ或头孢菌素等，对青霉素过敏者可选用红霉素。但忌用四环素、氨基糖苷类、喹诺酮类、磺胺类及甲硝唑等，因可通过乳汁而影响婴儿的健康。

2. 手术治疗　脓肿形成后，主要治疗措施是及时做脓肿切开引流。手术时要有良好的麻醉，为避免损伤乳管而形成乳瘘，应做放射状切开；乳晕浅表下脓肿应沿乳晕边缘做弧形切口；深部脓肿或乳房后脓肿可沿乳房下缘做弧形切口，经乳房后间隙引流。脓腔较大时，可在脓腔最低部位另加切口做对口引流（图7-1）。

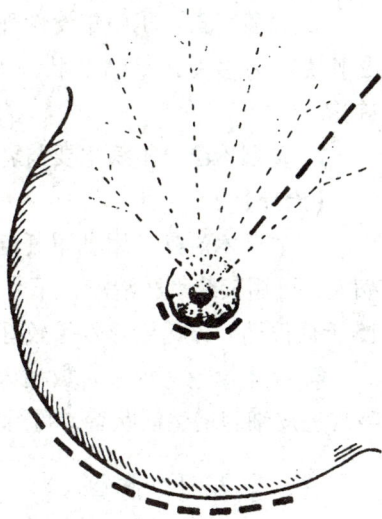

图7-1　乳房脓肿的切口

二、乳腺囊性增生症

本病也称慢性囊性乳腺病，是乳腺组织良性增生性疾病，常见于中年女性。

【病因】本病系内分泌障碍性疾病。一是体内女性激素代谢障碍，尤其是雌、孕激素比例失调，使乳腺实质增生过度和复旧不全；二是部分乳腺实质成分中女性激素受体的质和量异常，使乳房各部分的增生程度参差不齐。

【病理】乳腺囊性增生症是乳腺实质的良性增生，其病理情况复杂。增生可发生于腺管周围，并伴有大小不等的囊肿形成；或腺管内表现为不同程度的乳头状增生，伴乳管囊性扩张；也有发生于小叶实质者，主要为乳管及腺泡上皮增生。

【临床表现】

1. 乳房胀痛　胀痛的程度不一，轻者不被病人注意，严重者可影响工作和生活。胀痛随月经周期而变化，月经期前胀痛更甚，月经来潮，胀痛即减轻。但有些病人并无此周期性变化。

2. 乳房肿块　乳房肿块可见于一侧，也可见于双侧，但一侧者多见；可局限于乳房的一部分，也可分散于全乳房。触诊时多呈结节状，大小不一，边界不清，无粘连而可被推动，月经过后肿块可缩小。同侧腋窝淋巴结不肿大。

3. 乳头溢液 有时可从乳头溢出少量黄棕色、棕色或血性液体。

【辅助检查】

1. 超声检查 病变区回声根据分型的不同可稍低于或高于周围乳腺组织，形态和轮廓不规则，境界不清，无包膜回声。

2. 钼靶 X 线摄片 不同年龄段腺体增生及分型不同所见 X 线征有差异，但以增生腺体密度增高，形态不一，边缘模糊不清，不规则为主。

3. 病理学检查 肿物定位穿刺或手术切除肿物，病理学检查可确诊。

【诊断及鉴别诊断】

1. 诊断要点 ①中年女性乳房有不同程度的胀痛，可与月经、情绪变化有相关性。②肿块可为多发，呈结节状，大小不一；同侧腋窝淋巴结不肿大。③病理学检查可确诊。

2. 鉴别诊断 本病主要与乳腺纤维腺瘤、乳腺癌等鉴别。

【治疗】

1. 非手术治疗 用乳罩托起乳房。口服中药逍遥散有一定疗效。对于症状较重的病人，可用三苯氧胺治疗，于月经干净后 5 天开始口服，每天 2 次，每次 10mg，连用 15 天后停药。该药治疗效果较好，但因对子宫内膜及卵巢有影响而不能长期使用。

2. 手术治疗 绝大多数病人不需要外科手术治疗。有乳癌家族史或病理切片检查发现上皮细胞增生活跃者，可行单纯乳房切除；已证实恶变者，应立即行乳癌根治术。

三、乳腺纤维腺瘤

乳腺纤维腺瘤是由乳腺组织和纤维结缔组织异常增生而形成的一种乳房良性肿瘤，是乳房良性肿瘤中最常见的一种。

【病因】 乳腺纤维腺瘤的病因及发病机制尚不甚清楚，但一般认为与雌激素水平失衡、乳腺小叶内纤维细胞对雌激素的敏感性异常增高等因素有关。

【临床表现】 本病是女性常见的乳腺肿瘤，高发年龄是 20～25 岁，其次为 15～20 岁和 25～30 岁。好发于乳房外上象限，大多为单发性，少数为多发。在乳房内触及单个或多个类圆形或分叶状肿块，肿块增大缓慢，边界清楚，质似硬橡皮球有弹性，表面光滑，易于推动。巨大纤维瘤大多表面光滑，有的呈明显分叶状，腋下淋巴结不肿大。除肿块外，病人常无明显自觉症状。乳房外观多无异常，肿块巨大者可在乳房表面看到局限性隆起。

【辅助检查】

1. 超声检查 肿块边界清楚，有包膜，内部呈均质低回声，可见侧壁声影，后方回声无变化或增强。巨纤维腺瘤可见内部呈不均质低回声，其内夹杂条索状高回声反射，呈分叶状改变。

2. X 线检查 腺体内见圆形或椭圆形、边缘清楚平滑、均质的高密度肿块影，巨纤维腺瘤肿块实质呈分叶状改变。

3. 病理学检查 粗针穿刺或手术切除后，病理证实为乳腺纤维腺瘤。

【诊断及鉴别诊断】

1. 诊断要点 ①好发于青春期女性；②大多单发，肿块大多生长缓慢、表面光滑、易于推动，无明显的疼痛感；③病理诊断可协助确诊。

2. 鉴别诊断 本病主要与乳腺囊性增生病、乳管内乳头状瘤、乳腺癌等鉴别。

【治疗】 乳房纤维腺瘤虽属良性，但有恶变可能，特别是生长迅速的肿块应予手术切除。切下的肿块应常规地进行病理检查，排除恶性病变的可能。

四、乳腺癌

乳腺癌是指乳腺各级导管及腺泡上皮在各种因素的作用下，细胞失去正常特性而异常增生，以致超过自我修复的限度而发生癌变的疾病，是女性最常见的恶性肿瘤之一。

【病因】 乳腺癌的病因尚未完全清楚。乳腺是多种内分泌激素的靶器官，如雌激素、孕激素及泌乳素等，激素代谢紊乱与乳腺癌的发病有直接关系。家族遗传也是重要的危险因素，一级亲属（母亲，女儿，姐妹）中有乳腺癌病史者，发病危险性是普通人群的 2~3 倍。月经初潮年龄早（<12 岁）、绝经年龄晚（>55 岁）、不孕及初次足月产的年龄过大与乳腺癌发病均有关。高脂肪与高热量饮食可以增加乳腺癌的发病危险性。环境因素（电离辐射、药物）及其他系统的疾病（最有代表性的是非胰岛素依赖型糖尿病）也影响乳腺癌的发病率。

【病理】

1. 病理分型

（1）**非浸润性癌** 包括导管内癌（癌细胞未突破导管壁基底膜）、小叶原位癌（癌细胞未突破末梢乳管或腺泡基底膜）及乳头湿疹样癌（伴发浸润性癌者不在此列）。此型属早期，预后较好。

（2）**浸润性特殊癌** 包括乳头状癌、髓样癌（伴大量淋巴细胞浸润）、小管癌、腺样囊性癌、黏液腺癌等。此型分化一般较高，预后尚好。

（3）**浸润性非特殊癌** 包括浸润性小叶癌、浸润性导管癌、硬癌、髓样癌（无大量淋巴细胞浸润）等。

此外，还有其他罕见癌。

2. 转移途径

（1）**局部浸润** 癌细胞可向浅层及深层组织直接浸润。

（2）**淋巴转移** 腋窝淋巴结最常受累，其次为锁骨下淋巴结及胸骨旁淋巴结。

（3）**血运转移** 血运转移是乳腺癌的主要致死原因。常见的转移部位分别是骨、肺、胸膜、软组织、肝、脑等。

【临床表现】

1. 局部表现

（1）**乳房肿块** 乳癌的最主要症状。肿块呈无痛、单发性、质硬、表面不光滑，与周围组织分界不清，在乳房内不易被推动。随着肿瘤增大，可引起乳房局部隆起。

（2）**乳房外形改变**　若癌肿累及 Cooper 韧带，可使其缩短而致肿瘤表面皮肤凹陷，即所谓"酒窝征"。邻近乳头或乳晕的癌肿因侵入乳管使之缩短，可把乳头牵向癌肿一侧，进而可使乳头扁平、回缩、凹陷。癌块继续增大，如皮下淋巴管被癌细胞堵塞，引起淋巴回流障碍，出现真皮水肿，皮肤呈"橘皮样"改变。如癌细胞侵入大片皮肤，可出现多数小结节，甚至彼此融合。有时皮肤可溃破而形成溃疡，这种溃疡常有恶臭，容易出血。乳腺癌发展至晚期，可侵入胸筋膜、胸肌，以致癌块固定于胸壁而不易推动。

（3）**疼痛和乳头溢血**　部分乳癌病人可有不同程度的疼痛不适，晚期累及骨膜或神经则明显加剧，少数病人尚有乳头溢出血性液体。

（4）**同侧腋窝淋巴结肿大**　肿大淋巴结质硬、无痛、可被推动，以后数目增多并融合成团，甚至与皮肤或深部组织粘着。

2. 全身表现　早期不明显，晚期可出现乏力、贫血、恶病质及血运转移征。如肺转移，出现胸痛、气急；骨转移，出现局部疼痛；肝转移，出现肝大、黄疸等。

3. 其他类型乳腺癌

（1）**炎性乳腺癌**　局部皮肤可呈炎症样表现，早期比较局限，不久即扩展到乳房大部分皮肤，皮肤发红、水肿、增厚、粗糙、表面温度升高。该病发展迅速，预后差。

（2）**乳头湿疹样乳腺癌**　乳头有瘙痒、烧灼感，随后出现乳头和乳晕的皮肤粗糙、糜烂如湿疹样，进而形成溃疡。该病恶性程度低，发展慢。

【临床分期】判定疾病发展程度及范围、制定术后辅助治疗方案，比较治疗效果及判断预后，需有统一的分期方法。乳腺癌分期方法很多，现多数采用美国癌症联合委员会建议的 T（原发癌瘤）、N（区域淋巴结）、M（远处转移）分期法（2003 年修订），其简要内容如下：

T_x：原发肿瘤无法评估；

T_0：原位癌瘤未查出；

T_{is}：原位癌（非浸润性癌及未查到肿块的湿疹样癌）；

T_1：癌瘤直径 ≤2cm；

T_2：癌瘤直径 >2cm，≤5cm；

T_3：癌瘤直径 >5cm；

T_4：癌瘤大小不计，但侵入皮肤或胸壁（肋骨、肋间肌、前锯肌）。

N_x：区域淋巴结无法评估；

N_0：同侧腋窝无肿大淋巴结；

N_1：同侧腋窝有肿大淋巴结，尚可推动；

N_2：同侧腋窝肿大淋巴结彼此融合，或与周围组织粘连；

N_3：有同侧胸骨旁淋巴结转移。

M_0：无远处转移；

M_1：有锁骨上淋巴结转移或远处转移。

依据上述标准，可将乳腺癌分为 5 期：

0 期：$T_{is}N_0M_0$；

Ⅰ期：$T_1N_0M_0$；

Ⅱ期：$T_{0\sim1}N_2M_0$；$T_2N_{1\sim2}M_0$；$T_3N_0M_0$；

Ⅲ期：$T_{0\sim2}N_2M_0$；$T_3N_{1\sim2}M_0$；T_4 任何 NM_0；任何 TN_3M_0；

Ⅳ期：包括 M_1 的任何 TN_0。

【辅助检查】

1. 钼靶 X 线检查　最基本最敏感的乳腺影像检查方法，常用于乳腺癌的普查。表现为密度增高的肿块影，边界不规则，或呈毛刺征。

2. 超声检查　能清晰显示乳房各层次软组织结构及肿块的边界、形态、质地，以及血液供应情况。超声辅助钼靶摄片可提高乳腺癌的检出率。

3. CT、MRI 检查　CT 的优势在于观察胸壁的改变，检出乳腺尾部病变、腋窝及内乳肿大淋巴结。MRI 具有较高的软组织对比特性，特别是脂肪抑制技术和对比增强的应用，能更好地显示肿瘤的形态学和血流动力学特征。

4. 乳腺导管镜检查　可直接观察到放大的乳腺大、中导管内壁，腔内及小导管开口的一些病理变化，同时结合导管内冲洗液细胞学检查及可疑病变的活检等进行明确诊断。

5. 病理学检查　活检所得的病理结果是确诊的最终依据。

（1）穿刺细胞学检查　其方法简便、快速、安全，可代替部分组织冰冻切片，阳性率高，在 80%～90% 之间，可用于防癌普查。

（2）切除活检　疑为恶性肿块时切除肿块及周围一定范围的组织进行检查。

6. 免疫组化检查　如雌激素受体（ER）、孕激素受体（PR）指导内分泌治疗和生物治疗。

【诊断及鉴别诊断】

1. 诊断要点　①40～60 岁的中老年女性多发；②乳房内出现无痛性肿块，质硬，活动度差，同侧腋窝淋巴结肿大等；③结合辅助检查可以确诊。

2. 鉴别诊断　本病主要与乳腺囊性增生病、乳腺纤维腺瘤等鉴别。

【治疗】对于国际临床分期的 0、Ⅰ、Ⅱ 及部分Ⅲ期病人，手术是治疗首选方法；而已有远处转移、全身情况差、主要脏器有严重疾病、年老体弱不能耐受手术者，则属手术禁忌。此外还有辅助化学药物、内分泌、放射、免疫治疗，以及最近的生物治疗。

1. 手术治疗　手术治疗是早期乳腺癌病人首选方法。

（1）保留乳房的乳腺癌切除术　适合于Ⅰ期、Ⅱ期的乳腺癌病人，且乳房有相当体积，术后能保持外观效果者。手术范围包括完整切除肿块及清扫腋淋巴结。肿块切除时要求肿块周围包括适量正常乳腺组织。多中心或多灶性病灶、无法获得切缘阴性者禁忌施行该手术。原发病灶切除范围应包括肿瘤、肿瘤周围 1～2cm 的组织。术后必须辅以放疗、化疗。

（2）乳腺癌改良根治术　有两种术式：一种是保留胸大肌，切除胸小肌；一种是同时保留了胸大、小肌。术后效果与乳腺癌根治术的生存率无明显差异，且该术式保留了胸肌，术后外观效果较好，目前已成为常用的手术方式。

（3）乳腺癌根治术　手术应包括整个乳房、胸大肌、胸小肌、腋窝及锁骨下淋巴结的整块切除。乳腺癌根治术的手术创伤较大，故术前必须明确病理诊断，对未确诊者应先将肿瘤局部切除立即进行冰冻切片检查，如证实是乳腺癌，即进行根治术。现已少用。

（4）乳腺癌扩大根治术　即在上述清除腋下、腋中、腋上3组淋巴结的基础上，同时切除胸廓内动、静脉及其周围的淋巴结（即胸骨旁淋巴结）。现已少用。

（5）全乳房切除术　手术范围必须切除整个乳腺，包括腋尾部及胸大肌筋膜。该术式适宜于原位癌、微小癌及年迈体弱不宜做根治术者。

（6）前哨淋巴结活检术及腋淋巴结清扫术　对临床腋淋巴结阳性的乳腺癌病人常规行腋淋巴结清扫术，范围包括Ⅰ、Ⅱ组淋巴结。对临床腋淋巴结阴性的乳腺癌病人，应先行前哨淋巴结活检术。前哨淋巴结是指接受乳腺癌病灶引流的第一枚（站）淋巴结，可采用示踪剂显示后切除活检。根据前哨淋巴结的病理结果预测腋淋巴结是否有肿瘤转移，对前哨淋巴结阴性的乳腺癌病人可不做腋淋巴结清扫。

2. 化学药物治疗　乳腺癌是实体瘤中应用化疗最有效的肿瘤之一，化疗在整个治疗中占有重要的地位。

（1）术前化疗　术前化疗也称新辅助化疗，多用于Ⅲ期病例。术前化疗目的：①尽早控制微转移灶；②使原发癌及其周围扩散的癌细胞产生退变或部分被杀灭，以减少术后复发及转移；③进展期乳腺癌应用术前化疗可使肿瘤缩小，以便手术切除；④可以根据术前化疗效果，作为术后选择化疗方案的参考。化疗方案可采用蒽环类联合紫衫类方案，一般用4~6个疗程。

（2）术后化疗　浸润性乳腺癌术后应用化疗非常重要。由于手术尽量去除了肿瘤负荷，残存的肿瘤细胞易被化学抗癌药物杀灭。一般认为：术后化疗宜术后早期应用，争取在术后2周应用，最迟不能超过术后1个月；联合化疗比单药化疗疗效好；对乳腺癌术后主张连续6个疗程化疗。

3. 内分泌治疗　目前乳腺癌的内分泌治疗，主要是指药物治疗。常用药物为他莫昔芬，作用机制是在靶器官内与雌二醇争夺雌激素受体（ER），形成复合物影响肿瘤DNA基因转录，从而抑制肿瘤细胞生长。因此，手术切除的标本须测定雌激素受体（ER）和孕激素受体（PR），阳性病例内分泌治疗有效。

新近发展的芳香化酶抑制剂，如来曲唑等，能抑制肾上腺分泌的雄激素转变为雌激素，从而降低雌二醇，达到治疗乳腺癌的目的。适用于绝经后病人，效果优于他莫昔芬。

4. 放射治疗　放射治疗是乳腺癌综合治疗中不可缺少的手段之一。在保留乳腺的乳腺癌切除术后，放射治疗是一个重要组成部分。放射治疗不仅对提高局部和区域病变的局部控制率有效，而且还有可能提高乳腺癌病人长期生存率。目前根治术后不做常规放疗，而对复发高危病例，放疗可降低局部复发率，提高生存质量。

5. 生物治疗　近年来临床上逐渐推广使用的曲妥珠单抗注射液，系通过转基因技术制备，对 HER－2 过度表达的乳腺癌病人有一定效果，特别是对其他化疗药无效的乳腺癌病人也能有部分疗效。

复习思考题

1. 简述原发性甲状腺功能亢进术后的常见并发症。
2. 简述急性乳腺炎的病因、临床表现和治疗。
3. 简述乳腺囊性增生病的临床表现。
4. 叙述乳腺癌的临床表现及治疗。

第八章　外科急腹症

1. 外科急腹症、继发性腹膜炎、腹腔脓肿、残胃癌、肠梗阻、Charcot 三联征、Reynolds 五联征的概念。
2. 外科常见急腹症的临床表现。

第一节　概　　论

外科急腹症泛指需要手术紧急治疗的腹部病症，以急性腹痛为突出表现。具有发病急、进展快、变化多、病情重及病因复杂的特点，一旦误诊，常可危及病人生命。这就要求临床医生加强学习、周密思考、认真总结，不断提高诊治水平。

【病因】

1. 空腔脏器急腹症　①脏器穿孔：胃十二指肠溃疡穿孔、阑尾穿孔、胆囊穿孔等；②器官梗阻：幽门梗阻、肠梗阻等；③炎症感染：急性阑尾炎、急性胆囊炎等；④脏器出血：胃十二指肠溃疡出血、胃癌出血等。

2. 实质脏器急腹症　①破裂出血：肝癌破裂出血、肝脾创伤性破裂出血等；②炎症感染：急性胰腺炎、肝脓肿等。

3. 血管原因急腹症　①腹主动脉瘤破裂；②肠系膜血管栓塞或血栓形成；③绞窄疝、肠扭转等。

【临床表现】

1. 症状

（1）**腹痛**　腹痛是外科急腹症最主要和最早出现的症状。依据接受痛觉的神经分为内脏神经痛、躯体神经痛和牵涉痛。内脏神经痛定位模糊、范围大、不准确；躯体神经痛定位清楚、腹痛点聚焦准确；牵涉痛是腹痛时牵涉到远隔部位的痛。

1）腹痛的诱因：进食油腻食物后出现腹痛多为胆囊炎、胆石症；暴饮、暴食、饮酒后腹痛，应考虑急性胰腺炎；胃十二指肠溃疡穿孔在饮食后多见；饱食后剧烈活动突然腹痛应考虑小肠扭转之可能。

2）腹痛的部位：根据腹痛的部位即可做出病变所在脏器的初步判断。如胃十二指肠溃疡穿孔的腹痛位于上腹部，急性阑尾炎腹痛在右下腹，胆囊炎腹痛在右上腹，胰腺炎腹痛在上腹部偏左侧，盆腔炎腹痛则位于下腹部。

3）腹痛的性质：腹痛的性质能反映病变的类型。①阵发性腹痛，多表示空腔脏器发生痉挛或梗阻，如肠梗阻、胆道蛔虫病、胆石症、输尿管结石等；②持续性腹痛，多为炎症、穿孔、缺血等引起，如急性阑尾炎、急性胰腺炎等；③持续性腹痛伴阵发性加重，多表示炎症和梗阻并存，如绞窄性肠梗阻。

4）腹痛的放射：特殊部位的放射痛有一定的诊断价值。如胆囊炎、胆石症腹痛向右肩及右肩胛下放射；胰腺炎腹痛可放射到腰背部或左肩部；输尿管上段或肾结石所致腹痛向下腹部或腹股沟区放射，而输尿管下段结石则出现会阴部的放射痛。

5）腹痛的准确时间：应以小时计算而不应粗略的以天数或上、下午表示。如病人对急性胃穿孔的时间记忆多深刻而不易忘记，急性阑尾炎并发穿孔多在24小时之后。

6）腹痛程度：炎症初期的腹痛多较轻，呈隐痛，定位通常不准确，随着炎症发展，疼痛加重，定位也变得准确，如急性阑尾炎；空腔脏器穿孔引起的腹痛非常剧烈；实质脏器破裂引起的腹痛程度则相对较轻。

（2）消化道症状 急腹症除腹痛外，常有不同程度的恶心、呕吐和排便情况改变等消化道症状。

1）厌食：小儿急性阑尾炎病人常先出现厌食，随后才有腹痛。

2）恶心、呕吐：在急腹症中尤为常见，常继腹痛后发生。腹痛后3~4小时出现呕吐，应考虑急性阑尾炎；高位小肠梗阻呕吐出现早且频，呕吐物多为胃十二指肠内容物；低位小肠梗阻或结肠梗阻呕吐出现晚而少，呕吐物可呈粪汁样；呕吐频繁并有血性内容物，可见于肠绞窄、肠坏死等。

3）排便情况：急腹症病人应注意有无排便及大便的颜色和性状改变。如腹痛后停止排便、排气，常为机械性肠梗阻；腹痛伴果酱样便，是小儿肠套叠的特征；暗黑色血便，需要想到肠系膜血管栓塞。

（3）全身症状 腹痛之后发热，提示腹腔内继发感染，如化脓性阑尾炎、化脓性胆囊炎等；腹痛伴寒战、高热、黄疸者，常为胆囊炎、胆石症；有贫血、休克者，应考虑腹腔内出血或消化道出血。

2. 体征 腹部检查是急腹症病人的重点检查内容，腹膜刺激征则是急腹症的最主要体征。检查时，应按视、触、叩、听4个方面和先后顺序检查，但对于直肠指诊也不容忽视。

（1）视诊 某些特殊体征对急腹症诊断有提示意义。如有腹部切口瘢痕可能是粘连性肠梗阻；脐周有青紫色斑，应考虑急性胰腺炎；不对称的腹胀，可见于肠扭转；有上腹部胃蠕动波，应想到幽门梗阻；有肠型或肠蠕动波，应考虑机械性肠梗阻；腹股沟区明显疼痛且发现带蒂柄的梨形肿块，首先应想到腹股沟斜疝嵌顿。

（2）触诊 触诊是急腹症最重要的腹部检查内容。应注意检查有无腹部压痛、腹肌紧张、反跳痛，有无触及肿块等。如阑尾炎压痛点在右下腹；溃疡病穿孔压痛以上腹病变区最明显；胃、十二指肠穿孔或胆道穿孔时，腹壁呈"板状腹"。触诊时如扪及条索状包块，多为蛔虫团；"腊肠样"包块多见于肠套叠。

（3）**叩诊**　叩诊应从无痛区或轻痛区开始，重点叩肝浊音界、有无移动性浊音及注意叩痛明显的部位。肝浊音界消失，提示有消化道穿孔；移动性浊音阳性，是腹腔积液或积血的体征。

（4）**听诊**　腹部听诊有助于对胃肠蠕动功能做出判断。主要听诊肠鸣音的强弱、频率及音调。肠鸣音活跃、音调高、音响较强、有气过水声伴腹痛，提示有机械性肠梗阻；肠麻痹时肠鸣音减弱或消失；幽门梗阻时在上腹部可闻及振水音。

（5）**直肠指检**　对急腹症的病人是一项十分重要的常规检查方法。如直肠右侧触痛，多考虑盲肠后位阑尾炎；指套有黏液血性分泌物，见于肠套叠、肠坏死或直肠癌；盆腔脓肿或积血时可查及直肠膀胱陷凹处饱满、有触痛及波动感。

【辅助检查】

1. 实验室检查　可根据病情有针对性地检查。如红细胞、血红蛋白和血细胞比容连续监测有助于判断出血速度；血或尿淀粉酶增高，多考虑急性胰腺炎；腹腔穿刺液涂片镜检，发现革兰阴性杆菌提示继发性腹膜炎，有溶血性链球菌则可能为原发性腹膜炎；尿中出现大量红细胞，提示肾、输尿管疾病；人绒毛膜促性腺激素（HCG）测定有助于判断异位妊娠。

2. 影像学检查

（1）**X线检查**　X线是外科急腹症辅助检查项目的重要内容，诊断意义非凡。如膈下有游离气体，提示消化道穿孔或破裂；肠梗阻病人可见肠腔内多个阶梯状液气平面；钡灌肠检查在低位结肠梗阻中具有诊断价值等。

（2）**超声检查**　超声检查是对肝、胆、胰、脾等脏器病变迅速评价的首选方法。如对于胆囊结石、胆囊炎及胆总管结石，超声检查可提供准确的诊断依据；超声检查不但可用于腹腔积血、积液的定位和定量，而且可在超声引导下做腹腔穿刺抽液。

（3）**CT或磁共振检查**　CT或磁共振检查目前在急腹症诊断中的应用迅速增加，其诊断速度与超声相似，且不受肠管内气体干扰。对实质性脏器自发破裂或创伤后破裂出血、急性胰腺炎等均具有重要诊断价值。

（4）**选择性动脉造影**　对于不能明确出血部位的病变，可采用选择性动脉造影。如肝破裂出血、胆道出血或小肠出血等疾病均可采用选择性动脉造影，部分出血性病变还可同时采用选择性动脉栓塞止血。但对于腹腔内大出血、病情危重的病人不宜选择，以免耽误病情。

3. 内镜检查　如纤维胃镜、结肠镜具有诊断、治疗双重作用。

4. 腹腔镜检查　近年来腹腔镜检查已用于诊治外科急腹症。因腹腔镜检查除可发现病变外，尚可除外某些可疑的病变，同时进行腹腔镜手术治疗。

5. 诊断性腹腔穿刺　诊断性腹腔穿刺对疑有腹腔内出血、腹膜炎病因不清、病人不能清楚准确地陈述病史或表达症状者更为适用。但对诊断已明确或严重腹胀者不宜采用此方法。对疑有盆腔积脓、积血等病变，女性病人可经阴道后穹隆穿刺检查。必要时可做穿刺物涂片镜检，淀粉酶、胆红素的测定及细菌培养，从而帮助诊断和鉴别诊断。

【诊断及鉴别诊断】

1. 诊断要点

（1）询问病史　客观全面地采集病史，在诊断过程中非常重要，既往史可以排除已根除的疾病，同时为帮助诊断提供依据。如已做胆囊切除术者，可排除胆囊结石和胆囊炎；既往有溃疡病史者，支持消化道溃疡穿孔；既往有腹部手术史者，可考虑粘连性肠梗阻。

（2）临床表现　以急性腹痛为主要症状，以腹膜刺激征为共有体征；除此以外，可伴有恶心、呕吐、排便异常等消化道症状以及发热、黄疸、贫血等全身症状。体格检查可有腹腔内异常肿块、肝浊音界改变、移动性浊音等阳性体征。

（3）辅助检查　如血或尿淀粉酶测定、X 线胸腹透视或立位片、超声检查及 CT 检查等内容可进一步明确疾病的性质。

2. 鉴别诊断　能引起外科急腹症的病因很多，如急性阑尾炎、急性胰腺炎、胃十二指肠溃疡穿孔等，在后述内容中将分别讲述。

【治疗】外科急腹症指的是一类疾病，在治疗上应根据病情和条件，选择适当的治疗措施。如炎症性或穿孔性急腹症应早期手术；对于发病超过 48 小时、病灶已局限包裹且全身情况好者，可行非手术疗法；梗阻性和扭转性急腹症，原则上经非手术治疗不能解除病因者应早期手术。

1. 非手术治疗

（1）四禁　禁用吗啡类镇痛药；禁饮食；禁服泻药；禁止灌肠。

（2）补液输血　禁食期间，在积极治疗原发病的同时，合理地制定预防和纠正水、电解质及酸碱失衡的治疗方案，有输血指征者应输血治疗。

（3）抗感染　选择适当的抗生素控制感染。

（4）对症处理　如发热者可降温，呼吸困难者可吸氧，烦躁不安者需镇静等。

在非手术治疗期间，应密切观察病人的生命体征、神志变化和腹痛情况，做好术前准备，及时掌握手术时机，必要时紧急手术。

2. 手术治疗　手术是治疗外科急腹症的主要方法。具体的手术方法应根据疾病的性质而定。如急性阑尾炎的阑尾切除术、胃十二指肠溃疡穿孔的胃大部切除术、胆总管结石的胆总管切开取石加"T"管引流术、绞窄性肠梗阻时的肠切除肠吻合术等。

第二节　急性化脓性腹膜炎

急性化脓性腹膜炎是外科最常见的急腹症，是指腹膜的壁层和（或）脏层因各种原因受到刺激或损害而发生的急性炎症反应。腹痛为最主要的症状，而腹膜刺激征则为标志性体征。其临床分类方法很多。按发病机制，分为原发性腹膜炎和继发性腹膜炎；按腹腔内感染范围，分为弥漫性腹膜炎和局限性腹膜炎；按病因，可分为细菌性腹膜炎和非细菌性腹膜炎；按临床经过，分为急性、亚急性和慢性腹膜炎。

【病因】

1. 继发性腹膜炎　继发性化脓性腹膜炎是最常见的腹膜炎，是指继发于腹腔内脏器的病变所致（图8-1）。

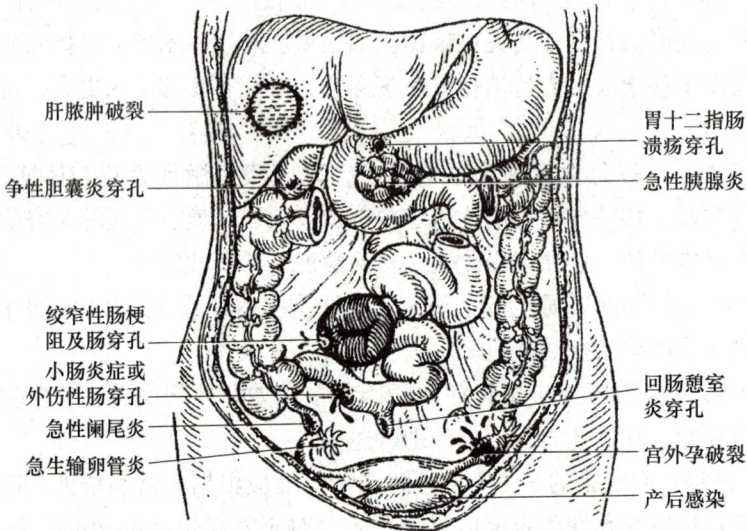

图8-1　急性腹膜炎的常见原因

（1）**腹腔内脏器穿孔或破裂**　目前是急性继发性化脓性腹膜炎最常见的原因，如胃十二指肠溃疡穿孔、急性胆囊炎的胆囊壁穿孔、肠破裂等。

（2）**腹腔内脏器炎症扩散**　如急性阑尾炎、急性胰腺炎、女性生殖器官化脓性感染等。

（3）**其他原因**　如腹部手术中的腹腔污染，胃肠道、胆管、胰腺吻合口渗漏等均可引起。

致病菌主要是胃肠道内的常驻菌群，其中以大肠埃希菌最为多见，其次为厌氧拟杆菌、链球菌、变形杆菌等。一般都是混合性感染，故毒性较强。

2. 原发性腹膜炎　又称自发性腹膜炎。指腹腔内无原发疾病或感染病灶存在而发生的腹膜炎，细菌可通过多条途径进入腹腔引起腹膜炎。

（1）**血行播散**　致病菌从呼吸道或泌尿系的感染灶，通过血行播散至腹膜，如婴幼儿的原发性腹膜炎。

（2）**上行性感染**　女性生殖道的细菌可通过输卵管直接向上扩散至腹腔，如淋菌性腹膜炎。

（3）**直接扩散**　如泌尿系感染时，细菌通过腹膜可直接扩散至腹腔。

（4）**透壁性感染**　肝硬化并发腹水、肾病、营养不良等机体抵抗力下降时，肠腔内细菌可能通过肠壁进入腹腔引起腹膜炎。

致病菌多为溶血性链球菌、肺炎双球菌或大肠埃希菌。原发性腹膜炎感染范围很大，与脓液的性质和细菌的种类有关。

【病理】

1. 病理过程 当细菌或胃肠内容物进入腹膜腔后，腹膜受到刺激而发生充血水肿、失去光泽，并且产生大量的渗出液，同时因大量巨噬细胞、中性粒细胞的出现，加上坏死组织、细菌和凝固的纤维蛋白，使渗出液由清晰变混浊，最后成为脓液。

2. 疾病转归 若病人年轻力壮、抗病能力强、细菌毒力弱，加之治疗适当，可使病变局限而成为局限性腹膜炎或痊愈；若抵抗力弱、细菌毒力强，而治疗又不及时，则可使感染迅速扩散而形成弥漫性腹膜炎，严重者可引起感染性休克甚至死亡。

【临床表现】

1. 症状

（1）腹痛 腹痛是最主要的症状。腹痛的程度与发病的原因、炎症的轻重、身体素质等有关。化学性腹膜炎所致腹痛最剧烈，腹腔出血所致腹痛最轻。腹痛多由原发病变部位开始，逐渐扩散而延及全腹，但仍以原发病变部位较为显著。

（2）消化道症状 恶心、呕吐为较早出现的症状。早期为反射性呕吐，呕吐物为胃内容物，是腹膜受到刺激所致；晚期如呕吐物为黄绿色、含胆汁，甚至棕褐色粪水样，则提示麻痹性肠梗阻。

（3）感染中毒症状 病人可有高热、大汗、脉速、面色苍白、四肢厥冷、呼吸困难、血压下降、昏迷、脉细微弱等症状。

2. 体征

（1）视诊 腹部膨隆，腹式呼吸减弱或消失。腹胀加重是病情恶化的征象之一。

（2）触诊 腹膜刺激征是腹膜炎的标志性体征，即腹部压痛、反跳痛和腹肌紧张同时存在。弥漫性腹膜炎时，腹膜刺激征持续存在，尤以原发病灶部位最为显著。腹肌紧张程度与病因和病人全身情况有关。如血液性刺激时腹肌紧张度较轻；而化学性刺激（如胃液、胆汁）时则腹肌紧张明显，可呈木板样强直，临床上称为"板状腹"。幼儿、老人或极度衰弱的病人腹肌紧张不明显，易被忽视。

（3）叩诊 胃肠道穿孔时，肝浊音界可能缩小或消失；腹腔内积液较多时，可有移动性浊音。

（4）听诊 听诊时肠鸣音可减弱，若出现肠麻痹则肠鸣音消失。

3. 腹腔脓肿 指脓液在腹腔内积聚，被肠曲、内脏、腹壁、网膜或肠系膜等包裹而成，临床多通过影像学确诊。最典型的特点是原有病情好转后又逐渐出现全身感染症状。常见有膈下脓肿、盆腔脓肿、肠间脓肿等。

（1）膈下脓肿 表现为上腹部胀满不适或隐痛，可牵涉肩背部或后腰部，深呼吸和转动体位时加重，体温再度升高，呈弛张热，有胸膜反应，如咳嗽、胸痛、气短，膈肌受刺激时可有频繁呃逆；查体发现患侧上腹部或背部深压痛，叩击痛。

（2）盆腔脓肿 因盆腔腹膜吸收毒素能力小，炎症范围局限，故全身感染中毒症状轻。主要表现为直肠或膀胱刺激症状，如下腹部坠胀不适、里急后重、大便频而量少、有黏液便、尿频、尿急，甚至排尿困难等；直肠指检发现肛管括约肌松弛，直肠前壁饱满、触痛。

（3）肠间脓肿　脓液被肠管、肠系膜、网膜包裹，可形成单个或多个大小不等的脓肿。表现为腹部隐痛，很少能扪及包块，可伴有全身中毒症状。因炎症所致肠粘连，可出现腹痛、腹胀、呕吐等不完全性肠梗阻症状。

【辅助检查】

1. 实验室检查　血常规检查发现白细胞计数和中性粒细胞比例显著增高；但病情危重或机体抵抗力低下时，白细胞计数可不增高，仅有中性粒细胞比例增高，并有中毒颗粒。

2. 影像学检查

（1）X 线检查　腹部立位平片在肠麻痹时，可见小肠普遍胀气并有多个小液平面；在胃肠穿孔时，多可见膈下游离气体。

（2）超声检查　可显示腹腔积液及原发病灶，如阑尾有无发炎、腹腔内有无脓肿等；另外，也可在超声引导下腹腔穿刺抽液或腹腔灌洗帮助诊断。

（3）CT 检查　对诊断腹腔内实质性脏器病变和腹腔内渗液的评估帮助较大。如肝破裂、急性胰腺炎等。

3. 腹腔穿刺　腹腔穿刺液对某些诊断具有提示意义。如穿刺液内含有胃液、胆汁提示上消化道穿孔；急性阑尾炎穿孔为稀薄带有臭味的脓液；绞窄性肠梗阻肠坏死，可抽出血性有异臭的液体；急性重症胰腺炎可抽出血性液，而且胰淀粉酶含量高。另外，抽出液还可做涂片镜检及细菌培养。若腹腔内液体少于 100mL 时，腹腔穿刺往往抽不出液体，可注入一定量的生理盐水后再穿刺抽液。

4. 腹腔镜的应用　非典型腹膜炎诊断困难时，可考虑用腹腔镜协助诊断。必要时尚可处理腹腔病灶，清洗和引流腹腔。

5. 其他检查　直肠指检发现直肠前壁饱满、触痛，提示盆腔已有感染或形成脓肿。已婚女性病人可做经阴道检查或经后穹窿穿刺检查。

【诊断及鉴别诊断】

1. 诊断要点　①病人有腹腔内脏器穿孔、破裂、炎症或手术污染等病史。②有腹痛、恶心、呕吐和高热等症状，以及腹部压痛、反跳痛和腹肌紧张的典型体征。③血常规检查有白细胞计数及中性粒细胞比例增高，腹部 X 线检查、超声检查、CT 检查及腹腔镜等对诊断急性腹膜炎均有一定的价值。

2. 鉴别诊断

（1）急性胃肠炎　多有明确的致病因素，如不洁饮食史、服药史、酗酒或急性应激状态等。表现为腹部不适、疼痛甚至剧痛，可伴有恶心、呕吐、畏食及水样稀便等。腹部压痛较轻且部位不固定，有肠鸣音亢进，但无反跳痛和腹肌紧张。

（2）急性肠系膜淋巴结炎　儿童多见，先有上呼吸道感染史，先发热后腹痛；腹部压痛部位偏向内侧，压痛范围大而不固定，并可随体位变更。

【治疗】原发性腹膜炎应针对革兰染色阴性球菌给予相应的抗生素治疗。继发性腹膜炎则可分非手术治疗和手术治疗，绝大多数需通过手术治疗。

1. 非手术治疗　对于病情较轻，或病程较长超过 24 小时，且腹部体征已减轻或有减轻趋势者，或伴有严重心肺等脏器疾患不能耐受手术者，可行非手术治疗。

（1）体位　一般取半卧位，鼓励病人经常活动双腿，不时改变受压部位，以防下肢静脉血栓形成和褥疮发生。休克病人取平卧位或头、躯干和下肢各抬高约20°的体位。

（2）禁食、胃肠减压　胃肠道穿孔的病人必须绝对禁食、禁口服药物，并采用胃肠减压抽吸胃肠内积气、积液，以减轻腹胀，促进胃肠道恢复蠕动。

（3）补液、输血　通过补液纠正缺水、电解质失调和酸碱平衡失调，病情严重的应多输血浆、白蛋白，以补充因腹腔内渗出大量血浆引起的低蛋白血症和贫血，贫血严重者可输血。并补充热量和营养，在输入葡萄糖供给热量的同时也可根据病情输入氨基酸和脂肪乳。

（4）控制感染　继发性腹膜炎大多为混合性感染，在选择抗生素时，应考虑致病菌的种类，根据细菌培养及药敏结果选用抗生素。但抗生素治疗不能替代手术治疗。

（5）对症处理　已经确诊、治疗方案已确定及手术后的病人，可用哌替啶类止痛剂；而诊断不清或需进行观察的病人，暂不用止痛剂，以免掩盖病情。

2. 手术治疗

（1）适应证　①腹腔内原发病灶严重者，如坏疽性阑尾炎穿孔、绞窄性肠梗阻肠坏死等；②弥漫性腹膜炎较重而无局限趋势者；③病人一般情况较差，腹腔积液多，肠麻痹严重，或中毒症状明显，尤其是有休克者；④经保守治疗6~12小时后，症状、体征不缓解反而加重者。

（2）手术方法　①处理原发病：如坏疽性阑尾炎行阑尾切除术、肠破裂行肠修补术、胃十二指肠溃疡穿孔行胃大部切除术或穿孔修补术等；②清理腹腔：消除病因后，可用甲硝唑及生理盐水冲洗腹腔至清洁；③引流腹腔脓肿：在放置引流管时，须放在病灶附近及最低位，防止折曲，并且其腹腔内段需剪多个侧孔，大小应与引流管内径接近，必要时要放两根以上引流管。有条件者可行腹腔镜引流术。

知识链接

留置腹腔引流管的指征

留置腹腔引流管的指征是：①坏死病灶未能彻底清除或有大量的坏死组织无法清除；

②预防胃肠道穿孔修补等术后发生渗漏；③手术部位有较多的渗液或渗血；④已形成局限性脓肿。

（3）术后处理　危重病人，术后加强监护，继续禁食、胃肠减压、补液、应用抗生素和营养支持治疗，保证引流管通畅，选用有效的抗生素。待病人全身情况改善，临床感染消失后，可停用抗生素。一般待引流量小于每日10mL、非脓性，也无发热、无腹胀等，表示腹膜炎已经控制，可拔除引流管。

第三节　胃十二指肠溃疡急性穿孔

　　胃十二指肠溃疡急性穿孔是胃十二指肠溃疡的严重并发症，是指溃疡穿透胃或十二指肠前壁，与腹腔沟通，胃与十二指肠内容物流入腹腔的病理现象。该病以突发性上腹部剧痛、明显的腹膜刺激征为特点。十二指肠溃疡穿孔男性病人较多，而胃溃疡穿孔则多见于老年妇女。

【病因与病理】

1. 病因　对于胃十二指肠溃疡病人，精神紧张、过度疲劳、饮食过量、应用免疫抑制剂或非甾体抗炎药等都是促成急性穿孔的危险因素。

2. 病理　胃十二指肠溃疡急性穿孔绝大多数只有一处穿孔，穿孔直径一般在 0.5cm左右，十二指肠溃疡穿孔多发生在球部前壁，而胃溃疡穿孔多发生在胃小弯。穿孔发生后，酸性胃内容物溢入腹腔，引起化学性腹膜炎，经 6~8 小时后，转变为化脓性腹膜炎，甚至发生感染性休克。病原菌以大肠埃希菌、链球菌为多见。

【临床表现】

1. 症状

（1）腹痛　胃十二指肠溃疡急性穿孔多在夜间空腹或饱食后突然发生，以上腹部或右上腹部为著，疼痛呈刀割样或烧灼样，数小时波及全腹。

（2）消化道症状　多数病人出现恶心、呕吐等症状。早期为反射性的，后期为肠麻痹所致，可同时伴有腹胀、便秘等症状。

（3）感染中毒症状　如表情淡漠、面色苍白、发热、出汗、肢冷、脉速而弱、血压下降等，如病情进一步发展可出现感染性休克征象。

2. 体征

（1）视诊　病人表情痛苦，强迫屈曲位，腹式呼吸减弱或消失。

（2）触诊　穿孔后全腹压痛、反跳痛、腹肌紧张呈"板样"强直，尤以右上腹部最为明显。

（3）叩诊　肝浊音界缩小或消失；腹腔内积液多时，可出现移动性浊音。

（4）听诊　肠鸣音明显减弱或消失。

【辅助检查】

1. 实验室检查　血常规检查可见白细胞计数和中性粒细胞比例明显升高，血清淀粉酶轻度升高。

2. X 线检查　立位检查时，80% 的病人可见膈下新月状游离气体影。

3. 腹腔穿刺　可抽得混浊液体，呈酸性反应，内有胆汁或食物残渣。

【诊断及鉴别诊断】

1. 诊断要点　①病人既往有消化性溃疡病史；②突发上腹部剧烈疼痛并迅速扩展为全腹疼痛且伴有腹膜刺激征等上消化道穿孔的特征性表现，特别是肝浊音界缩小或消失；③X 线检查有膈下新月状游离气体影，腹腔穿刺可抽出胃内容物。

2. 鉴别诊断

（1）**急性胰腺炎** ①多有胆石症病史；②腹痛发作多自左上腹开始，放射至左肩、左腰背部，左上腹压痛往往比右侧明显，肌紧张程度也略轻；③血清、尿液和腹腔穿刺液淀粉酶明显升高；④X线检查无膈下游离气体，CT、超声检查提示胰腺肿胀。

（2）**急性阑尾炎穿孔** ①阑尾炎穿孔一般症状较轻，体征局限于右下腹，无板状腹；②腹腔穿刺液内无胆汁或食物残渣；③X线检查无膈下游离气体。

【治疗】溃疡病穿孔的治疗有手术治疗和非手术治疗。一旦有手术指征者应尽快手术，若治疗延迟，尤其是超过24小时者，死亡率和并发症发生率明显增加。

1. 非手术治疗 对于一般情况良好，症状体征较轻的空腹小穿孔；穿孔超过24小时，腹膜炎已局限者；或是经水溶性造影剂行胃十二指肠造影检查证实已封闭的病人可先行非手术治疗。非手术治疗不适用于伴有出血、幽门梗阻、疑有癌变等情况的穿孔病人。

（1）**禁食、持续胃肠减压** 减少胃肠内容物继续外漏，利于穿孔的闭合和腹膜炎消退。

（2）**输液** 通过输液维持水、电解质平衡并给予营养支持。

（3）**全身应用抗生素控制感染** 选择抗生素时，应考虑致病菌的种类。根据细菌培养的菌种及药敏结果选用抗生素是比较合理的。

（4）**静脉给予H2受体阻断剂或质子泵拮抗剂** 如西咪替丁、奥美拉唑等药物能中和胃酸、缓解疼痛和促进溃疡愈合。

（5）**中药** 恢复期以大柴胡汤（双花、连翘、丹参、柴胡、黄芩、枳壳、白芍、甘草、大黄）加减。

2. 手术治疗 非手术治疗6～8小时后病情仍继续加重，应立即转行手术治疗。手术治疗目前仍为胃十二指肠溃疡急性穿孔的主要疗法，根据病人情况结合手术条件可选择单纯穿孔修补术或胃大部切除术。

（1）**单纯穿孔修补术** 该方法的优点是操作简便，手术时间短，安全性高。适用于胃或十二指肠溃疡急性穿孔。通常采用开腹手术，穿孔处以丝线间断横向缝合，再用大网膜覆盖，或用网膜补片修补。若穿孔时间短、腹腔污染轻者，可选择腹腔镜行大网膜覆盖穿孔修补术。单纯穿孔缝合术术后溃疡病仍需内科治疗，部分病人因溃疡未愈仍需行彻底性溃疡手术。

需要注意的是，对于所有的胃溃疡穿孔病人，需做活检或手术中快速病理检查，除外胃癌后方可进行修补。若为恶性病变，应行根治性手术。

（2）**胃大部切除术** 目前胃大部切除术在我国仍是治疗胃十二指肠溃疡首选手术方式，优点是一次手术同时解决了穿孔和溃疡两个问题。适用于：①病人一般情况良好，胃十二指肠溃疡穿孔在8小时内，或超过8小时但腹腔污染不严重；②慢性溃疡病特别是胃溃疡病人，曾行内科药物治疗，或药物治疗期间穿孔；③十二指肠溃疡穿孔修补术后再穿孔，有幽门梗阻、出血史者。

基本原则：①切除范围：胃的远侧的2/3～3/4，包括胃体大部、整个胃窦部、幽门及十二指肠球部的近胃部分，解剖标志是从胃小弯胃左动脉第一降支的右侧到胃大弯胃网膜左动脉最下第一个垂直分支左侧的连线，按此连线大致可切除胃的60%；②处理溃疡病灶：胃溃疡病灶应尽量予以切除，十二指肠溃疡病灶如无法切除则可改用溃疡旷置术；③吻合口位置与大小：胃肠吻合口可置于横结肠前或横结肠后，吻合口的大小以3~4cm（2横指）为宜；④近端空肠的长度：从Treitz韧带至吻合口近端的长度要求一般结肠前术式为8~10cm，结肠后术式为6~8cm，具体选择哪种，从疗效来看，无甚差异。

手术方式：①毕（Billroth）Ⅰ式：此术式多用于胃溃疡，是在胃大部切除后将残胃与十二指肠吻合；②毕（Billroth）Ⅱ式：是在胃大部切除后，将十二指肠残端闭合，而将残胃与上端空肠端侧吻合；③胃空肠Roux-en-Y术式：远端胃大部切除后，将十二指肠残端关闭，在距十二指肠悬韧带10~15cm处切断空肠，残胃和远端空肠吻合，距此吻合口以下45~60cm处，空肠与空肠近侧断端吻合。

3. 术后并发症

（1）**术后出血**　术后出血包括胃肠道腔内出血和腹腔内出血。①胃肠道腔内出血：表现为手术后24小时内可从胃管抽出少许暗红色或咖啡色胃液，一般不超过300mL。如24小时后仍未停止，多为术中止血不彻底造成；若术后4~6天发生出血，常为吻合口黏膜坏死脱落而致。处理时可通过内镜检查明确出血部位，给以喷洒止血粉、上血管夹等措施止血；若无效，应及时再次手术止血。②腹腔内出血：多为胃周围结扎血管或网膜血管结扎线松脱所致，表现为腹腔穿刺有不凝血为标志。处理时多可通过应用止血药、快速补液等措施缓解，否则也可再次手术止血。

（2）**术后胃瘫**　术后胃瘫以术后胃排空障碍为主要特征。病人拔除胃管后，出现上腹持续性饱胀、钝痛，并呕吐带有食物和胆汁的胃液。多数病人经保守治疗，如禁食、胃肠减压、营养支持、给予胃动力促进剂等能好转，辅助用药宜选用静脉滴注的制剂，如甲氧氯普胺和红霉素。红霉素用于治疗胃瘫的剂量是1mg/kg，1日两次，静脉滴注。

（3）**胃壁缺血坏死、吻合口破裂或瘘**　因缝合处张力过大或吻合口缝合不当，也可能因严重贫血、低蛋白血症、组织水肿等而发生。缺血坏死多局限于小弯黏膜层，发生较早的吻合口破裂有明显腹膜炎，发生较晚则可形成局限性脓肿。处理时可先禁食、胃肠减压、抗感染等，并严密观察，必要时应再次手术。

（4）**十二指肠残端破裂**　原因与十二指肠残端处理不当或毕Ⅱ式输入袢梗阻有关。表现为突发性上腹部剧痛、发热、腹膜刺激征，腹腔穿刺可有胆汁样液体。一旦确诊应立即手术，术中尽量妥善关闭十二指肠残端，行十二指肠造瘘与腹腔引流。术后给予肠内或肠外营养支持，全身应用抗生素。

（5）**术后肠梗阻**　①输入袢梗阻：多见于毕Ⅱ式吻合，梗阻近端为十二指肠残端，是一种闭袢式梗阻，易发生肠绞窄。病人上腹部疼痛剧烈伴有非胆汁性呕吐，上腹部检查可扪及肿块。处理时先采用禁食、胃肠减压、营养支持等治疗，若无缓解，可行空肠输出、入袢间的侧侧吻合或改行Roux-en-Y型胃肠吻合解除梗阻。②输出袢梗阻：多见于术后肠粘连或结肠后术式系膜压迫肠管所致。病人上腹部饱胀不适，严重时有胆汁性呕吐，钡餐检查可以明确梗阻部位。若非手术治疗无效，应手术解除病因。③吻合口梗阻：原因为吻合口太小或胃肠壁内翻过多，表现为食后上腹饱胀、呕吐、呕吐物为食物，多无胆汁。若经保守治疗仍无改善，可手术解除梗阻。

（6）碱性反流性胃炎　常始于术后 1~2 年，因手术丧失幽门功能，胆汁反流入胃、破坏胃黏膜屏障所致。临床表现为典型三联征：①剑突下持续烧灼痛，食后加重，抗酸剂无效；②胆汁性呕吐；③体重减轻。胃镜检查示胃黏膜充血、水肿、糜烂、炎症、易出血；活检示慢性萎缩性胃炎。治疗可服用胃黏膜保护剂、胃动力药及胆汁酸结合药物考来烯胺（消胆胺）。症状严重者可行手术治疗，一般采用改行 Roux – en – Y 型胃肠吻合。

（7）倾倒综合征　胃大部切除术后，由于丧失了幽门功能，加上部分病人胃肠吻合口过大，导致胃排空过速所产生的一系列综合征，多见于毕Ⅱ式吻合。①早期倾倒综合征：进食后半小时自觉剑突下不适、心悸、乏力、出汗、头晕、恶心、呕吐以致虚脱，并有腹部绞痛和腹泻等。非手术治疗为调整饮食，少食多餐、避免过甜的高渗食品，症状重时可用生长抑素治疗，手术治疗应慎重。②晚期倾倒综合征：发生在进食后 2~4 小时，表现为头晕、面色苍白、出冷汗、乏力及脉搏细数。治疗时可以调整饮食，减缓碳水化合物的吸收，严重病例也可注射生长抑素。

（8）残胃癌　胃十二指肠溃疡病人行胃大部切除术后 5 年以上，残余胃发生的原发癌称残胃癌。大多在手术后 20~25 年出现，表现为上腹疼痛不适、进食后饱胀、消瘦、贫血等症状，胃镜及活检可以确诊。一旦确诊应采用手术治疗。

第四节　急性阑尾炎

急性阑尾炎是常见的外科急腹症，是由多种原因引起的阑尾急性化脓性感染，以青壮年多见。转移性腹痛是急性阑尾炎最主要的症状，手术切除则是主要的治疗方法。尽管目前绝大多数病人能够通过早期手术收到良好的效果，但是仍有少数病人因病情复杂多变而延误诊断和治疗，出现严重的并发症，甚至造成死亡。因此，仍应强调认真对待每一个病例，不可忽视。

【解剖概要】阑尾位于右髂窝部，起于盲肠根部，附于盲肠后内侧壁，沿 3 条结肠带向顶端追踪可寻到阑尾基底部。阑尾尖端指向有 6 种类型（图 8 – 2）：①回肠前位，相当于 0~3 点位，尖端指向左上；②盆位，相当于 3~6 点位，尖端指向盆腔；③盲肠后位，相当于 9~12 点，在盲肠后方、髂棘前，尖端向上，位于腹膜后；④盲肠下位，相当于 6~9 点位，尖端向下；⑤盲肠外侧位，相当于 9~10 点，位于腹腔内，盲肠外侧；⑥回肠后位，相当于 0~3 点，但在回肠

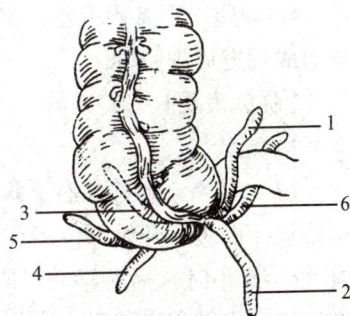

图 8 – 2　阑尾的解剖位置

后方。

阑尾动脉系回结肠动脉的分支，是一种无侧支的终末动脉，当血运障碍时，易导致阑尾坏死。阑尾静脉与阑尾动脉伴行，最终回流入门静脉。阑尾的淋巴管与系膜内血管伴行，引流到回结肠淋巴结。阑尾的神经由交感神经腹腔丛和内脏小神经传入，由于其传入的脊髓节段在第10、11胸节，所以当急性阑尾炎发病开始时，常表现为脐周的牵涉痛，属内脏性疼痛。

阑尾是一个淋巴器官，参与B淋巴细胞的产生和成熟，起免疫监督作用。阑尾的淋巴组织在出生后2周就开始出现，12~20岁时达高峰期，有200多个淋巴滤泡。以后逐渐减少，30岁后滤泡明显减少，60岁后完全消失。故切除成人的阑尾，无损于机体的免疫功能。

【病因】

1. 阑尾管腔梗阻 阑尾管腔梗阻是急性阑尾炎的最常见原因，淋巴滤泡的明显增生则是阑尾管腔梗阻的最常见原因。除此以外，粪石、异物、炎性狭窄、食物残渣、蛔虫、肿瘤等亦可引起。解剖因素如阑尾管腔细长、弯曲、盲管、蠕动缓慢等均可造成阑尾管腔梗阻，腔内压力增高，导致水肿而发生炎症。

2. 细菌感染 阑尾管腔发生梗阻后，细菌繁殖，产生内毒素和外毒素，损伤黏膜，加重感染。阑尾壁间质压力升高，妨碍动脉血流，造成阑尾缺血，最终造成梗死和坏疽。致病菌多为革兰阴性杆菌和厌氧菌。

【病理】

1. 急性单纯性阑尾炎 属轻型阑尾炎或病变早期。病变局限于黏膜或黏膜下层。阑尾轻度肿胀，表面充血，附有少量纤维素性渗出物，腔内少量渗液。临床症状和体征均较轻。体温和白细胞总数轻度升高。

2. 急性化脓性阑尾炎 亦称急性蜂窝织炎性阑尾炎。病变扩展到肌层及浆膜层，阑尾肿胀明显，浆膜高度充血，表面附有纤维素性渗出物，腔内有积脓。临床症状和体征较重。体温和白细胞总数明显升高。

3. 坏疽性及穿孔性阑尾炎 病情进一步发展而致阑尾管壁坏死或部分坏死，呈紫色或黑色，可合并穿孔而引起弥漫性腹膜炎，穿孔部位多在阑尾根部和尖端。此期症状、体征明显加重。体温和白细胞总数显著升高。

4. 阑尾周围脓肿 急性阑尾炎化脓坏疽或穿孔后，可被大网膜和周围肠管包裹粘连形成阑尾周围脓肿。

【临床表现】

1. 症状

（1）腹痛 转移性右下腹痛是急性阑尾炎最主要的症状，70%~80%的病人具有这种特点，即腹痛开始部位多在中上腹或脐周围，呈阵发性，逐渐加重且移向脐部，数小时（6~8小时）后转移并局限在右下腹。部分病例发病开始即出现右下腹痛。不同类型的阑尾炎其腹痛性质也有差异：单纯性阑尾炎表现为轻度隐痛；化脓性阑尾炎呈阵发性胀痛和剧痛；坏疽性阑尾炎呈持续性剧烈腹痛；穿孔性阑尾炎腹痛可暂时减轻，但出现腹膜炎后，腹痛又会持续加剧。

（2）**胃肠道症状** 早期可有恶心、呕吐，但程度较轻，呕吐均发生在腹痛后。盆腔位阑尾炎，炎症刺激直肠和膀胱，可引起排便、里急后重症状。

（3）**全身症状** 早期一般无明显的全身症状，炎症重时出现发热、周身乏力、心率加快等中毒症状。单纯性阑尾炎，体温一般在 37.5℃～38℃；化脓性阑尾炎、坏疽性阑尾炎合并穿孔后，体温在 38.5℃～39℃以上；阑尾穿孔时体温更高。

2. 体征

（1）**右下腹压痛** 右下腹压痛是急性阑尾炎最主要和典型的体征，尤其当腹痛尚未转移至右下腹以前，压痛已固定在右下腹，这更具有诊断意义。压痛点通常位于麦氏点（McBurney 点），该点是阑尾切除时手术切口的标记点。压痛的程度与病变的程度有关。

（2）**腹膜刺激征** 局部反跳痛与压痛具有同样重要的意义，提示炎症已波及壁层腹膜，见于化脓性、坏疽性或穿孔性阑尾炎，除上述体征外可以有腹肌紧张。但在小儿、老人、孕妇、肥胖、虚弱者或盲肠后位阑尾炎时腹膜刺激征可不明显。阑尾点压痛与反跳痛的同时存在，对诊断阑尾炎比单个存在更有价值。

（3）**右下腹包块** 如体检发现右下腹饱满，有压痛性包块，边界不清、固定，应考虑阑尾周围脓肿的诊断。

（4）**其他体征** ①结肠充气试验（Rovsing 征）：病人仰卧位，检查者先以右手压降结肠，再用左手反复按压其近侧，引起右下腹痛为阳性。②腰大肌试验（Psoas 征）：病人左侧卧位，右大腿向后过伸，引起右下腹痛者为阳性，表明阑尾位于腰大肌前方，盲肠后位或腹膜后位。③闭孔内肌试验（Obturator 征）：病人仰卧位，右髋、膝关节前屈并被动内旋，引起右下腹痛者为阳性，提示阑尾靠近闭孔内肌。④直肠指检：常在直肠右前方压痛，有盆腔脓肿时，可触及痛性包块。⑤阑尾穴压痛试验：该穴位在足三里下 2～4cm 处，左右侧穴位均可以出现压痛，但以右侧明显而多见。

3. 特殊类型阑尾炎
成年人急性阑尾炎临床表现典型，但若小儿、老年人及妊娠期妇女患急性阑尾炎则不甚一样，所以应倍加注意，确诊后均应尽早手术。

（1）**小儿急性阑尾炎** 发病率较成人低，且临床特点与成人不同。①小儿阑尾炎发病率低，发生炎症后极易穿孔且不易局限；②病情发展快，呕吐及发热常为首发症状；③小儿盲肠多不固定，右下腹压痛范围较大，故阑尾炎体征不明显、不典型。

（2）**妊娠期急性阑尾炎** 晚期妊娠妇女因阑尾位置发生上移，所以临床表现有其特别之处。①妊娠期炎症易于扩散，炎性阑尾容易发生坏死、穿孔；②右下腹痛不典型，随着子宫不断增大，腹痛可上移、向右侧或外侧偏移，甚至右腰部疼痛可能重于腹痛；③体征由典型逐渐演变为不典型，如压痛点可由右下腹转至右腰部或右侧腹部，局部反跳痛和肌紧张也可消失。

（3）**老年人急性阑尾炎** ①老年人因抵抗力低、阑尾壁薄、动脉硬化、大网膜萎缩等，发生阑尾炎后容易穿孔且炎症不易局限；②腹痛不明显，但病理改变却很重，体温和白细胞升高均不明显，容易误诊。

4. 急性阑尾炎并发症

（1）腹腔脓肿　若急性阑尾炎未及时治疗可出现腹腔脓肿，阑尾周围脓肿最常见，盆腔、膈下或肠间隙等部位也可形成脓肿。临床表现为麻痹性肠梗阻的腹胀症状、压痛性肿块和全身感染中毒症状等。超声和 CT 检查可协助定位诊断及治疗。

（2）内、外瘘形成　若阑尾周围脓肿治疗不及时，可向小肠或大肠内穿破，也可穿破膀胱、阴道或腹壁，形成各种内、外瘘。X 线钡剂检查或经外瘘置管造影可确诊并有助于选择相应的治疗方法。

（3）化脓性门静脉炎　急性阑尾炎时阑尾静脉中的感染性血栓，可沿肠系膜上静脉至门静脉，导致化脓性门静脉炎。临床表现为寒战、高热、黄疸、肝大及剑突下压痛等。

【辅助检查】

1. 实验室检查　血常规检查见白细胞计数升高到（10～20）×10⁹/L，可发生核左移。尿液检查一般无阳性发现，如尿中出现少数红细胞，说明炎性阑尾与输尿管或膀胱相接近。生育期有闭经史的妇女，应测定血清人绒毛膜促性腺激素（β - HCG）以排除异位妊娠所致腹痛。

2. 影像学检查

（1）腹部平片检查　在无并发症的急性阑尾炎，腹部平片可能完全正常而无诊断意义；但在并发腹膜炎时，可见盲肠扩张和液 - 气平面，偶尔可见钙化的粪石。

（2）超声检查　可以发现肿大的阑尾或脓肿。

（3）螺旋 CT 检查　螺旋 CT 是诊断急性阑尾炎的金标准，尤其是在阑尾周围脓肿的诊断上非常有帮助。但是必须强调这些特殊检查在急性阑尾炎的诊断中并不是必需的，当诊断不肯定时可选择应用。

3. 腹腔镜检查　既可用于诊断阑尾炎，又能同时作阑尾切除，但因费用、技术等原因经常受到限制。对于难以鉴别诊断的阑尾炎，采用腹腔镜诊断并可以同时治疗具有明显的优势。

【诊断与鉴别诊断】

1. 诊断要点　①具有右下腹痛病史；②转移性右下腹痛，右下腹固定而明显的局限性压痛点；③体温及白细胞计数升高，超声检查、螺旋 CT 均可以发现肿大的阑尾或脓肿，腹腔镜检查可用于诊断和治疗。

2. 鉴别诊断　急性阑尾炎除与急性胃穿孔鉴别外，还应与下列疾病鉴别：

（1）右侧输尿管结石　①多为突然发生的右下腹阵发性的绞痛，可向会阴部、大腿内侧或外生殖器放射；②尿液检查可以有多量红细胞；③超声检查或 X 线摄片可以发现结石阴影。

（2）异位妊娠破裂　①病人近期有停经史和不规则的阴道出血史，此次腹痛发生突然伴腹内出血，易发生休克；②检查时宫颈举痛，后穹隆穿刺能抽出不凝血。

（3）右侧肺炎　由于刺激第 10、11、12 肋间神经，可引起右下腹痛。但应先有上呼吸道感染史，如发热、咳嗽、咳痰、胸痛等症。肺部听诊可听及湿啰音，X 线检查表现为肺纹理增粗、增深或呈斑片状的致密影。

【治疗】

1. 非手术治疗　适用于单纯性阑尾炎及急性阑尾炎早期，病人不接受手术治疗或客观条件不允许，或伴存其他严重器质性疾病有手术禁忌者。

（1）抗生素　选择有效的抗生素治疗，目前常采用第二代头孢菌素或头孢噻肟；可加用甲硝唑。

（2）其他治疗　如选择中药大黄牡丹皮汤（大黄、丹皮、桃仁、冬瓜子、芒硝）辨证加减，取足三里、阑尾（双侧）、天枢及阿是穴等针灸均有一定疗效。

2. 手术治疗　急性阑尾炎在诊断明确后绝大多数应及早于 24 小时内行阑尾切除术。

（1）手术原则　不同类型急性阑尾炎的手术方法不尽相同。如急性单纯性阑尾炎，行阑尾切除术，切口一期缝合；急性化脓性阑尾炎或坏疽性阑尾炎行阑尾切除术，腹腔如有脓液，应仔细清除；穿孔性阑尾炎切除阑尾，根据情况放置腹腔引流；阑尾周围脓肿应用抗生素治疗或同时联用中药治疗促使炎症消散，待 2～3 个月以后酌情施行阑尾切除术。有条件的医院，对于急性单纯性阑尾炎、急性化脓性阑尾炎、急性坏疽性或穿孔性阑尾炎，均可采用腹腔镜阑尾切除术。

（2）术后并发症　①切口感染：术后最常见的并发症，在化脓性或穿孔性阑尾炎中多见，多发生在术后 2～3 天，也有在 2 周后才出现。主要表现为切口跳痛，局部红肿伴压痛，体温再度上升。应立即拆线，引流伤口，清除坏死组织，定期换药，或待伤口内肉芽新鲜时二期缝合。②出血：术后 24 小时内的出血为原发性出血，多因阑尾系膜止血不完善所致。主要表现为腹腔内出血的症状，如腹痛、腹胀、休克和贫血等，一旦发生，应立即输血补液，紧急再次止血。③粘连性肠梗阻：阑尾切除术后较常见的并发症，与局部炎症重、手术损伤、术后卧床等多种原因有关。一般先行综合的保守治疗，无效时手术治疗。④粪瘘：很少见。产生的原因有多种，如阑尾残端结扎线脱落等。主要表现为伤口感染久治不愈，并有粪便和气体溢出。可先行保守治疗，多数病人粪瘘可自行愈合。⑤阑尾残株炎：阑尾残端保留过长超过 1cm 时，或粪石残留可炎症复发，仍表现为阑尾炎症状。X 线钡剂灌肠检查对明确诊断有一定价值，症状较重时应再次手术切除阑尾残株。

第五节　肠　梗　阻

知识链接

肠管已无生机的指标

　　肠管已无生机的指标是：①肠壁呈黑色并塌陷；②肠壁已失去张力和蠕动能力，肠管呈麻痹、扩大、对刺激无收缩反应；③相应的肠系膜终末小动脉无搏动。

一、概述

肠梗阻是指肠腔内容物不能正常运行或顺利通过肠道，发病率仅次于急性阑尾炎和胆道疾病。临床病象复杂多变，发展迅速，若处理不及时，可危及生命。

【病因和分类】

1. 按肠梗阻原因分类

（1）机械性肠梗阻　最为常见。是由各种原因引起肠腔变狭小，致使肠内容物通过发生障碍。原因包括：①肠腔堵塞，如大胆石、粪块、寄生虫、异物等；②肠壁病变，如肠套叠、炎症性狭窄、肿瘤、先天性肠道畸形等；③肠管受压，如腹腔内手术或炎症后产生的粘连带压迫或内疝形成、肠管扭转、受肿瘤压迫等。

（2）动力性肠梗阻　发病较机械性肠梗阻少。肠道本身无器质性病变，是由于神经反射或毒素刺激引起肠管麻痹或痉挛，以致肠内容物通过障碍。可分为：①麻痹性肠梗阻，多由急性弥漫性腹膜炎、腹部大手术、腹膜后血肿或感染引起的，临床较为常见；②痉挛性肠梗阻，可见于急性肠炎、肠道功能紊乱和慢性铅中毒病人，临床较为少见。

（3）血运性肠梗阻　由于肠系膜动脉或静脉栓塞或血栓形成，使肠管血运障碍，肠失去蠕动能力，肠腔虽无阻塞，但肠内容物停止运行，故也可纳入动力性肠梗阻中。但能迅速发生肠坏死，在处理上与肠麻痹截然不同。

（4）假性肠梗阻　与麻痹性肠梗阻不同，病因不明显，属慢性疾病，可能与遗传有关。临床表现为反复发作的肠梗阻症状，但十二指肠与结肠蠕动可能正常。治疗原则主要是非手术疗法，仅在并发穿孔、坏死等情况下进行手术处理。

2. 按肠壁有无血运障碍分类

（1）单纯性肠梗阻　仅肠内容物通过受阻，而肠管并无血运障碍。

（2）绞窄性肠梗阻　肠梗阻并伴有肠壁血运障碍者，可因肠系膜血管受压、血栓形成或栓塞等所致。绞窄性肠梗阻如不及时解除，则很快出现肠壁坏死、穿孔。

3. 按梗阻的部位分类

（1）高位肠梗阻　空肠上段梗阻。

（2）低位肠梗阻　回肠末段和结肠梗阻。

4. 其他分类方法　根据梗阻的程度，可分为完全性和不完全性肠梗阻；根据发展过程的快慢，可分为急性和慢性肠梗阻。若一段肠管两端均受压且不通畅者称闭袢性肠梗阻，易发生肠坏死和穿孔。

【病理】

1. 局部改变　不同类型的肠梗阻病理变化不完全一致。单纯机械性肠梗阻一旦发生，梗阻以上的肠管扩张，蠕动增强，而梗阻以下的肠管则瘪陷、空虚或仅存积少量粪便。扩张和瘪陷肠管交界处即为梗阻所在，对手术寻找梗阻部位至为重要。急性完全性肠梗阻时，肠管高度膨胀，肠壁变薄，腔内压不断升高，最终可出现静脉回流受阻，同时由于缺氧和毛细血管通透性增加，可导致肠壁水肿，肠腔和腹腔内渗出液增多。随着

血运障碍的发展继而出现动脉血运受阻，最后肠管因缺血而坏死。

2. 全身改变 急性肠梗阻时，除了引起肠管本身的改变外，尚可引起全身改变。

（1）**体液失衡** 肠梗阻发生后，由于不能进食、频繁的呕吐和第三间隙液体积聚的增多等原因，使体液大量的丢失，造成严重的缺水，并导致电解质紊乱和酸碱失衡。如有肠绞窄存在，则可丢失大量血液。

（2）**感染和中毒** 梗阻以上的肠腔内细菌大量繁殖而产生多种强烈的毒素，同时由于肠壁的血运障碍和失去活力，肠道细菌移位，细菌和毒素渗透至腹腔或肠壁血管内引起严重的腹膜炎和中毒。

（3）**休克** 严重的缺水、血容量减少、电解质紊乱、酸碱平衡失调、细菌感染、中毒等均可引起休克。当肠壁坏死穿孔时，全身中毒尤为严重。

（4）**呼吸和循环功能障碍** 肠管膨胀，使腹内压增加，膈肌上升，腹式呼吸减弱，影响肺内气体交换，同时由于下腔静脉回流受阻，而致呼吸、循环功能障碍。

【临床表现】

1. 症状 肠梗阻共同表现为腹痛、呕吐、腹胀及肛门停止排便排气。概括起来可以用"痛""吐""胀""闭"表达。

（1）**腹痛** 腹痛是机械性肠梗阻最先出现的症状，呈阵发性绞痛，疼痛呈波浪式由轻而重，然后又减轻，缓解一段时间后再次发作。绞窄性肠梗阻为持续性腹痛，伴有阵发性加剧；麻痹性肠梗阻多为持续性胀痛。

（2）**呕吐** 早期常为反射性呕吐，后期多为反流性。呕吐物的性质和量与梗阻的部位有关。高位肠梗阻时呕吐出现早而频繁，呕吐物主要为胃内容物；低位肠梗阻时，呕吐出现晚，呕吐物可以呈粪样。闭袢性肠梗阻虽容易发生绞窄，但呕吐并不严重。绞窄性肠梗阻的呕吐物呈血性或咖啡样。麻痹性肠梗阻时，呕吐常为溢出性。

（3）**腹胀** 腹胀发生在腹痛之后，其程度与梗阻部位和梗阻程度有关。如高位肠梗阻时，腹胀较轻；低位肠梗阻时，腹胀显著，遍及全腹，呈均匀性隆起。结肠梗阻时，如果回盲瓣关闭良好，梗阻以上结肠可成闭袢，则腹周膨胀显著。腹部隆起不均匀对称，是肠扭转等闭袢性肠梗阻的特点。

（4）**肛门停止排气排便** 急性完全性肠梗阻者，病人多不再排气排便，但在梗阻早期，尤其是高位肠梗阻，因梗阻以下肠内尚残存的少量粪便和气体，仍可有少量的排气排便。但在肠套叠、肠系膜血管栓塞或血栓形成时，可自肛门排出血性黏液或果酱样便。

2. 体征

（1）**腹部体征** ①视诊：机械性肠梗阻常可见到肠型和蠕动波，麻痹性肠梗阻腹部呈弥漫性膨隆，而肠扭转时腹部呈不对称隆起。除此而外，可见腹式呼吸减弱或消失。②触诊：单纯性肠梗阻可有轻度压痛，而无反跳痛和腹肌紧张；绞窄性肠梗阻可有明显腹部压痛、反跳痛和腹肌紧张。触及腹部包块对某些疾病诊断有重要意义。如触及条索状团块，可考虑蛔虫性肠梗阻；"腊肠样"包块多提示肠套叠；扪及痛性包块且有固定压痛和腹膜刺激征时，应想到绞窄性肠梗阻。③叩诊：绞窄性肠梗阻时可有移动性浊音。④听诊：机械性肠梗阻时肠鸣音亢进，有气过水声或金属音；麻痹性肠梗阻时肠鸣音减弱或消失。

（2）**直肠指诊** 正常时直肠指诊是空虚的。如触及肿块，应考虑直肠肿瘤或低位肠腔外肿瘤；若指套染血，则可能为肠绞窄或肠系膜血管栓塞等。

【辅助检查】

1. 实验室检查 实验室检查对肠梗阻并无诊断意义，但有助于估计病情和术前准备。血液浓缩时，血红蛋白和红细胞比容明显升高；白细胞计数和中性粒细胞明显增加，多见于绞窄性肠梗阻。血气分析和血电解质、肌酐、尿素氮检测，可显示不同程度的酸碱失衡、电解质紊乱和肾功能情况。

2. 影像学检查 X线检查在肠梗阻的诊断中具有较大的价值。立位或侧卧位透视或摄片可见阶梯状的液平面及气胀肠袢，提示肠梗阻，多出现于肠梗阻发生后 4~6 小时；但无上述征象，也不能排除肠梗阻的可能。当怀疑肠套叠、乙状结肠扭转或结肠肿瘤时，可做钡灌肠或结肠镜检查以助诊断。

【诊断及鉴别诊断】

1. 诊断要点

（1）**询问病史** 某些病史有助于寻找病因。如腹部手术史提示有粘连性肠梗阻的可能；腹股沟疝可引起绞窄性肠梗阻；饱餐后运动或体力劳动出现肠梗阻，应考虑肠扭转；心血管疾病，如心房纤颤、瓣膜置换术后应考虑肠系膜血管栓塞等。

（2）**临床表现** ①具有腹痛、呕吐、腹胀、肛门停止排气排便四大症状；②腹部可见肠型及蠕动波，触及条索状或"腊肠样"包块等，肠鸣音亢进、减弱或消失。

（3）**辅助检查** 腹部平片显示肠管扩张，有多个气液平面。钡灌肠及结肠镜有助于寻找肠梗阻病因。

2. 鉴别诊断 在急性肠梗阻确诊后，还应对肠梗阻的类型进行鉴别。

（1）**机械性与动力性肠梗阻** 机械性肠梗阻具有典型的腹痛、呕吐、腹胀、肠鸣音亢进等；麻痹性肠梗阻是腹部持续腹胀，腹痛程度轻，肠鸣音减弱或消失，且多与腹腔感染、外伤等有关。腹部 X 线平片对鉴别两者甚有价值。

（2）**单纯性与绞窄性肠梗阻** 绞窄性肠梗阻严重程度明显甚于单纯性肠梗阻，可发生肠坏死、穿孔与腹膜炎，应及早确诊、手术。有下列情况时提示绞窄性肠梗阻的可能：①发病急，开始即为持续性剧烈腹痛，或在阵发性加重之间仍有持续性疼痛；②病情发展迅速，早期出现休克，抗休克治疗后改善不显著；③有明显腹膜刺激征，体温上升、脉率增快、白细胞计数增高；④腹胀不对称，腹部有局部隆起或触及有压痛的肿块；⑤呕吐物、胃肠减压抽出液、肛门排出物为血性，或腹腔穿刺抽出血性液体；⑥腹部 X 线检查见孤立、突出胀大的肠袢、肠袢固定、假肿瘤状阴影；⑦经积极非手术治疗而症状、体征无明显改善。

（3）**小肠梗阻与结肠梗阻** 小肠梗阻较结肠梗阻临床常见。结肠梗阻以腹胀为主要症状，腹痛、呕吐、肠鸣音亢进均不及小肠梗阻明显，体检时发现腹部不对称的膨隆，钡灌肠检查或结肠镜检查能确诊。

（4）**完全性肠梗阻与不完全性肠梗阻** 完全性肠梗阻呕吐重，完全停止排便排气，X线检查发现梗阻以上肠袢扩张充气明显，梗阻以下肠袢内无气体；不完全性肠梗阻呕吐与腹胀均较轻，X线检查发现肠袢扩张充气都不明显，梗阻以下肠袢内可见气体。

【治疗】肠梗阻的治疗原则是矫正因肠梗阻所引起的全身生理紊乱和解除梗阻。具体的治疗方法要根据肠梗阻的类型、部位和病人的全身情况而定。西医治疗主要包括基础疗法和解除梗阻，中医治疗则可辨证施治。

1. 基础疗法 不论采用非手术或手术治疗均需应用。

（1）**胃肠减压** 胃肠减压是治疗肠梗阻的重要方法。通过胃肠减压，不但能吸出胃内的液体和气体降低胃肠内的压力，减轻腹胀，还能减少肠腔内的细菌及毒素，改善局部和全身情况；又可根据病情通过胃管注入药物，避免服药引起的呕吐。现多采用鼻胃管（Levin管）减压。

（2）**液体疗法** 液体疗法是治疗肠梗阻的重要一环。所补液体的量和性质应当根据病情而定，并结合血清钾、钠、氯和血气分析监测结果而定。

（3）**防止感染** 除早期单纯性肠梗阻外，均宜早期应用抗肠道细菌，包括抗厌氧菌的抗生素，特别是绞窄性肠梗阻及手术治疗的病人。

（4）**对症治疗** 单纯性肠梗阻的病人可经过胃管注入液状石蜡或通便泻下的中药，疼痛剧烈的病人可应用镇痛、止痉的药物，但必须遵循外科急腹症治疗的用药原则。为减轻胃肠道的膨胀，可给予生长抑素以减少胃肠液的分泌量。

在非手术治疗期间，若单纯性肠梗阻经过非手术治疗24～48小时后，梗阻的症状未能缓解或在观察治疗过程中症状加重或出现腹膜炎症状时，应及时手术治疗。

2. 解除梗阻 手术是解除肠梗阻的重要疗法，大多数情况下需要手术解决。手术的原则是在最短的手术时间内，以最简单的方法解除梗阻或恢复肠腔的通畅。

（1）**适应证** 绞窄性肠梗阻、肿瘤及先天性肠道畸形引起的肠梗阻，以及非手术治疗无效的病人，均应手术治疗。

（2）**手术疗法** 手术可归纳为以下4种：①消除梗阻原因：如粘连松解术、肠内异物切开取出术、肠套叠或肠扭转复位术等；②肠切除肠吻合术：如切除肠管肿瘤、炎症性狭窄或局部已经坏死失活的肠袢后行肠吻合术等；③短路手术：当梗阻原因既不能简单解除，又不能切除时，可做梗阻近端与远端肠袢的短路手术；④肠造口或肠外置术：主要适合于病人病情危重或局部病变所限不能耐受复杂手术者。

（3）**非手术疗法** 主要适用于单纯性肠梗阻（特别是不完全性）、麻痹性或痉挛性肠梗阻、蛔虫或粪块堵塞引起的肠梗阻、肠结核等炎症引起的不完全性肠梗阻、肠套叠早期等。除前述基础疗法外，还包括中医中药治疗、口服或胃肠道灌注生植物油、针刺疗法，以及根据不同病因采用低压空气或钡灌肠，经乙状结肠镜插管、颠簸疗法等各种复位方法。

二、粘连性肠梗阻

粘连性肠梗阻是肠粘连或腹腔内粘连带所致的肠梗阻，在肠梗阻中最常见。

【病因】粘连性肠梗阻的直接原因是腹腔内粘连的存在，仅有粘连，梗阻并不一定就会发生，而肠功能紊乱、暴饮暴食、体位的突然改变往往是引起肠梗阻的诱因。临床上可分为先天性或后天性两种。

1. 先天性因素 少见。主要因发育异常或胎粪性腹膜炎所致。

2. 后天性因素 多见。常由于腹腔内手术、炎症、创伤、出血、异物等引起。手术后粘连是粘连性肠梗阻中最常见的病因。

【病理】粘连性肠梗阻一般都发生在小肠，引起结肠梗阻者少见。粘连的产生是机体创伤、缺血、感染、异物所作出的炎症反应，肠粘连必须在一定的条件下才会引起肠梗阻。如因肠袢间紧密粘连成团或固定于腹壁，使肠腔变窄、肠管牵扯扭曲成角、粘连带压迫肠管（图8－3）、肠袢粘连带形成内疝或因肠袢以粘连处为支点发生扭转等。

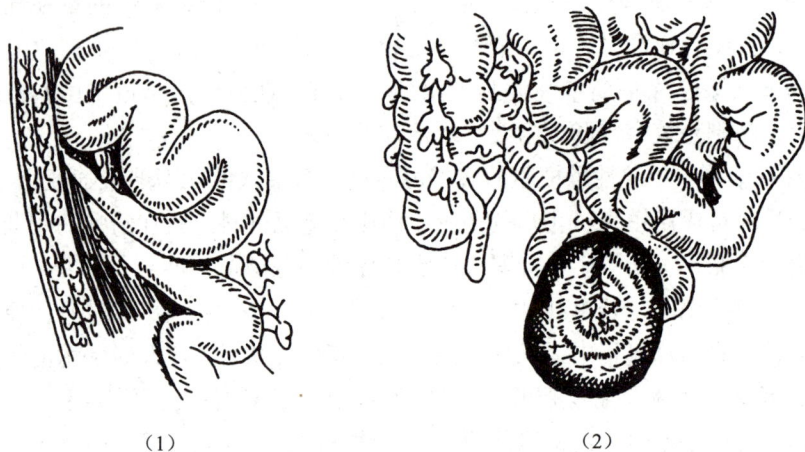

（1）　　　　　　　　　　　　（2）

图8－3　粘连性肠梗阻
（1）粘连牵扯肠管成角；（2）粘连带压迫肠管

【临床表现】急性粘连性肠梗阻主要是小肠机械性肠梗阻的表现。主要特点有：①多有腹腔手术、外伤或炎症史；②反复发作；③发作时可为不完全性或完全性梗阻。

粘连性肠梗阻多为单纯性梗阻，但部分病人长期无症状，若突然出现急性肠梗阻症状，腹痛较重，并有腹部局部压痛，甚至腹肌紧张者，即应考虑是粘连带等引起的绞窄性肠梗阻。

【辅助检查】腹部平片显示肠管扩张，肠腔内有多个气液平面。

【诊断】诊断要点：①多有腹腔手术、创伤或感染的病史；②典型的机械性肠梗阻的表现；③腹部X线检查可见多个液平面。

【治疗】

1. 非手术治疗 目前认为非手术治疗是粘连性肠梗阻的首选治疗方法。因多为单纯性肠梗阻，一般采用禁食、胃肠减压、输液、应用抗生素，必要时应用中医中药、口服或灌注生植物油、肥皂水灌肠等法多能解除梗阻。

2. 手术治疗

（1）适应证　①粘连性肠梗阻如经非手术治疗不见好转甚至病情加重；②绞窄性肠梗阻；③反复发作的粘连性肠梗阻。

（2）手术方法　①粘连带和小片粘连可施行简单的切断和分离；②广泛粘连但并未引起梗阻的肠管不分离，广泛粘连而屡次引起梗阻者，采用折叠排列术；③若一组肠管紧密粘连成团引起梗阻，可将此段肠管切除行肠吻合术；若无法切除，则将梗阻近、远端肠管行侧侧吻合。

三、肠扭转

肠扭转是指一段肠袢沿其系膜长轴旋转而造成的闭袢型肠梗阻，是肠梗阻中病情凶险、发展迅速的一类。常见的肠扭转有部分小肠、全部小肠和乙状结肠扭转。肠扭转以顺时针方向旋转多见，扭转程度轻者在 360^0 以下，严重的可达 $2 \sim 3$ 圈。由于系膜血管受压而使肠壁坏死，所以肠扭转多属于绞窄性肠梗阻。

【病因】

1. 解剖因素　肠袢过长而其系膜根部缩窄是引起肠扭转的解剖基础。

2. 物理因素　肠内容物骤增、乙状结肠内积存干粪便过多等是肠扭转发病的潜在因素。

3. 动力因素　肠管蠕动异常、体位的突然改变等使肠袢产生不同步的运动，使已有轴心固定位置且有一定重量的肠袢发生扭转。

【临床表现】

1. 小肠扭转（图 8 - 4）　①多见于青壮年，常在饱食后立即进行剧烈活动时发病。②表现为突然发作的脐周剧烈绞痛，常为持续性疼痛伴阵发性加重，可放射到腰背部，呕吐频繁，腹胀不显著或者某一部位特别明显，有时可扪及压痛的扩张肠袢。严重者有明显的腹膜刺激征、移动性浊音、肠鸣音消失。

2. 乙状结肠扭转（图 8 - 5）　①多见于男性老年人，常有便秘习惯，或以往有多次腹痛发作经排便、排气后缓解的病史。②临床表现主要为腹部持续胀痛，左腹部为著，呕吐一般不明显，可见肠型，腹部压痛及肌紧张不明显，叩之鼓音。如做盐水低压灌肠，灌入量往往不足 500mL 便不能再灌入。

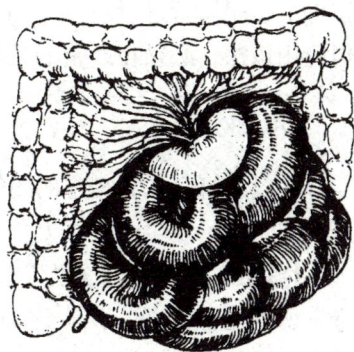

图 8 - 4　全小肠扭转

【辅助检查】影像学检查具有诊断意义。

1. 小肠扭转　腹部 X 线检查呈绞窄性肠梗阻的表现，有时可见空肠和回肠换位，或排列成多种形态的小跨度蜷曲肠袢等特有的征象。

2. 乙状结肠扭转　腹部 X 线平片显示马蹄状巨大的双腔充气肠袢，圆顶向上；立位可见两个液平面。钡剂灌肠 X 线检查见扭转部位钡剂受阻，钡影尖端呈"鸟嘴"形。

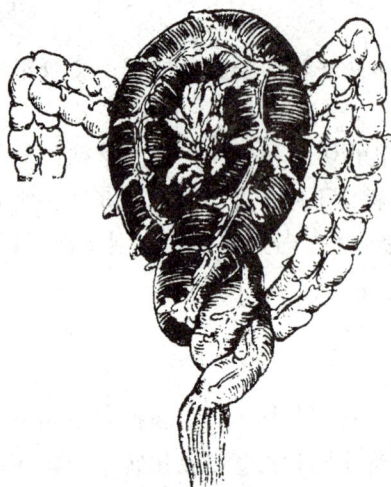

图8－5 乙状结肠扭转

【诊断】

1. 小肠扭转 诊断要点是：①青壮年多见，有饱食后立即进行剧烈活动病史；②突然发作的脐周剧烈绞痛，腹胀不显著或者某一部位特别明显；③X线检查可以协助诊断。

2. 乙状结肠扭转 诊断要点是：①多见于男性老年人，常有便秘病史；②腹部持续胀痛，左腹部为著，如作盐水低压灌肠，灌入量往往不足500mL；③X线检查可以协助诊断。

【治疗】肠扭转是一种严重的机械性肠梗阻，可在短期时间内发生肠绞窄、坏死。一般应及时手术治疗，仅少数病人可先试行非手术疗法。

1. 手术治疗

（1）扭转复位术 将扭转的肠袢按其扭转的相反方向回转复位。复位后若肠系膜血运恢复良好，肠管未失去生机，则尚需预防复发。如为移动性盲肠引起的盲肠扭转，可将其固定于侧腹壁；过长的乙状结肠可将其平行折叠，固定于降结肠内侧，也可行二期手术将过长的乙状结肠切除吻合。

（2）肠切除术 小肠坏死可行一期肠切除后肠吻合术；乙状结肠坏死一般切除坏死肠段后行肠造口术，二期手术再行肠吻合术。

2. 非手术治疗 早期乙状结肠扭转，可在乙状结肠镜明视下，将肛管插过扭转部位以上扩张肠管进行减压，如有气体及粪便排出，症状迅速好转，可望肠管自行复位。但应用该法，必须在严密的观察下进行，一旦怀疑有肠绞窄，必须及时改行手术治疗。

四、肠套叠

一段肠管套入其相连的肠管腔内称为肠套叠。本病多发生于2岁以内的男性健壮儿童，偶尔也可发生于成年人。

【病因】肠套叠可分为急性肠套叠与慢性肠套叠两类。

1. 急性肠套叠 绝大多数发生于婴幼儿。一般认为与小儿肠功能紊乱有关，如多发生在哺乳幼儿开始添加副食品或断乳之后。

2. 慢性肠套叠 多见于成人。常继发于肠道器质性病变，如肠道息肉、肠肿瘤等，使肠功能紊乱所致。

【类型】肠套叠多数为近端肠管套入远端肠管。按照肠套叠部位不同，肠套叠可分为回盲部肠套叠（回肠套入结肠）、小肠套叠（小肠套入小肠）与结肠套叠（结肠套入结肠）等类型。临床上最多见的是回肠末端套入结肠（图8－6）。肠套叠发生后，不仅造成肠腔梗阻，而且使套入肠管出现血运障碍，从而发生肠坏死，故肠套叠属绞窄性肠梗阻。

【临床表现】

1. 急性肠套叠　以腹痛、呕吐、排黏液血便及腹部包块四大特点为主要表现。

（1）**腹痛**　表现为突然发作的剧烈的阵发性腹痛。发作时病儿哭闹不安、面色苍白、出汗，可持续数分钟，间歇期又安静如常，也可表现为精神萎靡。

（2）**呕吐**　早期呕吐较频繁，呕吐物为胃内容物。病儿常拒乳或拒食。后期发展为完全性肠梗阻时，呕吐物可为带有臭味的粪样物。

（3）**黏液血便**　起病4～12小时后即可排出果酱样黏液血便，直肠指诊指套上可染有血迹。

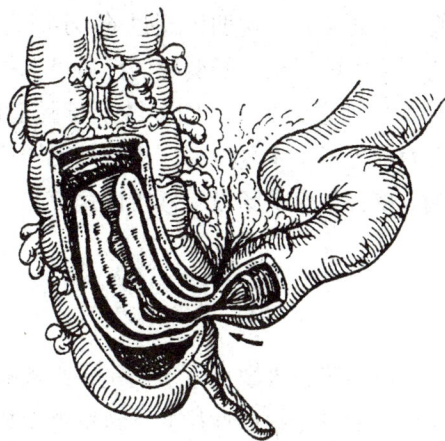

图8-6　回盲部肠套叠

（4）**腹部包块**　病儿入睡时于腹部可扪及"腊肠样"肿块，表面光滑、质地较软，稍可活动。腹痛发作时，肿块明显，肠鸣音亢进，右下腹有"空虚感"。

2. 慢性肠套叠　多呈反复发作的不完全性肠梗阻。表现为阵发性腹痛发作，症状较轻，便血较少见，常伴有可消散的腹部痛性包块。套叠肠管可自行复位而症状消失。

【辅助检查】　急性肠套叠行空气或钡剂灌肠X线检查，可见空气或钡剂在结肠受阻，阻端钡剂呈"杯口状"阴影，甚至呈"弹簧状"阴影。而慢性肠套叠钡剂灌肠或纤维结肠镜检查可发现套叠部位或肠道病变存在。

【诊断】

1. 急性肠套叠　诊断要点是：①2岁以内的小儿多发；②有腹痛、呕吐、排黏液血便及腹部包块三大特点；③空气或钡剂灌肠检查可协助确诊。

2. 慢性肠套叠　诊断要点是：①多见于成人；②有反复发作的不完全性肠梗阻，症状较轻；③钡剂灌肠或纤维结肠镜检查可发现病变所在。

【治疗】

1. 急性肠套叠

（1）**低压灌肠或钡剂灌肠**　疗效可达90%以上。一般空气压力先用60mmHg左右，经肛管灌入结肠内，在X线透视下明确诊断后，继续加压至80mmHg左右，直至套叠复位，一旦复位即有大量气体和粪便喷射而出，病儿情况好转安静入睡。

（2）**推拿按摩**　病儿仰卧，术者双手掌涂上滑石粉，轻而有力地紧贴腹壁按摩。先按顺时针或逆时针方向进行短时间内按摩，然后按病儿自觉舒服乐于接受的方向继续进行。如疼痛反而加剧，应立即改变推拿方向。

（3）**颠簸疗法**　病儿取膝肘卧位，充分暴露腰部，术者双手掌轻托腹部两侧，由上至下或左右震荡，震度由小渐大，以病儿能忍受为度，每次进行5～10分钟，根据病情可反复应用。

（4）**手术治疗**　①适应证：空气或钡灌肠复位失败或复位后出现腹膜刺激征及全

身情况恶化者；病期已超过 48 小时，疑有肠坏死者；反复多次发作的复发性肠套叠；②手术方法：根据肠套叠的性质可选择手术复位、肠切除吻合术等。

2. 慢性肠套叠　因多继发于肠道器质性疾病，故以手术治疗为主。对无坏死的肠套叠，先行手术复位后，检查如无器质性病变，可将复位后肠段靠拢缝合固定或固定在侧腹壁；如套叠肠段有器质性病变，或已发生坏死者，应行肠切除作肠吻合术。

第六节　肠系膜血管缺血性疾病

肠系膜血管缺血性疾病是一组疾病的总称，是由多种原因引起的肠系膜上动脉和肠系膜上静脉因缺血性病变导致肠壁缺血坏死和肠管运动功能障碍的一种临床综合征。通常分为 4 种类型：肠系膜上动脉栓塞、肠系膜上动脉血栓形成、肠系膜上静脉血栓形成和非肠系膜血管阻塞性缺血。

【病因与病理】

1. 病因

（1）肠系膜上动脉栓塞　由于栓子的栓塞所致。栓子多来自心脏，如心肌梗死后的壁栓、心瓣膜病、心房纤颤、心内膜炎或瓣膜置换术后等。

（2）肠系膜上动脉血栓形成　大多在动脉硬化性阻塞或狭窄的基础上发生，充血性心力衰竭、心肌梗死、失水、大手术后引起血容量骤减等则常为其诱因。

（3）肠系膜上静脉血栓形成　多继发于一些疾病，最常见的是血液凝血病，如真性红细胞增多症、抗凝血酶Ⅲ缺乏、C 蛋白缺乏等，而腹腔感染、门静脉高压症、高凝状态、外伤或手术造成血管损伤等均为其诱因。

（4）非肠系膜血管阻塞性缺血　起病多与低血容量性休克、充血性心力衰竭、急性心肌梗死、血管收缩剂和洋地黄中毒等有关。

2. 病理

（1）肠系膜上动脉栓塞和肠系膜上动脉血栓形成　不论是栓塞或血栓形成，均可使肠系膜上动脉血供减少而引起肠壁缺血、水肿、渗出增加；若持续时间过长，则可导致肠管坏死，肠腔内细菌繁殖，产生毒素引起休克。

（2）肠系膜上静脉血栓形成　静脉血栓通常累及肠系膜静脉的分支并造成肠壁节段性缺血，也出现水肿、充血、渗出增加，甚至肠坏死，但发展速度较动脉栓塞缓慢。

（3）非肠系膜血管阻塞性缺血　病理表现与急性肠系膜上动脉栓塞相似，但病变更广泛，可累及整个结肠与小肠，肠黏膜有广泛出血性坏死伴溃疡形成，黏膜下层血管内有大量红细胞沉积。

【临床表现】根据肠系膜血管阻塞的性质、部位、范围和发生的缓急，临床表现各有差别。

1. 肠系膜上动脉栓塞

（1）症状　突然发生剧烈的腹部绞痛是最初的症状，难以用一般药物缓解，腹痛可以弥漫全腹，也可以局限于脐旁、上腹、右下腹或耻骨上区。多数病人伴有恶心、呕吐，呕吐物呈血性。

（2）体征 "症征不称"是肠系膜上动脉栓塞的典型特点。腹部检查发现腹部平坦、柔软，可有轻度压痛，肠鸣音活跃或正常。随着肠坏死和腹膜炎的发展，腹胀渐趋明显，肠鸣音消失，出现腹部压痛、腹肌紧张等腹膜刺激征。

2. 肠系膜上动脉血栓形成 肠系膜上动脉血栓形成和肠系膜上动脉栓塞的临床表现大致相仿。常先有慢性肠系膜上动脉缺血的征象，如饱餐后腹痛，病人不敢进食而日渐消瘦，并伴有慢性腹泻等肠道吸收不良的症状。当血栓形成突然引起急性完全性血管阻塞时，则表现与肠系膜上动脉栓塞相似。

3. 肠系膜上静脉血栓形成 症状发展较慢，多有腹部不适、便秘或腹泻等前驱症状。数日至数周后可突然出现剧烈腹痛、持续性呕吐，但呕血和便血更为多见，腹胀和腹部压痛，肠鸣音减弱。腹腔穿刺可抽出血性液体。

4. 非肠系膜血管阻塞性缺血 临床表现亦与急性肠系膜上动脉栓塞相似，唯过程较缓慢，剧烈腹痛逐渐加重，待出现肠坏死则有严重腹痛、呕血或血便。

【辅助检查】

1. 实验室检查 血常规检查可表现血液浓缩，白细胞计数升高，常达 $20 \times 10^9/L$ 以上。血清乳酸脱氢酶（LDH）、碱性磷酸酶（AKP）、肌酸肌酶（CK）等升高。

2. 影像学检查

（1）腹部超声检查 多普勒彩色超声检查可根据血流方向及速度，判断有无栓塞及栓塞的部位；但肠梗阻时，肠管扩张可干扰诊断正确性。

（2）血管造影 选择性肠系膜上动脉造影不仅能协助诊断，还可以鉴别是动脉栓塞、血栓形成或血管痉挛。尤其对于非肠系膜血管阻塞性缺血更有诊断价值，造影显示动脉近端正常，而远侧分支变细而光滑。

（3）计算机体层成像 多排 CT 血管成像及磁共振血管成像（CTA 及 MRA）不仅可以观察到肠系膜血管情况，还可反映肠管、腹腔内脏器、周围组织的变化。

【诊断及鉴别诊断】

1. 诊断要点

（1）询问病史 能为诊断疾病提供依据，如心肌梗死后的壁栓、心瓣膜病、心房纤颤等栓子脱落可供诊断肠系膜上动脉栓塞，动脉硬化性阻塞或狭窄可为诊断肠系膜上动脉血栓形成提供依据等。

（2）临床表现 肠系膜上动脉栓塞腹痛程度剧烈且一般止痛药物难以缓解，肠系膜上动脉血栓形成病人因不敢进食而日渐消瘦；肠系膜上静脉血栓形成呕血和便血更为多见；非肠系膜血管阻塞性缺血临床表现过程缓慢，且无肠系膜动、静脉血流受阻证据。

（3）辅助检查 影像学检查，如腹部超声、血管造影、计算机体层成像等能协助诊断栓塞的性质、程度及部位。

2. 鉴别诊断 肠系膜血管缺血性疾病需与其他一些急腹症相鉴别，如胃十二指肠溃疡急性穿孔、急性胰腺炎、肠扭转、肠套叠、卵巢囊肿扭转、急性阑尾炎等。

【治疗】

1. 非手术治疗

（1）去除病因 积极地消除病因，如治疗心瓣膜病、心房纤颤、动脉硬化、真性红细胞增多症、低血容量性休克、充血性心力衰竭、急性心肌梗死、洋地黄中毒等。

（2）药物治疗 经选择性肠系膜上动脉造影后已经确诊的病人，可经动脉导管灌注溶栓剂，如尿激酶、链激酶以溶解栓子，也可给以罂粟碱、妥拉苏林等血管扩张药。

2. 手术治疗 根据病因选择适当的手术，如肠系膜上动脉栓塞可行取栓术；血栓形成则可行血栓内膜切除术或肠系膜上动脉 – 腹主动脉"搭桥"手术。如已有肠坏死者应行肠部分切除术，一期肠吻合术或肠断端外置造口术。术后施行抗凝治疗及应用抗生素预防感染。

第七节 胆 石 病

胆石病是胆道系统内发生结石的总称。按解剖部位分为胆囊结石、肝外胆管结石和肝内胆管结石。本病是常见病、多发病，随着人民生活水平的提高，我国胆石病的特点发生了明显变化。20 世纪 70 年代以前，原发性胆管结石占大多数，近年来胆囊结石明显增加。

胆石病按所含成分分为胆固醇结石、胆色素结石和混合性结石（图 8 – 7）。①胆固醇类结石：主要存在于胆囊内，包括纯胆固醇结石和混合性结石，后者组成成分以胆固醇为主，含量占 80% 以上，呈白黄、灰黄或黄色，形状和大小不一，圆形或椭圆形，质硬表面多光滑，剖面呈放射性条纹状，X 线检查多不显影。②胆色素类结石：分为胆色素钙结石和黑色素石。胆色素钙结石以胆色素为主要成分，内混有钙等金属离子，主

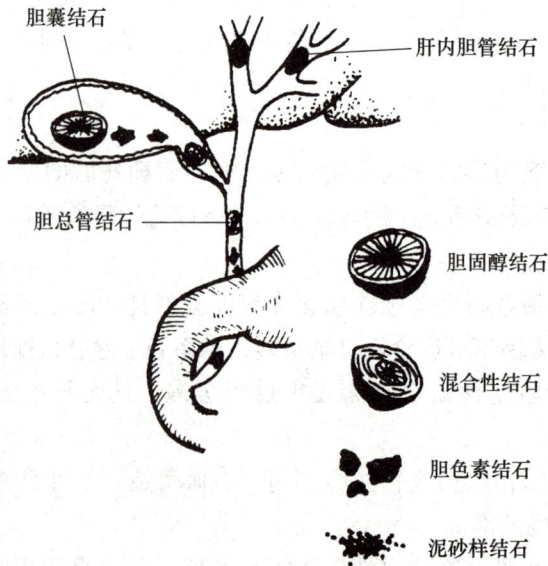

图 8 – 7 胆石类型

要发生在胆管内，松软不成形的胆色素结石，形似泥沙，又称泥沙样结石，胆色素结石呈棕色或褐色，形状大小不一，质松软，易碎、一般为多发。黑色素石不含细菌，质较硬，由不溶性的黑色胆色素多聚体、各种钙盐和黏液糖蛋白组成，几乎均发生于胆囊内。③其他结石：以碳酸钙、磷酸钙或棕榈酸钙为主要成分的少见结石。

一、胆囊结石

胆囊结石是胆管系统中最常见疾病，占全部胆石病总数的半数左右，主要为胆固醇结石或以胆固醇为主的混合性结石和黑色素结石。主要见于成年人，女性多见，尤以经产妇和服用避孕药者为常见。

【病因】胆囊结石的成因复杂，是综合性因素所致。目前认为基本因素是胆汁的成分和理化性质发生了改变，导致了胆汁中的胆固醇呈过饱和状态，易于沉淀析出和结晶而形成结石。另外，胆囊结石病人的胆汁中可能存在一种促成核因子，可分泌大量的黏液糖蛋白促使成核和结石形成。此外胆囊收缩能力减低，胆囊内胆汁淤积也有利于结石形成。

【病理】胆囊结石梗阻，使胆囊内容物不能充分排出，造成急性胆囊炎，演变后可化脓、坏疽、穿孔导致腹膜炎；结石反复刺激胆囊壁后，纤维组织增生，囊壁增厚，可引起慢性胆囊炎，也可引起胆囊积液或积脓；结石进入胆总管，可引起急性胆管炎、急性胰腺炎等系列并发症。

【临床表现】

1. 症状　胆囊结石症状取决于结石的大小、部位、有无梗阻和炎症，以及胆囊的功能等。大多数胆囊结石病人可无明显症状，而在其他检查、手术或尸体解剖时被偶然发现，称为静止性胆囊结石。典型症状为胆绞痛，只有少数人出现。

（1）胆绞痛　只有当胆囊结石嵌顿于胆囊壶腹或颈部时才会出现，表现为右上腹阵发性绞痛，可向右肩胛部和背部放射，多伴有恶心、呕吐，如合并感染可有发热。首次胆绞痛出现后，约70%病人1年内会再次发作，且发作频度会增加。

（2）胃肠道症状　大多数病人仅在进食过多，特别是进食油腻食物、工作紧张或休息不好时容易出现，右上腹隐痛不适，有厌油腻、恶心、呕吐等症状。

2. 体征　病人极少出现黄疸，即使黄疸也较轻。主要表现为右上腹压痛、反跳痛和肌紧张，Murphy征阳性。若出现胆囊积液或积脓时，可在右上腹触到肿大的胆囊，局部压痛。

【辅助检查】

1. 超声检查　超声检查是胆囊结石首选检查方法，胆囊内可发现1个或多个团块状强回声，后伴声影，可随体位变化而移动。

2. CT、MRI检查　虽也可显示胆囊结石，但价格昂贵，不宜常规采用。

【诊断及鉴别诊断】

1. 诊断要点　①进食油腻食物后容易诱发腹痛发作；②右上腹阵发性绞痛并且向右肩胛部和背部放射，Murphy征阳性等；③超声检查、CT检查等可有助于确诊。

2. 鉴别诊断 急性胆囊炎需与急性胰腺炎、胃溃疡急性穿孔、右肾及输尿管上段结石等鉴别。

【治疗】

1. 手术治疗 对于有症状和（或）并发症的胆囊结石，应及时行胆囊切除术。手术时机最好在急性发作后缓解期为宜。对于无症状的胆囊结石，一般认为不需立即行胆囊切除，只需观察和随诊。

（1）**适应证** ①伴有胆囊息肉>1cm；②结石数量多，直径超过≥2～3cm；③胆囊壁钙化或瓷性胆囊；④胆囊壁增厚（>3mm），即伴有慢性胆囊炎。

（2）**手术方法** 腹腔镜胆囊切除是治疗胆囊结石的首选方法，病情复杂或没有腹腔镜条件时可做小切口胆囊切除。

2. 非手术治疗

（1）**基础疗法** 给予流质饮食，呕吐剧烈者应禁食；静脉补液，纠正缺水和代谢性酸中毒；补充维生素；一般不用抗生素，出现胆囊积液或积脓时，则应用抗生素。

（2）**碎石疗法** 体外震波碎石（ESWL）是治疗胆囊胆固醇结石的一项新技术。主要适用于有临床症状、胆囊管通畅、胆囊内胆固醇结石直径不超过3cm，而且胆囊收缩功能良好者。应用该法治疗后，部分病人可发生急性胆囊炎或出现胆绞痛和急性胆管炎。

二、肝外胆管结石

肝外胆管结石根据来源可分为原发性和继发性两种。原发性肝外胆管结石多位于胆总管下端，指原发于胆管系统内的结石，主要为棕色胆色素类结石；继发性胆管结石是指胆囊内结石排至胆总管者，主要为胆固醇类结石或黑色素结石。

【病因】本病发生的原因比较复杂，主要与胆道感染、胆汁淤滞和胆道寄生虫等有关，其中胆道感染是形成结石的首要因素。

1. 胆道感染 主要致病菌为大肠埃希菌、厌氧菌。进入胆道的细菌可使胆汁变为酸性，使胆固醇容易沉淀，同时因为大肠埃希菌感染而产生大量的 β‐葡萄糖醛酸酶，将结合性胆红素水解成为非结合性胆红素，易聚结析出与钙结合形成胆红素钙，促发胆色素结石形成。

2. 胆汁淤滞 由于胆道梗阻，胆汁排空受限，胆汁淤滞变稠，故易形成结石。

3. 胆道寄生虫 肠道蛔虫或华支睾吸虫进入胆道后，其虫体或虫卵多是结石形成的核心。

【病理】肝外胆管结石指发生于左、右肝管汇合部以下的胆管结石。结石嵌顿时引起胆道梗阻，继发感染时可导致急性梗阻性化脓性胆管炎，梗阻并感染可引起肝细胞损害，甚至发生肝细胞坏死及形成胆源性肝脓肿、胆汁性肝硬化，甚至长期刺激胆管而促发癌变。

【临床表现】

1. 症状 取决于有无感染及梗阻。平时一般可无症状，但当结石梗阻胆管并继发感染时，则出现典型的 Charcot 三联征，即腹痛、寒战高热和黄疸。

（1）**腹痛**　多发生于进食油腻食物和体位改变后，常位于剑突下或右上腹，呈阵发性绞痛，或持续性疼痛伴阵发性加剧，并向右肩背部放射，常伴有恶心、呕吐。

（2）**寒战高热**　约 2/3 的病人在胆管梗阻继发感染后可出现寒战高热，体温可达 39℃~40℃，多表现为弛张热。

（3）**黄疸**　胆管梗阻后出现黄疸是胆汁淤积性黄疸。如梗阻为部分或间歇性，黄疸程度较轻且呈波动性；完全性梗阻则黄疸明显，且呈进行性加深；在有胆囊且功能良好者，即使胆管完全梗阻，也多在 48~72 小时出现黄疸；如胆囊切除或有严重病变，则在梗阻后 8~24 小时内发生黄疸。出现黄疸时，常伴有尿色变深，粪色变浅，完全梗阻时则可出现白陶土样大便。随着黄疸加深，病人也可出现皮肤瘙痒。

2. 体征　剑突下和右上腹部可有深压痛，右上腹腹直肌较紧张，有时可触到肿大的肝脏和胆囊。如并发肝内胆管感染时，可有肝区叩击痛。

【辅助检查】

1. 实验室检查　急性期，血白细胞计数和中性粒细胞升高；血清总胆红素及结合胆红素增高，碱性磷酸酶和转氨酶均增高；尿中胆红素升高，尿胆原降低或消失，粪中尿胆原减少。

2. 影像学检查　一般首选超声检查，可发现胆管内结石及胆管扩张影像。必要时可加行磁共振胆胰管造影（MRCP）、内镜逆行胰胆管造影（ERCP）、经皮肝穿刺胆管造影（PTC）、内镜超声（EUS）及 CT 等检查。

【诊断及鉴别诊断】

1. 诊断要点　①有胆道感染、胆道蛔虫等病史；②有 Charcot 三联征的临床表现；③超声检查发现胆管内结石及胆管扩张影像，必要时加行 MRCP、ERCP、PTC 或 CT 检查。

2. 鉴别诊断　肝外胆管结石需与肾结石、肠梗阻、胰头癌、急性黄疸肝炎等鉴别。

【治疗】

1. 非手术治疗　也可作为手术前的准备治疗。

（1）**基础疗法**　①营养支持：给予低脂、高糖、高维生素易消化的饮食，禁食病人应加强营养支持和补充维生素；②静脉补液：维持水电解质和酸碱平衡；③预防和控制感染：根据敏感细菌选择有效的抗生素；④对症处理：如腹胀明显者考虑胃肠减压，有凝血机制障碍者加用维生素 K，腹痛者加解痉药物等。

（2）**中药治疗**　下列情况可考虑应用中药治疗：①肝内、外胆管泥沙样结石，或块状结石直径在 1 cm 左右；②肝内广泛小结石，手术难以取尽者；③手术前、后用以排出泥沙样或小块结石。

2. 手术治疗　目前肝外胆管结石的治疗仍以手术治疗为主，手术应遵循"清除结石、解除狭窄、切除病灶、畅通引流、矫治畸形、预防复发"的原则。手术时机和手术方法根据病情和术中探查发现来决定。若合并胆道感染时争取在感染控制后才行择期手术。

（1）**胆总管切开取石、T管引流术** 可采用开腹手术或腹腔镜手术。适用于单纯胆管结石，胆管上、下端通畅，胆管无狭窄或其他病变者。有条件者可采用术中胆道造影，术中超声或纤维胆道镜检查以避免结石残留。

放置 T 管注意事项：①观察 T 管引流胆汁量和性状，平均每天 200～300mL，较澄清。若量过多，表示胆总管下端有梗阻；量过少，可能因为 T 管阻塞或肝功能衰竭所致。②手术后 10～14 天，可先行经 T 管造影，如无异常发现，造影 24 小时后可再次夹管 2～3 天，仍无症状可予拔管。③造影后开放 T 管引流 24 小时以上。④拔管时切忌使用暴力，以免撕裂胆管及瘘管。⑤对长期使用激素，低蛋白血症及营养不良，老年人或一般情况差者，应延迟拔管时间。⑥如造影发现结石残留，则需保留 T 管 6 周以上，待窦道形成坚固后，再拔除 T 管经窦道行纤维胆道镜取石。

（2）**胆肠吻合术** 近年来已认识到胆肠吻合术废弃了 Oddi 括约肌的功能，因此使用已逐渐减少。仅适用于：①胆总管远端炎症狭窄造成的梗阻无法解除，胆总管扩张；②胆胰汇合部异常，胰液直接流入胆管；③胆管因病变而部分切除无法再吻合。

（3）**腹腔镜、胆道镜取石术** 随着微创设备的高速发展，胆管结石的病人如存在下列情况，也可应用腹腔镜、胆道镜手术。包括：①胆总管结石直径≤2.0cm；②结石导致梗阻性黄疸或急性梗阻性胆管炎；③基础状态差，不能耐受开腹手术的病人。

三、肝内胆管结石

肝内胆管结石是指左右肝管汇合部以上的结石，几乎都是胆色素结石，多原发于肝内胆管系统，也可分布于某一肝叶或肝段胆管内。好发部位是左外叶及右后叶。

【病因】肝内胆管结石形成与肝外胆管结石相同，其原因亦与肝内感染、胆汁淤滞、胆道蛔虫、胆管解剖变异及营养不良等因素有关。

【病理】肝内胆管结石常合并肝外胆管结石，除具有肝外胆管结石的病理改变外，还有肝内胆管狭窄、胆管炎、胆道出血等。若胆管长期受结石、炎症及胆汁中致癌物质的刺激，可发生肝胆管癌。

【临床表现】

1. 症状 临床症状和体征多不具特异性，合并肝外胆管结石时，临床表现与肝外胆管结石相似；未合并肝外胆管结石者，常有肝区和胸背部持续性胀痛不适，影响睡眠。若合并感染可出现寒战高热和腹痛，甚至出现急性梗阻性化脓性胆管炎表现；若形成胆源性肝脓肿，穿破膈肌和肺则可形成胆管支气管瘘，咳出黄色味苦的胆汁样痰液。对病史较长，近期内频繁发作胆管炎，伴进行性黄疸，腹痛及发热难以控制，以及消瘦等症状者，特别是年龄在 50 岁以上者，应怀疑合并肝胆管癌的可能。

2. 体征 主要表现为肝不对称性肿大，肝区有压痛及叩击痛。合并感染和并发症时，则出现相应的体征。

【辅助检查】

1. 实验室检查 无症状早期肝内胆管结石病人，实验室检查如血常规和肝功能等指标可无明显异常。合并胆管炎时，外周血白细胞总数和中性粒细胞比值可显著升高。

肝功能检查常见：胆红素、血清谷氨酰转移酶、血清碱性磷酸酶、丙氨酸氨基转移酶和天冬氨酸氨基转移酶升高。糖链抗原（CA19-9）或 CEA 明显升高应高度怀疑癌变。

2. 影像学检查

（1）超声检查　超声检查是诊断肝内胆管结石首选方法，可提示肝内胆管结石大小、形状及分布等，以及可评估有无合并肝内胆管扩张及扩张程度，有无继发肝萎缩等。

（2）CT 和 MRI 检查　可显示高密度肝内胆管结石影，增强扫描也能清晰地显示肝内胆管狭窄病变情况。其准确度高于超声检查，但价格较昂贵。

（3）经皮肝穿刺胆管造影（PTC）　能够更加清楚地显示肝内外胆管扩张、狭窄及结石分布情况。在大医院能得到广泛应用，目前尚未能在基层医院广泛开展。

（4）磁共振胆胰管成像（MRCP）　敏感性、特异性和准确性均高达 90% 以上，能提供肝内外胆道完整的影像，而且不受梗阻因素的影响。但检查费用昂贵，基层医院无法开展。

【诊断及鉴别诊断】

1. 诊断要点　①有肝内感染、胆汁淤滞、胆道蛔虫等病史；②临床表现颇不典型，间歇期仅有右上腹持续不适或隐痛，急性发作期有畏寒发热和胀痛，晚期可出现门静脉高压的表现；③超声检查及 CT、MRI、PTC 等检查对确定诊断和指导治疗有重要意义。

2. 鉴别诊断

（1）肝炎　由肝炎病毒引起的传染病，病前有与肝炎病人密切接触史，或到过病毒性肝炎流行区，或半年内接受过输血及血制品治疗等。主要表现为食欲减退、恶心、厌油、疲乏、巩膜黄染、肝脏肿大、肝区疼痛及肝功能异常等表现。肝穿刺病理检查对诊断有较大价值。

（2）胃炎　具有上腹部饱胀不适、疼痛和消化不良等症状。胃镜及活体组织检查可帮助确诊。当胃镜检查结果与病理组织学检查有误差时，应以病理检查为依据。

【治疗】

1. 非手术治疗　尽管促进胆道结石排出药物对肝内胆管结石有一定的作用，但目前对于有临床症状的病人，仍主张积极采取外科手术治疗。

2. 手术治疗　手术治疗的原则是彻底清除结石、去除病灶、解除狭窄、通畅引流、预防复发。其中解除狭窄是手术治疗的关键。

（1）肝叶切除术　规则肝叶或肝段切除是治疗肝内胆管结石最有效方法之一。既能取出肝内结石，又能解决肝内胆管狭窄，还能治愈性切除相应的肝脏毁损性病变，同时减少了术中出血量及并发症发生率，能保证良好的治疗效果。

（2）高位胆管切开取石术　解剖肝门，在较高位置显露肝内胆管至 1~2 级肝管，直视下切开矫正肝胆管狭窄及取出结石。

（3）腹腔镜手术　运用腹腔镜肝切除治疗肝内胆管结石疗效良好，具有术后痛苦少、术中出血少、恢复快、住院时间短等微创优势，其近期疗效优于开腹手术。目前适应证为：①区域性的肝胆管结石病；②肝内病灶纤维化萎缩，合并有胆管狭窄，且无法取净结石，病灶相对局限于左叶或右叶下段，尤以左叶最适宜；③无须肝门部胆管整形或胆肠吻合。

(4) 纤维胆道镜的应用　纤维胆道镜能显著降低术后残余结石的发生率，能在直视下观察结石的位置、大小、数量、性状及与周围组织的关系，决定肝切除的范围；并了解狭窄的部位、原因、程度、类型，能直接进入二级甚至是明显扩张的三级以上胆管，降低术中对胆道及胆管的损伤。

第八节　胆 道 感 染

胆道感染是常见外科急腹症，按发病部位可分为胆囊炎和胆管炎两类，按发病急缓和病程经过又可分为急性、亚急性和慢性炎症 3 种。胆道感染和胆石病常互为因果关系，如胆石病可引起胆道梗阻，导致胆汁淤滞，细菌繁殖，而致胆道感染；胆道感染的反复发作又是胆石形成的重要致病因素和促发因素。

一、急性胆囊炎

急性胆囊炎是指胆囊管梗阻和细菌感染引起的炎症，是一种常见的外科急腹症，发病率次于急性阑尾炎。约 95% 的病人合并有胆囊结石，称结石性胆囊炎，女性多见；5% 的病人未合并胆囊结石，称非结石性胆囊炎，男性多见。临床上发现急性非结石性胆囊炎形成胆囊坏死和穿孔的发生率高于急性结石性胆囊炎。

【病因】

1. 胆囊管阻塞　胆囊结石是胆囊管阻塞最常见的原因，其他因素为胆囊管扭转、狭窄和蛔虫堵塞等。

2. 细菌感染　多为继发性感染，通过胆道逆行感染，或经血行、淋巴途径形成感染。致病菌主要是革兰染色阴性杆菌，其中以大肠埃希菌最常见，其他有克雷白菌、粪肠球菌、铜绿假单胞菌等。厌氧菌感染亦较常见。最近有人报告幽门螺杆菌（HP）也可引起胆道感染。

3. 创伤、化学刺激　部分发生于严重创伤、烧伤或手术后，也有的发生于脓毒症、结节性多发性动脉炎、多次输血和分娩后及恶性肿瘤压迫胆囊管所致梗阻后，称为急性非结石性胆囊炎。

【病理】

1. 急性单纯性胆囊炎　急性胆囊炎初期，胆囊肿大，腔内压力升高，胆囊黏膜层充血、水肿、渗出。

2. 急性化脓性胆囊炎　炎症累及胆囊壁全层，出现囊壁炎性增厚，血管扩张，甚至浆膜面也有纤维素和脓性渗出物。

3. 急性坏疽性胆囊炎　胆囊内压力继续上升，胆囊极度膨胀，压迫胆囊壁致血运障碍，引起坏疽。坏疽胆囊常发生穿孔，可致胆汁性腹膜炎。穿孔部位多在胆囊底部或颈部。

【临床表现】

1. 症状

（1）**腹痛**　右上腹出现剧烈绞痛，阵发性加剧且可向右肩部、右肩胛部和背部放射。多在饱餐、进食油腻食物后或在夜间发病。

（2）**消化道症状**　出现腹胀、恶心、呕吐、厌食及便秘等。

（3）**全身症状**　病人常有轻度至中度发热，通常无寒战，可有畏寒。当合并感染化脓时可出现高热，体温可达 40℃。胆囊坏死穿孔后可出现弥漫性腹膜炎。

2. 体征　右上腹饱满，右上腹有不同程度的压痛、反跳痛和腹肌紧张，Murphy 征阳性，有时可在右上腹触到肿大的胆囊并有触痛。很少出现黄疸或仅有轻度黄疸；若黄疸较重且持续，可能提示胆总管结石并梗阻。部分病人可表现为 Mirizzi 综合征，即反复发作的胆囊炎、胆管炎及梗阻性黄疸。

【辅助检查】

1. 实验室检查　多数病人血白细胞总数及中性粒细胞比例增高。血清丙氨酸转移酶、碱性磷酸酶升高，约 1/2 的病人血清总胆红素升高，1/3 的病人血清淀粉酶升高。

2. 影像学检查

（1）**超声检查**　常为首选诊断方法，可显示胆囊增大，囊壁增厚 >4mm（正常胆囊壁 <2mm）甚至有"双边"征，部分病人可探及胆囊内结石影像。

（2）**CT、MRI 及 ^{99m}Tc – EHIDA 检查**　均能提高胆囊炎诊断率。

【诊断及鉴别诊断】

1. 诊断要点　①曾有胆囊疾病的表现，常在饱餐、进食油腻食物后或在夜间发病；②右上腹剧烈绞痛，可向右肩部、右肩胛部和背部放射；Murphy 征阳性等。③血常规检查有白细胞总数及中性粒细胞比例增高，超声检查可协助诊断。

2. 鉴别诊断　急性胆囊炎需与急性胰腺炎、高位阑尾炎、病毒性肝炎、原发性肝癌破裂等鉴别。

【治疗】急性结石性胆囊炎最终需采用手术治疗，原则上应争取择期手术。

1. 非手术治疗　大多数病人经非手术治疗后，病情能够控制，待以后行择期手术。

（1）**适应证**　①发病时间短，无全身中毒症状，局部体征轻者；②发病时间超过72 小时，症状开始减轻，体征逐渐局限者。

（2）**治疗方法**　既可用于治疗，又可作为术前准备。①禁食或进流质，必要时行胃肠减压；②使用维生素 K、解痉止痛药物如阿托品、消旋山莨菪碱等，但不宜单独使用吗啡止痛药；③输液、纠正水、电解质及酸碱失衡，加强全身支持疗法；④选用对革兰阴、阳性细菌及厌氧菌均有作用的广谱抗生素或联合用药；⑤中药治疗，可用柴胡汤（柴胡、黄芩、半夏、木香、郁金、生大黄）加减。

2. 手术治疗　对于年老体弱的高危病人，应争取在病人情况处于最佳状态时行择期手术，以求安全、简单、有效。

（1）**适应证**　①发病在 48～72 小时以内者；②经非手术治疗无效且病情恶化者；③有胆囊穿孔、弥漫性腹膜炎、急性化脓性胆管炎、急性坏死性胰腺炎等并发症者。

（2）手术方法 ①胆囊切除术：首选腹腔镜胆囊切除术，其他还有传统的开腹手术；②部分胆囊切除术：如估计游离胆囊困难或出血者，可保留胆囊床部分胆囊壁，用物理或化学方法破坏该处的黏膜，胆囊其余部分切除；③胆囊造口术：对高危病人或解剖关系不清者，应选用胆囊造口术作为减压引流，3 个月后病情稳定后再行胆囊切除；④超声或 CT 引导下经皮经肝胆囊穿刺引流术（PTGD）：适用于病情危重又不宜手术的化脓性胆囊炎病人。

二、急性梗阻性化脓性胆管炎

急性梗阻性化脓性胆管炎（AOSC），又称急性重症胆管炎（ACST），是由细菌感染引起的胆道系统的急性炎症，男女发病率接近，青壮年多见。大多数病人有胆道疾病发作史和胆道手术史。本病发病急骤，病情危重，常伴中毒性休克。

【病因】急性梗阻性化脓性胆管炎是急性胆管梗阻和严重的胆道感染所致，是胆道感染疾病中的严重类型。

1. 急性胆管梗阻 在我国，肝内外胆管结石是最常见的梗阻因素，其次为胆道寄生虫和胆管狭窄。在国外，恶性肿瘤、胆道良性病变、原发性硬化性胆管炎等也较常见。近年来，胆肠吻合口狭窄，经 T 管造影或 PTC 术后亦可引起。

2. 严重的胆道感染 致病菌主要为革兰阴性杆菌和厌氧菌，其中以大肠埃希菌、克雷白菌最常见。细菌入侵途径，大都为胆道逆行感染，亦可经血行、淋巴入侵。

【病理】胆管完全性梗阻和胆管内化脓性感染是本病的病理改变基础。梗阻部位可在肝外和（或）肝内胆管。梗阻可致细菌进入血液循环，引起全身化脓性感染，大量的细菌产生毒素常并发败血症、胆源性肝脓肿、感染性休克及多器官功能不全综合征（MODS）。

【临床表现】

1. Reynolds 五联征 AOSC 的典型表现除具备一般胆道感染的 Charcot 三联征（腹痛、寒战高热、黄疸）外，还可出现休克、中枢神经系统受抑制表现，如嗜睡、昏睡、神志淡漠、昏迷、全身发绀、低血压性休克，并发多器官功能不全综合征，严重者可在短期内死亡。

2. AOSC 分级标准 ①Ⅰ级：单纯急性梗阻性化脓性胆管炎，其病变多为局限性，临床表现以毒血症为主，没有并发休克症状；②Ⅱ级：并发感染性休克症状，败血症、脓毒败血症的发生率明显升高；③Ⅲ级：伴有胆源性肝脓肿，并发顽固性败血症、脓毒败血症，或者休克等临床症状，内环境紊乱，并且较难对其进行处理；④Ⅳ级：严重的感染，以及多器官衰竭。

【辅助检查】

1. 实验室检查 血白细胞计数明显升高，可达 $20 \times 10^9/L$ 以上，中性粒细胞升高，胞内可出现中毒颗粒。血小板计数降低，最低可达 $(10 \sim 20) \times 10^9/L$，表示预后严重；凝血酶原时间延长，肝功能有不同程度损害。动脉血气分析有 PaO_2 下降、血氧饱和度降低。病人血培养有细菌生长。尿中常有蛋白及管型，尿胆红素试验阳性。

2. 影像学检查　超声检查最为实用，对诊断胆道梗阻部位和病变的性质及肝内外胆管扩张情况均有帮助。如病人情况允许，必要时可行 CT、MRCP 等检查。

【诊断及鉴别诊断】

1. 诊断要点　①病人有胆道疾病发作史和胆道手术史；②有 Reynolds 五联征表现；③有上述实验室及影像学检查的阳性结果。

对于不具备典型五联征者，当其体温持续在 39℃ 以上、脉搏 >120 次/分、白细胞 >20×10^9/L、血小板降低时，即应考虑急性梗阻性化脓性胆管炎。

2. 鉴别诊断　AOSC 需与重症肝炎、钩端螺旋体病等鉴别。

【治疗】治疗原则是紧急手术解除胆道梗阻并引流，及早而有效地降低胆管内压力。临床经验证实，只有解除胆管梗阻才能控制胆道感染，制止病情进展。对病情较轻者也可选用非手术疗法，病情缓解后择期手术治疗。

1. 非手术治疗　既是治疗手段，又可作为术前准备。非手术时间一般应控制在 6 小时以内。如病情严重或治疗后病情继续恶化者，应紧急手术治疗。

（1）积极抗休克　如改善通气功能、迅速补充血容量、应用血管活性药物、纠正酸中毒、保护重要脏器、使用肾上腺皮质激素等措施。

（2）联合应用抗生素　一般需用两种以上抗生素联合应用，如第二代头孢菌素或第三代头孢菌素加甲硝唑。根据治疗效果并结合血、胆汁细菌培养及药物敏感试验结果，决定是否更换抗生素。

（3）全身支持治疗　如纠正体液失衡、解痉、止痛、静脉补充维生素 K、C 等。

2. 手术治疗　胆管迅速减压是挽救急性梗阻性化脓性胆管炎病人的最主要方法，手术应力求简单、有效、迅速。

（1）胆总管切开减压、T 管引流术　紧急减压后有望迅速缓解病情，但对于位置较高的肝内胆管梗阻，效果往往不佳。

（2）经皮肝穿胆管引流术（PTCD）　此手术操作简单，能及时减压，对较高位胆管梗阻或非结石性阻塞效果较好，但要注意引流管勿脱落或被结石堵塞，且注意凝血功能。

（3）经内镜鼻胆管引流术（ENBD）　此手术创伤小，能有效减低胆道内压，并能根据需要持续放置 2 周或更长时间；但对于高位胆管梗阻的引流效果不佳。

第九节　胆道蛔虫病

胆道蛔虫病指原来寄生在空回肠的蛔虫经十二指肠逆行钻入胆道，引起一系列临床症状。本病发生与卫生习惯及卫生条件等均有关系。

【病因】

1. 蛔虫寄生环境的改变　蛔虫常寄生于人体小肠中下段内，有喜碱恶酸和钻孔癖性。当寄生环境发生改变时，如高热、妊娠、腹泻、饥饿、胃酸降低、驱虫不当、手术刺激等可激惹蛔虫上窜，故易钻入胆道。

2. 胆道口括约肌舒缩功能失调　胆道口括约肌因炎症、结石、功能失常而处于松弛状态，更有利于蛔虫钻入。

【病理】　蛔虫钻入胆道后，刺激胆管（尤其嵌顿于十二指肠乳头部），引起 Oddi 括约肌强烈痉挛收缩，引起胆绞痛；损伤胆道黏膜引起胆道出血；堵塞胰管开口引起急性胰腺炎。同时，还把肠道细菌带入胆道内，可引起胆管炎、胆囊炎、肝脓肿等。后期蛔虫大多死在胆道内，其残尸碎片、虫卵将成为结石形成的核心。蛔虫还可经胆囊管钻入胆囊（称胆囊蛔虫病），引起胆囊穿孔。

【临床表现】

1. 症状　阵发性腹痛为最主要的症状，多位于剑突下偏右方，突发而又突止。发作时腹痛剧烈，呈钻顶样绞痛，可向右肩背部放射，疼痛难以忍受，但间歇期平息如常。疼痛时伴有恶心、呕吐，有时呕吐物中可含胆汁或吐出蛔虫。早期无明显发热，当合并胆道感染时，可以发热。因蛔虫所致胆管梗阻多不完全，故黄疸少见或较轻。

2. 体征　剑突下方偏右有轻压痛。间歇期往往无压痛，无腹肌紧张。若并发胆道感染、胰腺炎、肝脓肿等，则会出现相应体征。

【辅助检查】

1. 实验室检查　血白细胞计数稍升高，嗜酸性粒细胞增高。大便中多能找到蛔虫卵。

2. 影像学检查　超声检查是本病的首选检查方法，可显示胆总管内有平行强光带，偶可见蛔虫在胆管内蠕动，有确诊价值；若是有条件的医院，结合腹部 CT、MRI、MRCP、ERCP 检查更有其特殊的优势。

【诊断及鉴别诊断】

1. 诊断要点　①有能使蛔虫寄生环境改变的病史，如高热、饮食不节、胃酸降低、驱虫不当、手术刺激等。②上腹部阵发性绞痛且可突然缓解，间歇期如常人；剑突下偏右方轻压痛"病症不符"的特点。③超声检查、MRI、MRCP 和 ERCP 检查结果可帮助确诊。

2. 鉴别诊断　本病需与急性胆囊炎、胆石病及急性胰腺炎相鉴别。

【治疗】　本病的治疗原则是解痉、镇痛、利胆、驱虫、控制感染和纠正水、电解质失衡。绝大多数胆道蛔虫病经非手术疗法治愈，仅少数伴有严重并发症者需手术治疗。

1. 非手术疗法

（1）**解痉止痛**　应用阿司匹林、阿托品、消旋山莨菪碱、维生素 K_1 和鲁米那等药，必要时肌肉注射哌替啶。另外针刺疗法取穴上脘、足三里、太冲、肝俞、内关等，也有解痉止痛作用。

（2）**利胆驱虫**　发作时可口服 33% 硫酸镁、乌梅丸、食醋等。经胃管注入氧气也有驱虫和镇痛作用。驱虫最好在症状缓解期进行，可选用驱虫净、左旋咪唑、驱蛔灵（哌嗪）等方法，直至粪便虫卵转阴。如症状缓解后超声检查发现胆管内有虫体残骸时，应继续服用消炎利胆药 2 周，以排出胆管内的蛔虫残骸及虫卵，预防结石形成。

（3）**防治感染** 选用氨苄西林、头孢呋辛、甲硝唑等。

（4）**ERCP取虫** 如发现蛔虫有部分在胆管外，可用取石钳将虫体取出。

2. 手术治疗

（1）**手术指征** ①经积极治疗3～5天以上，症状无缓解或反而加重者；②胆管内蛔虫较多，难用非手术疗法治愈，或蛔虫与结石并存者；③胆囊蛔虫病；④合并严重并发症，如急性重症胆管炎、急性坏死性胰腺炎、肝脓肿、胆汁性腹膜炎等。

（2）**手术方式** 可根据病人情况选用适当术式。传统的开腹手术创伤较大、恢复较慢、并发症较多，近年来已逐渐被腹腔镜技术及内镜技术所主导的微创手术取代。当然，胆道探查术仍是胆道蛔虫病治疗不可或缺的手段，对于保守治疗及腹腔镜技术及内镜技术取蛔虫均失败的病人而言，手术治疗仍是胆道蛔虫病治疗最后的手段。

第十节 上尿路结石

泌尿系结石是泌尿外科常见疾病，主要有输尿管结石、肾结石、膀胱结石和尿道结石。其中上尿路结石是指肾结石和输尿管结石，而膀胱结石和尿道结石则属于下尿路结石。上尿路结石发病一般为单侧，多见于青壮年，男性多于女性。主要成分为草酸钙结石，主要症状是下腹部疼痛以及活动性血尿。因结石可引起尿路梗阻及感染，最后导致肾实质破坏、萎缩、肾功能严重损害。所以在接诊上尿路结石病人后，应对其实施合理的取石治疗。

知识链接

膀胱结石有何表现

膀胱结石的主要症状：①尿流中断；②尿痛；③膀胱刺激征；④血尿。

【病因】

1. 流行病学因素 包括年龄、性别、种族、职业、地理环境、水分摄入、饮食和营养及疾病等多种因素。如上尿路结石多发于25～40岁之间；有色人种比白人患尿石症的少；山区、沙漠、饮水少、高温环境长期工作等发病率较高；大量摄入动物蛋白、精制糖可增加上尿路结石形成的危险；代谢紊乱如甲状旁腺功能亢进、高尿酸尿症，以及尿路梗阻和感染等亦为结石形成的因素；先天性疾病如多囊肾、蹄铁形肾也与尿石形成密切相关。

2. 尿液因素

（1）**尿结石成分及特性** 草酸钙结石最常见，磷酸盐、尿酸盐、碳酸盐次之，胱氨酸结石罕见。通常尿结石是多种盐类混合形成。草酸钙结石形成病因不明，平片易显影；磷酸钙、磷酸镁铵结石与尿路感染和梗阻有关，尿路平片可见多层现象；尿酸结石与尿酸代谢异常有关，纯尿酸结石平片不显影；胱氨酸结石是罕见的家族性遗传性疾病所致，平片也不显影。

（2）**形成结石的物质排出过多**　如尿液中钙、草酸、尿酸排出量增加；长期卧床、甲状旁腺功能亢进、特发性高尿钙症等，可使尿钙排出增加；痛风、慢性腹泻及噻嗪类利尿剂等，均使尿酸排出增加；内源性合成草酸增加或肠道吸收草酸增加，可引起高草酸尿症。

（3）**尿 pH 改变**　尿酸结石和胱氨酸结石在酸性尿中形成。磷酸镁铵及磷酸钙结石在碱性尿中形成。

（4）**尿量减少**　使盐类和有机物质的浓度增高。

（5）**尿中抑制晶体形成和聚集的物质减少**　如枸橼酸、焦磷酸盐、酸性黏多糖、镁等。

（6）**尿路感染**　尿路感染时尿基质增加，使晶体黏附，形成结石。

3. 泌尿系解剖结构异常　尿路任何部位的狭窄、梗阻、憩室都可使尿液滞留，导致晶体或基质在该部位沉积，继发感染后形成结石。

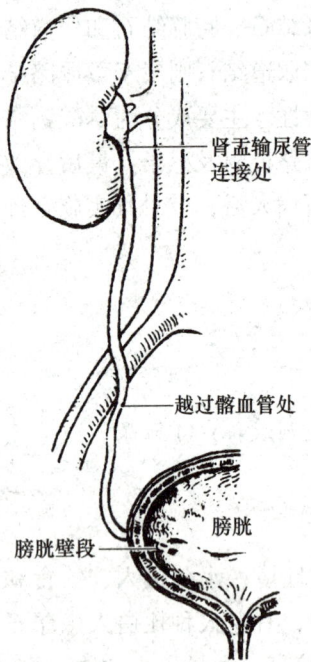

【病理生理】尿路结石在肾和膀胱内形成。结石进入输尿管时，常停留或嵌顿于 3 个生理狭窄处，即肾盂输尿管连接处、输尿管跨过髂血管处及输尿管膀胱壁段（图 8-8），其中以输尿管下 1/3 处最多见。上尿路结石所致之病理生理改变，与结石部位、大小、数目、继发炎症和梗阻程度等因素有关。结石在肾内逐渐增大，充满肾盂及部分肾盏或全部肾盏，形成鹿角形结石。结石形成后可引起泌尿系统直接损伤、梗阻、感染，甚至可能引起局部组织恶变。

【临床表现】肾、输尿管结石的主要临床表现是与活动有关的疼痛和血尿。其程度与结石部位、大小、活动与否及有无并发症及程度等因素有关。

1. 疼痛　肾结石可引起肾区疼痛伴肋脊角叩击痛。

（1）**疼痛程度**　结石大小与症状轻重不成比例。如肾盂内大结石及肾盏结石可无明显临床症状，仅表现为腰部酸胀不适，或在身体活动增加时有隐痛或钝痛；而小结石若引起肾盂输尿管连接处或输尿管完全性梗阻时可引起肾

图 8-8　输尿管生理狭窄

绞痛，疼痛剧烈，难以忍受，并有大汗、恶心、呕吐。

（2）**疼痛部位**　若结石引起肾盏颈部梗阻，或肾盂结石移动不大时，可引起上腹部或腰部钝痛。

（3）**疼痛放射**　肾盂输尿管连接处或上段输尿管梗阻时，疼痛可沿输尿管放射至同侧睾丸或阴唇和大腿内侧；当输尿管中段梗阻时，疼痛放射至中下腹部，右侧极易与急性阑尾炎混淆；结石位于输尿管膀胱壁段或输尿管口，常伴有膀胱刺激征及尿道和阴茎头部放射痛。

2. 血尿　若肾结石，则血尿常伴随疼痛出现，且多为镜下血尿；若为输尿管结石，常伴有肉眼血尿或镜下大量的红细胞，有时活动后镜下血尿是上尿路结石的唯一临床表现。如果结石引起尿路完全性梗阻或固定不动（如肾盏小结石），则可能没有血尿。

3. 其他　结石继发急性肾盂肾炎或肾积脓时，可有发热、畏寒、寒战等全身症状。结石所致肾积水时，可扪及增大的肾。双侧上尿路结石引起双侧完全性梗阻或独肾上尿路结石完全性梗阻时，可导致无尿。

【辅助检查】

1. 实验室检查

（1）**尿常规检查**　可有镜下血尿或肉眼血尿，伴感染时有脓尿，有时可发现晶体尿。

（2）**尿细菌培养**　尿结石合并尿路感染时培养呈阳性

（3）**血钙、磷、肌酐和尿酸测定**　当怀疑病人与代谢状态有关时，可做上述检查，必要时做负荷试验。

（4）**结石成分分析**　结石分析是确定结石性质的方法，也是制订结石预防措施和选用溶石疗法的重要依据。分析方法包括物理方法和化学方法两种，物理方法比化学方法精确，常用的物理分析法是红外光谱法等。

2. 影像学检查

（1）**超声检查**　超声检查对病人无害，应作为诊断上尿路结石的首选影像学检查方法，尤其适用于造影剂过敏、孕妇、无尿或肾功能不全者。

（2）**X 线检查**　目前医院诊断上尿路结石的主要依据，可以明确结石的具体情况及对肾脏造成的影响。①泌尿系平片：95% 以上结石能在平片中发现。根据结石的形状和显影程度可估计结石的成分，一般来说含钙越高，显影愈浓，各种结石在 X 线片显影程度由深至淡的顺序为草酸钙、磷酸钙、磷酸镁铵、胱氨酸、含钙尿酸盐，但大多数结石是混合性结石，侧位片显示上尿路结石位于椎体前缘之后（图 8-9），腹腔内钙化阴影位于椎体之前。②静脉尿路造影：可以了解结石在肾脏的位置，评价结石所致之肾结构和功能改变，有无引起结石的局部因素，造影不显影者可逆行肾盂造影。③逆行或经肾穿刺造影：属于有创检查，很少应用于初始诊断阶段，往往在其他方法不能确定结石的部位或结石以下尿路系统病情不明时被采用。④CT 检查：很少作为结石病人的首选诊断方法，能发现以上检查不能显示的或较小的输尿中、下段结石。有助于鉴别不透光的结石、肿瘤、凝血块等，以及了解有无肾畸形。

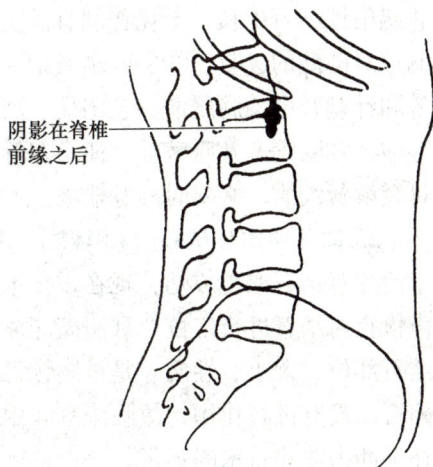

阴影在脊椎前缘之后

图 8-9　肾结石 X 线侧位平片

（3）**磁共振水成像（MRU）**　MRU 能了解结石梗阻后肾输尿管积水的情况，而且不需要造影剂即可获得与静脉尿路造影相似的影像，不受肾功能改变的影响。因此，对于不适合做静脉尿路造影的病人（如造影剂过敏、严重肾功能损害、儿童和孕妇等）可考虑采用。

（4）**内镜检查**　包括肾镜检查、输尿管镜检查和膀胱镜检查。通常在泌尿系平片未显示结石，排泄性尿路造影有充盈缺损而不能确诊时，借助于内镜可以明确诊断和进行治疗。

【诊断及鉴别诊断】

1. 诊断要点　①询问发病年龄、疼痛部位、性质、有无放射、是否伴随血尿；了解病人饮食习惯、生活环境、职业；了解有无痛风等代谢性疾病史，有无过量摄入钙、草酸和蛋白质等。②病人有与活动有关的腰腹部绞痛及血尿等。③尿常规检查可见镜下血尿；超声检查、泌尿系平片等可发现结石影。

2. 鉴别诊断　上尿路结石应与胆囊炎、胆石症、急性阑尾炎鉴别。

【治疗】根据结石的大小、数目、位置、肾功能和全身情况，有无确定病因，有无代谢异常，有无梗阻和感染及其程度确定有效治疗方案。

1. 非手术治疗　结石直径小于0.6cm，表面光滑，无尿路梗阻，无感染，纯尿酸结石及胱氨酸结石，可采用非手术治疗。直径小于0.4cm，光滑的结石，90%能自行排出。

（1）**一般措施**　①大量饮水：保持每天尿量在2000mL以上。②饮食调节：限制含钙、草酸成分丰富的食物，牛奶、奶制品、豆制品、巧克力等含钙量高，浓茶、番茄、菠菜、芦笋等含草酸量高，应控制食用。避免高动物蛋白、高糖和高脂肪饮食。尿酸结石不宜服用高嘌呤食物和动物内脏。

（2）**药物治疗**　①根据细菌培养及药物敏感试验选用抗菌药物，用以控制感染。②口服枸橼酸氢钾钠、碳酸氢钠等，利于尿酸和胱氨酸结石的溶解和消失；氯化铵能防止感染性结石生长，卡托普利有预防胱氨酸结石形成的作用，应用氢氧化铝凝胶可限制肠道对磷酸的吸收。③中药金钱草、石韦、滑石、车前子、鸡内金、木通、瞿麦、萹蓄等和针刺肾俞、膀胱俞、三阴交、阿是穴等均有促进结石排出的作用。④发作时用双氯芬酸、吲哚美辛及哌替啶、曲马多等以止痛，或应用钙通道阻滞剂、消炎痛、黄体酮等可缓解肾绞痛，必要时静脉输液。

2. 体外冲击波碎石（ESWL）　ESWL技术于1980年2月由德国Chaussy教授等用于治疗肾结石取得成功，现在该技术已经广泛应用到泌尿系结石的治疗。通过X线或超声检查对结石进行定位，利用高能冲击波聚焦后作用于结石，使结石裂解。碎石效果与结石部位、大小、性质、是否嵌顿等因素有关。需要注意的是，体外冲击波碎石术只有碎石而没有排石作用，故临床有联用盐酸特拉唑嗪以舒张输尿管平滑肌的治疗方法，弥补了冲击波碎石术的不足。

根据美国泌尿外科学会（AUA）结石治疗指南，直径<5mm的结石98%可自行排出。我国泌尿外科学会（CUA）、欧洲泌尿外科学会（EUA）及AUA的指南均认为ESWL是治疗直径≤2cm肾结石、直径≤1cm输尿管结石的首选治疗方法。

(1) 适应证 适用于肾、输尿管上段结石，而输尿管下段结石治疗的成功率比输尿管镜取石低。

(2) 禁忌证 结石远端尿路梗阻、妊娠、出血性疾病、严重心脑血管疾病、安置心脏起搏器者、血肌酐 ≥265μmol/L、急性尿路感染、育龄妇女输尿管下段结石等。

(3) 并发症 ①肉眼血尿：碎石后多数病人出现，呈暂时性，一般无须处理；②肾周围血肿：虽属少见，但应十分重视，碎石排出过程中出现，可引起肾绞痛。③石街：若碎石过多地积聚于输尿管内，可引起"石街"，出现腰痛或不适，有时合并继发感染。

(4) 碎石次数及间隔时间 同一部位 1 个疗程一般不超过 3~5 次，间隔时间 10~14 天。

3. 手术治疗 随着腔内泌尿外科及 ESWL 的快速发展，绝大多数上尿路结石不再需要开放手术。手术前必须行静脉尿路造影，了解双肾功能，有感染时先行抗感染治疗。输尿管结石手术前需再次摄腹部平片做最后定位。有原发梗阻因素存在时，应同时予以纠正。

(1) 非开放手术治疗 ①经皮肾镜取石或碎石术（PCNL）：适用于大于 2cm 的肾盂结石及肾下盏结石。对结石远端尿路梗阻、质硬之结石、残余结石、有活跃性代谢疾病及需再手术者尤为适宜。凝血机制障碍、对造影剂过敏、过于肥胖穿刺针不能达到肾或脊柱畸形者不宜采用此法。②输尿管镜取石或碎石术：适用于中、下段输尿管结石，泌尿系平片不显影结石，因肥胖、结石硬、停留时间长而用 ESWL 困难者，亦用于 ESWL 治疗所致的"石街"。下尿路梗阻，输尿管细小、狭窄或严重扭曲等不宜采用此法。③腹腔镜输尿管取石术：适用于输尿管结石大于 2cm，原来考虑开放手术，或经 ESWL、输尿管镜手术治疗失败者。

(2) 开放手术治疗 由于 ESWL 及内镜技术的普遍开展，现在上尿路结石大多不再选用开放手术。手术方式包括：①肾盂切开取石术：适用于结石大于 1cm，或合并梗阻、感染的结石；②肾实质切开取石术：适用于肾盏结石，尤其是肾盂切开不易取出或多发性肾盏结石；③肾部分切除术：适用于结石在肾一极或结石所在肾盏有明显扩张、实质萎缩和有明显复发因素者；④肾切除术：因结石导致肾结构严重破坏，功能丧失或合并肾积脓，而对侧肾功能良好，可将患肾切除；⑤输尿管切开取石术：适用于嵌顿较久或其他的方法治疗无效的结石，根据结石部位选择手术入路。

(3) 双侧上尿路结石的手术治疗原则 ①双侧输尿管结石：先处理梗阻严重侧，条件许可时可同时行双侧输尿管取石。②一侧肾结石对侧输尿管结石：先处理输尿管结石。③双侧肾结石：根据结石情况及肾功能决定，原则上应尽可能保留肾，一般先处理易于取出和安全的一侧；若肾功能损害严重，全身情况差，宜先行经皮肾造瘘，情况改善后再处理结石。④孤立肾上尿路结石或双侧上尿路结石：当出现急性完全性梗阻无尿时，在明确诊断后，若全身情况允许，应及时施行手术；若不能耐受手术，可先行输尿管插管引流，待病情好转后再选择适当的治疗方法。

复习思考题

1. 名词解释：外科急腹症　Charcot 三联征　单纯性肠梗阻　残胃癌
2. 简述急性阑尾炎的诊断。
3. 简述肠梗阻基础疗法的内涵。
4. 阐述胃十二指肠溃疡急性穿孔的诊治。

第九章　门静脉高压症

1. 门静脉高压症的概念。
2. 门静脉高压症的临床表现。

门静脉高压症是一组由门静脉压力持久增高而超过 2.35kPa（24cmH$_2$O）引起的症候群，有脾大、脾功能亢进、食管胃底静脉曲张破裂出血、腹水等表现。门静脉压力正常为 1.27～2.35kpa（13～24cmH$_2$O），平均 1.76kpa（18cmH$_2$O）。本病多见于中年男性，病情发展缓慢。

【病因】门静脉高压病因各异，发病原因未完全阐明，门静脉血流受阻是其发病的根本原因，并非唯一原因。临床发病大多数由肝炎后肝硬化引起，其次是血吸虫性肝硬化和酒精性肝硬化，少数继发于门静脉主干或肝静脉梗阻，以及原因不明的其他因素。在我国，门静脉高压症病人中有 90% 以上系由肝硬化引起，而由病毒性肝炎导致的肝硬化居于首位，约占 68%。

【临床表现】

1. 脾大　充血性脾大常是临床最早发现的体征，脾脏的大小、活动度、质地与病程病因相关，如大结节性肝硬化者比小结节性肝硬化者脾大明显，血吸虫性肝硬化比酒精性肝硬化者脾大更为突出。其次，由于脾功能亢进所致的白细胞计数减少、增生性贫血和血小板减低，病人易并发贫血、发热、感染及出血倾向。

2. 交通支扩张　交通支的建立和开放是门静脉高压的独特表现，是诊断门静脉高压症的重要依据。

（1）**出血**　出血是曲张静脉破裂后引起的。如食管胃底静脉破裂，引起呕血；直肠下端、肛管交通支静脉破裂，可引起便血。

（2）**腹壁和脐周静脉曲张**　在脐周腹壁静脉曲张显著者称"水母头征"。

3. 腹水　肝硬化晚期出现门静脉高压时，常伴腹水。腹水量少时仅有轻度腹胀感，多时可出现腹胀、食欲不振、尿少，甚至因过度腹胀引起腹部疼痛、呼吸困难、心功能障碍及活动受限等。查体发现：直立时下腹部饱满，仰卧位时呈蛙状腹，触诊有波动感，叩诊有移动性浊音等。

4. 并发症

（1）门静脉高压性胃病 因门静脉高压致使胃黏膜微循环发生障碍，胃黏膜防御屏障发生破坏而形成的非炎症性非特异性病变。病人常有不思饮食、腹胀和嗳气，上腹部不适或疼痛等症状。

（2）肝性脑病 因胃肠道出血、感染、过量摄入蛋白质、镇静药、利尿剂等而诱发。因肝细胞功能严重受损，致使有毒物质（如氨、硫醇和 γ – 氨基丁酸等）不能代谢与解毒而直接进入体循环，从而对脑产生毒性作用并出现神经精神综合征，称之肝性脑病或门体性脑病。

【辅助检查】

1. 实验室检查

（1）血常规检查 脾功能亢进时，血细胞计数减少，以白细胞计数降至 $3 \times 10^9/L$ 以下和血小板计数降至（$70 \sim 80$）$\times 10^9/L$ 以下最为明显。

（2）肝功能检查 多表现为血浆白蛋白降低而球蛋白增高，白、球蛋白比例倒置。

2. 影像学检查

（1）腹部超声检查 能显示腹水、肝密度及质地异常、门静脉扩张。多普勒超声可以显示血管开放情况，测定血流量，门静脉高压症时门静脉内径 $\geqslant 1.3cm$（门静脉正常管径 $1.0 \sim 1.2cm$）。

（2）X线钡餐检查 食管为钡剂充盈时，可显示曲张的食管黏膜呈虫蚀样或串珠样充盈缺损；排空时，曲张的静脉表现为蚯蚓样或串珠状负影，但这在内镜时更明显；胃底静脉曲张表现为病变处黏膜条状增粗，走行迂曲，也可表现为多发散在的结节及较大的分叶状肿块。

（3）血管造影 能了解肝动脉、肝静脉、门静脉和下腔静脉形态、分支及病变，确定静脉受阻部位及侧支回流情况，还可为手术方式提供材料。但因为有创伤而限制了其日常应用。

（4）计算机体层成像 多排 CT 血管成像及磁共振血管成像（CTA 及 MRA）可以清楚显示门静脉主干及属支扩张、门 – 体侧支等门静脉高压症表现，同时还可以了解门静脉扩张程度、侧支循环形成与否及部位与程度，因而可评价门静脉高压的严重程度。由于该检查是一种无痛苦的无创检查，可以进行多次复查随访，临床更容易被病人所接受。

3. 内镜检查 内镜检查是识别食管胃底静脉曲张的金标准。不仅能直视下判断静脉曲张的原因和部位，同时还能直视下急诊止血治疗。但内镜医师评价曲张静脉大小时有一定的主观性，而且病人较痛苦，依从性较差。

【诊断及鉴别诊断】

1. 诊断要点 ①多有肝炎、血吸虫病等病史；②有脾脏肿大、腹水、腹壁静脉曲张、呕血、便血等临床表现；③多普勒超声、多排 CT 血管成像及磁共振血管成像等检查可协助确诊。

2. 鉴别诊断

（1）消化性溃疡出血 尽管呕血与门脉高压症的出血具有相似性，但消化性溃疡具有规律性腹痛病史，应用奥美拉唑、法莫替丁等药物有效，纤维胃镜检查可以确诊。

（2）**慢性粒细胞性白血病** 尽管常以脾大为最显著的体征，有乏力、低热、多汗、体重减轻等症状，但典型的血象、骨髓象改变、细胞遗传学及分子生物学改变等检查结果易于与门静脉高压症鉴别。

知识链接

Child 分级标准

	A 级	B 级	C 级
血清胆红素（μmol/L）	34.2	34.2~51.3	>51.3
血浆白蛋白（g/L）	>35	30~35	<30
腹水	无	易控制	难控制
肝性脑病	无	轻	重、昏迷
营养状态	优	良	差

【**治疗**】外科治疗主要是预防和控制曲张静脉破裂出血，治疗应遵循早期、持续和终身治疗的原则。措施主要包括 3 个方面：药物和内镜治疗为第一线治疗；分流术和断流术为第二线治疗；终末期肝病行肝移植治疗。治疗过程中可结合病情采取药物治疗、内镜治疗、介入治疗和外科手术治疗等措施。若选择手术治疗，应正确掌握手术适应证和手术时机，强调有效、合理、安全。

1. 非手术治疗 适用于有黄疸、有大量腹水、肝功能严重受损的病人发生大出血，尤其是对肝功能储备 Child C 级的病人。

（1）**一般治疗** 门静脉高压病人病情稳定而无明显其他并发症时，可采取以针对病因或相关因素治疗为主的原则。如注意休息、饮食治疗、病因治疗、支持治疗、护肝治疗、退黄治疗等。

（2）**药物治疗** 包括应用血管收缩剂（血管加压素、特立加压素、生长抑素、非选择性 β 受体阻滞剂）或与血管舒张剂硝酸酯类联用。血管收缩剂的作用是通过收缩内脏血管和减少门静脉流入量而实现的：①血管加压素 20U，加入 5% 葡萄糖 200mL 内静滴，在 20~30 分钟内迅速滴完，必要时 4 小时后可重复应用；②三甘氨酰赖氨酸加压素（特立加压素）1~2mg 静滴，每 6 小时 1 次。

（3）**内镜治疗** 内镜治疗上消化道出血具有创伤小、操作简单、安全有效的优点。治疗方法包括内镜下硬化剂注射疗法（EIS）和内镜下曲张静脉套扎疗法（EVL）。目前 EVL 是控制食管曲张静脉急性出血的首选方法，但对于胃底曲张静脉破裂出血无效。

（4）**三腔管压迫止血** 三腔管压迫止血是传统的治疗食管胃底静脉曲张破裂出血的压迫止血法，通常用于对血管加压素或内镜治疗食管胃底静脉曲张破裂出血无效的病人。放置时间不宜持续超过 3~5 天，否则可使食管或胃底黏膜因受压太久而发生溃烂、坏死，甚至破裂。因此，每隔 12 小时应将气囊放空 10~20 分钟，如有出血再充气压迫。

（5）介入治疗　采用介入放射的方法，采取经颈静脉肝内门体静脉分流术（TIPS），具有微创、效果显著、可重复操作等优势，主要用于药物和内镜治疗无效、肝功能差的曲张静脉破裂出血的病人和用于等待行肝移植的病人。

2. 外科手术治疗　外科手术治疗的目的主要是考虑解决食管胃底静脉曲张引起的破裂出血，其次是要解决脾大及脾功能亢进。选择手术治疗时必须考虑到本病的发病原因、病理生理、血流动力、肝脏功能等诸多因素。对于没有黄疸、没有明显腹水的病人（Child A、B级）发生大出血，应迅速手术。手术治疗主要分为两类：一类是通过各种不同的分流手术降低门静脉的压力；另一类是阻断门奇静脉间的反常血流，达到止血目的。

（1）传统手术　①门体分流术：通过降低门静脉压力，制止食管胃底静脉曲张出血，分为非选择性分流、选择性分流两类。②断流术：即脾切除，同时手术阻断门奇静脉间的反常血流，以达到止血的目的，如食管下端横断术、胃底横断术、食管下端胃底切除术及贲门周围血管离断术等。

（2）腹腔镜治疗　开腹脾切除、食管胃底血管断流术是治疗门静脉高压症的典型术式。近年来，随着微创技术的发展，腹腔镜脾切除术越来越成熟并受到大家的重视。

3. 肝移植　肝移植是目前外科治疗终末期肝病并发门静脉高压食管胃底静脉曲张出血病人的理想方法，既替换了病肝，又使门静脉系统血流动力学恢复到正常。但存在着供肝短缺、终身服用免疫抑制剂的危险，且费用昂贵，不便临床推广。

复习思考题

1. 简述门静脉高压症的临床表现。
2. 简述门静脉高压症的辅助检查。
3. 简述门静脉高压症非手术治疗的方法。

第十章 腹 外 疝

学习要点

1. 疝、腹外疝、腹股沟斜疝、难复性疝、绞窄性疝的概念。
2. 腹外疝的临床表现。
3. 腹股沟斜疝的治疗原则。

第一节 概 论

体内某个脏器或组织离开其正常解剖部位，通过先天或后天形成的薄弱点、缺损或孔隙进入另一部位，即称为疝。疝有腹外疝与腹内疝之分，而以腹外疝多见。腹腔内脏或组织连同腹膜壁层，经腹壁薄弱点和孔隙，向体表突出而形成局部肿块，称为腹外疝，如腹股沟斜疝；腹内脏器或组织进入腹腔内的间隙囊内而形成的称为腹内疝，如网膜孔疝。

【病因】腹壁强度降低和腹内压增加是腹外疝发生的两大基本因素。

1. 腹壁强度降低 ①解剖结构因素：如精索或子宫圆韧带穿过腹股沟管、股动静脉穿过股管、脐血管穿过脐环、腹白线发育不全等。②后天获得性原因：如腹部手术切口愈合不良、腹壁外伤、腹壁神经损伤、肥胖者过多的脂肪浸润、老年人肌萎缩及胶原代谢异常等。其中解剖结构因素是腹外疝发生的主要原因。

2. 腹内压力增加 慢性咳嗽、慢性便秘、晚期妊娠、腹水、排尿困难、婴儿啼哭、举重及腹内肿瘤等也可诱发腹外疝。若腹壁强度正常，即使有腹内压增高，也不致发生疝。

【病理解剖】典型的腹外疝由疝环、疝囊、疝内容物和疝外被盖4个部分组成。

1. 疝环 即腹壁薄弱和缺损处，是疝内容物向体表突出的门户，又称疝门。腹股沟斜疝的疝环即为腹股沟管深环。

2. 疝囊 疝囊是壁层腹膜的憩室样突出部，由疝囊颈和疝囊体组成。疝囊颈是疝囊比较狭窄的部分，是疝囊与腹腔间的通道。

3. 疝内容物 疝内容物是进入疝囊的腹内脏器或组织。最常见的是小肠，其次是大网膜，其他少见的是盲肠、阑尾、乙状结肠、横结肠、膀胱等。

4. 疝外被盖 疝囊以外的腹壁各层组织，通常由筋膜、肌肉、皮下组织和皮肤组成。

【临床类型】

1. 易复性疝 疝内容物很容易回纳入腹腔的，称为易复性疝。病人除发现局部疝块外，可有轻度胀痛，并在疝块回纳后症状、体征消失。

2. 难复性疝 疝内容物不能或只能部分回纳入腹腔者，称难复性疝。与易复性疝一样，难复性疝的内容物并无血运障碍，也无严重的临床症状。疝内容物因反复突出，常致疝囊颈受摩擦损伤而产生粘连，导致疝内容物不易回纳，这种疝的内容物多是大网膜。

3. 嵌顿性疝 腹内压突然增高时，疝内容物可强行扩张囊颈而进入疝囊，随后因囊颈的弹性收缩又将疝内容物卡住而不能回纳入腹腔，称嵌顿性疝。若疝内容物为肠管，因静脉回流受阻，易导致肠壁淤血和水肿，进而肠壁颜色由正常的淡红转为深红，囊内淡黄色渗液积聚。肠管嵌顿时可扪及肠系膜内动脉的搏动，如嵌顿能及时解除，病变肠管可恢复正常。

4. 绞窄性疝 肠管嵌顿如不能及时解除，肠壁及其系膜即可因持续受压缺血，最终完全中断血供，称为绞窄性疝。此时肠系膜动脉搏动消失，肠壁逐渐失去光泽、弹性和蠕动能力，终于坏死变黑。儿童疝环组织一般比较柔软，疝嵌顿后很少发生绞窄。

第二节 腹股沟斜疝

腹股沟疝是指腹腔内脏器通过腹股沟区的缺损向体表突出所形成的疝，是各种疝中最常见的类型。疝囊从腹股沟管深环（内环）突出，进入腹股沟管，再穿出腹股沟管浅环（皮下环），到达阴囊内或大阴唇，称为腹股沟斜疝；若疝囊经腹壁下动脉内侧的直疝三角直接由后向前突出，不经过内环，也不进入阴囊，则为腹股沟直疝。

斜疝是最常见的腹外疝，发病率占腹外疝总数的 75% ~ 90%，或占腹股沟疝的 85% ~ 95%。腹股沟斜疝男性多于女性，男女发病率之比约为 15：1，右侧发病多于左侧。

【解剖概要】腹股沟区为一个三角区，内侧为腹直肌外缘，上界为髂前上棘至腹直肌外缘的水平线，下界为腹股沟韧带，此处是腹前壁的薄弱点，疝的好发部位。

1. 腹外斜肌 在腹股沟区域内，腹外斜肌移行成为腱膜，在髂前上棘至耻骨结节间向后反折形成腹股沟韧带；韧带内侧端一小部分又向后、向下转折形成陷窝韧带，附着于耻骨梳上，其游离缘组成股环的内界。陷窝韧带向外侧延续，附着于耻骨梳上的韧带，称耻骨梳韧带。腹外斜肌腱膜的纤维在耻骨结节外上方形成一个三角形裂隙，即腹股沟浅环（外环或皮下环）。正常人的外环能容纳一小指尖，内有精索或子宫圆韧带通过。

2. 腹内斜肌和腹横肌 在此区分别起于腹股沟韧带的外侧 1/2、1/3 处，越过精索至精索上内侧，其下缘如弓状在腹直肌外缘互相融合成联合肌腱，然后绕至精索后方，至于耻骨嵴。此二肌下缘部分肌纤维沿精索的内、外缘向下行，成为提睾肌，腹股沟斜疝手术时，常需切开以显露疝囊。

3. 腹横筋膜 位于腹横肌深面。腹横筋膜与包裹腹横肌和腹内斜肌的筋膜在弓状下缘融合，形成弓状腱膜结构，称为腹横肌腱膜弓；腹横筋膜至腹股沟韧带向后的游离缘加厚形成髂耻束。腹横肌腱膜弓和髂耻束在腹腔镜疝修补术中非常重要。腹横筋膜在腹股沟韧带中点上方 2cm、腹壁下动脉外侧处，男性精索和女性子宫圆韧带穿过腹横筋膜而造成一个卵圆形裂隙，即深环（内环或腹环）。腹横筋膜与腹膜间有大量的腹膜外脂肪组织。

4. 腹股沟区神经 髂腹下神经、髂腹股沟神经、生殖股神经是腹股沟疝修补术时应避免损伤的主要神经。髂腹下神经和髂腹股沟神经均在腹股沟管上方 2～2.5cm 处。髂腹下神经分布于耻骨上区；髂腹股沟神经位于髂腹下神经的下方，分布于阴囊（或大阴唇）前部，阴茎根部和大腿内侧的皮肤；生殖股神经分布于睾提肌、阴茎、阴囊肉膜及皮肤。在腹股沟疝手术时应注意保护上述神经，避免损伤。

5. 动脉 腹股沟三角区的主要动脉是腹壁下动脉，腹壁下动脉是直疝与斜疝的分界线。由腹壁下动脉、腹直肌外缘、腹股沟韧带三者构成的直疝三角（Hesselbach 三角或海氏三角）是直疝的好发部位。

6. 腹股沟管 腹股沟管位于腹股沟韧带的内上方，成人长 4～5cm，起自深环，向内、下、浅部斜行而终止于浅环，大体相当于腹内斜肌、腹横肌弓状下缘与腹股沟韧带之间的空隙，男性有精索通过，女性则有子宫圆韧带通过。腹股沟管前壁有皮肤、皮下组织和腹外斜肌腱膜，外侧 1/3 尚有腹内斜肌；后壁为腹横筋膜和腹膜，其内 1/3 尚有腹股沟镰；上壁为腹内斜肌、腹横肌的弓状下缘；下壁为腹股沟韧带和腔隙韧带。

【临床表现】 腹股沟区有一突出的肿块是腹股沟斜疝的基本特点。

1. 易复性斜疝 开始肿块较小，仅在站立、劳动、行走、咳嗽或婴儿啼哭时出现，多呈带蒂柄的梨形，并可降至阴囊或大阴唇，嘱病人平卧或用手向腹腔内回纳时疝块消失。回纳后，以手指通过阴囊皮肤伸入浅环，可感浅环扩大、腹壁软弱；此时嘱病人咳嗽，指尖有冲击感。如用手指紧压腹股沟管深环，然后嘱病人用力咳嗽，疝块并不出现，但一旦移去手指，则可见疝块由外上向内下鼓出。疝内容物如为肠袢，则肿块柔软、光滑，叩之呈鼓音。回纳时常先有阻力；一旦回纳，肿块即较快消失，并常在肠袢进入腹腔时发出咕噜声。若疝内容物为大网膜，则肿块坚韧，叩诊呈浊音，回纳缓慢。

2. 难复性斜疝 主要特点是疝块不能完全回纳，常伴有坠胀感。难复的滑动性疝多见于右侧，常同时伴有便秘或消化不良等症状。

3. 嵌顿性斜疝 强力活动或排便等腹内压骤增是嵌顿性斜疝的主要原因。表现为疝块突然增大，并伴有明显疼痛，平卧或用手推送不能使疝块回纳。肿块紧张发硬且有明显触痛。嵌顿内容物如为肠袢，不但局部压痛明显，还可伴有阵发性腹部绞痛、恶心、呕吐、停止排便排气、腹胀等机械性肠梗阻的临床表现；如为大网膜，则局部疼痛常较轻微。疝一旦嵌顿，自行回纳的机会较少；多数病人的症状逐步加重，如不及时解除，将发展为绞窄性疝。但在肠管发生坏死、穿孔时，疼痛可因疝块压力骤减而暂时有所缓解，不可认为是病情好转。绞窄时间较长者，可发生疝外被盖的急性炎症，甚至发生脓毒症。

【诊断及鉴别诊断】

1. 诊断要点　①多发于男性，儿童及青壮年多见；②腹股沟管中有带蒂柄的梨形肿块，可降至阴囊或大阴唇，肿块回纳后压住深环，疝块不再突出。

2. 鉴别诊断

（1）腹股沟直疝　腹股沟直疝与斜疝的鉴别见表10-1。

表10-1　腹股沟斜疝与腹股沟直疝的鉴别要点

	直疝	斜疝
发病年龄	多见于老年	多见于儿童及青壮年
突出途径	由直疝三角突出，不进阴囊	经腹股沟管突出，可进阴囊
疝块外形	半球形，基底较宽	椭圆或梨形，上部呈蒂柄状
回纳疝块后压住深环	疝块仍可突出	疝块不再突出
精索与疝囊的关系	精索在疝囊前外方	精索在疝囊后方
疝囊颈与腹壁下动脉的关系	疝囊颈在腹壁下动脉内侧	疝囊颈在腹壁下动脉外侧
嵌顿机会	极少	较多

（2）睾丸鞘膜积液　肿块完全局限在阴囊内，上界可以清楚地摸到，无蒂，不能回纳。透光试验多为阳性，而疝块则不能透光。

（3）交通性鞘膜积液　肿块的外形与睾丸鞘膜积液相似。于每日起床后或站立活动时肿块缓慢地出现并增大。平卧或睡觉后肿块逐渐缩小，挤压肿块，其体积也可逐渐缩小。透光试验为阳性。

（4）隐睾　多位于腹股沟管内，肿块较小，边缘清楚，用手挤压时可出现特有的胀痛感觉。同时，患侧阴囊内睾丸缺如。

【治疗】腹股沟斜疝随着疝块逐渐增大，将加重腹壁缺损而影响劳动力，且又常可发生嵌顿或绞窄而威胁病人生命。因此，除极少数特殊情况外，一般应尽早施行手术治疗。

1. 非手术治疗　适用于：①1岁以下婴幼儿，婴幼儿成长过程中腹壁肌肉逐渐强壮，部分腹股沟斜疝有自愈可能，因此可暂不手术，可采用棉线束带或绷带压住腹股沟管深环以防疝块突出。②年老体弱或伴有其他严重疾病而禁忌手术者，可配用医用疝带，以疝带一端的软压垫压迫内环处，阻止疝块突出。但长期使用疝带可使疝囊颈受到摩擦变得肥厚坚韧而增高嵌顿的发病率，并有促使疝囊与疝内容物发生粘连的可能。

2. 手术治疗　手术治疗是最有效的方法。手术的基本原则是关闭疝门，即内环口，加强或修补腹股沟管管壁。术前如存在糖尿病、高血压和冠心病、慢性咳嗽、排尿困难、便秘等症，应先予处理，避免和减少术后复发。

（1）**单纯疝囊高位结扎术**　指在内环水平，显露斜疝囊颈后，予以高位结扎或贯穿缝合。术中达到内环水平时，应以腹膜外脂肪为标志。本法多适用于婴幼儿和绞窄性疝因肠坏死而局部感染严重者，同时也可作为疝修补术的基本内容之一。

（2）**疝修补术**　单纯疝囊高位结扎术不足以预防成人腹股沟斜疝的复发，而疝修补术则是在疝囊高位结扎基础上，加强或修补薄弱的腹股沟管前壁或后壁，方能达到彻底治愈的目的。常用的手术方法有传统的疝修补术、新兴的无张力疝修补术和经腹腔镜疝修补术。

1）传统的疝修补术：修补腹股沟管前壁以 Ferguson 法最常用。该法适用于腹横筋膜无显著缺损、腹股沟管后壁尚健全的病人。它是在精索的前方将腹内斜肌下缘与联合肌腱缝至腹股沟韧带上，消灭腹内斜肌下缘和腹股沟韧带之间的间隙。修补或加强腹股沟管后壁常用的有 4 种方法，分别是 Bassini 法、Halsted 法、McVay 法及 Shouldice 法。临床上加强腹股沟管后壁法以 Bassini 法应用最广泛，在精索后方把腹内斜肌下缘和联合肌腱缝至腹股沟韧带上，置精索于腹内斜肌与腹外斜肌腱膜之间。

2）无张力疝修补术：是利用人工合成网片材料，在无张力的情况下进行修补术，克服了传统修补术的许多弊端，具有术后疼痛轻、病人下床早、恢复快、复发率低等优点。常用的无张力疝修补术有 3 种：①平片无张力疝修补术：使用一适当大小的补片材料置于腹股沟管后壁；②疝环充填式无张力疝修补术：使用一个锥形网塞置入已返纳疝囊的疝环中并加以固定，再用一成形补片置于精索后以加强腹股沟管后壁；③巨大补片加强内脏囊手术：在腹股沟置入一块较大的补片以加强腹横筋膜，通过巨大补片以挡住内脏囊，后经结缔组织长入，补片与筋膜发生粘连实现修补目的，多用于复杂疝和复发疝。但该方法有潜在的排异和感染的危险，加之手术材料贵，故目前不能普遍推广应用。

3）经腹腔镜疝修补术：①经腹膜前法；②完全经腹膜外法；③经腹腔补片植入技术；④单纯疝环缝合法。前 3 种是从后方用网片加强腹壁的缺损；最后一种是用钉或缝线使内环缩小，只用于较小儿童斜疝。经腹腔镜疝修补术具有创伤小、痛苦少、恢复快和美观等优点，并可同时发现和处理并发疝、双侧疝。但因其对技术设备要求高、需全身麻醉、手术费用高等原因，目前临床上仍未广泛应用。

3. 嵌顿性疝和绞窄性疝的处理原则　应采取紧急手术治疗。手术的关键在于正确判断疝内容物的生命力，然后根据病情确定处理方法。但对于嵌顿时间在 3~4 小时以内，局部压痛不明显，没有腹部压痛和腹膜刺激征，年老体弱或伴有其他较严重疾病而估计肠袢尚未绞窄坏死者，可以试行手法复位。如复位失败，应立即手术治疗。手术过程中，如证实肠管尚具有活力，可回纳腹腔；如肠管确已坏死，则在病人情况允许下行肠切除肠吻合术。凡施行肠切除肠吻合术的病人，只宜做疝囊高位结扎术，不宜做修补术以免因感染导致手术失败。

4. 复发性腹股沟疝的处理原则　腹股沟疝修补术后发生的疝称之为复发性腹股沟疝（简称复发疝）。

（1）**真性复发疝**　由于技术问题或病人本身的原因，在疝手术的部位再次发生疝。

（2）**遗留疝**　初次疝手术时，除了手术处理的疝外，还有另外的疝，也称伴发疝。

（3）**新发疝**　初次疝手术时，经彻底探查并排除了伴发疝，疝修补术也是成功的。手术若干时间后再发生疝，疝的类型与初次手术的疝相同或不同，但解剖部位不同。

后两种疝又称假性复发疝。在临床实践中很难确定复发疝的类型，即使手术也不易区分。因此，对于手术方式也需根据手术所见才能确定。

知识链接

中华医学会外科学会疝和腹壁外科学组 2003 年制订的成人腹股沟疝分型草案

Ⅰ型：疝环缺损直径≤1.5cm（约一指尖），疝环周围腹横筋膜有张力，腹股沟管后壁完整；

Ⅱ型：疝环缺损直径 1.5～3.0cm（约两指尖），疝环周围腹横筋膜存在，但薄且张力降低，腹股沟管后壁已不完整；

Ⅲ型：疝环缺损直径≥3.0cm（大于两指尖），疝环周围腹横筋膜薄且无张力，或已萎缩，腹股沟管后壁缺损；

Ⅳ型：复发疝。

第三节　股　　疝

股疝是指疝囊通过股环、经股管向卵圆窝突出的疝。多见于 40 岁以上的妇女，发病率在腹股沟疝之后居腹外疝的第二位，但股疝嵌顿者最多，高达60%。

【解剖概要】　股疝的发病与正常解剖结构关系密切。股管在股静脉内侧为一长 1～1.5cm、上宽下窄而呈漏斗形的管状空隙，内含脂肪组织、疏松结缔组织和少数淋巴结。上口称股环，直径约 1.5cm，有股环隔膜覆盖；前缘为腹股沟韧带，后缘为耻骨梳韧带，内缘为腔隙韧带，外缘为股静脉；下口为卵圆窝。

【病理解剖】　随着腹内压增高，股管上口的腹膜由于被下推而经股环向股管突出形成股疝，最终由股管下口顶出筛状板而至皮下层。疝内容物常为大网膜或小肠。由于股环的狭小，加上股环前、后和内侧三面均为韧带结构，不易延伸，所以股疝容易发生嵌顿、绞窄。

【临床表现】　腹股沟韧带下方卵圆窝处半球形突起是股疝最典型的特点。

1. 症状　易复性股疝症状轻微，常不为病人所注意，尤其是肥胖病人。若股疝肿块延伸到腹股沟区时，可感觉腹股沟区有坠胀不适或疼痛感觉；若发生嵌顿，除局部疼痛外，常伴有急性肠梗阻的表现，严重者甚至掩盖了股疝的局部症状。因此，凡有肠梗阻表现的妇女，应注意有无股疝嵌顿。

2. 体征　股疝体征不甚典型。部分病人可在久站或咳嗽时感到患处胀痛并可触及肿块，肿块通常不大，质地柔软且不能自行回纳。

【诊断及鉴别诊断】

1. 诊断要点　①多发于 40 岁以上中年女性；②腹股沟韧带下方卵圆窝处半球形突起。

2. 鉴别诊断

（1）腹股沟斜疝　腹股沟斜疝相对位置位于上内方，而股疝则位于下外方。斜疝的肿块始于腹股沟上方，只向阴囊或大阴唇扩展，不会向腹股沟下方股三角处发展；股疝肿块虽有可能达到腹股沟上方，但其下部必在腹股沟下股三角中的卵圆窝处，到达腹股沟上的部分绝不进入阴囊或大阴唇。

（2）脂肪瘤　股疝疝囊外的脂肪组织在疝内容物回纳后，局部肿块不一定完全消失，有被误诊为脂肪瘤的可能。两者的不同在于脂肪瘤的基底并不固定，活动度较大并可提捏于手指之间；股疝疝囊基底固定而不能被推动。

（3）大隐静脉曲张结节样膨大　曲张静脉结节不仅在站立或咳嗽时增大，若压迫股静脉近心端则可使膨大更显著。平卧时曲张静脉多可自行消失，而股疝需用推送才能复位。此外，下肢其他部分同时有静脉曲张对鉴别诊断有重要意义。

【治疗】股疝容易嵌顿，一经确诊应及时手术治疗，而且手术是唯一可考虑的治疗方法。选择何种术式，达到既安全有效又更加微创，临床医生可根据条件自行选择，如 McVay 修补术、经腹腔镜疝修补术、无张力疝修补术等。

第四节　腹壁切口疝

腹壁切口疝是指发生于腹壁手术切口的疝。临床上比较多见，占腹外疝的第三位。腹部手术后，如切口获得一期愈合，切口疝的发病率通常在 1% 以下；但如切口发生感染，则发病率达 10%，伤口哆开者甚至高达 30%。

【病因】

1. 切口感染　这是切口疝发生最主要的病因，约占全部病例的 50%。感染后切口二期愈合，瘢痕组织多，腹壁有不同程度的缺损，切口部位腹壁强度明显降低。

2. 切口选择　切口疝多见于腹部手术后的纵形切口。除腹直肌外，腹壁各层肌及筋膜、鞘膜等组织的纤维均为横形走向，纵形切口势必切断上述各层组织而易发生切口裂开。

3. 手术操作　大块结扎引起的组织坏死、止血不全引起的血肿、切口缝合不规范等常是引起切口疝的原因。

4. 其他　引流物留置、创口愈合不良、老龄、糖尿病等也是引起切口疝的重要因素。

【临床表现】

1. 症状　腹壁切口处有肿块突出为主要症状，咳嗽或用力时更明显，平卧后即自行回纳消失。严重者可有腹部隐痛、牵扯下坠及恶心、呕吐等不适。部分病人可伴有不完全性肠梗阻。

2. 体征　可见切口瘢痕处肿块，小者直径数厘米，大者可达 10~20cm，甚至更大。

有时疝内容物可达皮下。若疝内容物为肠管时，则可见到肠型或蠕动波，触之则可感到肠管的咕噜声。肿块复位后，多数可触到腹肌裂开所形成的疝环边缘，但腹壁神经损伤所致腹肌瘫痪引起切口疝时，腹壁虽有膨隆，疝块边界可能并不清楚，且无明确疝门可触及。

【诊断及鉴别诊断】

1. 诊断要点 ①腹部有手术外伤史；②腹壁切口疤痕处有突出肿块，咳嗽或用力时更明显，平卧后即自行回纳消失。

2. 鉴别诊断 疝块自腹壁切口突出清楚而明确，无须鉴别。

【治疗】手术治疗是切口疝的绝对适应证。对于较小的切口疝可做单纯缝合修补术；若切口疝较大，则可用人工高分子修补材料或自体筋膜组织修补。

第五节 脐 疝

经脐环脱出的疝称为脐疝。临床上分为小儿脐疝和成人脐疝两种，前者远较后者多见。

【病因】

1. 小儿脐疝 多属先天性，系出生时脐环闭锁不全或脐部瘢痕组织不够坚硬，在腹内压增高时发生。

2. 成人脐疝 绝大多数是后天性，常继发于长时间的腹内压增高和腹壁过度牵张。

【临床表现】

1. 小儿脐疝 多属易复性疝，嵌顿少见。当啼哭、站立或用劲时，可见脐环有半球形包块，触诊时有频频膨胀性冲击。肿物缩小或还纳后，局部留有松弛皮肤皱折。

2. 成人脐疝 多见于中年肥胖经产妇女。疝块通常在脐上或脐下，有咳嗽冲击感，常伴有消化不良、腹部不适和隐痛等，容易嵌顿。

【诊断及鉴别诊断】

1. 诊断要点 ①有脐疝发生的病因存在，如小儿哭闹、成人肥胖及妊娠等；②可见自脐部突出半球形疝块，且有膨胀性冲击感。

2. 鉴别诊断 诊断明确无须鉴别。

【治疗】

1. 小儿脐疝

(1) 非手术疗法 2 岁前，绝大多数可通过脐部筋膜环的逐步收缩而自愈，除非嵌顿或穿破等紧急情况外均可采用。方法：在疝块回纳后，用一大于脐环的、外包纱布的硬币或小木片抵住脐环，然后用胶布或绷带加以固定勿移动。6 个月以内的婴儿采用此法治疗，效果较好。

(2) 手术治疗 2 周岁后，脐疝直径超过 1.5cm，则可采用手术治疗。原则上 5 岁以上的儿童的脐疝均应采取手术治疗。

2. 成人脐疝 宜早施手术治疗，嵌顿时应紧急手术。

复习思考题

1. 名词解释：疝　难复性疝　绞窄性疝
2. 简述腹股沟斜疝与腹股沟直疝的鉴别。
3. 简述腹股沟斜疝的手术方式。
4. 简述腹外疝的病理类型。

第十一章　周围血管疾病

▌ 学习要点

1. 血栓闭塞性脉管炎、雷诺综合征的概念。
2. 常见周围血管疾病的临床表现。
3. 常见周围血管疾病的辅助检查。
4. 常见周围血管疾病的治疗。

周围血管疾病是外周血管病的统称。其病种繁多，临床表现复杂多变，造成的后果甚为严重，如肢体溃疡、坏疽、感染及肺动脉栓塞等。

第一节　血栓闭塞性脉管炎

血栓闭塞性脉管炎（Buerger 病）是一种累及血管的炎症性、节段性和周期性发作的慢性闭塞性疾病。主要累及四肢中、小动静脉，尤其是下肢血管。多发生于男性青壮年，致残率极高。

【病因与病理】

1. 病因　血栓闭塞性脉管炎的确切病因至今尚不明确，相关因素可归纳为两方面：

（1）外来因素　主要有吸烟、寒冷与潮湿的生活环境、慢性损伤和感染、营养不良等。

（2）内在因素　自身免疫功能紊乱、性激素和前列腺激素失调及遗传因素等。

上述因素中，主动或被动吸烟是参与本病发生和发展的重要环节。大多数病人有吸烟史，而戒烟可使病情缓解，再度吸烟又可使病情复发。

2. 病理　本病是一种周围血管的病变，血管壁全层呈炎症性反应，伴有管腔内血栓形成和阻塞，主要有如下特征：①病变主要侵犯下肢血管，进展期可侵犯上肢，通常始于动脉，然后累及静脉，由远而近进展；②血管壁全层呈非化脓性炎症改变，节段性病变血管之间有内膜正常的管壁；③病变部位有淋巴细胞、内皮细胞或纤维细胞增生，偶见巨细胞；④病变后期炎症消退，血栓机化，新生毛细血管形成，动脉周围广泛纤维化，包绕静脉神经而形成纤维索条；⑤虽有侧支循环逐渐建立，但不足以代偿，因而神经、肌肉和骨骼等均可出现缺血性改变。

【临床表现】本病起病隐匿，进展缓慢，呈周期性发作，多次发作后逐渐明显和加重。主要特点有：①患肢怕冷，皮肤温度降低，皮肤色泽苍白或发绀。②感觉异常，患肢疼痛，后期呈间歇性跛行或静息痛，是动脉阻塞造成缺血所致。③营养障碍改变，如皮肤干燥、脱屑、肌萎缩等；严重缺血者，患肢末端出现溃疡或坏疽。④患肢的远侧动脉搏动减弱或消失。⑤患肢在发病前或发病过程中出现复发性游走性浅静脉炎。

【辅助检查】动脉硬化性闭塞症的辅助检查均适用于本病。动脉造影可以明确动脉阻塞的部位、范围、程度及侧支循环建立情况。患肢中小动脉多节段狭窄或闭塞是血栓闭塞性脉管炎的典型 X 线征象。最常累及小腿的 3 支主干动脉（胫前、胫后及腓动脉），或其中 1 ~ 2 支，后期可以波及腘动脉和股动脉。动脉滋养血管显影，形如细弹簧状，沿闭塞动脉延伸，是重要的侧支动脉，也是本病的特殊征象。

【诊断及鉴别诊断】

1. 诊断要点 ①绝大多数病人是有吸烟嗜好的青壮年男子；②有游走性浅静脉炎病史；③有慢性肢体动脉缺血性表现；④患肢足背动脉、胫后动脉搏动减弱或消失；⑤查不出有高血压、高血脂、糖尿病和其他脏器动脉硬化表现。

2. 鉴别诊断

（1）动脉硬化性闭塞症 见表 11 – 1。

表 11 –1 血栓闭塞性脉管炎与动脉硬化性闭塞症的鉴别

鉴别要点	动脉硬化性闭塞症	血栓闭塞性脉管炎
发病年龄	多见于 >45 岁	青壮年多见
血栓性浅静脉炎	无	常见
高血压、冠心病、高脂血症、糖尿病	常见	常无
受累血管	大、中动静脉	中、小动静脉
其他部位病变	常见	无
受累动脉钙化	可见	无
动脉造影	广泛性不规则狭窄和节段性闭塞、硬化动脉扭曲、扩张	节段性闭塞、病变近远侧血管壁光滑

（2）多发性大动脉炎 ①多见于青年女性；②病变活动期，常显示红细胞沉降率增速，免疫球蛋白升高；③动脉造影可见主动脉及主要的分支开口处狭窄或阻塞。

【治疗】

1. 一般疗法 严格戒烟，避免寒冷和外伤，适当保暖，但不能热疗，以免增加组织耗氧量而加重症状。疼痛严重者，可用止痛剂及镇静剂，慎用易成瘾的药物。患肢进行适度锻炼，以利于建立侧支循环。

2. 药物治疗

（1）中医中药 ①脉络寒凝证，治宜温经散寒、活血通络，以阳和汤（熟地黄、白芥子、炮姜炭、麻黄、甘草、肉桂、鹿角胶）加减；②脉络血瘀证，治宜活血化瘀、通络止痛，以活血通脉汤（当归、赤芍、土茯苓、桃仁、金银花、川芎）加减；③脉络淤热证，治宜清热利湿、活血化瘀，以四妙勇安汤（玄参、当归、金银花）加减；④脉络热毒证，治宜清热解毒、凉血活血，以四妙勇安汤加减；⑤气血两虚证，治宜益气养血、活血止痛，以八珍汤（人参、白术、茯苓、甘草、当归、白芍、地黄、川芎）加减。

（2）血管扩张及抑制血小板聚集的药物　①前列腺素 E1（PGE1）：具有舒张血管和抑制血小板聚集作用，能缓解疼痛且改善患肢供血。剂量 100～200μg 溶于 5% 葡萄糖溶液 500mL 中静脉滴注，每日 1 次，2 周为 1 个疗程。②α 受体阻滞剂和 β 受体兴奋剂：能扩张血管，解除痉挛。如妥拉苏林，25mg 口服，每日 3 次，或 25mg 肌注，每日 2 次。③硫酸镁溶液：能有效扩张血管。剂量为 2.5% 硫酸镁溶液 100mL 静脉滴注，每日 1 次，1 个疗程为 15 天，间隔 2 周后可再进行第 2 个疗程；④低分子右旋糖酐：能降低血黏稠度，改善微循环，抑制血小板聚集，常用剂量 500mL 静脉滴注，每日 1 次，用10～15 天，隔 7 天，可重复使用。

（3）抗生素　并发溃疡感染者，应选用广谱抗生素，或根据细菌培养及药物敏感试验选用有效抗生素。

3. 高压氧治疗　在高压氧舱内，通过血氧量的提高，增加肢体的血氧弥散，改善组织的缺氧状态。方法是每日 1 次，每次 3～4 小时，10 次为 1 个疗程，间隔 5～7 日后，再进行第 2 个疗程，一般可进行 2～3 个疗程。

4. 手术治疗　手术目的是促进血运和重建动脉供血，以改善缺血所引起的后果。在闭塞动脉的近侧和远侧仍有通畅的动脉时，可施行旁路转流手术。如仅腘动脉阻塞时，可做股－胫动脉旁路转流术。鉴于血栓闭塞性脉管炎主要累及中、小动脉，不能实行上述手术时，尚可选用腰交感神经切除术、大网膜移植术、动静脉转流术或腔内血管成形术等。

5. 创面处理　干性坏疽创面，应予消毒包扎，预防继发感染。感染创面可做湿敷处理。组织坏死已有明确界限者，或严重感染引起毒血症的需做截肢（趾、指）术。

第二节　动脉硬化性闭塞症

动脉硬化性闭塞症（ASO）是一种全身性动脉病变，常累及下肢大、中动脉，最常见的是股浅动脉、其次是主－髂动脉、股－腘动脉，甚至波及小腿动脉。临床表现为下肢慢性或急性缺血。45 岁以上男性多见。

【病因与病理】

1. 病因　动脉硬化性闭塞症的发病原因尚不完全清楚。但与高脂血症、高血压、吸烟、糖尿病、肥胖、家族、性别、年龄等有关，且常是多种因素相互作用的结果。

2. 病理　主要表现为内膜出现粥样硬化斑块，中膜组织变性或钙化，腔内可继发血栓形成，最终使管腔狭窄，甚至完全闭塞。病变呈节段性，缺血严重时可引起肢端坏死。

【临床表现】　间歇性跛行是动脉硬化性闭塞症特征性表现，根据病情的严重程度，临床将其分为 4 期：

Ⅰ期（无症状期或轻微症状期）：患肢无明显的临床症状，仅感觉皮温降低、怕冷、麻木，活动后易疲劳，有足癣时不易控制。

Ⅱ期（间歇性跛行期）：病人行走一段路后患肢会出现痉挛、疼痛及疲乏无力等症，必须休息片刻后，才能继续活动，如再行走一段距离后，症状又重复出现。

Ⅲ期（静息痛期）：疼痛剧烈且持续，夜间更甚，迫使病人辗转或屈膝护足而坐，或借助肢体下垂以求减轻疼痛，疼痛多以肢端为主。

Ⅳ（组织坏死期）：患肢除静息痛外，出现趾端发黑、干瘪、坏疽或缺血性溃疡，合并严重感染时可出现全身中毒症状，血供已不能维持组织存活。

【辅助检查】

1. 实验室检查 主要是血脂检查，如胆固醇、甘油三酯、脂蛋白等检查。

2. 影像学检查

（1）**超声检查** 应用多普勒听诊器，根据动脉音的强弱，判断动脉血流的强弱。超声多普勒血流仪可以记录动脉血流波形，波形幅度降低或呈直线状，表示动脉血流减少，或动脉已闭塞。踝／肱指数，即踝压（踝部胫前或胫后动脉收缩压）与同侧肱动脉压之比，正常值 0.9 ~ 1.3，< 0.9 应视为动脉缺血；< 0.4，提示严重缺血。此检查还可显示管壁厚度、狭窄程度、有无附壁血栓及测定流速。

（2）**X 线平片与动脉造影** 平片可见病变段动脉有不规则钙化影，而动脉造影、DSA、MRA 与 CTA 等，能显示动脉狭窄或闭塞的部位、程度、范围、侧枝及阻塞远侧动脉主干的情况，以确定诊断和指导治疗。

【诊断及鉴别诊断】

1. 诊断要点 ①年龄 > 45 岁，有高脂血症、高血压、吸烟、糖尿病、肥胖等病史；②有肢体慢性缺血的临床表现，如肢体疼痛、间歇性跛行等症状；③有影像学检查的阳性结果，尤其是大、中动脉为主的狭窄或闭塞更具有诊断意义。

2. 鉴别诊断 本病除与非血管性疾病如腰椎管狭窄、椎间盘突出、坐骨神经痛等引起的下肢疼痛或跛行外，需与血栓闭塞性脉管炎、糖尿病足鉴别。

【治疗】

1. 非手术治疗 主要目的是降低血脂和血压，改善血液高凝状态，促进侧支循环形成。处理方法有：控制体重、禁烟、限制脂肪摄入、适量锻炼；应用阿司匹林、双嘧达莫（潘生丁）、前列腺素 E1、妥拉苏林等抗血小板聚集及扩张血管的药物；选择高压氧舱治疗，以改善肢体的缺氧情况。

2. 手术治疗 目的是通过手术或血管腔内治疗方法，重建动脉通路。

（1）**经皮腔内血管成形术（PTA）** 经皮穿刺插入球囊导管至动脉狭窄段，以适当压力使球囊膨胀，扩大病变管腔，恢复血流，血管再通后再酌情置入支架以提高疗效。

（2）**内膜剥脱术** 剥除病变段动脉增厚的内膜、粥样斑块及继发血栓，主要适用于短段的髂 - 股动脉闭塞病变者。

（3）**旁路转流术** 采用自体静脉或人工血管，于闭塞段近、远端之间做搭桥转流。如主 - 髂动脉闭塞，可采用主 - 髂或股动脉旁路术；股 - 腘动脉闭塞者，可采用自体大隐静脉或人工血管做股-腘（胫）动脉旁路术。施行旁路转流术时，要求动脉流入道和流出道必须通畅，吻合口足够大，尽可能远离动脉粥样硬化病灶。

（4）**腰交感神经切除术** 先施行腰交感神经阻滞试验，如阻滞后皮肤温度升高超过1℃~2℃者，提示痉挛素超过闭塞因素，可考虑施行腰交感神经节切除术。切除范围应包括同侧2、3、4腰交感神经节和神经链。近期效果满意，适用于早期病例，或作为旁路转流术的辅助手术，但远期疗效并不理想。

（5）**大网膜移植术** 适用于动脉广泛性闭塞，不适宜做旁路转流术的病人。手术原则是整片取下大网膜后裁剪延长，将胃网膜右动、静脉分别与股动脉和大隐静脉作吻合，经皮下隧道拉至小腿与深筋膜固定，借建立侧支循环为缺血组织提供血运。

第三节 动 脉 栓 塞

　　动脉栓塞是指血块或进入血管内的异物成为栓子，堵塞动脉管腔，造成血流堵塞，引起组织缺血的一种急性疾病。其具有起病急骤、症状明显、进展迅速、后果严重的特点。在周围动脉栓塞中，下肢较上肢多见，依次为股总动脉、髂总动脉、腘动脉和腹主动脉分叉部位；而在上肢，则依次为肱动脉、腋动脉和锁骨下动脉。

【病因与病理】

1. 病因 动脉栓塞的栓子以血栓最常见。此外，空气、脂肪、癌栓及导管折断等异物也能成为栓子。栓子的主要来源有心源性、血管源性和医源性，以心源性最多见。①心源性：如风湿性心脏病、冠状动脉粥样硬化性心脏病、细菌性心内膜炎、二尖瓣狭窄、心房纤颤、心肌梗死和人工心脏瓣膜上的血栓脱落等，以风湿性心脏病最常见；②血管源性：如动脉瘤或人工血管腔内的血栓脱落、动脉粥样硬化斑块脱落等；③医源性：动脉穿刺导管折断成异物，或内膜撕裂继发血栓形成并脱落等。

2. 病理 栓子可随血流冲入脑部、内脏和肢体动脉，一般停留在动脉分叉处。主要变化有：早期动脉痉挛，以后发生内皮细胞变性，动脉退行性变；动脉腔内继发血栓形成；严重缺血后6~12小时，组织可以发生坏死，肌肉及神经功能丧失。

【临床表现】 急性动脉栓塞最具特征性的临床表现可以概括为5"P"征，即疼痛（pain）、感觉异常（paresthesia）、麻痹（paralysis）、无脉（pulselessness）和苍白（pallor）。

1. 疼痛 疼痛症状出现最早，先从栓塞平面处开始，延及远侧，呈持续性剧痛，主要是由于栓塞动脉痉挛和近端动脉内压突然升高引起。当被动活动或改变体位时可使疼痛加剧，故患肢体位呈强迫轻度屈曲位。但在已有良好侧支循环的病人，肢体疼痛可不明显。

2. 皮肤色泽和温度改变 由于动脉缺血，皮肤呈苍白色，皮肤温度降低且有冰冷感觉，皮下静脉丛的某些部位如积聚少量血液，则有散在的小岛状紫斑。触诊能扪及骤然改变的变温带，其平面比栓塞平面约低一手宽，对栓塞平面具有定位诊断意义。如腹主动脉末端栓塞者，约在双侧大腿和臀部；髂总动脉栓塞者，约在大腿上部；股总动脉栓塞者，约在大腿中部；腘动脉栓塞者，约在小腿中部（图 11 –1）。

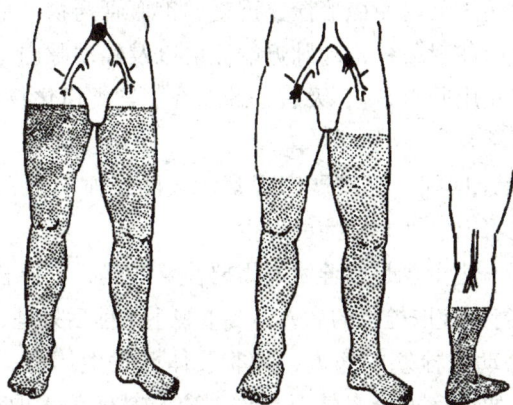

图 11 –1　不同位置动脉栓塞后皮肤温度的改变

阴影代表皮肤温度降低区，都较实际栓塞部位低

3. 动脉搏动减弱或消失　栓塞远端肢体动脉搏动明显减弱，以至消失；栓塞近侧的动脉搏动反而加强。

4. 感觉和运动障碍　由于周围神经缺血，引起栓塞平面远侧肢体皮肤感觉异常、麻木甚至丧失。严重缺血时出现麻痹，深感觉丧失，运动功能障碍及不同程度的足或腕下垂。

5. 全身影响　栓塞动脉管腔愈大，全身反应愈严重。伴有心脏病者可出现血压下降、休克和心衰，甚至造成死亡。栓塞也可引起严重的代谢障碍，表现为高钾血症、肌红蛋白尿和代谢性酸中毒，最终导致肾功能衰竭。

【辅助检查】

1. 皮肤测温试验　能精确指示皮肤变温的平面。

2. 超声检查　不仅能探测动脉搏动，而且可以对栓塞做出定位诊断。

3. 动脉造影和 CTA　能明确栓塞的部位，远侧动脉是否通畅，侧支循环状况，有否继发性血栓形成等情况。图 11 –2 显示动脉栓塞的造影表现。

【诊断及鉴别诊断】

1. 诊断要点　①有心脏病病史伴有心房纤维颤动或前述发病原因；②突然出现 5 "P" 特殊征象；③超声检查、动脉造影和 CTA 能帮助确诊。

2. 鉴别诊断　主要与前述的动脉硬化性闭塞症、血栓闭塞性脉管炎鉴别。

【治疗】

1. 非手术治疗

（1）适应证　①小动脉栓塞，如下肢胫腓干远端动脉栓塞、上肢肱动脉远端的动脉栓塞；②全身情况

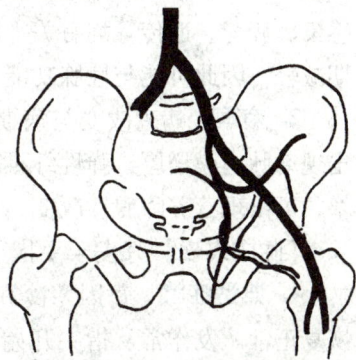

图 11 –2　右髂总动脉栓塞

严重，不能耐受手术者；③肢体已出现明显的坏死征象，手术已不能挽救肢体；④栓塞时间较长，或有良好的侧支循环可以维持肢体的存活者。

（2）**治疗方法**　保持患肢低于心脏平面，一般下垂15°，不可热敷及冷敷，以免加重局部耗氧。争取在发病3天内使用溶栓、抗凝、扩血管药物。目前临床常用的尿激酶等溶栓药物，可经静脉内注射或栓塞动脉近端注射以及经动脉内导管利用输液泵持续给药3种途径。抗凝治疗先用肝素3~5天后，继以香豆素类衍化物维持3~6个月，可以防止继发血栓蔓延。

（3）**注意事项**　治疗期间，必需严密观察病人的凝血功能，及时调整用药剂量或中止治疗，防止重要脏器出血性并发症的发生。

2. 手术治疗　手术方法主要是取栓术。需要注意的是，动脉栓塞的病人常伴有严重的心血管疾患，对于施行急症取栓术的病人，要重视手术前后处理，以期病人顺利康复。

（1）**适应证**　凡是动脉栓塞的病人，除非肢体已发生坏疽，或有良好的侧支建立可以维持肢体的存活，如果病人全身情况允许，应及时做手术取栓。发病后12小时内手术效果最佳。发病时间越短，取栓效果越好。

（2）**取栓方法**　①切开动脉直接取栓。②利用Fogarty球囊导管取栓。导管取栓不仅简化操作，缩短手术时间，而且创伤小，只要备有球囊导管都应采用该法取栓。

（3）**术后处理**　术后除了严密观察肢体的血供情况外，仍应适当选择抗凝、溶栓方案。一般选择肝素，辅以低分子右旋糖酐，共1周。尤其应重视肌病肾病性代谢综合征的防治，如不及时处理，将出现不可逆性肾功能损害。术后患肢出现肿胀、肌组织僵硬、疼痛，应及时做肌筋膜间隔切开术；肌组织已有坏死者，需做截肢术。

第四节　雷诺综合征

雷诺综合征是指肢端动脉阵发性痉挛，受累部位程序性出现苍白及发冷、发绀及疼痛、潮红后复原的典型症状。一般以上肢较重，偶见于下肢。

【病因与病理】

1. 病因　雷诺综合征的病因目前不完全明确，与寒冷刺激、情绪波动、精神紧张、感染、疲劳、遗传等均有关。由于多见于青壮年女性，且病情常在月经期加重，在妊娠期减轻，因此可能与性腺功能有关。

2. 病理　病理改变与病期有关：早期因动脉痉挛造成远端组织暂时性缺血；后期出现动脉内膜增厚，弹性纤维断裂及管腔狭窄和血流量减少。如继发血栓形成致管腔闭塞，可出现营养障碍性改变，远端可发生溃疡甚至坏死。

【临床表现】 好发于手指，常为双侧，偶可累及趾、面颊及外耳。

1. 典型症状　每因寒冷和精神刺激后双手出现发凉苍白，继而发绀、潮红，最后恢复正常。发作常从指尖开始，以后扩展至整个手指，甚至掌部，伴有局部发凉，麻木，针刺感和感觉减退，持续数分钟后逐渐转为潮红，最后皮肤颜色恢复正常。一次发作时间长短不一，与病情的进展有关。

2. 其他症状　发作时有极不舒服的麻木感，很少出现剧痛，指（趾）端溃疡少见。发作间歇期除手指皮温稍冷和皮色略苍白外，无其他症状。桡动脉（或足背动脉）搏动正常。

【辅助检查】一般不需做特殊检查。必要时可做冷激发试验：手浸泡于冰水 20 秒后测定手指皮温，显示复温时间延长（正常约 15 分钟左右）。此外，可根据病情进行相应的临床和实验室检查，以利于诊断和治疗。

【诊断及鉴别诊断】

1. 诊断要点 ①好发于青壮年性格内向或神经过敏的女性；②常于寒冷刺激或情绪激动等因素影响下发病，表现为肢端皮肤颜色间歇性苍白、发绀和潮红的改变，最后恢复正常；③冷激发试验显示复温时间延长。

2. 鉴别诊断

（1）手足发绀症 多见于青年女性，情绪激素和精神紧张一般不诱发本病。手足皮肤呈对称性均匀发绀，寒冷可使症状加重，常伴有手足多汗等交感神经功能紊乱现象。发绀范围较广泛，累及整个手和足，甚至可涉及整个肢体，发绀持续时间较长，寒冷虽可使症状加重，但在温暖环境中常不能使症状立即减轻或消失。

（2）红斑性肢痛症 病因尚不清楚，多见于青年女性。起病急骤，两足同时发病，偶可累及双手，呈对称性阵发性严重灼痛。症状发作时，足部皮色呈潮红充血，皮温升高伴出汗，足背和胫后动脉搏动增强。肢体下垂、站立、运动、足部温度升高均可诱发疼痛发作，抬高患肢、休息或将足部降温，疼痛可缓解。

【治疗】

1. 去除诱因 尽量设法早发现原发病变，予以积极治疗，如采取保暖、保持心胸豁达开朗、吸烟者戒烟、防止过度疲劳，有职业原因病人，应调换工作或职业等措施，以使病情能自然缓解或好转。

2. 药物治疗

（1）肾上腺素能阻断剂 如胍乙啶、利血平等，能阻断交感神经末梢冲动的传导，使周围血管扩张。但易导致体位性低血压，临床应用需加注意。

（2）钙离子通道阻断剂 如硝苯地平等，可松弛血管平滑肌和减轻动脉血管痉挛，在扩张血管的同时能降低周围血管阻力并增加血流量。

（3）其他药物 如前列腺素 E1（PGE1）、哌唑嗪、妥拉苏林等，具有扩张血管、抑制血小板聚集等作用，可用于雷诺综合征的治疗。

3. 手术治疗 绝大多数（80%～90%）雷诺综合征病人，经内科治疗后可使症状缓解或停止进展，仅少数病人需手术治疗。

（1）适应证 ①病程在 3 年以上；②症状严重而影响正常工作生活者；③长期内科治疗无效者；④经免疫学检查证明无免疫学异常者。

（2）手术方法 常用交感神经末梢切除术，即将指动脉周围的交感神经纤维连同外膜一并去除一小段，近期效果较好。

第五节 单纯性下肢浅静脉曲张

单纯性下肢浅静脉曲张指病变仅涉及下肢浅静脉，主要发生在大隐静脉，其次是大、小隐静脉同时发生，单纯性小隐静脉曲张较少见。本病以左下肢多见，但双侧下肢可先后发病。

【病因与病理】 静脉瓣膜功能不全、静脉壁薄弱及浅静脉内压力升高是单纯性下肢浅静脉曲张发病主要原因。其次，长期从事站立工作、重体力劳动、妊娠、慢性咳嗽、习惯性便秘等也可促发疾病发生。静脉离心愈远则压力愈大、静脉瓣膜和静脉壁的强度愈差。因此，小腿的浅静脉曲张常较早出现，而且比大腿的严重，进展速度远端的要比近端的迅速。

【临床表现】 最常见的症状是下肢疲劳、沉重、酸胀或疼痛，尤其在久站后或久坐少动后下肢不适感俱增。病程较长者，小腿前内侧浅静脉增粗、隆起、迂曲、扩张，甚至扭曲成团，站立时更加明显。如疾病继续发展，当交通静脉瓣膜破坏后，可出现踝部轻度肿胀和足靴区皮肤营养性变化，如皮肤萎缩、脱屑、瘙痒、色素沉着、皮肤和皮下组织硬结、湿疹和溃疡形成等。溃疡面可经久不愈，若出现恶臭、菜花样改变，提示有恶变可能。

【辅助检查】 因诊断相对简单，一般不需辅助检查。必要时可选用超声多普勒等检查，以明确病变的性质。

【诊断及鉴别诊断】

1. 诊断要点

（1）**询问病史** 有与遗传有关的静脉瓣膜功能不全和静脉壁薄弱及各种原因引起的浅静脉内压力升高病史。

（2）**临床表现** 有下肢静脉迂曲、扩张、局部皮肤萎缩、脱屑、色素沉着及溃疡等症状。若需进一步了解下肢深静脉功能及深浅静脉交通静脉瓣膜的功能，可做大隐静脉瓣膜功能试验（Trendelenburg 试验）、交通支静脉瓣膜功能试验（Pratt 试验）、深静脉通畅试验（Perthes 试验）检查。

（3）**辅助检查** 必要时选用超声检查、容积描计、下肢静脉压测定和下肢静脉造影等，可以更准确地判断病变性质。

2. 鉴别诊断

（1）**原发性下肢深静脉瓣膜功能不全** ①患肢有较严重的肿胀和沉重不适，行走时症状更加严重，只有在平卧时才能缓解；②超声检查、静脉造影不仅能够观察深静脉和交通静脉的瓣膜功能，而且可以判断病变的部位和严重程度。

（2）**下肢深静脉血栓形成后综合征** ①有深静脉血栓形成的病史；②浅静脉曲张明显，并且伴有活动后肿胀显著；③超声检查、静脉造影检查能较准确地判断静脉是否通畅及静脉瓣膜的功能。

（3）**动静脉瘘** 患肢增长，皮温升高，局部有时可扪及震颤或听及有血管杂音，静脉穿刺见鲜红色的含氧量增高的血液。

（4）**妊娠期下肢静脉曲张** 该病系妊娠晚期子宫压迫下腔静脉和内分泌、站立等因素所致，并且分娩后曲张静脉自行消失。

【治疗】

1. 非手术治疗

（1）适应证　①病变局限，症状较轻又不愿手术者；②妊娠期间发病，鉴于分娩后症状有可能消失，可暂行非手术疗法；③症状虽然明显，但手术耐受力极差者。

（2）治疗方法　该法主要包括患肢穿弹力袜或用弹力绷带，借助远侧高而近侧低的压力差，以利回流，使曲张静脉处于萎瘪状态，达到控制和延缓病情发展的目的。此外，还应避免久站、久坐，间歇抬高患肢。

2. 硬化剂注射和压迫疗法　利用硬化剂注入排空的曲张静脉后引起的炎症反应使之闭塞。

（1）适应证　①少量、局限的静脉曲张；②作为辅助疗法，用于治疗手术后残余的静脉曲张及手术后复发；③小腿交通静脉瓣膜关闭不全，伴有皮肤并发症者。

（2）治疗方法　常用的硬化剂有5%鱼肝油酸钠。注射时，病人取平卧位，选用细针穿刺进入静脉，穿刺点上下各用手指压迫，使受注射静脉段处于空虚状态。一处注射硬化剂0.5mL，维持手指压迫1分钟，局部用纱布卷压迫，自足踝至注射处近侧穿弹力袜或缠绕弹力绷带后，立即开始主动活动。大腿部维持压迫1周，小腿6周左右。应避免硬化剂渗漏造成组织炎症、坏死或进入深静脉并发血栓形成。

3. 手术治疗　手术是治疗下肢静脉曲张的根本方法。凡有症状且无禁忌证者（如手术耐受力极差等）都应手术治疗。常用手术方法有3种：①高位结扎大隐或小隐静脉；②剥脱大隐或小隐静脉；③结扎功能不全的交通支。切除不尽的扩张静脉，可采用硬化剂注射和压迫疗法。近年来应用激光进行静脉闭合手术也开展较多，但远期疗效有待观察。

4. 并发症处理

（1）血栓性浅静脉炎　曲张的静脉内血流缓慢，容易引起血栓形成，并伴有感染性静脉炎及曲张静脉周围炎。常用的处理方法有：①穿弹力袜，维持日常活动；②休息，应用抗生素及局部热敷治疗；③症状消退后，应施行静脉曲张的手术治疗。

（2）溃疡形成　踝上足靴区皮肤易发生营养性改变，在皮肤损伤破溃后引起经久不愈的溃疡，容易并发感染，且愈合后常复发。处理方法有：①抬高患肢，创面用3%硼酸溶液和等渗盐水湿敷；②有明显感染时应用抗生素；③炎症消退后可做手术治疗，必要时做清创植皮，以缩短创面愈合期。

（3）曲张静脉破裂出血　大多发生于足靴区及踝部。表现为皮下淤血，或皮肤破溃时外出血，因静脉压力高而出血速度快。处理方法为：抬高患肢和局部加压包扎，必要时可以缝扎止血，以后再做手术治疗。

第六节　深静脉血栓形成

深静脉血栓形成（DVT）是临床上常见的血管外科疾病，是指血液在血管腔内不正常凝结，阻塞静脉腔，导致静脉回流障碍。本病可发生于身体的任何部位，但以下肢多见，上肢发生较少。多见于产后或术后，创伤及长期卧床的病人。

【病因与病理】

1. 病因 静脉损伤、血流缓慢及血液高凝状态是造成深静脉血栓形成的三大因素。

2. 病理 静脉损伤造成内膜下层胶原裸露，静脉内皮及功能损害，引起生物活性物质释放，启动内源性凝血系统，导致血小板聚集、黏附，形成血栓；血流缓慢，在瓣窦内形成涡流，使瓣膜局部缺氧，引起白细胞黏附及迁移，促使血栓形成；血液高凝状态，使血小板数增高，凝血因子含量增加而抗凝血因子活性降低，导致血管内异常凝结形成血栓。血栓形成后向主干静脉的近端和远端滋长蔓延，可溶解消散，脱落或裂解成小栓子，随血流进入肺动脉引起肺栓塞而危及生命。

【临床表现】

1. 上肢深静脉血栓形成 局限于腋静脉，前臂和手肿胀、胀痛；发生于腋-锁骨下静脉，整个上肢肿胀，患侧肩部、锁骨上和前胸壁浅静脉扩张。上肢下垂时，肿胀和胀痛加重，抬高后减轻。

2. 上、下腔静脉血栓形成

（1）上腔静脉血栓形成 大多起因于纵隔器官或肺的恶性肿瘤。临床表现为颈部肿胀、球结膜充血水肿、眼睑肿胀，浅静脉扩张，血流方向指向下。另外，常伴有头痛、头胀及其他神经系统症状和原发疾病的症状。

（2）下腔静脉血栓形成 多因下肢深静脉血栓向上蔓延所致。临床表现为双下肢深静脉回流障碍，躯干的浅静脉扩张，血流方向指向头端。

3. 下肢深静脉血栓形成 临床最多见。

（1）根据解剖部位分型 ①中央型（髂-股静脉血栓形成）：左侧发病多见，起病急骤，全下肢肿胀明显，患侧髂窝、股三角区疼痛和压痛，浅静脉扩张，患侧皮温及体温均升高。②周围型：股静脉血栓形成有大腿肿胀；小腿深静脉血栓形成，表现为突发小腿剧痛，患足不能着地踏平，行走时加重，小腿肿胀且有深压痛，做踝关节过度背屈试验可致小腿剧痛（Homans 征阳性）。③混合型：即全下肢深静脉血栓形成，表现为全下肢肿胀明显、剧痛，股三角区、腘窝、小腿肌层均有压痛，常伴有体温升高和脉率加快。如病情继续发展，患肢极度肿胀，可导致动脉血供障碍，如不及时处理，可发生静脉性坏疽。

（2）根据病程演变分型 ①闭塞型：疾病早期，深静脉腔内阻塞，以下肢明显肿胀和胀痛为特点，伴有明显的浅静脉扩张，多无小腿营养障碍性改变。②部分再通型：病程中期，深静脉部分再通，肢体肿胀和胀痛减轻，但浅静脉扩张更明显，或呈曲张，远端可有色素沉着。③再通型：病程后期，深静脉大部分或完全再通，下肢肿胀减轻但活动后加重，小腿可出现广泛色素沉着或慢性复发性溃疡。④再发型：已再通的深静脉腔内，再次急性深静脉血栓形成。

【辅助检查】

1. 彩色多普勒检查 可显示静脉腔内强回声、静脉不能压缩，或无血流等血栓形成的征象。如重复检查，可观察病程变化及治疗效果。

2. 下肢静脉顺行造影　　根据造影征象可以做出诊断。如主干静脉腔内持久的、长短不一的圆柱状或类圆柱状造影剂降低区域，边缘可有线状造影剂显示形成"轨道症"，是静脉血栓的直接征象，为急性深静脉血栓形成的诊断依据。

【诊断及鉴别诊断】

1. 诊断要点　　①有产后或术后，创伤及长期卧床等病史；②有上、下肢深静脉血栓形成及上、下腔静脉血栓形成临床表现；③彩色多普勒检查可以协助确诊。

2. 鉴别诊断　　深静脉血栓形成应与动脉栓塞、血栓闭塞性脉管炎加以鉴别。

【治疗】

1. 非手术治疗

（1）一般治疗　　急性期绝对卧床休息，患肢予以垫高，急性期已过或后遗症期的病人下床活动时着弹力医疗袜或弹力绷带，以压迫浅静脉，防止浅静脉扩张，并能促进浅静脉回流，避免长时间站立、行走、下蹲、盘腿及两腿叠压等活动，休息时仍应垫高患肢。

（2）祛聚药物　　给以阿司匹林、右旋糖酐、双嘧达莫（潘生丁）、丹参等药物，以扩充血容量、降低血液黏稠度、防治血小板聚集。

（3）抗凝药物　　抗凝治疗是静脉血栓栓塞症的标准治疗，能降低肺栓塞发生率和病死率以及复发。早期抗凝治疗可静脉或皮下注射普通肝素或低分子肝素（分子量＜6000），达到低凝状态后改为维生素 K 拮抗剂（如华法林）口服，对于初次、继发于一过性危险因素者，至少服用 3 个月；对于初次原发者，服用 6 ~ 12 个月，或更长时间。

（4）溶栓治疗　　静脉点滴链激酶（SK）、尿激酶（UK）、组织型纤溶酶原激活剂（t－PA）等，能激活血浆中的纤溶酶原成为纤溶酶，溶解血栓。

注意事项：溶栓、抗凝治疗可造成出血，一旦发生应立即停药。用硫酸鱼精蛋白对抗肝素，维生素 K_1 对抗华法林；使用 10% 6－氨基己酸、纤维蛋白原制剂或输新鲜血，对抗纤溶治疗引起的出血。

2. 手术治疗　　外科手术常用于抗凝或溶栓治疗失败的原发性深静脉血栓形成的病人。

（1）取栓术　　最常用于下肢深静脉血栓形成，尤其是髂－股静脉血栓形成的早期病例。时间最好选择在发病后 3 ~ 5 天内，因 5 天后血栓与静脉内腔面粘连明显。手术时采用 Fogarty 导管取栓术，术后采用抗凝、祛聚疗法 2 个月，预防复发。

（2）经导管直接溶栓术　　适用于中央型和混合型血栓形成。需在超声或静脉造影监视引导下完成操作，是近年来开展的血管腔内治疗技术。

复习思考题

1. 名词解释：血栓闭塞性脉管炎　雷诺综合征
2. 简述急性动脉栓塞后的 5 "P" 征。
3. 简述血栓闭塞性脉管炎与动脉硬化性闭塞症的鉴别。
4. 简述雷诺综合征的典型症状。

第十二章 骨关节疾病

📚 学习要点

1. 颈椎病、肩关节周围炎、腰椎间盘突出症、强直性脊柱炎的概念。
2. 常见骨关节疾病的临床表现。

骨关节疾病是一类对人体危害极为广泛的疾病，具有关节肿痛、积液、僵直、增生、骨刺、活动艰难等特点。其包括的疾病很多，如颈椎病、肩关节周围炎、腰椎间盘突出症、腰椎管狭窄症、骨关节炎、强直性脊柱炎等。

第一节 颈 肩 痛

颈肩痛是指颈部、肩部及肩胛部等处的疼痛，病因复杂，范围广泛，是一种临床常见的疼痛。

一、颈椎病

颈椎病是指颈椎间盘退行性变及继发性椎间关节退行性变所致的脊髓、神经、血管损伤，以及由此所表现出的相应症状和体征，在临床是一种常见病和多发病。发病率为3.8%~17.6%，男女之比约为6：1。

【病因】

1. 颈椎间盘退行性变 颈椎间盘退行性变是颈椎病发病的最基本原因。由于椎间盘退变使颈椎管处于狭窄临界状态，最终导致脊髓、神经、血管受压或刺激而出现临床症状。

2. 外伤及劳损 颈部外伤可加重原已退变的颈椎和椎间盘损害而诱发颈椎病；长期使头颈部处于单一姿势位置，如低头看电视、看书、高枕、坐位睡觉等易发生颈椎病。

3. 颈椎结构发育不良 在颈椎先天性椎管狭窄基础上发生颈椎退变，也可出现神经压迫症状而发病。

【临床表现】根据受累组织和结构的不同，颈椎病分为4种主要分型：神经根型、脊髓型、交感神经型、椎动脉型。如果两种以上类型颈椎病同时存在，称为"混合型"

颈椎病。

1. 神经根型颈椎病 临床上最常见的类型。多由于椎间盘退变、突出、节段性不稳定、骨质增生等原因所致。多为单侧、单根发病，但也有双侧、多根发病者。

（1）症状 颈痛和颈部发僵常是最早出现的症状，而上肢放射性疼痛或麻木则具有特征性。颈部活动、咳嗽、喷嚏、用力及深呼吸等可使疼痛加重，有些病人还有肩部及肩胛骨内侧缘疼痛、患肢感觉沉重、握力减退，并有持物坠落等症状。

（2）体征 患侧颈部肌肉紧张，棘突、棘突旁、肩胛骨内侧缘及受累神经根所支配的肌肉有压痛。椎间孔部位出现压痛并伴上肢放射性疼痛或麻木。椎间孔挤压试验阳性，臂丛神经牵拉试验阳性。

2. 脊髓型颈椎病 通常起病缓慢，多无颈部外伤史。由于颈椎退变压迫脊髓可造成肢体瘫痪，因而致残率高。

（1）症状 多数病人首先出现上肢或下肢疼痛、麻木无力、僵硬或沉重感，随后逐渐出现行走困难，抬步慢，不能走快，步态不稳，双脚有踩棉感，写字、系扣、持筷等精细动作难以完成，严重者甚至不能自己进食。后期可出现排尿无力、尿频、尿急、大便秘结等膀胱和直肠功能障碍症状。病情进一步发展，病人须拄拐或借助他人搀扶才能行走，直至出现双下肢呈痉挛性瘫痪，卧床不起，生活不能自理。

（2）体征 颈部多无体征。浅反射如腹壁反射、提睾反射减弱或消失；深反射如腱反射活跃或亢进。肌力下降，四肢肌张力增高，可有折刀感；髌阵挛和踝阵挛阳性。病理反射如 Hoffmann 征、Barbinski 征、Chaddock 征等均可出现阳性。

3. 交感神经型颈椎病 发病机制尚不完全清楚，可能由于椎间盘退变和节段性不稳定等因素，对颈椎周围的交感神经末梢造成刺激所致。

（1）症状 主要表现为交感神经受刺激的症状。①交感神经兴奋症状：为交感神经型颈椎病的主要表现，如头痛或偏头痛，头晕，恶心甚至呕吐；视物不清、眼胀、视力下降、瞳孔扩大或缩小；心率加速、心律不齐、胸闷及血压升高；面部及肢体出汗异常；耳鸣、听力下降、发音异常等。②交感神经抑制症状：如头昏、眼花、流泪、鼻塞、心动过缓、血压下降及胃肠胀气等。

（2）体征 颈部活动多正常，颈椎棘突间或椎旁小关节周围的软组织压痛。

4. 椎动脉型颈椎病 当颈椎出现节段性不稳定和椎间隙狭窄时，可以造成椎动脉扭曲并受到挤压，导致椎 - 基底动脉供血不全而出现症状。

（1）症状 ①椎 - 基底动脉供血不全症状，如偏头痛、耳鸣或听力下降、发作性眩晕，复视伴有眼震，发音不清等。②自主神经刺激症状，如心悸、心律失常、胃肠功能减退等。

（2）体征 神经系统检查无阳性体征，但椎动脉造影可有阳性发现。

【辅助检查】

1. 颈椎 X 线平片检查 颈椎 X 线平片检查是诊断颈椎病的最基本、最常用的检查技术，是临床不可忽视的一项重要检查方法。表现为颈椎正常生理曲度消失或者反张，椎间隙变窄，椎管狭窄，椎体后缘骨赘形成，在过伸、过屈位片上还可以观察到颈椎节段性不稳定。

2. 颈椎 CT 检查 可清晰地观察到颈椎的增生钙化情况，对于椎管狭窄、椎体后缘骨赘形成具有明确的诊断价值。

3. 颈椎 MRI 检查 可以清晰地观察到椎间盘突出压迫脊髓，常作为术前影像学检查的证据，用以明确手术的节段及切除范围。

4. 椎－基底动脉多普勒检查 用于检测椎动脉血流的情况，是椎动脉型颈椎病病人的常用检查手段。

5. 肌电图检查 适用于肌肉无力为主要表现的病人，主要用途为明确病变神经的定位，但对检查条件要求苛刻，常会出现假阳性结果。

【诊断及鉴别诊断】

1. 诊断要点

（1）**神经根型** 具有根性分布的症状（麻木、疼痛）和体征；椎间孔挤压试验或/和臂丛神经牵拉试验阳性；影像学所见与临床表现基本相符合；排除颈椎外病变（胸廓出口综合征、网球肘、腕管综合征、肘管综合征、肩周炎、肱二头肌长头腱鞘炎等）所致的疼痛。

（2）**脊髓型** 出现颈脊髓损害的临床表现；影像学显示颈椎退行性改变、颈椎管狭窄，并证实存在与临床表现相符合的颈脊髓压迫；除外进行性肌萎缩性脊髓侧索硬化症、脊髓肿瘤、脊髓损伤、继发性粘连性蛛网膜炎、多发性末梢神经炎等。

（3）**交感型** 诊断较难，目前尚缺乏客观的诊断指标。临床有交感神经功能紊乱的临床表现、影像学显示颈椎节段性不稳定。对部分症状不典型的病人，如果行星状神经节封闭或颈椎高位硬膜外封闭后，症状有所减轻，则有助于诊断。

（4）**椎动脉型** 曾有猝倒发作，并伴有颈性眩晕；旋颈试验阳性；椎动脉造影能帮助诊断。

2. 鉴别诊断

（1）**周围神经嵌压综合征** 如胸廓出口综合征、肘管综合征、腕管综合征等需与神经根型颈椎病鉴别。该类综合征均有局部的骨性和纤维卡压神经的因素，而神经根型颈椎病致压因素则为颈椎间盘突出、颈椎钩椎关节增生等。可通过体检、影像学分析及电生理检查确诊。

（2）**椎管内肿瘤** 颈椎椎管内肿瘤需与脊髓型颈椎病鉴别。颈椎椎管内肿瘤症状的进展速度比脊髓型颈椎病要快得多，而脊髓型颈椎病进展速度一般较慢，有时好时坏的现象，初期尤为明显。除非发病后颈部受到外伤，否则较少出现四肢完全性瘫痪的情况。磁共振检查能确定椎管内肿瘤的诊断，是目前最理想的检查方法。

（3）**冠状动脉供血不足** 需与交感型神经颈椎病鉴别。尽管两者均有心前区疼痛、心律不齐等表现，但前者没有上肢节段性疼痛和感觉异常，心电图检查有病理性改变，用血管扩张剂可缓解症状；后者 X 线颈椎动力位摄片示有颈椎不稳时，用 0.5% 普鲁卡因 5～8mL 行颈硬膜外隙封闭后，原有症状消失。

（4）**梅尼埃病** 需与椎动脉型颈椎病进行鉴别。两者都可出现头痛、眩晕、恶心、呕吐、耳鸣、耳聋、眼震、脉率减慢、血压下降等表现，但梅尼埃病常与过度疲劳等因素有关，而椎动脉型颈椎病则多由颈的活动所诱发。椎动脉造影、颈椎 MRI 等辅助检查均可协助诊断。

【治疗】

1. 非手术治疗　主要适用于神经根型、椎动脉型及交感神经型颈椎病。

（1）*颌枕带牵引*　适用于脊髓型以外各型颈椎病。取端坐位进行牵引，头屈 15° 左右，牵引重量为 3~5kg，每次持续时间 20~30 分钟，每日 2 次，2 周为一疗程。

（2）*颈托和围领*　可使用充气型颈托。除固定颈椎外，还有一定撑开牵张作用，以限制颈椎过度活动，而行动不受影响。

（3）*药物治疗*　可使用非甾体抗炎药、肌肉松弛剂及镇静剂对症治疗。局部有固定且范围较小压痛点时，可用醋酸泼尼松龙 2mL 局部封闭治疗。

（4）*其他治疗*　推拿按摩、理疗、改善不良工作体位及睡眠姿势等均可改善脊髓型以外的早期颈椎病的局部血循环，减轻肌痉挛，加速炎性水肿消退和松弛肌肉作用。

2. 手术治疗

（1）*适应证*　①诊断明确的颈椎病经非手术治疗半年无效或反复发作者；②脊髓型颈椎病症状进行性加重者；③神经根性疼痛剧烈，非手术治疗无效者；④上肢某些肌肉尤其手内在肌无力、萎缩，经非手术治疗 4~6 周后仍有发展趋势者。

（2）*手术方法*　依据具体病情选择手术入路。①前路及前外侧进路手术：切除突出之椎间盘、椎体后方骨赘及钩椎关节骨赘，以解除脊髓、神经根和椎动脉的压迫；同时需行椎体间植骨融合术，以稳定脊柱。②后路手术：主要是通过椎板切除达到对脊髓的减压。

二、颈项部肌膜纤维织炎

颈项部肌膜纤维织炎是由多种病因导致颈项部筋膜肌肉内微循环障碍、组织渗出、水肿纤维性变等而形成的一种非特异性的无菌性炎症。各年龄段均可发病，以青中年多见。

【病因】

1. 急性损伤　如急性刹车时颈部过屈后过伸、搬运货物时颈部扭转等均可致颈部肌肉、韧带等软组织损伤，若未经过积极治疗均可转化为慢性创伤性炎症。

2. 慢性劳损　如职业性或不良姿势、急性损伤迁延不愈等均可形成慢性劳损。

3. 其他因素　如颈椎结构异常、心理因素及病毒感染等均与本病的发生有一定的关系。

【临床表现】

1. 症状　主要表现为颈项肩背部的慢性疼痛，活动受限，稍事活动即可诱发疼痛。晨起或受凉后痛剧，活动一段时间后疼痛减轻，常反复发作。

2. 体征　查体发现颈部活动受限，可触及明显的痛点、痛性结节（筋膜脂肪疝）、索状物，局部肌肉痉挛。若一侧胸锁乳突肌痉挛可表现为斜颈，但无神经受损的表现。

【辅助检查】

1. X 线摄片检查　除偶见颈椎生理前凸弧度减小外，多无异常发现。

2. 血液检查　部分病人血沉增快、抗链球菌溶血素"O"阳性，提示其发病原因与风湿性活动有关。

【诊断及鉴别诊断】

1. 诊断要点　①有风寒潮湿环境下的长期工作及慢性劳损病史；②颈项肩背部慢性疼痛，晨起时痛剧，活动后减轻；③辅助检查多无明显异常。

2. 鉴别诊断　需与颈椎病、颈椎间盘突出症及肩周炎等鉴别。

【治疗】 本病主要以非手术治疗为主。

1. 非手术治疗　如注意保暖、改变工作环境、改善工作姿势等。采用局部理疗、针灸推拿、口服非甾体抗炎药、局部采用肾上腺糖皮质激素封闭治疗等。

2. 手术治疗　对于非手术治疗无效，压痛点明确且末梢神经卡压者，可行局部点状或片状软组织松解术，将粘连、纤维化的筋膜及血管神经末梢束切开减压。

三、肩关节周围炎

肩关节周围炎又称冻结肩、粘连性肩关节炎，是肩周肌、肌腱、滑囊及关节囊的慢性损伤性炎症。因关节内、外粘连而致活动时疼痛。本病好发于 50 岁左右病人，左肩多于右肩，女性多于男性，功能受限为其临床特点。

【病因】

1. 肩部原因　①长期过度活动、姿势不良等所产生的慢性损伤是主要的激发因素；②上肢外伤后固定肩部过久，肩部组织继发萎缩、粘连；③肩部急性挫伤、牵拉伤后治疗不当等。

2. 肩外因素　颈椎病及心、肺、胆道疾病发生的肩部牵涉痛，因原发病长期不愈，肩部肌肉持续痉挛、缺血而形成炎性病灶，转变为真正的肩周炎。

【临床表现】 本病为自限性疾病，一般在 6～24 个月自愈，但部分不能恢复到正常功能水平。

1. 症状　肩部疼痛是最主要症状，且疼痛与动作、姿势关系明显。早期仅表现为肩部某一处局限性疼痛，随病情加重，疼痛范围逐渐扩大，同时伴有肩关节活动受限。严重时患肢不能梳头、洗面和扣腰带，甚至因肩部疼痛而影响睡眠。病人初期尚能指出疼痛范围，后期范围扩大。

2. 体征　查体三角肌有轻度萎缩，斜方肌痉挛。冈上肌腱，肱二头肌的长、短肌腱及三角肌的前、后缘均可有明显压痛。肩关节外展、外旋、后伸受限最明显，少数人内收、内旋受限，但前屈受限较少。

【辅助检查】

1. X 线摄片检查　X 线检查早期可无明显异常，后期部分病人可见骨质疏松，但无骨质破坏，部分病人可在肩峰下见到钙化影。

2. MRI 检查　可见关节囊增厚、肩部滑囊有渗出。

3. 肩关节造影检查　可有肩关节囊萎缩，关节囊下部皱褶消失。

【诊断及鉴别诊断】

1. 诊断要点　①多发生于中年人或老年人；②肩部疼痛逐渐加重，昼轻夜重，肩关节活动受限；③MRI、肩关节造影等检查可协助诊断。

2. 鉴别诊断

（1）**颈椎病**　主要与神经根型颈椎病鉴别。两者主要鉴别点是颈椎病时肩关节被动活动大致正常且无痛，颈椎斜位 X 线平片显示相应椎间孔狭窄，肌电图提示神经根性损伤。

（2）**肩袖损伤**　多见于 60 岁以上老年人，肩前方疼痛，肩关节无力；被动活动范围基本正常；落臂征；超声检查、MRI 检查有肩袖撕裂的特征性表现。

（3）**肩部肿瘤**　肩部肿瘤虽较其他疾病少见，但后果严重。因此，凡疼痛进行性加重，不能用固定患肢的方法缓解疼痛，并出现轴向叩击痛者，均应摄片检查，以排除骨肿瘤。

（4）**肺癌**　肺癌发生于肺尖部，可能浸润颈部神经血管，而引起肩部疼痛，上肢感觉异常及血管受压症状，有时易误诊为肩周炎。检查时在锁骨上窝有时可摸到发硬的肿物，肺部 X 线片即可鉴别。

【治疗】

1. 非手术治疗　肩周炎是慢性病，大多数病人 1 年内能逐渐好转自愈。病变早期可上肢悬吊制动，理疗、针灸、推拿按摩可解痉止痛改善症状，口服消炎镇痛药物如芬必得、双氯芬酸钾等。痛点局限时可局部封闭及给予镇痛药物口服等。肩外因素所致的肩周炎除局部治疗外，还需对原发病进行治疗。晚期可在麻醉下进行手法松解，肩部在疼痛能忍受情况下主动功能锻炼。

2. 手术治疗　对长期保守治疗无效，严重影响肩关节功能者，可考虑手术治疗。手术方法主要有肱二头肌长头腱固定或移位术、喙肱韧带切断术等。但由于本病为自限性疾病，故一般不提倡手术治疗。

第二节　腰　腿　痛

腰腿痛不是单一疾病，而是一组症候群，可由多种原因引起，在体力劳动者中发生率较高。创伤、炎症、肿瘤和先天性疾患等四大基本病因均可囊括在内。

一、腰肌膜纤维织炎

腰肌膜纤维织炎又称纤维肌痛，是指因寒冷、潮湿及慢性劳损等引起的肌筋膜或肌肉组织水肿、渗出及纤维性变而出现的一系列临床症状及体征。该病发病率较高，多见于青壮年，好发于腰背、骶髂等部位。

【病因】

1. 软组织损伤　如体育运动员、重体力工作者、职业性或不良姿势等均可伤及腰背部软组织而引起疼痛。

2. 其他因素 如结构异常、心理因素及病毒感染等均与本病的发生有一定的关系。

【临床表现】

1. 症状 脊背部出现局限性或弥漫性钝痛，晨起痛重，日间稍轻，傍晚复重，寒冷及长时间不活动或过度活动均可诱发疼痛，痛时可出现腰痛和下肢牵涉痛。病程长短不一，短者几天，长者可达数年，并且反复发作。

2. 体征 触诊时局部皮下组织增厚，可扪及痛性结节或条索感；有明显的局限性压痛点，触摸此点可引起疼痛和放射，用2%普鲁卡因痛点注射后疼痛消失。

【辅助检查】一般不需做特殊检查，若需进一步鉴别则可选择 X 线摄片、MRI 检查等。

【诊断及鉴别诊断】

1. 诊断要点 ①腰背部局限性或弥漫性边界不清的疼痛；②局限性软组织压痛点及休息后加重，运动后减轻；③X 线摄片检查无明显异常。

2. 鉴别诊断

（1）多发性肌炎 为特发性炎症性肌病，伴有皮肤损害者为皮肌炎。

（2）急性腰扭伤 多见于青壮年体力劳动者或体育运动者，有急性扭伤史；有明显压痛点，患侧腰肌呈保护性痉挛，肌张力高，痛点封闭有效。

【治疗】

1. 非手术治疗

（1）消除病因 加强体育锻炼，改善生活、工作条件，注意防潮、防寒及保温，避免出汗时吹凉风或洗冷水浴。

（2）药物治疗 目前仍以非甾体类镇痛药物（如消炎痛、布洛芬、芬必得、尼美舒利等）为主，且能较好的缓解疼痛；但具有胃肠不适等不良反应，甚至出现胃黏膜损伤、上消化道出血等并发症。近年来，临床应用盐酸替扎尼定治疗颈肩痛及腰背痛效果也比较理想。除此以外，维生素类药物（维生素 E 及 B_1 对原发性肌筋膜炎有一定疗效）及中医中药均可选择。

（3）封闭疗法 2%利多卡因 5mL 加曲安奈德 40mg 疼点封闭，每周 1 次，3～4 次为 1 个疗程。绝大多数病例均可治愈。

（4）其他疗法 如局部理疗、针灸推拿等方法，均有一定疗效。

2. 手术治疗 对于非手术治疗无效者，可选择痛性结节切除或软组织松解术，也可取得疗效。

二、腰椎间盘突出症

腰椎间盘突出症是指因椎间盘发生退行性变后，纤维环发生破裂，单独或连同髓核、软骨板向外突出，刺激或压迫窦椎神经和神经根引起的一种综合征。腰椎间盘突出症是骨科常见病、多发病，是引起腰腿痛的最常见原因。腰椎间盘突出症中以腰$_{4～5}$、腰$_5$骶$_1$椎间盘发病率最高。

【病因】

1. 腰椎间盘退行性变 随着年龄的增加，纤维环和髓核的水分减少，可因失水引起椎体间隙的高度下降，椎体失稳、松动，负重时椎间盘向四周膨出。故退行性变是腰椎间盘突出的根本原因。

2. 外力的作用 长期反复的外力积累性损伤是造成椎间盘退变的主要原因，也是引起椎间盘突出的主要诱因。反复的弯腰扭转，过度负荷，如驾驶员及重体力劳动者易引起纤维环破裂，髓核突出，导致该病发生。

3. 妊娠 妊娠期间盆腔压力增大，盆腔、下腹部充血，整个韧带系统处于松弛状态，易于导致腰椎间盘突出。

4. 遗传因素 统计数字表明，有色人种腰椎间盘突出症的发病率明显为低，20 岁以下的青少年病人中约 32% 有阳性家族史。

【临床表现】腰椎间盘突出症常见于 20～50 岁病人，男性多见，老年人发病率最低。临床上约 1/3 病例发病前有腹内压增加，如咳嗽、打喷嚏及便秘等病史。

1. 症状

（1）**腰痛** 腰痛是椎间盘突出症的最常见症状，也是最早出现的症状。大多数病人先出现腰痛，一段时间后出现腿痛，有的病例同时出现腰腿痛，很少病例仅出现腿痛。平卧时腰痛减轻，站立或行走时则加重。

（2）**坐骨神经痛** 约 95% 的椎间盘突出症发生于腰$_{4\sim5}$ 和腰$_5$ 骶$_1$ 椎间隙，故坐骨神经痛最为常见。常为逐渐发生，疼痛为放射痛，为由下腰部向臀部、大腿后侧、小腿外侧直至足部的放射痛。若椎间盘突出发生在腰$_{2\sim3}$、腰$_{3\sim4}$ 时，可出现大腿前内侧或腹股沟区疼痛。咳嗽、喷嚏、用力排便等使腹内压增加的动作可加重疼痛。

（3）**马尾综合征** 中央型椎间盘突出或大块突出的纤维环髓核组织脱入椎管，常压迫突出平面以下的马尾神经，出现会阴部麻木，大、小便障碍和性功能障碍及双下肢根性疼痛。

2. 体征

（1）**腰椎侧凸** 腰椎侧凸是一种减轻疼痛的姿势代偿性畸形，具有辅助诊断价值。腰椎间盘突出压迫神经可出现腰椎侧凸，腰椎侧凸的方向取决于髓核突出的部位和神经根的关系。如髓核突出在神经根外侧，上身向健侧弯曲，腰椎凸向患侧可松弛受压的神经根；当突出的髓核在神经根的内侧时，上身向患侧弯曲，腰椎凸向健侧可缓解疼痛。如神经根与髓核粘连，则腰椎不论凸向哪侧都不能缓解疼痛。

（2）**腰部活动受限** 腰部各方向的活动度均受到不同程度的影响。在急性发作期，腰部前屈、侧屈和旋转活动均受限，其中前屈受限最为明显。

（3）**压痛及骶棘肌痉挛** 压痛点多在受累椎间隙的棘突旁侧 1cm 处，按压时可向患肢及足部出现放射痛。约 1/3 的病人有腰部骶棘肌痉挛，使腰部固定于强迫位。沿坐骨神经的走行处有压痛。

（4）**直腿抬高试验和加强试验** 正常人神经根有 4mm 的滑动距离，下肢抬高到 60°～70° 腘窝处始感不适。做直腿抬高试验时，应记录直腿抬高角度。抬高的角度越小，其临床意义越大。但必须与健侧对比，一般以 60°为界限，小于 60°为异常。直腿抬高试验阳性时可继续做加强试验，即缓慢降低患肢高度，待放射痛消失，再被动背屈踝关节，若又出现下肢放射痛即为阳性。

(5) 神经系统表现　①感觉异常：受累神经根分布区域出现感觉减退或消失，如腰$_{3\sim4}$椎间盘突出者，大腿和小腿内侧感觉减退；腰$_{4\sim5}$椎间盘突出者，可出现小腿前外侧，足内侧和趾皮肤感觉减退；腰$_5$骶$_1$椎间盘突出者，可出现小腿后外侧，外踝附近和足外侧痛、触觉减退。②肌力下降：70%～75%的病人出现肌力下降。腰$_5$神经根受累时，足姆趾背伸力下降；骶$_1$神经根受累者，足跖屈力减弱。③反射异常：骶$_1$神经根受累者，可以引起踝反射减弱或消失；马尾神经受压引起肛门括约肌张力下降及肛门反射减弱或消失。

【辅助检查】

1. X 线平片检查　通常作为常规检查。单纯 X 线平片可见脊柱侧凸、椎体边缘增生及椎间隙变窄等退行性改变，不能直接反映是否存在椎间盘突出，对椎间盘突出症确诊和定位无特异性。X 线平片可发现有无结核、肿瘤等骨病，有重要鉴别诊断意义。

2. CT 和 MRI 检查　CT 检查可显示骨性椎管形态，黄韧带是否增厚及椎间盘突出的大小、方向等，对本病有较大诊断价值，目前已普遍采用。MRI 检查可全面地观察各腰椎间盘是否病变，也可在矢状面上了解髓核突出的程度和位置，并鉴别是否存在椎管内其他占位性病变，但价格昂贵。

3. 造影检查　脊髓造影、硬膜外造影、脊椎静脉造影等曾被作为确诊椎间盘突出的重要方法，可间接显示有无椎间盘突出及突出程度。由于造影对身体有一定损害，目前被 CT 和 MRI 取代。

4. 其他检查　电生理检查（肌电图、神经传导速度及诱发电位）可协助确定神经损害的范围及程度，观察治疗效果。

【诊断及鉴别诊断】

1. 诊断要点　①反复的弯腰扭转，过度负荷病史；②有腰痛、坐骨神经痛、腰部活动受限、棘突旁压痛、直腿抬高试验阳性等临床表现；③X 线平片、CT、MRI 检查可以协助诊断。

2. 鉴别诊断

(1) 急性腰扭伤　病人有明显的外伤史，扭伤部位疼痛和压痛，疼痛能为局部封闭所缓解或消失，按照腰扭伤治疗 2 周左右症状很快消失。CT、MRI 检查可协助诊断。

(2) 腰肌劳损　无明显诱因的慢性疼痛，病程长，症状轻，与长期保持一种劳动姿势有关，腰痛呈酸胀痛，休息后可缓解。直腿抬高试验阴性，痛点局部封闭效果较好。

(3) 神经根和马尾肿瘤　神经肿瘤发病较缓慢，无椎间盘突出症因动作而诱发的病史。鉴别主要依靠脊髓造影、MRI 及脑脊液检查。

(4) 腰椎管狭窄症　临床以下腰部痛、马尾神经或腰神经受压症状为主要表现，以神经源性间歇性跛行为主要特点。主诉症状多而阳性体征少。诊断主要依靠 CT、MRI

检查。

（5）梨状肌综合征　主要表现为臀部和下肢痛，与活动有关，休息即可明显缓解；臀肌萎缩，直腿抬高试验阳性；但神经定位体征多不明确。髋关节外展、外旋位抗阻力时，可以诱发症状。

【治疗】

1. 非手术治疗　多数初次发作，症状较轻的病人可经非手术疗法缓解症状或治愈。

（1）适应证　①年轻、初次发作或病程较短者；②休息后症状可自行缓解者；③由于全身疾病或局部皮肤疾病不能施行手术者；③病人拒绝手术者。

（2）治疗方法　①绝对卧床休息：当症状初次发作时，立即卧床休息，卧床 3 周后带腰围起床活动，3 个月内不做弯腰持物动作。②持续牵引：采用骨盆牵引可使椎间隙略微增宽，减少椎间盘内压，扩大椎管容量从而减轻对神经根的刺激或压迫。③非甾体类镇痛药物：如布洛芬、芬必得、尼美舒利等予以止痛。④针灸治疗：根据症型选择适当的穴位施行针灸，如委中、肾俞、阳关、殷门、夹脊及足三里等穴位均可以缓解疼痛。⑤其他治疗：如糖皮质激素硬膜外隙注射、椎间盘微创消融术、椎间盘臭氧注射等均取得不错的效果。

2. 手术治疗

（1）适应证　①病史长，症状反复发作，非手术治疗无效者；②出现马尾神经综合征或单根神经麻痹者；③腰椎间盘突出伴腰椎管狭窄或腰椎滑脱者。

（2）手术方法　有前路及后路手术，较多采用后路手术。钳取突出的髓核组织和纤维环，解除对神经根的压迫。也可通过椎间盘镜等进行微创手术。

三、腰椎管狭窄症

腰椎管狭窄症是指腰椎管因某种因素产生骨性或纤维性结构异常，产生一处或多处管腔狭窄，使马尾神经或神经根受压所引起的一种综合征，是脊柱外科最常见的疾病。本病 50 岁以上者多见，男性多于女性，腰$_{4\sim5}$发病率最高，腰$_5$骶$_1$次之。

【病因】

1. 退变性腰椎管狭窄　主要是由于脊柱发生退行性病变引起。

2. 发育性腰椎管狭窄　椎管狭窄是由先天性发育异常所致。

3. 外伤性椎管狭窄　脊柱受外伤时，特别是外伤较重引起脊柱骨折或脱位时可引起椎管狭窄。

4. 医源性椎管狭窄　多由于脊柱融合术后引起棘间韧带和黄韧带肥厚或植骨部椎板增厚，尤其是后路椎板减压后再于局部行植骨融合术，结果使椎管变窄压迫马尾或神经根，引起腰椎管狭窄症。

【临床表现】

1. 症状

（1）间歇性跛行　多数病人行走一段路程（50～100m）后，出现腿痛或麻木、无力并逐渐加重，以致不能继续再走，蹲下或休息片刻后上述症状消失，继续行走痛又出现。

（2）腰腿痛　多数病人有反复出现的腰腿痛，常因站立或行走而加重，卧床而减轻或缓解。疼痛的性质为酸痛、刺痛、灼痛等。疼痛有单侧，但多是双侧或左右交替出现。少数放射到大腿外侧或前方、臀部甚至腹股沟部。较严重者，可能引起尿急或排尿困难。

（3）其他　部分病人出现下肢某些肌肉萎缩、无力，胫前肌及趾伸肌最易受累。

2. 体征　症状较重，而体征相对较轻，部分病人可能没有任何阳性体征。

（1）脊柱检查　脊柱生理前凸减小或消失，腰椎活动受限主要表现在后伸，脊柱过伸试验是诊断本病的主要体征。

（2）下肢感觉、运动、反射改变　多表现在双侧，不像腰椎间盘突出压迫相应的一条神经根，而是多条神经根的轻微受压出现的临床体征。

（3）其他　直腿抬高试验阳性者相对较少，且放射痛不明显。

【辅助检查】

1. X 线摄片检查　X 线摄片对诊断椎管狭窄有很大帮助，在正位片上可见两侧椎弓根间距变窄，侧位片上可见椎管矢状径变窄。在椎管狭窄并有腰椎不稳时可有椎间盘退变特征，包括骨赘、关节突肥大、退行性椎体滑脱和退行性椎体侧弯等。

2. 椎管造影检查　椎管造影可直接显示硬膜囊形状及有无狭窄，但不能显示侧隐窝。通常规定矢状径在 10mm 及以下者为绝对狭窄，10~12mm 者为相对狭窄。

3. 腰椎 CT 检查　CT 检查可显示椎管横断面形状，并可直接测量其矢状径及面积，对椎管狭窄的诊断提供直接依据，但对硬膜囊的显示有时不清楚。

4. 腰椎 MRI 检查　矢状位及断层切片可直接显示狭窄的部位、程度及范围，并可显示导致狭窄的组织来源，对人体无伤害，是目前诊断学上常用的检查方法，但价格昂贵。

【诊断及鉴别诊断】

1. 诊断要点　病人多有腰腿痛及间歇性跛行，主诉多而阳性体征少，以及伸腰受限等表现；结合影像资料如 MRI、CT 检查等多可明确诊断。

2. 鉴别诊断

（1）腰椎间盘突出症　腰部多有损伤史；腰痛伴下肢放射性疼痛，症状时轻时重，活动受限，弯腰则可加重症状，休息后疼痛缓解；棘突间或棘突旁有明显压痛，直腿抬高试验阳性；X 线平片或腰椎 CT 检查可协助确诊。

（2）腰椎结核　有结核接触病史；有结核病的全身反应，腰痛较剧，拾物试验阳性；X 线片上可见椎体或椎弓根的破坏。

【治疗】

1. 非手术治疗　大多数病人通过非手术治疗可以缓解症状。

（1）一般治疗　急性期适当卧床休息，一般 2~3 周；缓解期需加强背伸肌、腹肌的肌力锻炼，以增加腰椎的稳定性，从而推迟腰椎关节退变演变的速度。

（2）药物治疗　选用非甾体类镇痛药物，如布洛芬、芬必得、尼美舒利等以缓解疼痛。另外，也可辨证后选用中药治疗：如肾气亏虚，宜补肾益精，偏阳虚温补肾阳，方用右归丸或补肾壮筋汤；偏阴虚滋补肾阴，方用左归丸或大补阴丸。风寒湿侵袭，宜祛寒除湿、温经通络，方用风湿盛独活寄生汤；寒邪重用麻桂温经汤，湿邪重用加味术附汤；湿热侵袭，宜清热化湿，方用二妙汤。

（3）针灸及推拿治疗　可取腰阳关、肾俞、大肠俞、气海俞、命门、环跳、风市、委中、昆仑等穴位治疗，每日 1 次，10 次为 1 个疗程。

（4）其他治疗　如物理治疗、局部封闭治疗等均可选用。

2. 手术治疗　手术的目的是解除神经组织和血管在椎管内、神经根管内或椎间孔内所受的压迫，最大限度地保持脊柱的稳定性。

（1）适应证　症状较重者，经过半年以上非手术治疗无效，影响正常生活与工作者；有明确的神经根传导障碍，尤其是某些肌肉无力和萎缩者。

（2）手术方法　根据临床表现及 X 线片、CT 等检查，确定手术方式，常见有半椎板或全椎板切除减压术、开窗减压术、减压后短节段融合固定或长节段融合固定术及显微内窥镜微创手术等多种手术方式。

四、骨关节炎

骨关节炎为一种常见的关节慢性病变，系由诸多因素引起的关节软骨退化损伤、关节边缘和软骨下骨反应性增生为特征的慢性关节病，又称骨关节病、退行性关节炎、老年性关节炎、肥大性关节炎等。多发生于 50 岁以上中老年人，女性多于男性，好发于负重较大的膝关节、髋关节、脊柱及手指关节等部位。

【病因】骨关节炎的病因到目前为止尚不明确，它的发展是一个长期、慢性、渐进的过程，涉及全身及局部许多因素。根据病因可将骨关节炎分为原发性和继发性两大类，在我国，以继发性骨关节炎较多见，原发性骨关节炎则较少。

1. 继发性骨关节炎　指因某种已知原因导致的软骨破坏或关节结构改变而发病。常见有：先天畸形，如髋关节发育异常；创伤，如关节内骨折；关节面后天性不平整，如骨的缺血性坏死造成关节面塌陷变形；关节不稳定，如关节囊或韧带松弛；关节畸形引起的关节面对合不良，如膝内翻、膝外翻等。

2. 原发性骨关节炎　原发性骨关节炎的病因尚不清楚，发病与多种因素有关，如年龄、遗传、肥胖、累积性应力、炎症及营养等。

【临床表现】

1. 症状　关节疼痛是骨关节炎的最典型症状。初期轻微钝痛，以后逐渐加重，具有典型的疼痛曲线：即早晨起床时或白天关节长时间保持一定体位后，出现关节疼痛或僵硬，关节僵硬很少超过 30 分钟，稍微活动后减轻，行走过多或活动过度后疼痛加重，休息后缓解，再次活动将重复上述过程。若病情恶化，则病人可出现持续的疼痛、关节活动受限、关节肿胀。关节炎病人即使关节破坏严重、疼痛剧烈难忍，几乎也不会发生关节强直。

2. 体征　有关节肿胀、压痛，压痛点多在关节囊及侧副韧带之附着处，活动关节时有摩擦感或"咔嗒"声，病情严重者可有肌肉萎缩及关节畸形。

【辅助检查】

1. 实验室检查 血常规、蛋白电泳、免疫复合物及血清补体等指标基本正常。若伴有滑膜炎时可出现 C 反应蛋白（CRP）和红细胞沉降率（ESR）轻度升高。

2. X 线摄片检查 X 线平片于早期并无明显异常，后期关节间隙有显著狭窄、关节面不光滑、骨质硬化，关节边缘骨质增生、骨赘形成、关节端小囊腔形成等。

3. CT 及 MRI 检查 可在早期发现关节软骨及软骨下骨质的异常改变，是目前认为最具潜力的无创伤性影像诊断方法。

4. 关节镜检查 关节镜能直观地观察关节内病变，并能取标本做病理学检查，作为鉴别诊断的最终依据；但系创伤性检查，且费用偏高，故目前仍不作为常规检查方法。

【诊断及鉴别诊断】

1. 诊断要点 ①病程长而缓慢；②有典型的疼痛曲线、关节僵硬、关节肿胀、关节压痛及骨擦感等体征；③CT 及 MRI 检查可协助确诊。

2. 鉴别诊断

（1）**类风湿性关节炎** 全身症状较轻，持续时间长，受累关节多对称或多发，近侧指间关节多见。关节早期肿胀呈梭形，晚期出现功能障碍及强直畸形。X 线检查局部或全身骨质疏松，晚期出现骨性强直。实验室检查血沉增快，类风湿因子阳性。

（2）**强直性脊柱炎** 多发于 15～30 岁男性青壮年。发病缓慢，间歇性疼痛，多关节受累。脊柱活动受限，关节畸形，有晨僵。X 线检查：骶髂关节间隙狭窄模糊，脊柱韧带钙化，呈竹节状改变。实验室检查类风湿因子多属阴性。

【治疗】虽然目前还不能治愈骨性关节炎，但通过积极的治疗能达到减轻疼痛，延缓关节退变，保持和改善关节活动度，预防关节功能障碍的目的。

1. 非手术治疗 对初次就诊且症状不重的骨关节炎病人，非药物治疗是首选的治疗方法，目的是减轻疼痛，改善功能，使病人能很好地认识疾病。

（1）**行动支持** 让病人懂得正确的运动方式，如适度地骑自行车、游泳，使膝关节在非负重状态下能获得屈伸活动，避免长时间跑、跳、蹲等不良姿势，以注意保护关节，延缓病变的进程。肥胖病人应减轻体重，减少关节的负荷。下肢关节有病变时可用拐杖或手杖，以求减轻关节的负担。对于因关节炎所伴发的内翻或外翻畸形，可采用相应的矫形支具或矫形鞋以平衡各关节面的负荷。

（2）**物理治疗** 如热疗、水疗、超声波、针灸、推拿、牵引等治疗方法，可以改善局部血液循环，缓解疼痛。

（3）**药物治疗** ①局部外用药物：如非甾体抗炎药（NSAIDs）的乳胶剂、膏剂、贴剂、擦剂等，可以缓解关节疼痛；关节腔药物注射，如关节腔内注射透明质玻璃酸钠，具有润滑关节、保护关节软骨和缓解疼痛的作用；对于非甾体抗炎药物治疗 4～6 周仍无效的病人也可选择糖皮质激素，一般每年不超过 3～4 次。②全身用药，根据镇痛药物分为口服药物、针剂及检剂，具有缓解疼痛、延缓病情、改善病人症状的作用。

2. 手术治疗

（1）治疗目的　①协助诊断；②减轻或消除疼痛；③防止或矫正畸形；④保护关节；⑤改善关节功能。

（2）手术方法　手术方法很多，如游离体摘除术、关节镜下行关节清理术、截骨术、关节融合术和关节成形术及人工关节置换术等。

五、强直性脊柱炎

强直性脊柱炎（AS）是一种主要累及脊柱、中轴骨骼和四肢大关节，并以椎间盘纤维环及其附近结缔组织纤维化和骨化及关节强直为病变特点的慢性炎性疾病。本病好发于16～30岁的青壮年，男性多见。

【病因】　AS属血清阴性反应的结缔组织疾病，病因尚不清楚，组织相容性抗原（HLA－B27）的阳性率很高。可能与遗传、感染、自身免疫、创伤、内分泌及代谢障碍等有关。

【临床表现】

1. 症状　本病发病隐匿，病初偶有下腰部或骶髂部疼痛不适和晨僵，但活动后减轻，常不为病人所注意，病情经过数月、数年后发展为持续性疼痛，以后随着关节融合强直，炎性疼痛消失。部分病人也可出现臀部、腹股沟酸痛不适并且向下肢放射。若累及胸椎关节和肋椎关节时，可导致肺扩张受限，出现呼吸困难或伴有束带状胸痛。

2. 体征　脊柱强直是强直性脊柱炎晚期的典型体征，最终可出现驼背畸形，病人胸椎严重后凸，骨性强直而头部呈前伸畸形。

【辅助检查】

1. 实验室检查　缺乏特异性指标。HLA－B27多为阳性，类风湿因子试验阴性。急性期白细胞增多，有时继发贫血，血沉增快，C反应蛋白增加等。

2. X线摄片检查

（1）骶髂关节　早期X线表现为骶髂关节骨质疏松、关节边缘呈虫蚀样改变，间隙规则增宽，软骨下骨有硬化致密改变；以后关节面逐渐模糊，间隙逐渐变窄，直至双侧骶髂关节完全融合。

（2）脊柱　早期为普遍性骨质疏松，椎小关节及椎体骨小梁模糊（脱钙）；病变发展至椎间盘的纤维环和前后、纵行韧带骨化，形成最有特征的"竹节样脊柱"改变。

> **知识链接**
>
> **骶髂关节炎影像学病变程度分级**
>
> Ⅰ级，可疑；
>
> Ⅱ级，有轻度骶髂关节炎；
>
> Ⅲ级，有中度骶髂关节炎；
>
> Ⅳ级，关节强直。

【诊断及鉴别诊断】

1. 诊断要点 AS 的诊断主要依据临床表现及 X 射线检查。

（1）**纽约诊断标准** 1984 年修订，目前临床多采用该标准。具体内容：①下背痛病程至少 3 个月，疼痛随活动改善，但休息不减轻；②腰椎在前后和侧屈方向活动受限；③胸廓扩展范围小于同年龄和性别人群的正常值；④双侧骶髂关节炎Ⅱ~Ⅳ级，或单侧骶髂关节炎Ⅲ~Ⅳ级。如果具备④并分别附加①~③条中的任何 1 条，AS 可确诊。

（2）**中国诊断标准** 1997 年我国制定。具体内容：当 CT 检查骶髂关节炎为Ⅱ以上（X 线片Ⅲ级），又具有以下临床表现中任一条者即可诊断为该病：①胸、腰、腹股沟、臀部或下肢酸痛不适；②夜间痛或晨僵；③活动缓解；④不对称性外周大关节炎，尤其是下肢单关节炎；⑤足跟痛或其他肌腱附着点病、急性眼葡萄膜炎。

2. 鉴别诊断

（1）**髂骨致密性骨炎** 本病多见于青年女性，主要表现为慢性腰骶部疼痛和发僵。该病无明显坐久、卧久疼痛的特点，且接受非甾体类抗炎药治疗时不如 AS 那样疗效明显也是两病的鉴别点。临床检查除腰部肌肉紧张外，无其他异常。X 线前后位平片可协助诊断。

（2）**类风湿关节炎** ①类风湿关节炎女性较多，而强直性脊柱炎男性多发。②类风湿关节炎很少累及骶髂关节，而强直性脊柱炎则均有骶髂关节受累。③类风湿关节炎只侵及颈椎，而强直性脊柱炎则全脊柱自下而上地受累。④类风湿关节炎累及多关节、对称性，四肢大小关节均可受累；而强直性脊柱炎外周关节受累较少，非对称性，且以下肢关节为主。⑤类风湿关节炎有类风湿结节，而强直性脊柱炎无类风湿结节。⑥类风湿关节炎类风湿因子可阳性，而强直性脊柱炎则呈阴性。⑦类风湿关节炎与 HLA – DR4 有关，而强直性脊柱炎则以 HLA – B27 有关。

【治疗】 治疗目的是解除疼痛，防止畸形和改善功能。

1. 非手术治疗 非手术治疗是目前治疗强直性脊柱炎的主要方法。

（1）**医疗宣传** 本病目前尚无特效的治疗方法，故应认真做好病人和家属思想工作，以便更好地了解疾病的性质、发展、治疗措施及预后，配合治疗。

（2）**药物治疗** 早期疼痛时可选择非甾体抗炎药，如布洛芬、芬必得等，若效果不满意时可用柳氮磺胺吡啶。

（3）**物理治疗** 一般可用热疗，如热水浴、水盆浴或淋浴、矿泉温泉浴等，以增加局部血液循环，使肌肉放松，减轻疼痛，有利于关节活动，保持正常功能，防止畸形。

2. 手术治疗 严重脊柱驼背畸形待病情稳定后可做矫正手术，腰椎畸形者可行脊椎截骨术矫正驼背；髋关节严重屈曲畸形，可行全髋关节置换术。

六、类风湿性关节炎

类风湿性关节炎（RA）是一种病因不明的以关节病变为主的非特异性炎症，以慢性、对称性、多滑膜关节炎和关节外病变为主要临床表现，属于自身免疫炎性疾病。该病多发于 20~45 岁女性，是我国影响劳动力和致残的主要疾病之一。

【病因】 类风湿性关节炎的发病原因尚未完全明确，可能与自身免疫反应、感染、遗传、寒冷、潮湿、疲劳、营养不良、创伤等因素有关。

【临床表现】

1. 症状

（1）前驱症状　出现疲倦乏力、体重减轻、胃纳不佳、低热等全身症状。

（2）典型症状　晨起出现关节僵硬、活动困难及酸、胀、刺痛等不适症状，活动后可暂时缓解。其中晨僵是 RA 病人最典型症状，95% 以上的病人可以出现，持续时间长达 1 小时以上。

（3）发病顺序　常从手部小关节开始，以后上下肢均可受累，即近侧的指间关节最先发病，其次为掌指、腕、肘、肩、膝和足趾关节；颈椎、颞下颌关节、胸锁和肩锁关节也可受累，髋关节受累少见。开始时可能 1～2 个关节受累，往往是游走性，以后发展为对称性多关节炎。

2. 体征

（1）关节肿胀　若关节腔内渗液过多时，关节周围则呈均匀性肿大，提示炎症严重。例如近端指间关节呈梭形肿胀是类风湿关节炎的重要体征。

（2）关节活动受限或畸形　病变继续发展，关节活动受限。晚期出现不同的畸形，如上肢畸形表现为腕和肘关节强直、掌指关节半脱位、手指向尺侧偏斜和呈"天鹅颈""纽扣花"样畸形表现，下肢可出现膝内翻、外翻畸形等。

（3）关节摩擦音　若存在关节炎症，在关节运动时可以听及细小的捻发音，以肘、膝关节为典型。

3. 关节外表现

（1）类风湿结节　最多见。多出现在上肢的鹰嘴、腕部及下肢的踝部等处，皮下结节坚硬如橡皮，大小不等、不易活动、压痛轻或无痛且不易被吸收。皮下小结节的出现常提示疾病处于严重活动阶段。

（2）其他表现　除类风湿结节外，部分病人的手、足可并发类风湿腱鞘炎、肌腱炎及滑囊炎。还有少数病人可有巩膜炎、角膜炎、胸膜炎及间质性肺炎等。

【辅助检查】

1. 实验室检查

（1）血常规检查　有轻度至中度贫血，白细胞数大多正常，在活动期可略有增高，偶见嗜酸性粒细胞和血小板增多。贫血和血小板增多症与疾病的活动相关。多数病例的红细胞沉降率在活动性病变中常增高，可为疾病活动的指标。

（2）类风湿因子检查　70%～80% 的病例类风湿因子阳性，但类风湿因子阴性也不能排除本病的可能。

（3）关节腔穿刺液检查　可发现关节液混浊，黏稠度降低，黏蛋白凝固力差，糖含量降低，细菌培养阴性。

（4）其他检查　可发现 C 反应蛋白升高，血清 IgG、IgA 及 IgM 增高，血清铁、铁结合蛋白的水平常减低等。

2. 影像学检查

（1）X 线片检查　类风湿性关节炎首选检查方法。早期可显示广泛的骨质疏松和骨萎缩；中期为关节软骨破坏和关节间隙狭窄；晚期关节边缘大量骨破坏、半脱位、脱位和骨性强直。这些表现在手指近侧指间关节、掌指关节及腕关节最具代表性。

（2）MRI 检查　能清楚地显示四肢类风湿性关节炎的滑膜增生、关节软骨破坏及骨内囊肿形成。

【诊断及鉴别诊断】

1. 诊断要点　类风湿性关节炎的诊断目前通常采用美国风湿病协会 1987 年的诊断标准：①晨起关节僵硬至少 1 小时，病程至少 6 周；②有 3 个或 3 个以上的关节肿胀，至少 6 周；③腕、掌指或近侧指间关节肿胀，至少 6 周；④对称性关节肿胀，至少 6 周；⑤有皮下结节；⑥手、腕关节 X 线平片有明确的骨质疏松和骨侵蚀；⑦类风湿因子阳性（滴度 >1∶32）。

凡符合上述 7 项者，为典型的类风湿性关节炎；符合上述 4 项者，为肯定的类风湿性关节炎；符合上述 3 项者，为可能的类风湿性关节炎；符合上述标准不足 2 项而具备下列标准 2 项以上者（a. 晨僵；b. 持续的或反复的关节压痛或活动时疼痛至少 6 周；c. 现在或过去曾发生关节肿大；d. 皮下结节；e. 血沉增快或 C 反应蛋白阳性；f. 虹膜炎），为可疑的类风湿性关节炎。

2. 鉴别诊断

（1）骨关节炎　骨关节炎为退行性骨关节病，主要累及膝、脊柱等负重关节。活动时关节痛加重，通常无游走性疼痛。大多数病人血沉正常，类风湿因子阴性或低滴度阳性。X 线示关节间隙狭窄、关节边缘呈唇样增生或骨疣形成。

（2）慢性痛风性关节炎　慢性痛风性关节炎有时与类风湿关节炎相似。该病多见于中老年男性，常呈反复发作，好发部位为单侧第一跖趾关节或跗关节，也可侵犯膝、踝、肘、腕及手关节，急性发作时通常血尿酸水平增高。慢性痛风性关节炎可在关节和耳郭等部位出现痛风石。

（3）银屑病关节炎　银屑病关节炎以手指或足趾远端关节受累为多见，也可出现关节畸形，但类风湿因子阴性，且伴有银屑病的皮肤或指甲病变。

（4）强直性脊柱炎　强直性脊柱炎主要侵犯脊柱，但周围关节也可受累，特别是以膝、踝、髋关节为首发症状。该病有以下特点：①青年男性多见；②主要侵犯骶髂关节及脊柱，外周关节受累多以下肢不对称关节受累为主；③90% ~ 95% 病人 HLA – B27 阳性；④类风湿因子阴性；⑤骶髂关节及脊柱的 X 线改变对诊断极有帮助。

【治疗】类风湿性关节炎至今尚无特效疗法，仍停留于对炎症及后遗症的治疗，采取综合治疗，多数病人均能得到一定的疗效。现行治疗的目的在于：①控制关节及其他组织的炎症，缓解症状；②保持关节功能和防止畸形；③修复受损关节以减轻疼痛和恢复功能。

1. 非手术治疗

（1）一般治疗　发热、关节肿痛、全身症状者应卧床休息至症状基本消失为止。

待病情改善 2 周后应逐渐增加活动，以免过久的卧床导致关节废用，甚至促进关节强直。饮食中蛋白质和各种维生素要充足，贫血显著者可予小量输血。

（2）**药物治疗** 目前治疗类风湿性关节炎药物主要分为三线：①一线药物，主要是非甾体类抗炎药（NSAIDS），具有消炎止痛的效果，但不能阻止类风湿性关节炎病变的自然过程，常用药物有吲哚美辛、萘普生、布洛芬、芬必得等。②二线药物，常用药物有金盐制剂，如硫代苹果酸金钠；磺胺类药物，如柳氮磺胺吡啶；免疫抑制剂，如青霉胺、甲氨蝶呤、环磷酰胺；乙酸类药物，如扶他林等。③三线药物，主要是糖皮质激素。对于病情较轻、进展较慢的病人多主张先用一线药物，必要时联用二线药物。对于病情较重、进展较快的病人，在一线、二线药物联用的同时，可早期给予小剂量糖皮质激，以迅速控制症状，见效后逐渐减少剂量。

2. 手术治疗 以往一直认为外科手术只适用于晚期畸形病例。目前对仅有 1～2 个关节受损较重、经药物治疗无效者可试用早期滑膜切除术。后期病变静止，关节有明显畸形病例可行截骨矫正术，关节强直或破坏可做关节成形术、人工关节置换术，负重关节可做关节融合术等。

复习思考题

1. 简述颈椎病的临床分型及特点。
2. 简述肩周炎的临床表现。
3. 简述腰椎间盘突出症的体征。
4. 简述类风湿性关节炎的诊断标准。

第十三章 慢性软组织损伤

1. 慢性软组织损伤的共有临床特点。
2. 常见慢性软组织损伤的临床表现。

第一节 概 论

慢性软组织损伤是一类常见病、多发病，是指人体肌腹、肌腱、韧带、筋膜、滑囊等软组织因长期、反复、持续的局部刺激，超过机体的代偿能力，累积、迁延即成慢性损伤。

【病因】

1. 积累性损伤 指人体受到的一种较轻微的持续性的反复的牵拉、挤压而造成的损伤，这种损伤通过长时间的积累，超过人体的自我恢复代偿能力，就成为一种积累性损伤疾病。如长期弯腰、坐位造成的腰部软组织损伤等。

2. 隐蔽性损伤 这种损伤大部分不为病人所察觉。比如在一些活动中或偶然的较轻微的跌、打、碰、撞所造成的损伤，当时有疼痛感受，但并没在意，过了一段时间后发觉疼痛，病人往往忽略损伤史，而容易被误诊为其他疾病。

3. 疲劳性损伤 指人体的四肢、躯干长时间超负荷工作所造成的损伤。如长时间激烈的体育活动，四肢、躯干超负荷工作所造成的损伤、勉强搬抬重物所造成的损伤等，皆属于疲劳性损伤。

【临床表现】慢性软组织损伤虽全身多种组织及器官均可发生，但临床表现有一定的共同点：①躯干或肢体某部位长期疼痛不适，往往无明显外伤史；②特定部位有一压痛点或包块，常伴有某种特殊的体征；③局部炎症不明显；④近期有与疼痛部位相关的过度活动史；⑤部分病人有产生慢性损伤的职业病史。

【辅助检查】慢性软组织损伤常规 X 线及 CT 检查的价值有限，因为它不能很好区分各种不同的软组织结构。超声和 MRI 检查可以较好地显示韧带的断裂损伤。

【诊断及鉴别诊断】

1. 诊断要点 ①近期有过度活动史，与职业、工种有关；②局部长期慢性疼痛，但无明显外伤史，有特定部位的压痛点和肿块，局部炎症不明显；③超声和 MRI 检查可协助确诊。

2. 鉴别诊断 主要与急性腰扭伤、腰椎间盘突出症等鉴别。

【治疗】治疗原则是限制致伤动作、纠正不良姿势、增强肌力、维持关节的不负重活动和定时改变姿势等。

1. 非手术治疗

（1）非甾体抗炎药 该类药物对各种软组织慢性损伤所致疼痛，如关节肌肉疼痛、腰痛等具有相当疗效。临床常用药物如双氯芬酸钠缓释胶囊、醋氯芬酸肠溶片、塞来昔布胶囊、尼美舒利缓释片等。用药注意事项：①短期用药；②病灶局限且较表浅者使用涂擦剂；③为减少对胃肠道损害，宜首选用各种缓释剂、肠溶片、栓剂等；④对肾功能欠佳者可选用短半衰期药物、对肾血流量影响较小的药物；⑤不应将两种非甾体抗炎剂同时使用，因为这样疗效并不增加，而副作用却倍增。

（2）肾上腺皮质激素 醋酸泼尼松龙、甲泼尼龙等局部注射有助于抑制损伤性炎症，减少粘连，是临床上最常用的行之有效的方法。用药注意事项：①诊断明确，一定是慢性损伤性炎症，而非细菌性炎症或肿瘤；②严格无菌技术；③注射部位准确无误；④按规定剂量及方法进行；⑤注射后短期内局部出现肿胀甚或红热者，应停止再次局部注射皮质激素，并给予相应处理。

（3）其他治疗 如物理治疗、按摩等具有镇痛、消炎、缓解肌肉痉挛及促进药物吸收、提高机体对药物的敏感性等作用。

2. 手术治疗 对那些非手术治疗无效的慢性损伤，如狭窄性腱鞘炎、腱鞘囊肿神经卡压综合征可以手术治疗。

第二节 常见慢性软组织损伤

一、腰肌劳损

腰肌劳损是指腰骶部肌肉、筋膜及韧带等软组织的慢性损伤，导致局部无菌性炎症，从而引起腰臀部一侧或两侧的弥漫性疼痛。本病又称腰臀肌筋膜炎或功能性腰痛，是慢性腰腿痛中常见的疾病之一。

【病因】

1. 腰部负荷过重 长期体力劳动或运动、缺乏体育锻炼肥胖者站立时身体重心前移等均可因腰部负荷过重而造成腰肌损伤。

2. 急性腰部外后处理不当 部分病人因急性腰部外伤后处理不当或治疗不彻底，迁延不愈而成慢性腰肌劳损。

3. 其他原因 腰部长时间遭受风寒或湿度太大等，均可造成慢性腰背部僵硬、疼痛。

【临床表现】劳累后疼痛加重是腰肌劳损的典型特点。

1. 症状 长期反复发作的腰背部疼痛，腰痛为酸胀痛，时轻时重，迁延不愈。休息后疼痛可缓解，但卧床过久又感不适，稍事活动后又减轻，活动过久疼痛再次加剧。腰背部运动多无障碍，腰部外形也无异常。若急性发作症状较重者，可出现肌肉痉挛、脊柱侧弯、下肢牵涉痛。

2. 体征 腰部常有固定的压痛点，以棘突两侧、腰椎横突及髂后上嵴最为多见。在压痛点进行叩击，疼痛反可减轻，这是与深部骨疾患区别之一。单侧或双侧骶棘肌痉挛征，表现为肌张力高。

【辅助检查】X 线摄片检查多无异常所见，少数病人可有骨质增生或脊柱畸形。

【诊断及鉴别诊断】

1. 诊断要点 ①多有腰部过劳或不同程度的外伤史；②腰部酸痛，时轻时重，反复发作，劳累时加重，休息后减轻；③X 线摄片检查多无异常发现。

2. 鉴别诊断 腰肌劳损需与腰肌膜纤维织炎、腰椎间盘突出症等鉴别。

【治疗】

1. 去除病因 适当休息、定时改变姿势，避免弯腰持物等。

2. 消除疼痛 应用局部痛点封闭、硬膜外隙阻滞、针灸疗法、推拿疗法、物理疗法、非甾体镇痛药物口服等进行止痛。

3. 手术治疗 对确属非手术治疗无效，影响工作与休息的特重病人，可根据劳损的不同部分与疼痛的性质选择手术治疗。

二、棘上、棘间韧带损伤

棘上、棘间韧带损伤，是指位于腰椎背侧的棘上韧带、棘间韧带发生变性，撕裂或松弛，从而产生慢性腰背疼痛。

【病因】棘上韧带、棘间韧带组织均比较致密，具有协同稳定脊柱的作用，若急性暴力、慢性劳损均造成韧带损伤。

1. 慢性劳损 长期从事弯腰劳动，使棘间、棘上韧带长时间的牵拉，弹力减退，并发生水肿增生及粘连，刺激腰神经后支而引起腰痛。

2. 韧带撕裂 病人因猛力搬移重物、抬杠等毫无准备之短促动作，均可造成棘上韧带、棘间韧带撕裂。但在伤后固定不良而形成较多瘢痕，也可引起腰痛。

【临床表现】腰痛长期不愈，弯腰时加重，疼痛可向骶部或臀部放射。但在过伸时因挤压病变的棘间韧带，也可引起疼痛。查体：损伤韧带处棘突或棘间有压痛，但无红肿，有时可扪及棘上韧带在棘突上滑动。

【辅助检查】X 线片，早期正常，晚期可见棘突的韧带附着处有骨质硬化变尖或有游离的骨化影。棘间韧带损伤可通过超声检查或 MRI 检查证实。

【诊断及鉴别诊断】

1. 诊断要点 ①多无明确外伤史；②长期腰痛，弯腰时加重，损伤韧带处棘突或棘间有压痛，但无红肿；③MRI 检查可协助确诊。

2. 鉴别诊断 棘上、棘间韧带损伤需与棘突骨骺炎、棘突撕脱骨折等鉴别。

【治疗】 本病绝大多数可经非手术治疗治愈。但因脊柱未行固定，受伤的韧带无法制动，故不易短期内治愈。

1. 消除疼痛 卧床休息，尽可能避免弯腰动作；痛点局部注射糖皮质激素可明显缓解症状；针灸疗法、小针刀配合易罐治疗等均具有止痛效果。

2. 手术治疗 病程长、非手术治疗无效者，可行筋膜条带修补术，但疗效尚不肯定。

三、手与腕部狭窄性腱鞘炎

狭窄性腱鞘炎是指腱鞘因机械性摩擦而引起的慢性无菌性炎症改变。四肢肌腱凡经过"骨－纤维隧道"处，均可发生腱鞘炎，而手与腕部狭窄性腱鞘炎则是临床最常见的腱鞘炎，其中尤以拇长屈肌腱鞘炎、拇长展肌与拇短伸肌腱鞘炎最多见。

【病因】

1. 解剖因素 指间关节、掌指关节部位与骨、韧带所形成的骨性纤维鞘管相对狭窄，是产生狭窄性腱鞘炎的解剖基础。

2. 职业因素 如长期从事包装、纺织、缝纫、装订、绘画等依靠手指用力工作或需手持坚硬物体的工作者，可因肌腱和腱鞘反复摩擦劳损而发生炎性病变。故发病女性多于男性，右手多于左手。

3. 其他因素 产后、风湿及类风湿等结缔组织疾病易引起腱鞘炎。

> **知识链接**
>
> **何谓弹响指或弹响拇**
>
> 发生于手指屈指肌纤维鞘管内的炎性病变，称弹响指或扳机指；发生于拇指的拇长屈肌腱鞘炎，称弹响拇。

【临床表现】

1. 屈指肌腱狭窄性腱鞘炎 发生于手指屈指肌腱纤维鞘管内的炎性改变。

（1）症状 早期仅在晨起时感患指酸楚不适、疼痛、手指僵硬，欠灵活，活动后消失，疼痛常在近侧指间关节，而不在掌指关节；随狭窄加重，肌腱滑动时可发生弹响，严重者手指被迫停留于伸直位或屈曲位，产生"闭锁"现象，须经被动屈或伸，才能解锁。各手指发病频度依次为中指、环指最多，食指、拇指次之，小指最少。

（2）体征 于远侧掌横纹处可触及结节样隆起，压痛明显，伸屈活动时在结节处可有摩擦感或弹跳感并发生弹响。

2. 桡骨茎突狭窄性腱鞘炎 发生于拇长展肌和拇短伸肌腱鞘炎，又称桡骨茎突狭窄性腱鞘炎。

（1）症状 在腕部桡侧（桡骨茎突处），表现为骨突周围有明显的疼痛，拇指内收、尺偏时疼痛加剧，疼痛可向下放射至手指、向上放射至前臂或上臂。

（2）体征 桡骨颈突局部压痛，皮下触及豆状硬结。屈拇握拳尺偏腕关节时，桡骨茎突处出现疼痛，称为 Finkelstein 试验阳性。

【辅助检查】影像检查无明显异常。

【诊断及鉴别诊断】

1. 诊断要点　根据狭窄性腱鞘炎的典型症状及体征，即可明确诊断。

2. 鉴别诊断　手与腕部狭窄性腱鞘炎须与手指外伤后掌指关节韧带损伤、半脱位、绞锁或骨性关节炎等相鉴别。

【治疗】

1. 非手术治疗　适用于早期或者症状轻的病例。内容包括手指伸屈活动、理疗及腱鞘内注射类固醇药物等。注意事项：一般只注射 1 次或两次，不可多次注射，以免引起广泛粘连；注射一定要准确注入腱鞘邻近的骨膜附近，注入皮下则无效；不可注入血管，一旦注入桡动脉浅支，则有桡侧 3 个手指血管痉挛或栓塞导致指端坏死可能。

2. 手术治疗　如非手术治疗无效，可考虑局麻下行狭窄的腱鞘松解或切除术。

四、腱鞘囊肿

腱鞘囊肿是关节或者腱鞘附近的一种囊性肿块，多见于女性和青少年。目前临床上将手、足小关节处的滑液囊疝（腕背侧舟月关节、足背中跗关节等处）和发生在肌腱的腱鞘囊肿统称为腱鞘囊肿，而膝关节后方的囊性疝则称腘窝囊肿，或叫 Baker 囊肿。

【病因】发病原因不明。慢性损伤使滑膜腔内滑液增多而形成囊性疝出，或结缔组织黏液退行性变可能是发病的重要原因。目前多数人认为是关节囊、韧带、腱鞘上的结缔组织因局部营养不良，发生退行性变形成囊肿。

【临床表现】

1. 发病部位　腕背、腕掌侧桡侧屈腕肌腱及足背发病率最高，手指掌指关节及近侧指间关节处也常见到。

2. 局部包块　病变部出现单发包块，直径 0.5～2.5cm，呈圆形或椭圆形，表面光滑，不与皮肤粘连，无痛，生长速度缓慢，长大到一定程度活动关节时可有酸胀感。因囊内液体充盈，张力较大，触之如硬橡皮样实质性感觉。如囊颈较小者，略可推动；囊颈较大者，则不易推动，易误为骨性包块。重压包块有酸胀痛。用针头穿刺可抽出透明胶冻状物。

【辅助检查】彩超检查可见囊性包块，X 线检查骨关节无异常改变。

【诊断及鉴别诊断】

1. 诊断要点　根据病史，典型临床表现和超声检查即可诊断。

2. 鉴别诊断　腱鞘囊肿需与腱鞘炎、肌腱肿瘤等疾病鉴别。

【治疗】腱鞘囊肿较浅者常可用力挤破，常能自愈，但复发率高。

1. 非手术治疗　原理是使囊内容物排出后，在囊内注入药物或留置可取出的无菌异物（如缝扎粗丝线），并加压包扎，使囊腔粘连而消失。通常是在囊内注入醋酸泼尼松龙 0.5mL，然后加压包扎。本方法简单、痛苦较少，复发率也较低。

2. 手术治疗　手指腱鞘囊肿一般较小，穿刺困难，多次复发者可手术切除。术中应完整切除囊肿；如系腱鞘发生者，应同时切除部分相连的腱鞘；如系关节囊滑膜疝出，应在根部缝扎切除，以减少复发机会。注意腱鞘囊肿常是多房的，若切除不彻底，常会复发。

五、肱骨外上髁炎

肱骨外上髁炎是指前臂伸肌起点附近的慢性损伤性炎症。因早年发现网球运动员易发生此种损伤，故俗称"网球肘"。受累结构包括骨膜、腱膜、关节滑膜等，而骨质并无实质性损害，故其名称尚值得商榷。

【病因】肱骨外上髁炎发病与职业有关，如网球、羽毛球、乒乓球运动员，钳工、厨师和家庭妇女等职业和生活动作均可因前臂伸肌群的长期反复强烈的收缩、牵拉，使这些肌腱的附着处发生不同程度的急性或慢性积累性损伤而发病。少数情况下，平时不作文体活动的中、老年文职人员发病可能没有明确的外伤史。

【临床表现】

1. 症状　肘关节外侧局限性疼痛，可向前臂外侧放射，常影响握持工具，无力拧干毛巾。疼痛呈钝痛、酸痛或疲劳痛。一次大量洗衣、拎重物等动作可诱发疼痛发作。

2. 体征　肱骨外上髁有局限性压痛点，或在肱桡关节处或环状韧带处有压痛。病人握力减弱，且有无力感，但肘关节不肿大，肘关节屈伸范围不受限制。

（1）腕部抗阻力背伸试验　让病人腕屈曲，医生一手压于其手背部，嘱用力背伸，如出现肘外侧疼痛为阳性。

（2）前臂伸肌腱牵拉试验（Mills 征）　嘱病人伸肘、半握拳、屈腕，然后前臂旋前、再伸直。如肘外侧出现疼痛为阳性。有时疼痛可牵涉到前臂伸肌中上部。

【辅助检查】影像学检查多数为肘关节正常，有的可见钙化阴影或肱骨外上髁粗糙。

【诊断及鉴别诊断】

1. 诊断要点　①一般无明显外伤史，但常见于有经常使用前臂工作的劳损史；②肘关节活动正常，但作旋转活动受限，肱骨外上髁处压痛明显；③前臂伸肌牵拉试验阳性；④影像学检查多无异常发现。

2. 鉴别诊断　肱骨外上髁炎需与神经根型颈椎病进行鉴别。

【治疗】

1. 非手术治疗　对绝大多数病人有效。如适当休息，配合理疗和药物治疗，限制腕关节的活动，尤其是限制用力握拳伸腕动作是治疗和预防复发的基本原则。痛点注射醋酸泼尼松龙或得宝松 1mL 和 2% 利多卡因 1~2mL 的混合液，也能取得极佳的近期效果。

2. 手术治疗　对非手术治疗效果不佳者，可选择手术治疗。施行伸肌总腱起点剥离松解术或卡压神经血管束切除术，或选择关节镜手术。

复习思考题

1. 简述慢性软组织损伤的共有临床表现。

2. 简述弹响指的临床表现。

3. 简述腱鞘囊肿的临床表现。

4. 简述肱骨外上髁炎的治疗方法。

第十四章　案　例　分　析

案例 1　张某，女，27 岁，产后 20 天。左乳房疼痛伴发热 4 天。4 天前给小孩哺乳时，左乳被小孩碰撞，出现左乳外侧疼痛，疼痛逐渐加重，且局部出现肿块伴发热，体温最高 39℃。行热敷治疗，未见好转，来医院就诊。查体：T 39℃，P 90 次/分，R 20 次/分，BP 130/70mmHg。浅表淋巴结未触及肿大，结膜无苍白，巩膜无黄染，口唇无发绀，甲状腺不大。双肺未闻及干湿性啰音。心界不大，心率 90 次/分，律齐，未闻及杂音。腹平软，无压痛，肝脾肋下未触及，移动性浊音（−）。双下肢无水肿。左乳房外侧红肿、皮温增高，局部触及波动感。右乳未见异常。

（1）写出初步诊断：急性乳腺炎（左乳）。

（2）列出诊断依据：①产后 20 天，哺乳期，左乳有受碰撞史；②左乳房疼痛伴发热；③T 39℃，左乳房外侧红肿、皮温增高、局部有波动感。

（3）写出鉴别诊断：①炎性乳腺癌；②乳房皮肤感染。

（4）需进一步检查的项目：①血常规检查；②乳房超声检查；③诊断性穿刺，穿刺液细菌培养 + 药敏试验。

（5）提出治疗原则：①吸净乳汁，保持乳汁通畅排出；②静脉应用抗生素；③必要时切开引流。

案例 2　李某，男，36 岁，骑摩托车摔伤致昏迷、呕吐半小时入院。半小时前酒后驾驶摩托车撞至前方障碍物，后摔倒，右枕部着地，随即昏迷不醒，呕吐，被路人发现呼 120 送入我院急诊科。查体：神志浅昏迷，GCS5 分，左侧瞳孔直径约 4mm，光反应消失，右侧正常，右枕部可见头皮肿胀，无裂口，并急入脑外科。CT 检查：示左额颞顶部硬脑膜下高密度影，呈"新月形"、右枕部头皮下血肿。

（1）写出初步诊断：急性左额颞顶部硬膜下血肿、右枕部头皮下血肿。

（2）列出诊断依据：①受伤史；②右枕部可见头皮肿胀，昏迷、呕吐；③CT 检查：示左额颞顶部硬膜下高密度影，呈"新月形"。

（3）写出鉴别诊断：①脑震荡；②脑挫裂伤；③颅骨骨折；④硬膜外血肿。

（4）需进一步检查的项目：①血型、凝血四项；②血气分析；③心电图。

（5）提出治疗原则：①保持呼吸道通畅，必要时作气管切开；②防治脑水肿；③手术治疗。

案例 3　张某，男，25 岁，因右顶部被砸伤 2 小时入院。2 小时前因未戴安全帽在建筑工地上被高处落下的硬板砸伤右顶部，当时晕倒在地，神志不清，即被工友送入我院。到急诊科时病人清醒，诉头痛，左侧肢体稍麻木。查体：病人神志清楚，GCS15分，双侧瞳孔正常，右顶部可见头皮肿胀，无裂口，左侧肢体肌力4级，左侧病理征阳性。CT检查过程中，发现病人意识障碍逐渐加重，后呼之不应，右侧瞳孔直径约4mm，光反应消失，左侧正常，左侧肢体偏瘫，急入脑外科。

（1）写出初步诊断：急性右顶部硬膜外血肿。

（2）列出诊断依据：①右顶部砸伤史；②有意识障碍及中间清醒期，左侧肢体肌力降低，左侧病理征阳性，右侧瞳孔光反应消失。

（3）写出鉴别诊断：①硬膜下血肿；②颅骨骨折；③脑内血肿。

（4）需进一步检查的项目：①血型、凝血四项；②血气分析；③心电图。

（5）提出治疗原则：①手术治疗；②防治脑水肿；③对症治疗；④防止感染；⑤应用营养神经药物。

案例4 张某，男，33岁，被车撞伤左胸部1天。病人1天前被车撞击左侧胸部后自觉伤处疼痛，可以忍受，无心慌、胸闷，无黑矇、晕厥，未予重视，今自觉憋气、不适来院就诊。本次病程中无畏寒、发热，无明显咳嗽、咳痰，无腹痛、腹泻，睡眠可，饮食一般，大小便如常。既往体健。否认药物过敏史。查体：T 36.8℃，P 106次/分，R 22次/分，BP 120/70mmHg，呼吸略促，气管右偏，口唇发绀，双肺语颤减弱，呼吸运动减弱，左侧著，左侧叩诊鼓音，右侧叩诊清音，左侧肺呼吸音消失，右侧肺呼吸音低，未闻及明显的干湿啰音，HR 106次/分，律齐，未闻及病理性杂音，腹平坦，无压痛，肝脾肋下未及，双下肢不肿，神经系统阴性。

（1）写出初步诊断：气胸（左侧）。

（2）列出诊断依据：①左胸部外伤史；②呼吸困难、气管右偏、左侧叩诊鼓音、左侧肺呼吸音消失。

（3）写出鉴别诊断：①肋骨骨折；②心脏挫伤。

（4）需进一步检查的项目：①胸部平片；②胸部CT；③超声心动图。

（5）提出治疗原则：①非手术疗法，如卧床休息、吸氧、应用抗生素等；②手术治疗，如胸腔闭式引流置管治疗。

案例5 王某，男，27岁，左上胸部被汽车撞伤10余分钟入院。查体：BP 80/50mmHg，P 148次/分，R 40次/分。神清合作，痛苦状，呼吸急促，吸氧下呼吸紧迫反而加重，伴口唇青紫，颈静脉怒张不明显。气管移向右侧。左胸廓饱满，呼吸运动较右胸弱。左胸壁有骨擦音（第4、5、6肋）局部压痛明显。皮下气肿，上自颈部、胸部直至上腹部均可触及皮下气肿。左胸叩鼓，呼吸音消失，未闻及啰音，右肺呼吸者较粗，未闻及啰音。左心界叩诊不清，心律整，HR 148次/分，心音较弱，未闻及杂音。腹部平软，无压痛肌紧张，肠鸣音正常，肝脾未及，下肢无浮肿，四肢活动正常，未引出病理反射。

（1）写出初步诊断：①张力性气胸；②休克；③肋骨骨折。

（2）列出诊断依据：①张力性气胸，如左胸部外伤后出现广泛性皮下气肿，气管右移，左胸叩鼓，呼吸音消失等；②休克，如胸外伤后血压下降；③肋骨骨折，如左胸可触及骨擦音，局限性压痛明显。

（3）写出鉴别诊断：①闭合性气胸；②心包堵塞；③血胸。

（4）需进一步检查的项目：①胸腔穿刺；②胸部 X 线正侧位片。

（5）提出治疗原则：①排气减压，如胸腔穿刺、胸腔闭式引流，必要时开胸探查；②纠正休克，如输液、应用升压药物、吸氧等；③胸廓外固定。

案例 6 刘某，男，左上腹部摔伤 1 小时。病人 1 小时前骑电瓶车时不慎跌倒，当时左上腹部着地，即感伤处疼痛不适，同时伴有活动受限，感心慌、胸闷，无畏寒发热、恶心呕吐，无黑便及血尿、伤后立即来我院就诊。门诊彩超检查提示：腹腔积液；脾大、脾内回声不均质。查体：腹稍膨，未见明显肠型及蠕动波，肝脾肋下未触及，全腹压痛，但以左上腹为甚，轻微反跳痛，腹肌紧张，叩诊鼓音，移动性浊音阳性，肠鸣音减弱。辅助检查：腹部彩超示：脾脏大小约 134mm×51mm，脾大，脾内探及范围约 116mm×58mm 不均质区，内回声不均；腹腔探及最深约 75mm 液性暗区。

（1）写出初步诊断：外伤性脾破裂。

（2）列出诊断依据：①左上腹跌伤后腹痛 1 小时；②左上腹压痛，叩诊移动性浊音阳性；③腹部彩超提示脾破裂。

（3）写出鉴别诊断：①肾破裂；②肝破裂；③肠破裂。

（4）需进一步检查的项目：①腹腔穿刺；②上腹部 CT；③血型、凝血四项。

（5）提出治疗原则：①手术治疗，确诊后立即行脾修补术或脾切除术等；②术后应用抗生素、伤口换药等。

案例 7 王某，男，17 岁，左季肋部外伤后 10 小时，口渴、心悸、烦躁 2 小时入院。10 小时前被驴踢中左季肋部，当时疼痛剧烈，即至镇上医院就诊。拍片证实有肋骨骨折，卧床休息和局部固定后感觉好转，但仍有左上腹痛伴恶心。下午起床活动时觉全腹疼痛发胀，伴头晕、心悸，2 小时来口渴、烦躁。查体：T 37.6℃，P 110 次/分，BP 90/60mmHg。神清，颜面、结膜明显苍白，心肺（－），左季肋部皮下瘀斑，压痛。腹稍胀，全腹有明显压痛，以左上腹为著，肌紧张不明显，但有明显反跳痛，移动性浊音（±），肠鸣音可闻，弱。化验：Hb 82g/L，WBC $9×10^9$/L。

（1）写出初步诊断：①脾破裂；②肋骨骨折。

（2）列出诊断依据：①左季肋部外伤史；②胸片证实肋骨骨折；③腹痛遍及全腹，伴有腹腔内出血之体征。

（3）写出鉴别诊断：①单纯胸壁挫伤；②肝破裂；③血胸。

（4）需进一步检查的项目：①腹部超声检查；②腹部 CT 检查、腹部平片检查；③腹腔穿刺。

（5）提出治疗原则：①抗休克治疗；②剖腹探查；③加强观察。

案例 8 李某，男，左腰部跌伤 12 小时。病人 12 小时前自己骑车跌伤，伤后感左腰部疼痛，无转移性疼痛，无放射性疼痛，伴血尿，为全程血尿，伤后来院就诊。病程中无发热、寒战，无视物模糊，无昏迷、抽搐，无恶心、恶吐，无心慌、胸痛，无大小便失禁，有肉眼血尿，大便正常。查体：BP 142/79mmHg，心肺未见明显异常，腹软，左肾区压痛、叩击痛存在，右肾区无压痛和叩击痛；双侧输尿管走行区无压痛；耻骨上膀胱区充盈，未触及包块，无压痛；外生殖器发育正常。

（1）写出初步诊断：左肾挫裂伤。

（2）列出诊断依据：①有腰部外伤病史；②伤后出现全程血尿，查体左肾区有压痛、叩击痛。

（3）写出鉴别诊断：①脾脏破裂；②胃肠道穿孔；③胰腺损伤。

（4）需进一步检查的项目：①肾脏彩超检查；②肾脏 CT 检查；③血常规、尿常规检查。

（5）提出治疗原则：①非手术疗法，如卧床休息、输血补液、应用抗生素等；②手术治疗，如肾修补术、肾部分切除术及肾切除术等。

案例9 赵某，男，42 岁，右腰部外伤，肉眼血尿 6 小时入院。6 小时之前因盖房不慎从房上跌落，右腰部撞在地上一根木头上，当即右腰腹疼痛剧烈，伴恶心，神志一度不清。伤后排尿一次，为全程肉眼血尿，伴有血块。急送当地医院，经输液病情稳定后转入本院。平素体健，否认肝炎、结核病史，无药物过敏史。查体：T 37.3℃，P 100 次/分，BP 96/60mmHg。发育营养中等，神清合作，痛苦病容。巩膜皮肤无黄染，头颅心肺未见异常。腹部稍膨隆，上腹部压痛、反跳痛，未扪及包块，移动性浊音（－），肠鸣音弱。右腰部大片皮下瘀斑，局部肿胀，右腰部触痛明显，膀胱区叩诊实音，尿道口有血迹。化验：①血常规示 WBC 10.2×10^9/L，Hb 98g/L，尿常规见 RBC 满视野，WBC 0～2 个/高倍；②B 超：右肾影增大，结构不清，肾内回声失常，包膜不完整，肾周呈现大片环状低回声；③胸片检查正常。

（1）写出初步诊断：①肾外伤（右肾）；②脑震荡。

（2）列出诊断依据：①右腰部外伤史；②右腰腹疼痛，血压、血红蛋白偏低，脉快；③肉眼血尿，尿镜检红细胞满视野；④受伤后神志一度不清。

（3）写出鉴别诊断：①肝脏破裂；②肠破裂。

（4）需进一步检查的项目：①造影剂排泄尿路造影；②CT 检查。

（5）提出治疗原则：①绝对卧床，加强观察；②抗休克治疗；③手术探查。

案例10 张某，女，39 岁，烦躁不安、畏热、消瘦 2 月余。2 月前因工作紧张，烦躁性急，常因小事与人争吵，难以自控。着衣不多，仍感燥热多汗，在外就诊服用安神药物，收效不十分明显。发病以来饭量有所增加，体重却较前下降。睡眠不好，常需服用安眠药。成形大便每日增为 2 次，小便无改变，近 2 月来月经较前量少。查体：T 37.2℃，P 92 次/分，R 20 次/分，BP 130/70mmHg。发育营养可，神情稍激动，眼球略突出，眼裂增宽，瞬目减少。两叶甲状腺可及、轻度肿大、均匀，未扪及结节，无震颤和杂音，浅表淋巴结不大，心肺（－），腹软，肝脾未及。

（1）写出初步诊断：甲状腺功能亢进症（原发性）。

（2）列出诊断依据：①有怕热多汗，性情急躁；②食欲增加，体重下降；③甲状腺肿大，突眼；④脉率加快，脉压增大。

（3）写出鉴别诊断：①单纯性甲状腺肿；②神经官能症；③结核病。

（4）需进一步检查的项目：①颈部 B 超，同位素扫描。②T_3、T_4、TSH 测定。③^{131}I 摄取率胸部 X 线片。

（5）提出治疗原则：①内科药物治疗；②必要时行甲状腺次全切除术。

案例 11　刘某，女，35 岁，左乳肿块半年。近半年来自觉精神郁闷，心烦易怒。4 个月前，偶然感觉双乳房有肿块，月经前及行经期间两侧乳房胀痛，偶有刺疼，且乳房肿块随情志波动而增大，精神郁闷，胸闷气短，在外院治疗，服乳癖消、乳核散结片而症状不减，遂来就诊。查体：发育正常，双侧乳房上方可触及如鸡蛋大囊性肿块，质软、活动、无压疼、皮色不变，与胸部无粘连，乳头无异常分泌物。实验室检查：血常规：Hb 120g/L，WBC 6.8×10^9/L，N 0.66，Plt 170×10^9/L。粪常规、尿常规均未见异常。

（1）写出初步诊断：乳房囊性增生病。

（2）列出诊断依据：①中年女性，双乳房有肿块；②囊性肿块，质软、活动、无压疼、皮色不变，与胸部无粘连，乳头无异常分泌物。

（3）写出鉴别诊断：①乳房纤维腺瘤；②乳腺癌；③乳腺炎；④乳房肉瘤。

（4）需进一步检查的项目：①乳房 X 线片（钼靶）或 B 超检查；②针吸细胞学检查或空心针穿刺活检；③胸部 X 线片检查；④腹部 B 超检查。

（5）提出治疗原则：①短期激素治疗；②手术治疗，如乳房肿块切除术。

案例 12　刘某，女，50 岁，左乳肿块 1 年。1 年前始发现左乳房内有一肿块，约蚕豆大小，无疼痛，未就诊。1 年来肿块逐渐增大，偶有针刺样疼痛，无发热。查体：左乳外上象限扪及 4cm×3.5cm 质硬肿块，边界不清，与表面皮肤轻度粘连，左侧腋窝可扪及 4 枚肿大、质硬的淋巴结，最大者约 1.5cm×1cm，无融合，可推动。右乳及右侧腋窝未扪及肿物。实验室检查：血常规：Hb 120g/L，WBC 6.8×10^9/L，N 0.66，Plt 170×10^9/L。粪常规、尿常规均未见异常。

（1）写出初步诊断：左乳腺癌。

（2）列出诊断依据：①中年女性，左乳肿块，逐渐增大；②左乳质硬肿块，边界不清，与皮肤粘连；③左侧腋窝可扪及肿大、质硬的淋巴结。

（3）写出鉴别诊断：①乳房纤维腺瘤；②乳房囊性增生症；③乳腺炎；④乳房肉瘤。

（4）需进一步检查的项目：①乳房 X 线片（钼靶）或 B 超检查；②针吸细胞学检查或空心针穿刺活检；③胸部 X 线片检查；④腹部 B 超检查。

（5）提出治疗原则：①手术治疗，如左乳腺癌根治术或改良根治术；②化学药物治疗；③放射治疗；④内分泌治疗；⑤其他辅助治疗，如免疫治疗、靶向治疗等。

案例 13　张某，男，56 岁，农民，1 月前无明显诱因的出现大便习惯改变，伴脓血便，近 1 周来大便性状改变，便条变细，次数增多，伴有腹胀、大便不尽感来诊。自发病来精神状态差，食欲不振，睡眠尚可，体重较前减轻。无家族遗传病史。肺脏、心脏检查均正常，腹部无压痛及反跳痛，未及包块。直肠指诊（膝胸卧位）：在距肛缘 7cm 处，7~10 点位可触及一肿块，大小约 3cm×4cm，表面凹凸不平，呈菜花状，质硬，蒂宽，退指指套可见暗红色血迹。四肢检查正常，生理反射存在，病理反射未引出。

（1）写出初步诊断：直肠癌。

（2）列出诊断依据：①有大便习惯改变，伴脓血便，且便条变细，次数增多病史；②直肠指诊触及质硬菜花状肿块且指套染血。

（3）写出鉴别诊断：①痔；②溃疡性结肠炎；③肛管癌。

（4）需进一步检查的项目：①直肠镜、乙状结肠镜及纤维结肠镜检查；②腔内超声检查；③MRI 检查等。

（5）提出治疗原则：①术前准备，如积极做好术前检查和肠道准备等；②手术治疗，行经腹会阴联合直肠癌切除手术。

案例 14 李某，男，38 岁，突发性上腹痛 1 小时。病人 1 小时前无明显诱因，突然出现上腹痛，为持续性疼痛，进行性加剧，无放射痛，伴恶心，未呕吐，无寒战、发热，无心慌、胸闷。发病后立即来院就诊。既往胃溃疡病史 5 年。体格检查：T 36.7℃，P 100 次/分，R 24 次/分，BP 126/78mmHg。表情痛苦，被动体位。呼吸急促，查体合作，言语清楚，心肺未见明显异常。腹部膨隆，无局限性隆起，腹肌紧张，全腹部压痛、反跳痛，呈"板状腹"，肝脾触诊不满意，腹部无包块扪及，叩呈鼓音，移动性浊音（-），肠鸣音减弱，不易听清。辅助检查：腹部平片膈下见游离气体影。

（1）写出初步诊断：急性胃穿孔。

（2）列出诊断依据：①胃溃疡病史 5 年；②突发腹痛，查体有腹肌紧张，全腹部压痛、反跳痛，呈"板状腹"；③腹部平片检查膈下见游离气体影。

（3）写出鉴别诊断：①急性胆囊炎；②急性肠梗阻；③急性胰腺炎。

（4）需进一步检查的项目：①腹腔穿刺；②腹腔镜检查；③上腹部 CT 检查。

（5）提出治疗原则：①非手术治疗，如禁饮食、胃肠减压、静脉补液等；②手术治疗，如胃穿孔修补、大部切除术等。

案例 15 严某，男，23 岁，转移性右下腹痛 12 小时。12 小时前无明显诱因出现脐周隐痛不适，无放射痛，感恶心，未呕吐，无寒战。发热，无腹胀、腹泻。在当地医院输液治疗（具体不详），效果不佳，疼痛渐转移至右下腹，呈持续性胀痛，程度较前加剧，遂来院就诊。查体：腹平坦，无腹壁静脉曲张，未见肠型、蠕动波，肝、脾肋下未及，右下腹压痛、反跳痛，局部肌紧张，未扪及异常包块，叩诊呈鼓音，肝、肾区无叩击痛，移动性浊音阴性，肠鸣音约 4 次/分。结肠充气试验阳性，腰大肌试验阴性，闭孔内肌试验阴性。血常规：Hb135g/L，RBC 4.0×10^{12}/L，WBC 15×10^9/L，N 0.85，Plt 150×10^9/L。

（1）写出初步诊断：急性阑尾炎。

（2）列出诊断依据：①转移性右下腹痛 12 小时；②查体右下腹压痛、反跳痛，局部肌紧张。

（3）写出鉴别诊断：①急性胃穿孔；②右输尿管结石；③异位妊娠破裂；④右侧肺炎。

（4）需进一步检查的项目：①血常规检查；②超声检查；③螺旋 CT 检查；④腹腔镜检查。

（5）提出治疗原则：①非手术治疗，如应用抗生素、中医药治疗、针灸治疗等；②手术治疗，如阑尾切除术。

案例 16　张某，男，50 岁，腹痛伴肛门停止排便、排气 10 小时。10 小时前无明显诱因出现脐周疼痛，呈阵发性绞痛，无放射痛，伴恶心，未呕吐，觉腹胀，肛门停止排气、排便，无畏寒、发热。5 小时前于当地卫生室予输液治疗（具体用药不祥），腹痛无好转，腹胀较前加剧，今来我院就诊。门诊摄片提示肠腔积气、积液。门诊拟"肠梗阻"收住院。查体：腹部隆起，未见胃肠型及蠕动波，无腹壁静脉曲张，右下腹部见长约 5cm 斜行手术疤痕，腹软，肝脾肋下未及，脐周压痛，无反跳痛及肌紧张，腹部无包块扪及，叩呈鼓音，移动性浊音阴性，肠鸣音亢进，11 ~ 13 次/分，可闻及气过水声。

（1）写出初步诊断：机械性肠梗阻（粘连性）。

（2）列出诊断依据：①既往腹部手术史；②腹痛、腹胀伴肛门停止排气、排便 10 小时，查体有肠鸣音亢进，可闻及气过水声。

（3）写出鉴别诊断：①绞窄性肠梗阻；②急性胰腺炎；③上消化道穿孔。

（4）需进一步检查的项目：①腹部立位平片检查；②血电解质检查。

（5）提出治疗原则：①非手术治疗，如胃肠减压、补液维持水电解质及酸碱平衡、营养支持；②手术治疗，如可行腹腔镜探查术，粘连松解术等。严重时出现肠坏死，需行肠切除术。

案例 17　王某，女，右上腹阵发性腹痛 1 个月。病人 1 个月前开始无明显诱因经常感觉右上腹痛，为阵发性绞痛，无放射痛，伴恶心、呕吐，呕吐为胃内容物，发热，体温最高达 38.5℃，皮肤、黏膜黄染，在当地医院查 B 超示胆总管结石。予以抗感染、解痉止痛等治疗（具体不详），疼痛缓解，病人未予重视。1 个月来，腹痛反复发作，今来院就诊。查体：皮肤、巩膜黄染，心肺未见明显异常，腹软，右上腹压痛，Murphy 征阴性。无明显反跳痛，肝脾肋下未及，肝区叩痛，无移动性浊音，肠鸣音正常。辅助检查彩超：胆总管结石。

（1）写出初步诊断：胆总管结石。

（2）列出诊断依据：①反复右上腹疼痛伴皮肤黄染 1 月；②右上腹压痛，Murphy 征阴性。无明显反跳痛；③彩超：胆总管结石。

（3）写出鉴别诊断：①右肾绞痛；②壶腹部或胰头癌；③机械性肠梗阻。

（4）需进一步检查的项目：①上腹部 CT；②上腹部 PTC 和 MRCP；③ERCP。

（5）提出治疗原则：①非手术治疗，如应用抗生素、中药治疗及对症处理等；②手术治疗，如胆总管切开取石、T 管引流术，胆肠吻合术及腹腔镜、胆道镜取石术等。

案例 18　王某，男，33 岁，已婚，发现右腹股沟可复性肿块 10 年。10 年前开始发现右侧腹股沟区有一肿块，约鸡蛋大小，站立、行走、咳嗽时出现，平卧后消失，偶有坠痛，无发热，无盗汗，无腹痛，腹胀。查体：腹部平坦，未见胃、肠型及蠕动波，未见腹壁静脉曲张，腹软，无压痛，未及包块，Murphy 征阴性，肝、肾区无叩击痛，肝脾肋下未触及。腹部叩诊鼓音，移动性浊音阴性，肠鸣音正常。站立时右腹股沟区局部隆起，可及一约 5cm×3cm 肿块，质软，边界欠清，无压痛。按压肿块嘱咳嗽指尖有冲击感。肿块可还纳腹腔，还纳后压迫内环口处，站立咳嗽时肿块不再出现。左腹股沟未见异常。双侧睾丸可扪及。辅助检查：右腹股沟区 B 超示：右腹股沟隆起处见肠管样回声，考虑腹股沟疝。

（1）写出初步诊断：腹股沟斜疝（右）。

（2）列出诊断依据：①右侧腹股沟区可复性肿块 10 年；②站立时右腹股沟区可触及质软肿块，肿块可还纳腹腔，还纳后压迫内环口处，站立咳嗽时肿块不再出现。

（3）写出鉴别诊断：①睾丸鞘膜积液；②隐睾；③右腹股沟淋巴结肿大。

（4）需进一步检查的项目：右腹股沟区超声检查。

（5）提出治疗原则：①非手术治疗，如棉线束带或绷带压住腹股沟管深环，年老体弱或伴有其他严重疾病而禁忌手术者可配用医用疝带；②手术治疗，如单纯疝囊高位结扎术、疝修补术等。

案例 19 李某，男性，42 岁，自觉左下肢酸胀不适 2 年。2 年前开始出现左下肢浅静脉扩张、迂曲，伴酸胀不适，行走时较明显，休息后可好转。一直未予重视。2 年来，病情逐渐加重，伴左下肢沉重、乏力感。无剧痛，无肿胀，无发热、无溃疡形成、无体重下降。查体：左下肢浅静脉广泛扩张、迂曲。无肿胀，无溃疡，皮温、动脉搏动正常。四肢活动自如，四肢肌力，肌张力正常。

（1）写出初步诊断：大隐静脉曲张（左）。

（2）列出诊断依据：①左下肢浅静脉扩张、迂曲 2 年；②查体见左下肢浅静脉广泛扩张、迂曲。

（3）写出鉴别诊断：①原发性下肢深静脉瓣膜功能不全；②下肢深静脉血栓形成后综合征；③动静脉瘘。

（4）需进一步检查的项目：超声检查、容积描计、下肢静脉压测定和下肢静脉造影等。

（5）提出治疗原则：①非手术治疗，如患肢穿弹力袜或用弹力绷带，避免久站、久坐，间歇抬高患肢；②硬化剂注射和压迫疗法；③手术治疗，如高位结扎大隐或小隐静脉、剥脱大隐或小隐静脉、结扎功能不全的交通支等。

案例 20 王某，男，45 岁，工人，因"颈痛伴右上肢放射痛 20 天"入院。20 天前劳累后出现颈部疼痛，并有右上肢麻木，无力，无恶心、呕吐，无头痛头晕，无心慌胸闷，无头面部多汗。在家休息，外用膏药，口服非甾体类消炎镇痛药物，症状缓解不明显。体检：神志清，精神尚可，颈肩部肌肉紧张，颈$_{3~4}$、颈$_{4~5}$、颈$_{5~6}$ 及颈$_{6~7}$ 及椎旁压痛（＋），压颈试验（＋），旋颈试验（＋），右臂丛神经牵拉试验（＋），Hoffmman 征阳性。

（1）写出初步诊断：颈椎病（神经根型）。

（2）列出诊断依据：①颈痛伴右上肢放射痛病史；②颈肩部肌肉紧张，颈$_{3~4}$、颈$_{4~5}$、颈$_{5~6}$及颈$_{6~7}$及椎旁压痛（+），压颈试验（+），旋颈试验（+），右臂丛神经牵拉试验（+）。

（3）写出鉴别诊断：①周围神经嵌压综合征；②椎管内肿瘤；③梅尼埃病

（4）需进一步检查的项目：①颈椎 X 线平片检查；②颈椎 CT 检查；③颈椎 MRI 检查

（5）提出治疗原则：①非手术治疗，如颌枕带牵引、颈托和围领及药物治疗等；②手术治疗，如切除突出之椎间盘、椎体后方骨赘及钩椎关节骨赘等。

案例 21 张某，女，56 岁退休工人。因右肩部疼痛，活动受限 5 月门诊就诊。5 个月前无明显诱因发生右肩疼痛，并逐渐加重，活动受限，右手不能梳头，不能上举、后旋、外展，如不小心碰一下则剧痛难忍，尤其是夜间剧痛影响睡眠。在当地医院外用膏药治疗无效，右肩疼痛及活动受限逐渐加重。原有脑梗病史 2 年，无后遗症。查体：痛苦面容，右肩活动受限，上举 45°，外展 20°，外旋 15°，前屈 70°，右肱二头肌长头肌附着处压痛喙突下压痛明显，斜方肌有压痛。

（1）写出初步诊断：肩周炎（右）。

（2）列出诊断依据：①右肩部疼痛，活动受限 5 月；②右上肢上举、外展、外旋等受限，右肱二头肌长头肌附着处压痛，喙突下压痛明显，斜方肌有压痛。

（3）写出鉴别诊断：①颈椎病；②肩袖损伤；③肩部肿瘤。

（4）需进一步检查的项目：①肩部 X 线平片检查；②肩关节 MRI 检查；③肩关节造影。

（5）提出治疗原则：①非手术治疗，如上肢悬吊制动，理疗、针灸、推拿按摩，口服消炎镇痛药物如芬必得、双氯芬酸钾等；②手术治疗，如肱二头肌长头腱固定或移位术、喙肱韧带切断术等。

案例 22 李某，女，40 岁。因腰痛 3 年，加重伴双下肢疼痛 4 天入院。3 年前搬重物后出现腰部疼痛，腰部不敢屈伸活动，当时无双下肢疼痛及麻木，无大小便失禁。仅在家休息，未行特殊治疗。后腰部疼痛逐渐减轻，但出现双下肢疼痛麻木，双下肢乏力，无大小便失禁，卧床及伸腰不适减轻，不敢弯腰。查体：腰$_4$～骶$_1$ 双侧椎旁压痛、叩击痛阳性，双侧臀部压痛，双小腿前外侧皮肤浅感觉减退，双侧直腿抬高试验（+）、加强试验（+）。双下肢肌力Ⅳ级。会阴部感觉正常。双侧拇趾背屈肌力差。

（1）写出初步诊断：腰椎间盘突出症。

（2）列出诊断依据：①有腰部受伤史；②有腰部疼痛、活动受限及下肢疼痛麻木临床表现，查体有腰$_4$～骶$_1$ 双侧椎旁压痛、叩击痛阳性，双侧直腿抬高试验（+）、加强试验（+）等。

（3）写出鉴别诊断：①急性腰扭伤；②腰肌劳损；③椎管狭窄症。

（4）需进一步检查的项目：①X 线平片检查；②CT 检查；③MRI 检查。

（5）提出治疗原则：①非手术治疗，如卧床休息、骨盆牵引、非甾体类镇痛药物及针灸治疗等；②手术治疗，如手术钳取突出的髓核组织和纤维环、椎间盘镜等手术。

主要参考书目

1. 陈孝平，汪建平. 外科学. 第 8 版. 北京：人民卫生出版社，2013.
2. 张延龄. 实用外科学. 第 3 版. 北京：人民卫生出版社，2012.
3. 周良辅. 现代神经外科学. 上海：复旦大学出版社，2012.
4. 吴阶平. 吴阶平泌尿外科学. 济南：山东科技出版社，2012.
5. 刘中民. 实用心脏外科学. 北京：人民卫生出版社，2010.
6. 吴孟超，吴在德. 黄家驷外科学. 第 7 版. 北京：人民卫生出版社，2008.
7. 封国生. 肿瘤外科学. 北京：人民卫生出版社，2007.
8. 张启瑜. 钱礼腹部外科学. 北京：人民卫生出版社，2006.